개정2판

# 미용추나

## 이론과 실제

김효철·마철명·김재형·이승회
백형진·김원오·이지환·김종필

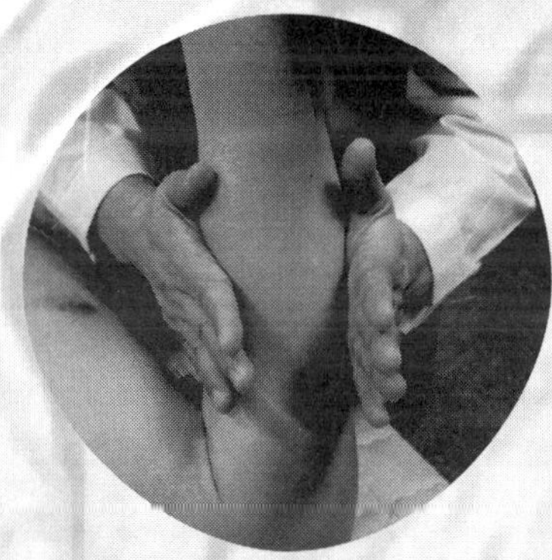
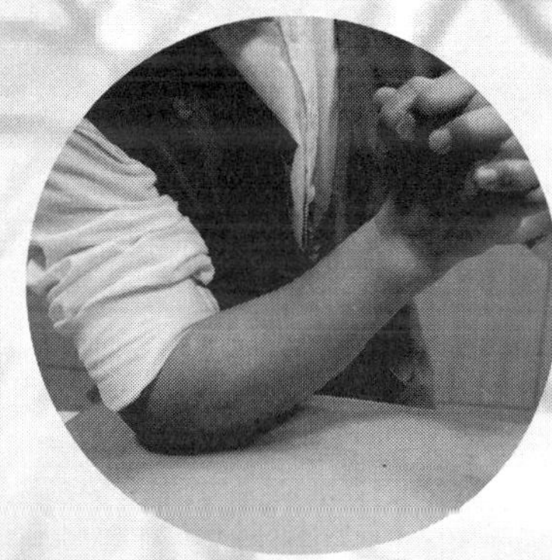
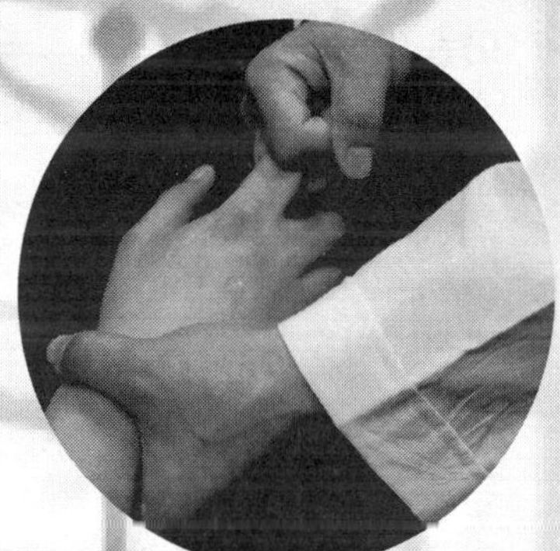
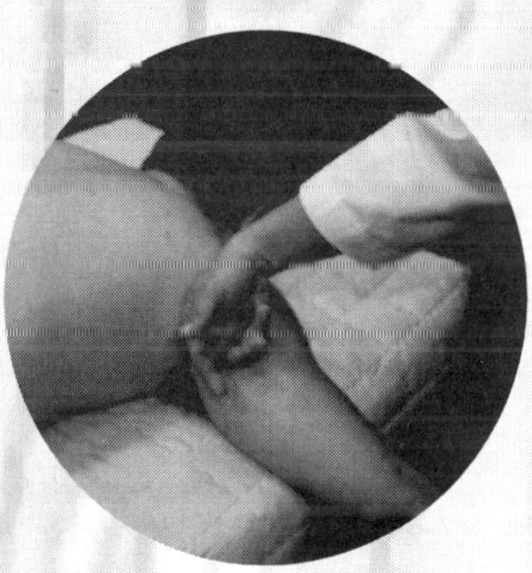
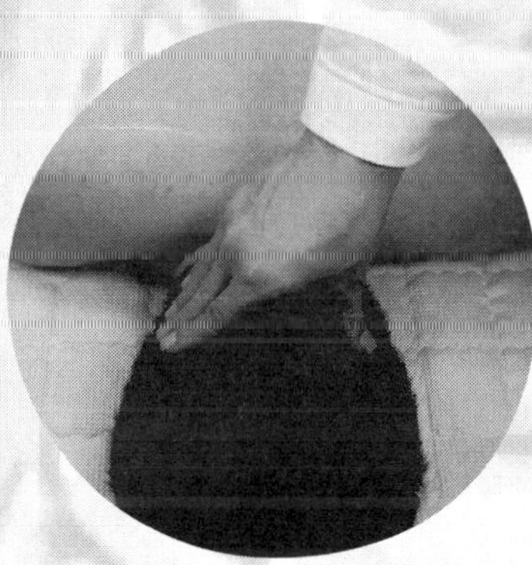
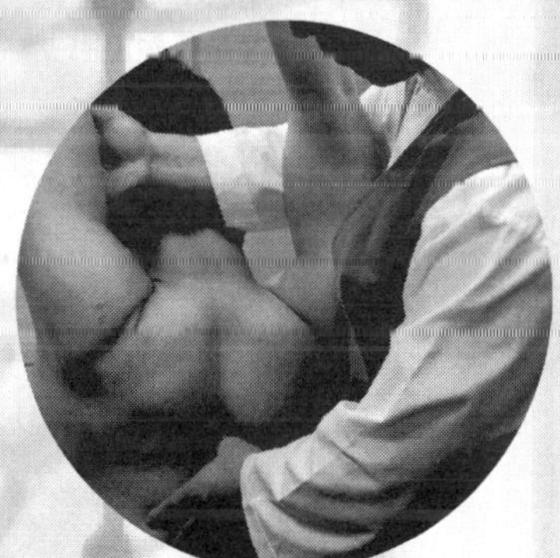

도서출판 정담

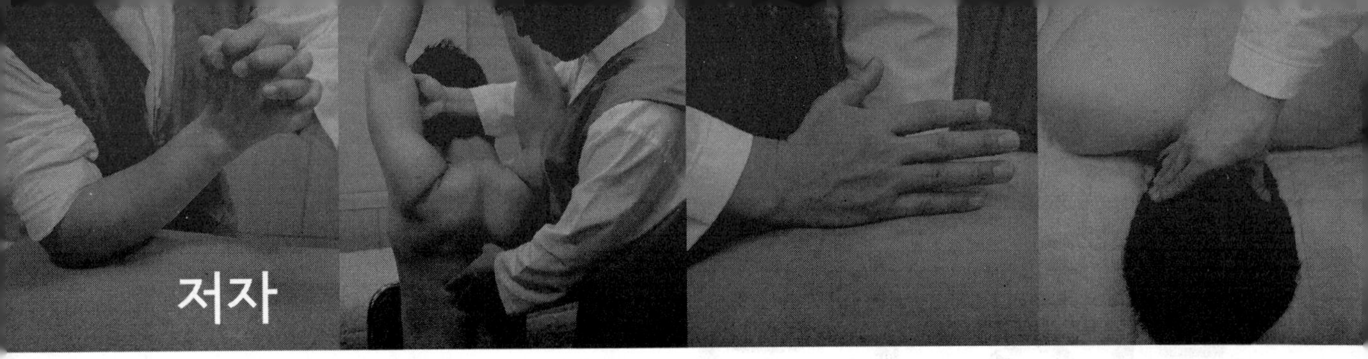

# 저자


**김효철** 金曉哲
원광디지털대학교 한방미용학과 교수

**마철명** 馬鐵明
요녕중의약대학교 침구추나학과 교수

**김재형** 金才亨
군장대학교 뷰티아트과 겸임교수

**이승회** 李勝會
원광디지털대학교 태권도스포츠재활학과 외래교수

**백형진** 白亨珍
가천대학교 특수치료대학원 겸임교수

**김원오** 金原吾
GT힐링센타 원장

**이지환** 李知奐
힐링무브 아카데미 대표

**김종필** 金宗必
현동건강연구소 소장

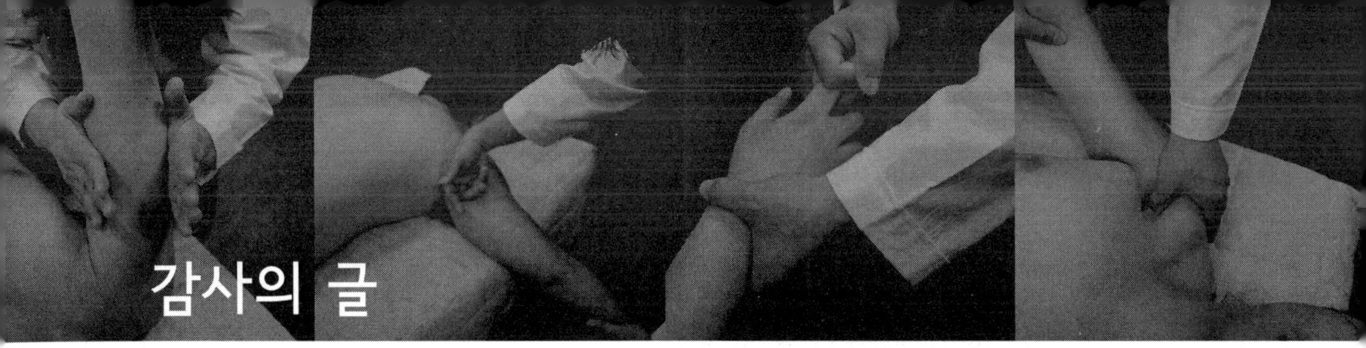

# 감사의 글

추나를 통한 미용미형(美容美形)은 한방의학의 장부(臟腑)·경락(經絡)학설의 이론을 근거로 각종 추나 수법을 사용하여 체표 및 유효(有效)한 경혈(經穴)과 관련된 경락(經絡) 혹은 그 국소 부위에 실시합니다. 그로 인해 전신의 경락(經絡)을 조절시켜서 기혈(氣血)을 흐르게 하고 장부(臟腑)를 보하여 선상한 아름다움을 유지시켜 줍니다.

현대인들의 건강한 아름다움을 위하여 미용추나(美容推拿)에 관해 공동 연구를 진행해주신 교수님들과 함께 이 책을 출판하게 됨을 매우 기쁘게 생각합니다.

우리는 이 책이 우리의 땀뿐만 아니라 많은 분들의 협조와 도움이 있었기에 가능했다고 믿습니다. 편집을 맡아주신 정담 출판사 관계자 분들과 마지막까지 많은 도움을 준 중국 요녕중의약대학교 연구생(중의미용 전공) 이윤선님께도 고마움을 전합니다.

이 책을 읽으시는 모든 분들에게 미용추나를 배움에 있어 누구나 쉽고, 재밌게 따라해 볼 수 있는 지침서가 되기를 희망합니다. 또한 이 책을 통해서 많은 분들이 미용추나 분야에 한 발 더 친근하게 다가설 수 있는 계기가 된다면 제게도 매우 뜻깊은 시간이 될 것 같습니다.

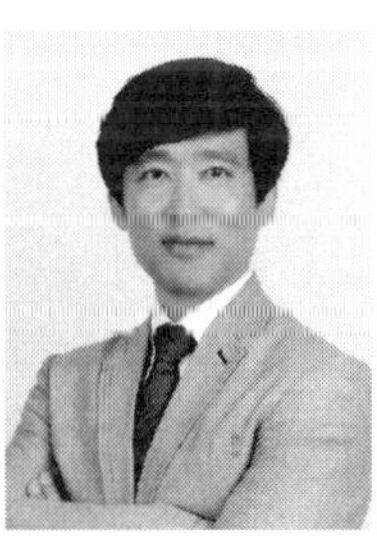

2023년 9월 풍요의 계절, 가을 어느 날

海龍 **김 효 철** 배상

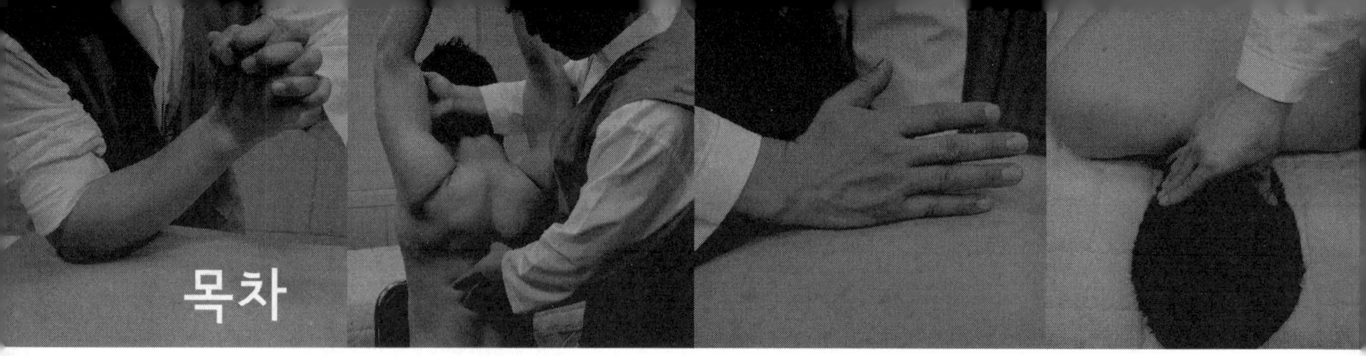

# 목차

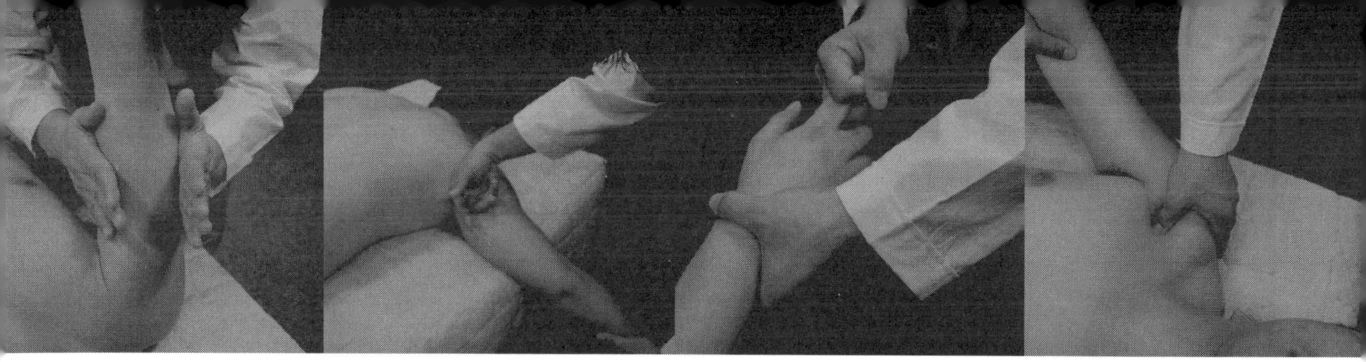

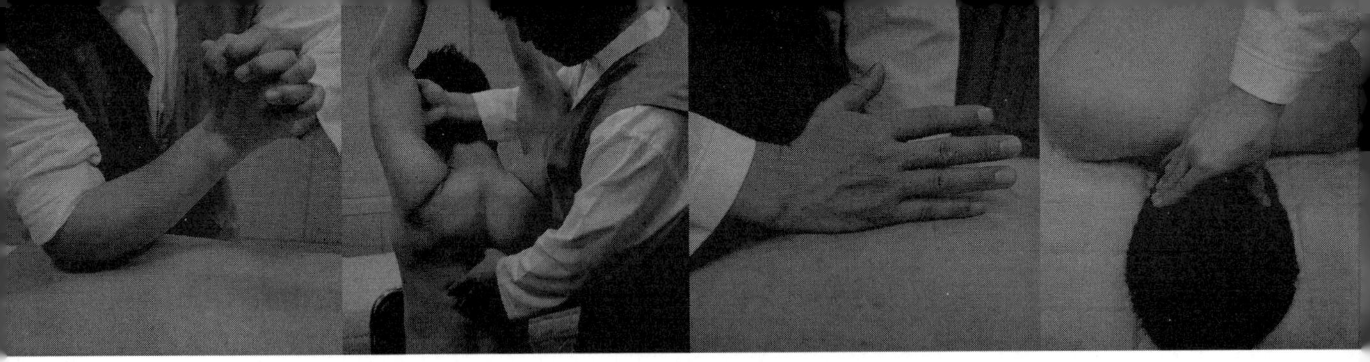

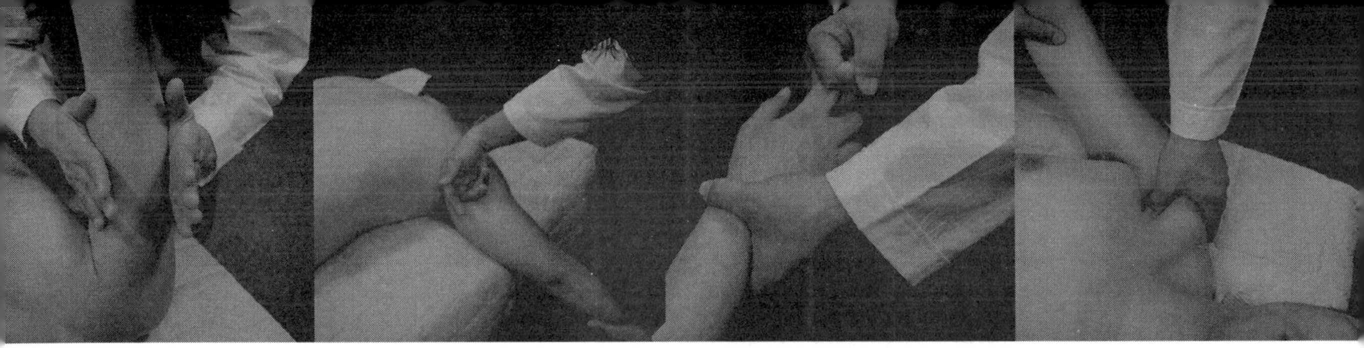

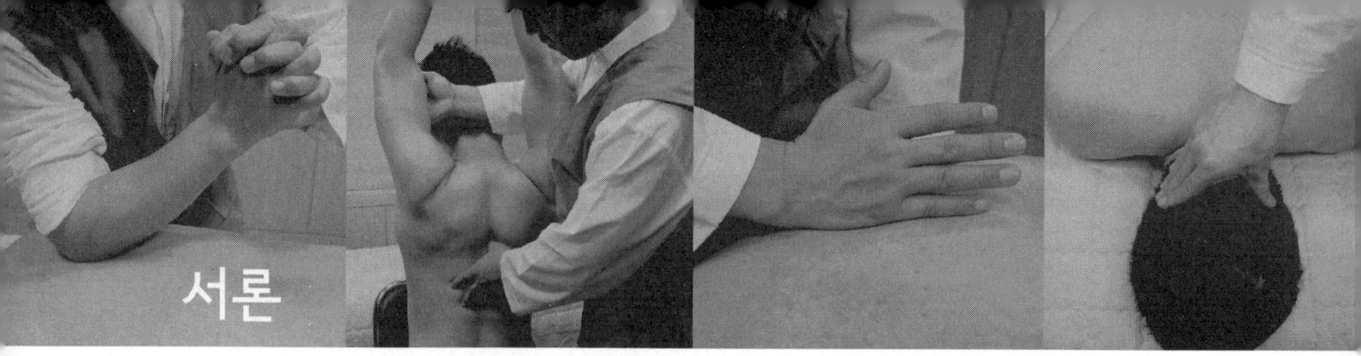

# 서론

현대를 살아가는 사람들은 자신의 건강에 대한 탐구뿐만 아니라, 아름다움 이라는 인체의 미(美)에 대한 이해도와 관심이 날로 높아가고 있습니다. 아름다움에 대한 관심은 사회 전반에 걸쳐 폭 넓은 문화 창조의 한 과정으로 나타나 놀라울 정도로 빠르게 확대되었습니다.

건강한 아름다움은 겉으로 나타나 보이는 외모의 아름다움뿐만 아니라 신체 내부 장기의 건강과 결부되어야만 합니다. 단지 신체 외적요인으로 인한 구조의 불균형과, 통증, 운동 제한 등의 개선뿐만 아니라, 내적요인인 장기의 균형적인 활동을 이끌어 주면서 내외적으로 통합적인 밸런스를 조율하여 건강하고 아름다운 몸을 만들고 유지해야 합니다.

미용추나(美容推拿)는 4,000년 이상의 오랜 역사를 가진 동양 전통의학의 미용 수기요법(手技療法)입니다. 다른 치료법과는 달리 신체 표면의 특정 부위인 경혈(經穴)에 수기요법을 사용하여 인체의 내적, 외적인 불균형을 바로잡아 건강한 아름다움을 추구하고 있습니다. 미용추나는 뚜렷한 미용 효과가 있으며 적용범위와 방법이 안전하고 임상미용에서 쉽게 배우고 활용할 수 있습니다. 따라서 안전하면서 효율적이며 실용적인 미용요법입니다.

이 책은 한방의학 이론을 바탕으로 각 경혈의 위치 및 작용을 그림과 함께 설명하고 있습니다. 또한 머리와 얼굴, 팔과 가슴, 배와 등, 허리와 골반 및 다리 등 신체 각 부위마다 미용추나 수법의 이론과 실기법을 적용하여 임상에서도 누구나 쉽게 응용할 수 있도록 구성되었습니다.

『미용추나 이론과 실제』는 미용추나를 통해 건강과 아름다움을 동시에 만족시킬 것이며, 현대인의 삶에 활력을 불어 넣을 수 있는 필독서 중 하나가 될 것입니다.

海龍 **김효철** 배상

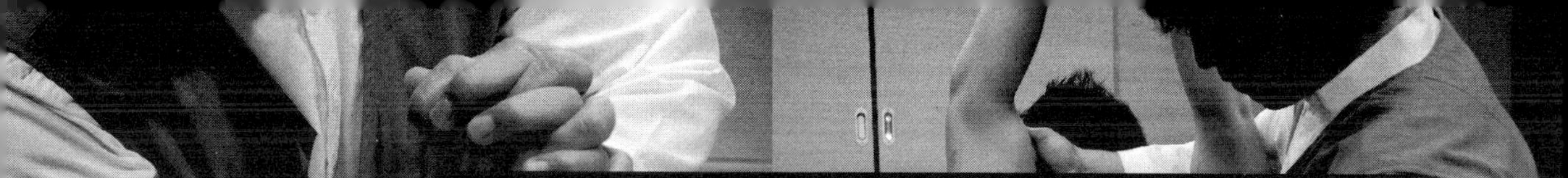

1부

# 미용추나 이론
# 美容推拿 理論

## 1장. 미용추나학 총론

1. 미용추나 美容推拿 의 정의
2. 미용추나와 한방의학과의 관계
3. 미용추나 치료의 기본원리
4. 미용추나의 활용범위
5. 미용추나 치료의 특징
6. 미용추나의 작용
7. 미용추나 수법의 요구 조건
8. 미용추나 치료 시 주의사항
9. 미용추나 금기증 禁忌症

## 2장. 미용추나 수법의 종류

1. 파동류 수법 擺動類 手法
   유동류 수법 揉動類 手法
2. 마찰류 수법 摩擦類 手法
3. 진동류 수법 振動類 手法
4. 제압류 수법 擠压類 手法
5. 고격류 수법 叩击類 手法
6. 운동관절류 수법 運動關節類 手法

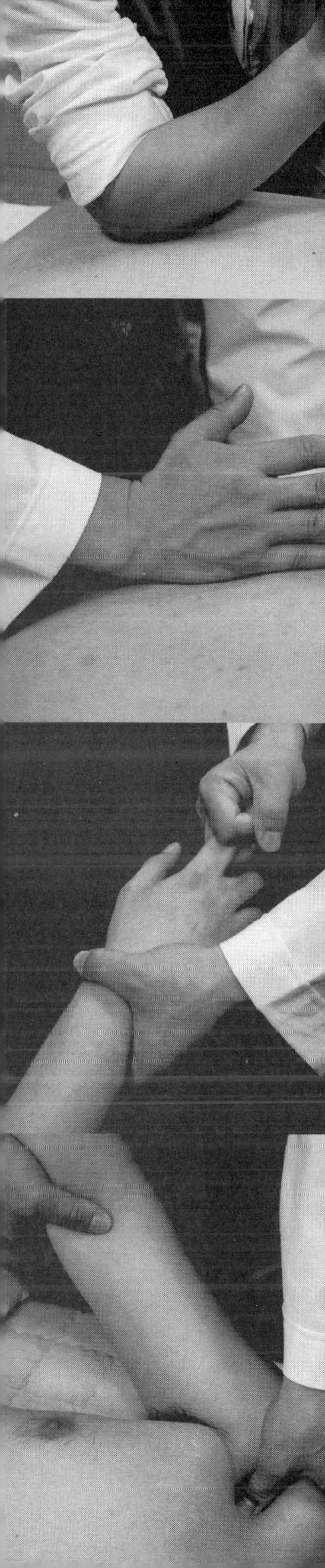

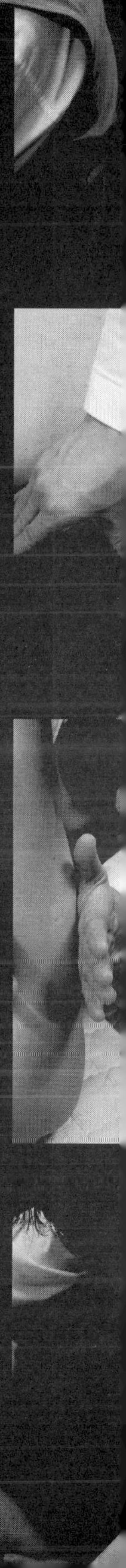

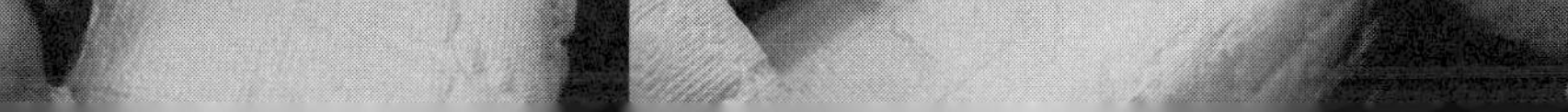

# 1장. 미용추나학 총론

**장부학설 + 경락학설 = 추나수법**

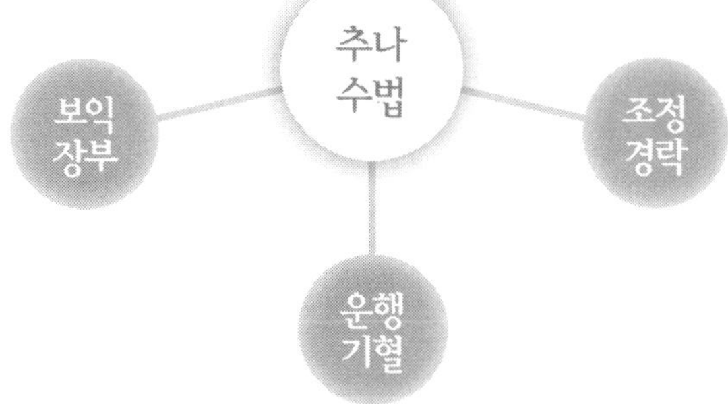


## 학습목표

- ☑ 미용추나의 정의와 한방의학과의 관계를 이해할 수 있도록 학습한다.
- ☑ 미용추나 치료의 기본원리와 활용범위를 설명할 수 있도록 학습한다.
- ☑ 미용추나 치료의 특징과 작용에 대해 이해하고 설명할 수 있도록 학습한다.
- ☑ 미용추나 수법의 요구 조건과 주의사항 및 금기증을 숙지할 수 있도록 학습한다.

## 학습개요

1. 미용추나美容推拿의 정의
2. 미용추나와 한방의학과의 관계
3. 미용추나 치료의 기본원리
4. 미용추나의 활용범위
5. 미용추나 치료의 특징
6. 미용추나의 작용
7. 미용추나 수법의 요구 조건
8. 미용추나 치료 시 주의사항
9. 미용추나 금기증禁忌症

美/容/推/拿
아름다울/모양,얼굴/밀/잡을

# 1 미용추나美容推拿의 정의

중국 전통의학에서는 추나(推拿)를 사용한 미용(美容:얼굴을 아름답게 함), 미형(美形:몸매를 아름답게 함)에 대해 유구한 역사를 가지고 있으나 다소 많지 않은 양의 전문적 서적들이 후세에 전해지고 있으며 대다수의 자료들이 헤아릴 수 없을 정도의 의학 서적 혹은 다른 기타 서적에 흩어져 있다.

추나 요법은 중국 전통의학의 중요한 부분의 하나로 유구한 역사를 가지고 있다. 추나(推拿)의 이름은 안교(按:누를 안 矯:교정할 교), 안올(案=按:누를 안 扤:뒤흔들 올), 도인(導引:도가의 양생술), 마사(摩:만질 마 挲:만질 사), 교마(乔:높을 교 摩:쓰다듬을 마), 교인(撟:손을 들 교 引:잡아당길 인), 안마(按:누를 안 摩:쓰다듬을 마) 등으로 변화하고 발전해왔다.

추나 요법은 일반적으로 추나사가 특별한 기구나 약물을 사용하지 않고 자신의 두 손과 기타 신체의 일부 부위(팔꿈치, 팔, 무릎, 발, 등 부위)의 힘을 빌려 환자의 체표면과 특징적인 경혈(經穴:혈자리) 혹은 몸의 불편한 부위를 추(推:밀 추), 나(拿:잡을 나), 안(按:누를 안), 마(摩:쓰다듬을 마), 유(揉:문지를 유), 날(捏:잡을 날), 점(点:누를 점), 박(拍:손바닥으로 칠 박) 등 형식의 다양한 수법을 응용하여 질병을

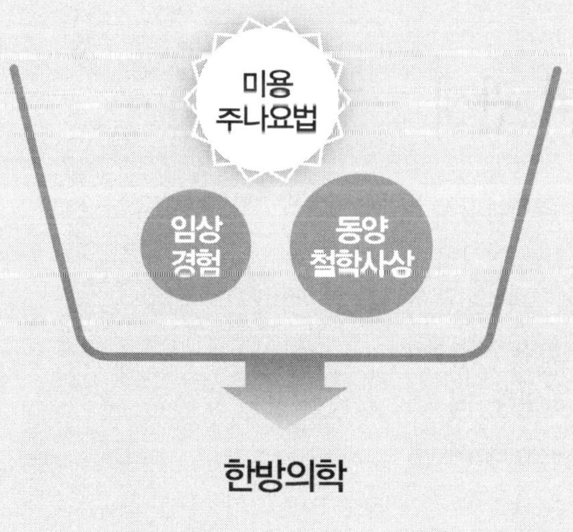


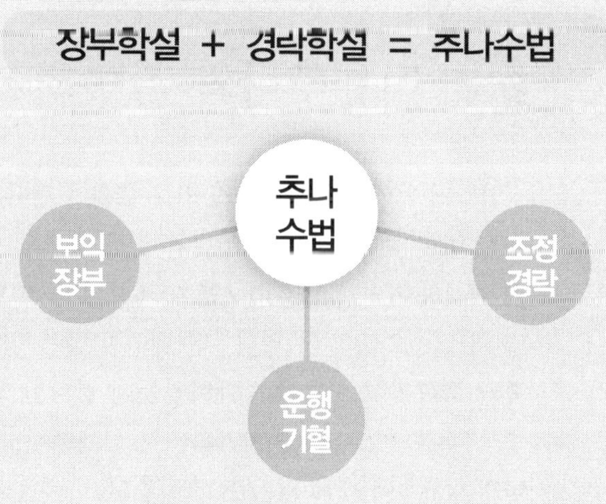

예방하고 치료하는 외용적인 치료법이다.

미용추나(美容推拿)는 다른 표현으로 미용안마(美容按摩)라고도 부른다. 각종 추나 수법을 사용하여 신체의 경혈(經穴:혈자리)이나 그 부위를 자극하여 한 방면으로는 경락계통을 통하여 신체의 내재적 요인을 조절하고 또 한 방면으로는 체표 국소 부위의 물리적 반응을 통하여 장부(臟腑)의 기능 문란을 조절하여 음양(陰陽)과 기혈(氣血)을 평형(平衡)시키므로 치료 혹은 보건 미용 목적에 다다를 수 있는 일종의 방법이다.

현대 과학 연구에서는 각종 추나 수법은 체표에서 작용하여 피부 감각기를 통과하여 신경이 반응하고 대뇌 피질을 자극한 후, 전신의 기능을 조절하여 신진대사를 촉진시키고 인체 각 계통과 기관들을 양성(良性) 반응하여 운행시켜서 건강한 신체, 부드럽고 매끄러운 피부와 더 아름다운 몸매를 가지게 해준다고 증명되고 있다.

미용추나는 크게 두 가지로 분류할 수 있다. 첫 번째로는 국소 부위에 직접적으로 시술하여 인체의 안면(顔面:얼굴), 오관[(五官:다섯 가지 감각기관): 눈, 코, 귀, 입, 혀], 두부(頭部:머리), 경(頸:목의 옆 부분)항(項:목의 뒷 부분)부, 흉부(胸部:가슴), 견배부(肩背部:어깨와 등 부위), 손과 전완(前腕:아래팔) 부위 등은 외부로 쉽게 노출되기 때문에 시술하기가 편리하므로 미용추나의 중요한 시술 부위라 할 수 있다. 두 번째로는 먼 부위 경락(經絡), 경혈(經穴:혈자리)에 추나를 통하여 전체적인 미용을 조절할 수 있다.

## ❷ 미용추나와 한방의학과의 관계

한방의학 이론은 장기간의 의료 효과와 당시의 동양 철학사상을 기초로 하여 체계화되었다. 추나는 인류 최초의 외치법(外治法:약을 먹지 아니하고 약물이나 기구를 이용하여 몸의 외부에서 하는 치료 방법)의 일종으로 가장 일찍부터 얻어진 많은 임상 경험들을 제공하여 중국 전통의학 이론을 체계화하는데 중대한 공헌을 하였다. 최초로 중국 전통의학 이론을 체계화시킨 『황제내경(黃帝內經)』에서는 추나의 중요성에 대해 많이 논하고 있다.

추나를 통한 미용미형(美容美形:얼굴과 신체의 아름다움)은 한방의학의 장부(臟腑)·경락(經絡)학설의 이론을 근거로 각종 추나(안마) 수법을 사용하여 특정 테크닉에 따라 체표 및 유효(有效)한 경혈(經穴:혈자리)과 관련된 경락 혹은 그 부위에 실시하여 보익장부(補益臟腑:장부를 보해줌), 운행기혈(運行氣血:기혈을 흐르게 함), 조정경락(調整經絡:경락을 조절함)을 함으로서 피부, 모발, 신체(몸매)를 보호, 관리하여 생리기능을 향상시키고 노화과정을 늦추어 주며 인체의 아름다움을 유지시키는데 목적이 있다.

## 3 미용추나 치료의 기본원리

### 해부학적 위치의 불균형을 바로 잡는다

관절·근육·힘줄 등 인체의 모든 조직들은 정상 해부학적 위치에서 각자의 정상적인 기능을 발휘하고 있다. 만일 관절이 탈위되거나 힘줄이 활탈되는 등 조직의 해부학적 위치가 불균형이 되어 질병이 발생한 경우, 이에 대한 추나의 치료원리는 수법 "공(功:功力)" 통해서 비정상적인 해부학적 위치를 정상적으로 교정시켜주므로 질병이 치료된다.

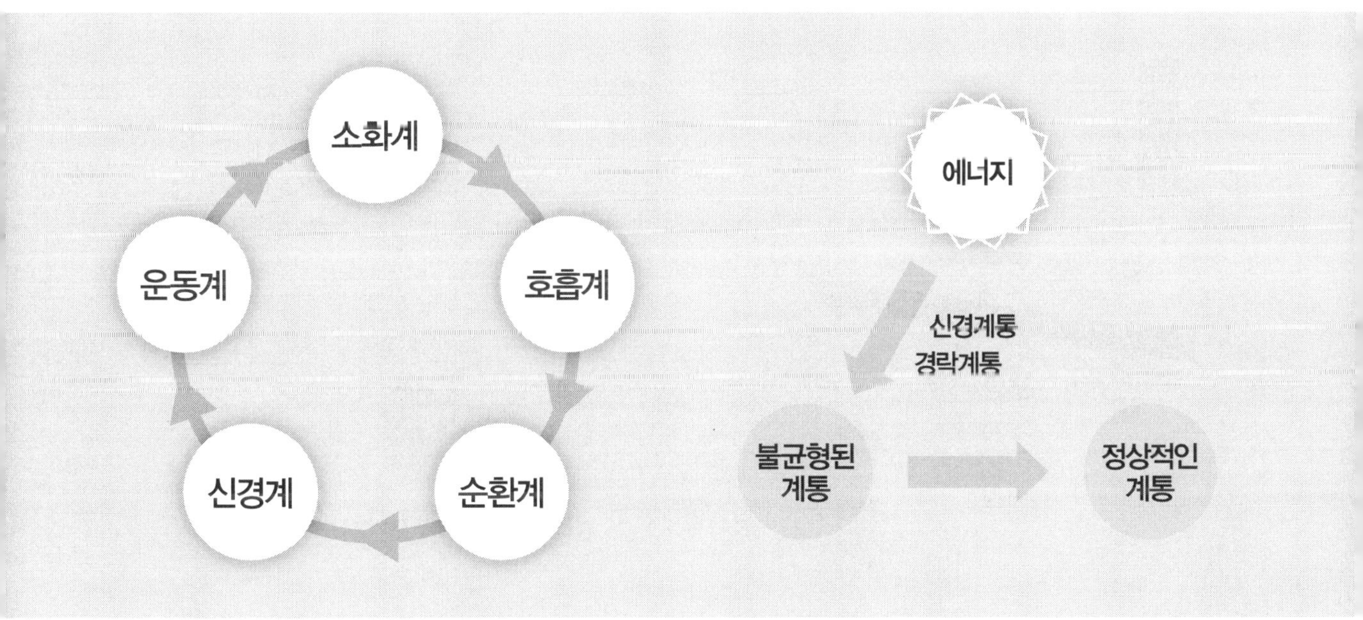

## 변화된 계통 안에서 에너지(能:에너지 능)를 변화시킨다

근육·혈액 등의 작은 계통에서부터 운동계통·소화계통 등의 큰 계통에 이르기까지 인체 각 계통의 정상적인 기능은 계통 안에 에너지에 의해 발휘되고 있다. 만일 어느 한 계통의 계통 안에 에너지가 항진되거나 저하되면, 그 계통의 기능에 이상이 발생함은 물론이고 그 계통과 관련된 다른 계통들에게도 악영향을 미치게 된다. 이렇게 계통안의 에너지 변화로 질병이 발생한 경우, 이에 대한 추나의 치료원리는 "공력(功)"을 쏟은 수법으로부터 전환된 에너지가 신경 또는 경락계통을 통해 병리적으로 변화된 계통까지 침투하여 불균형화된 계통 안의 에너지를 정상으로 조절해준다.

## 정보(信息)를 조절한다

인체는 하나의 정보화 계통으로서 외부로부터 오는 각종 정보를 접수하여 내부로 전도(傳導)하며 내부 역시 각종 정보를 발생하여 외부로 전도한다. 이러한 각종 정보들은 운동·화학·열 등의 에너지에 의해 전도된다.

정보들 중에서 생명 활동 정보(체온, 맥박, 호흡, 통증 등)는 확실히 표현되므로 특별한 기계(器機)를 사용하지 않고도 측정할 수 있으나 각 장기들의 고유한 생물학적 정보(심전파, 근전파, 뇌전파 등)와 일

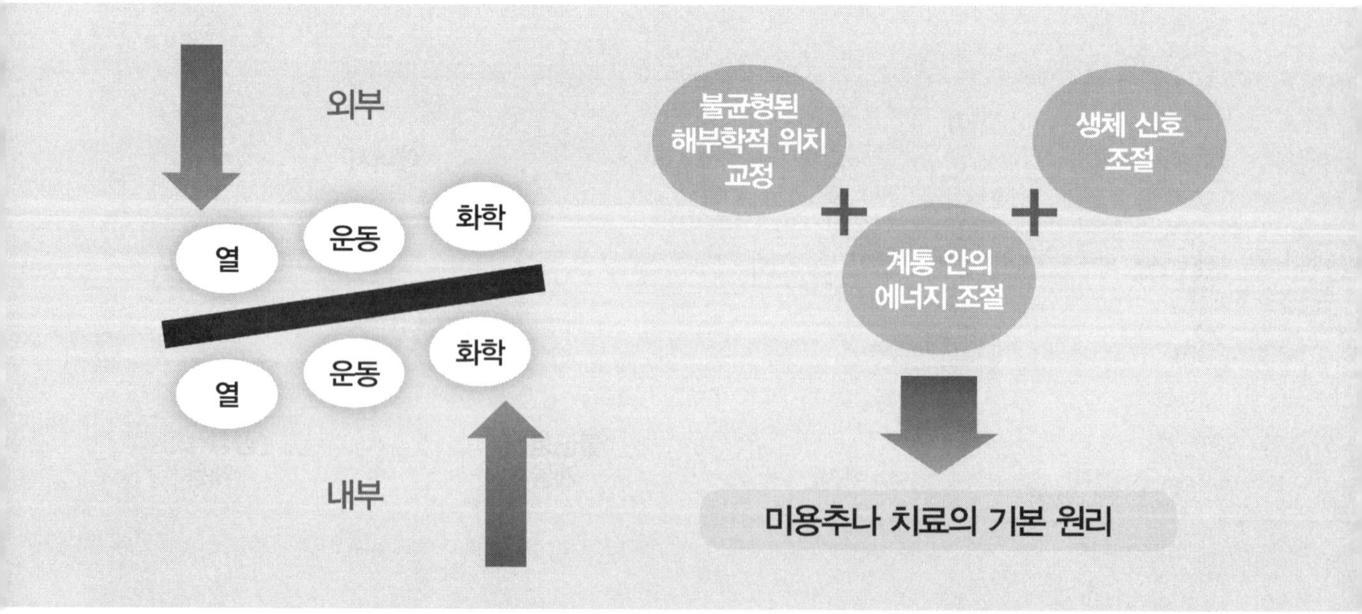

정한 빈도율·자기장 등의 정보들은 특별한 기계를 사용해야만 비로소 그 측정이 가능하다. 만약 어느 한 장기에 병리변화가 발생하면 그 장기의 생물학적 정보에 변화가 발생함은 물론 그 장기가 소속된 계통 및 전신에까지 악영향을 미친다. 이렇게 장기의 생물학적 정보가 변화되어 발생한 질병에 대해 추나의 치료원리로 설명해보면 "공력(功)"을 쏟은 수법으로부터 전환된 에너지가 역시 치료 시 발생되는 정보를 싣고, 신경 또는 경락계통을 통해 병변 장기까지 침투하여 불균형이 초래된 장기의 생물학적 정보를 정상으로 조절해준다.

### 불균형된 해부학적 위치를 교정하여 계통 안의 에너지를 조절한다

여러 가지 원인에 의하여 조직의 해부학적 위치가 불균형이 그와 관련된 계통 안의 에너지에도 반드시 비정상적인 변화가 발생한다. 그리하여 발생하는 계통 안의 에너지의 변화는 질병을 더욱 악화시킨다. 따라서 이를 치료하기 위해서는 불균형된 조직의 해부학적 위치를 교정하고 계통 안의 에너지를 조절해 주어야 한다.

### 불균형된 해부학적 위치를 교정하여 계통 안의 생물학적 정보를 조절한다

임상에서 어느 조직의 해부학적 위치가 불균형이 되면 이와 관련된 장기에 병리적 변화가 발생하는 것을 종종 볼 수 있다. 이는 해부학적 위치의 변화가 그와 관련된 계통의 생물학적 정보에 변화를 일으켜 병리적 변화가 발생하는 것이다. 이를 치료할 때에는 불균형된 해부학적 위치를 정상적으로 교정하고, 계통 안의 생물학적 정보 역시 정상적으로 조절해 주어야 한다.

## 4 미용추나의 활용범위

추나는 일종의 기계적 양성(良性) 자극을 먼저 피부에 작용하고 피부는 인체의 가장 바깥층으로서 유기체 보호 및 외부 사기(邪氣)로부터 방어하는 제일 첫 번째 방어선이면서 미용추나에서의 중요한 지점이다. 특히 안면(顔面:얼굴) 부위 피부가 미용학에서의 성패(成敗)

를 좌우하는 부분이다. 추나는 직접적으로 피부 표면에 접촉하여 피부 노화세포를 제거할 수 있으며 체온 조절, 감각 전도를 강화시켜 피부의 광택과 탄성을 증가시킨다. 그리하여 추나는 거친 피부, 어둡고 광택이 없는 피부, 누렇게 뜨거나 창백한 피부, 주근깨, 기미, 주름살, 여드름 피부에 일정한 치료 효과가 있다.

피부의 건강한 아름다움, 홍윤(紅潤:불그스름하고 윤택이 있음.)을 촉진하면서 피부미용을 방해하는 드러나지 않는 병의 근본을 치료한다. 동시에 추나를 통해 피부 반응 역시 연해지게 한다. 형체(形體) 미용 방면에서는 다이어트에 중요하게 작용한다. 경혈(經穴:혈자리)과 국소 부위에 자극을 통해서 지방 대사를 증가시켜 효과가 현저하게 나타나게 한다. 추나는 근육의 긴장 상태를 개선하고 불량한 자세 지속에 의해 장시간 근육 긴장으로 인한 통증 경감 및 척주 교정에도 아주 좋은 효과를 가져다 준다. 추나의 자극은 경락(經絡)과 경혈(經穴)을 통하여 내장기관과 전신(全身)을 전체적으로 조절하는 기능이 있다. 그리하여 다수의 외모와 체형에 관련된 질병 치료 및 예방에 많이 활용되고 있다.

## 5 미용추나 치료의 특징

### 뚜렷한 치료 효과가 있다

여러 피부미용 질환(비만, 기미, 여드름, 체형 문제 등)에 대한 추나의 치료 효과는 다른 치료 방법들과는 비교할 수 없는 뚜렷한 치료 효과를 보이고 있다.

### 치료 방법이 안전하며 부작용이 없다

문제 상태를 정확히 파악하여 정확한 수법을 사용한다면 치료 중이나 치료 후에도 부작용이 없다.

### 치료 시에 특별한 설비나 기구가 필요 없다

추나사의 손 또는 신체 일부분을 이용하여 환자를 치료하므로 치료 시 특별한 설비 또는 기구의 필요 없이 언제 어디서나 만성 및 급성 질환은 물론 구급처치가 필요한 질병에도 용이하게 대처할 수 있다.

### 미용추나 임상범위가 광범위하다

남녀노소 상관없이 치료할 수 있으며 미용 내과·미용 안과·미용 부인과·미용 피부과 등 많은 종류의 미용 질환을 치료할 수 있다.

### 질병 치료 과정 중 환자는 통증을 인식하지 못한다

통증이 있는 치료법들에 대해 두려움을 갖고 있는 환자들을 추나 치료는 통증을 인식하지 못하면서 치료를 받을 수 있다.

### 임상 미용에서 쉽게 배우고 활용할 수 있다

추나 치료 시 사용하는 수법의 종류는 매우 다양하다. 일부 수법(곤법, 반법, 요법 등)을 제외한 많은 종류의 수법들은 쉽게 배울 수 있으며 임상에서 쉽게 활용할 수 있다.

### 질병 예방과 체질 개선 효과가 있다

추나의 여러 가지 다양한 수법들은 실생활에서 꾸준히 실행하면 인체 각 계통 내의 에너지 기능이 활발해지므로 질병 예방과 체질 개선에 효과가 있다.

## 6 미용추나의 작용

### 미용추나 작용원리에 대한 한방의학적 인식

#### 1. 장부를 조절한다. (调整臟腑)

한방의학적 관점에서 인체의 병리 변화를 살펴보면 장부 기능의 균형이 맞지 않는 것에서부터 질병이 시작된다. 장부(臟腑)는 기혈(氣血)을 변화하여 생성시키며, 경락(經絡)을 소통하게 하여 조절한다. 즉 인체의 생명활동을 주관하는 주요 기관이다. 그러므로 추나의 수법 테크닉을 응용하여 알맞은 체표 경혈(經穴:혈자리)과 압통점(아시혈 혹은 통증 부위)에 자극하므로 경락을 통하여 연결 및 전달 작용을 한다. 또한 내장 기능에 대한 조절을 진행시켜서 질병을 치료할 뿐만 아니라 보건과 양생의 목적에 다다를 수 있다. 또한 인체의 내장기관은 외부로 체표 부위와 연결되어 있기 때문에 피부상태와 내장 기능 역시 밀접한 관계를 가지고 있다. 예를 들어 내장기관에 질병이 있으면 피부로 나타나는 것을 알 수 있다. 피부 표면에 추나를 통하여 내장 기능을 조절해줄 뿐만 아니라 피부 상태 역시 근본적 치료에 다다를 수 있다.

## 2. 경락을 소통한다. (疏通經絡)

경락(經絡)은 경맥(經脈)과 락맥(絡脈)의 총칭으로 인체의 기혈(氣血)을 운행시켜, 전달하고, 연결하는 통로이다. 경락은 안으로는 장부에 속하고 바깥으로는 팔다리 관절과 연결된다.

또한 표리(表裏:겉과 안)를 통하게 하고, 상하(上下:위, 아래)를 관통하여, 마치 그물망처럼 전신에 분포되어 있다. 그리하여 인체의 장부, 조직, 기관 각 부분들을 연결하여 하나로 통일시킨 협조 및 안정된 유기체를 형성한다.

경락의 기(經氣)는 장부(臟腑)의 생리적 기능의 원동력으로서, 경락의 기의 성쇠(盛衰:왕성,쇠약)가 직접적으로 장부 기능의 강약에 반영된다. 또한 장부에 병이 있으면 역시 경락을 통하여 체표(體表)에 반영될 수 있다. 추나는 수법으로 자극하여 체표 면의 경혈(經穴:혈자리)에서 작용하고, 국소 부위적으로는 경락의 기능을 촉진하여 경락의 기(經氣) 역시 촉진시키고 조절하는 작용을 한다. 경락을 통하여 연결된 장부(臟腑), 조직(組織), 전신(全身)의 기능 활동에까지 영향을 주고, 유기체적 생리와 병리현상을 조절하여 경락(經絡)을 소통시키고, 오장(五臟)을 편안하고 조화롭게 하여 우리 몸이 정상적으로 생리기능을 할 수 있도록 회복시킨다.

『황제내경(黃帝內經)』에 기록되어 있기를 :

"經絡不通;病生於不仁, 治之以按摩." "경락이 통하지 않아서, 마비가 나타나는 병이 생기면, 그 병을 안마로 치료한다."

이로써 추나는 경락을 소통시키는 작용을 설명할 수 있다.

### 3. 기를 운행하고 혈액을 순환한다. (行氣活血)

기혈(氣血)은 인체를 구성하고, 인체 생명 활동을 유지하는 기본 물질이다. 장부·경락·조직기관의 생리활동을 진행하는 기초이다. "혈(血)"은 영양을 공급하고, 촉촉하게 하는(滋潤:자윤) 작용을 가지고 있으며, 기혈의 순환은 전신으로 쉬지 않고 운행하며, 인체의 성장 발육과 신진대사를 촉진한다. 즉 추나는 기혈을 조화롭게 하고, 기혈의 운행을 촉진하는 작용을 갖추고 있다.

명(明)시대의 양생가인 라홍(羅洪)의 『만수선서(萬壽仙書)』에서 말하길 :

"按摩法能疏通毛竅, 能運旋榮衛." "안마법은 모공(毛孔)과 官竅(관규)를 소통시키고 영기(榮氣)와 위기(衛氣)를 운행하고 회전할 수 있다."

여기서 영기(榮氣)와 위기(衛氣)를 운행하고 회전하는 것은 기혈(氣血)의 조화를 의미한다.

그 경로는 3가지가 있다. :

**첫 번째**는 추나가 기혈 생성에 대해 촉진하는 작용이 있다. 추나는 수법의 자극을 통하여, 비위(脾胃) 기능을 조절하고 강화할 수 있다. 즉 건운비위(健運脾胃:비위를 강하게 하고 운행시킴.)이다. 비위(脾胃)는 음식 소화를 주관하고 수곡정미(水穀精微)를 운송하는 작용이 있다. 음식(水穀:수곡)은 기혈을 생성하는 중요 물질의 기초이다. 그리하여 비위는 "후천지본(后天之本)"과 "기혈 생성, 변화의 원천이다.(氣血生化之源)"를 말한다. 추나는 비위의 작용을 촉진하고, 더 나아가 비위의 승강(升降) 운동을 강화하여, 기혈이 변화와 생성에 유익하다.

**두 번째**는 경락을 소통하고 간(肝)의 소설(疏泄) 기능을 강화하여, 기(氣)의 운동을 조화롭게 소통시킨다. 기혈의 운행은 경락의 전도와 주입에 의지하고, 경락이 막힘없이 통하게 하는 것이 기혈이 진신에 도달하여 그 조직기관에 영양을 주고, 외부의 사기(外邪)를 방어하며, 유기체를 보호하는 작용을 발휘한다. 간의 소설(疏泄) 기능은 인체의 기(氣)의 운동을 조화롭게 소통하는 것과 연관 지어서 기(氣)의 운동을 막힘없이 조화롭게 소통하게 해주는 것이다. 그러므로 기혈(氣血)의 조화(調和)로 인하여 어혈(瘀血)과 기체(氣滯)를 발생하지 않도록 한다.

**세 번째**는 수법을 통한 직접적인 작용은 기혈(氣血)의 운행을 촉진하고 어혈을 풀어준다. 추나는 기혈(氣血) 운행 촉진에 대한 작용은 수법을 통하여 인체 표면의 경혈(經穴:혈자리), 그 부위에 직접적으로 자극하여 국소 부위의 모세혈관을 확장시키고, 근육과 혈관의 경련을 완화 혹은 제거하여, 경맥을 통하게 하고, 혈액순환을 빠르게 하여 어혈을 풀어줄 수 있다.

### 4. 근육과 뼈를 정리하고, 어혈과 뭉친 곳을 풀어주어 사라지게 한다. (理筋散结)

근육·뼈·관절은 인체의 운동기관이다. 기혈(氣血)을 조화하고 음양을 평형시킴으로써 비로소 인체의 근육과 뼈를 튼튼하게 하고, 관절을 잘 움직이게 함으로써, 정상적인 일상생활과 활동의 기능을 유지한다.

바로 『영추(靈樞)·본장(本藏)』에서 말하길:

"是故血和則經脈流利, 榮復陰陽, 筋骨勁强, 關節淸利也." "그리하여 혈액을 조화시키는 것은 경맥을 유창하게 통하게 하고, 영혈(營血)이 음양(陰陽)과 화합할 수 있게 하며, 근골(筋骨)을 튼튼하게 하고, 관절을 원활하게 함이다."

근육, 뼈, 관절이 손상되었을 때는 반드시 기혈(氣血)에도 영향을 주어, 혈관손상과 기체(氣滯)와 어혈(瘀血)에 이르기에, 붓거나 통증이 생긴다. 그리하여 팔, 다리의 관절 활동에 영향을 준다.

『의종금감(醫宗金鑑)·정골심법요지(正骨心法要旨)』 중에서 기록되어 있기를:

"因跌仆閃失, 以致骨縫開錯, 氣血鬱滯, 爲腫爲痛, 宜用按摩法. 按其經絡, 以通鬱閉 之氣, 摩其壅聚, 以散瘀結之腫, 其患可愈." "엎어지거나 넘어지는 뜻하지 않은 사고로 인해 뼈가 부러지고, 기혈(氣血)이 막혀서 붓거나 통증이 생기면 안마법(按摩法)을 사용한다. 경락을 안마하여 막혀있던 기를 통하게 하고, 뭉쳐진 곳을 안마하여 어혈과 뭉쳐져서 생긴 부종을 흩어져 사라지게 한다. 그 부위가 완쾌되었다."

추나의 리근산결(理筋散结)의 작용은 중요하게 추나수법을 통하여 국부적인 기혈(氣血) 운행을 촉진하고 더 나아가 부종을 제거하고, 어혈을 풀어주는 것을 구체화하여서 국부적인 영양 공급을 개선하고, 신진대사를 촉진한다. 또한 알맞은 수법을 통하여 유착 부위를 느슨하게 하면서 풀어준다.

### 5. 이탈된 관절을 원래 위치로 회복하다. (正骨复位)

관절 탈골, 근육과 힘줄이 늘어나는 등 연관조직의 해부학적 위치에 이상이 생겼을 경우, 일부분의 병리상태가 나타날 수 있다. 다른 위치의 해부 위치에 비정상은 또 다른 증상을 나타나게 한다. 다른 상황에 따라서, 상응한 수법을 사용하고 수법이 생산한 외력(外力)의 작용 아래서 탈골된 부위를 교정하고, 근락(筋絡)을 통하게 하여서, 국부 조직의 재생과 기능 회복에 유리하다.

## 미용추나 작용원리에 대한 현대의학적 인식

### 1. 내장 기능에 대한 작용 메커니즘

추나는 심장의 펌프작용을 강화할 수 있고, 더 나아가서는 1분의 박출량(SV)을 증가하여 심박수를 감소할 수 있는 효과에 다다르며, 추나 후에는 산소 소모량을 줄어들게 한다. 또한 혈관을 확장할 수 있고, 관상동맥의 혈액과 산소 결핍 현상을 개선하여 심장의 기능 전체를 개선시킨다. 또한 피부가 노폐물과 이산화탄소를 배출시킴으로써 피부의 탄력을 높여주고 지방의 축적을 감소시키는 작용이 있다.

추나는 위장의 연동운동에 대해 쌍방향 조절의 작용을 갖추고 있다. 직접적 혹은 간접적으로 소화기 계통에 작용한다. 직접적인 작용은 수법의 직접적인 힘으로 위장관의 형태 변화와 운동, 그 내용물의 운동과 변화를 하게 할 수 있다. 즉 위장 연동운동 속도와 증가와 역량을 증대시켜서 위장 내용물의 운동 및 배설과정을 빠르게 하거나 늦추어 준다.

간접적인 작용은 수법의 양성(良性) 반응 자극과 신경계통과 경락을 통한 전도와 반사 작용이 있으므로 위장의 연동과 소화액의 분비를 증가할 수 있게 하고, 음식물의 소화에 대한 흡수과정을 촉진할 수 있게 하며, 소화기 계통의 기능을 강화시킨다. 위액 분비를 감소시키고, 위의 단백질 효소의 활성화를 억제시켜 항궤양 작용을 발휘한다. 그러므로 위장의 유동성을 촉진하고 배설을 증가시키므로 변비나 지방의 축적을 막아주는 작용이 있다.

추나는 횡경막(가로막), 외늑간근(바깥갈비사이근), 복벽근(복근), 사각근(목갈비근), 흉쇄유돌근(목빗근)과 흉배부(가슴과 등) 부위의 근육 수축과 이완 기능을 강화하여, 인체의 폐활량을 높여주고 피부 탄력을 유지시켜주며 피부노화를 막아준다.

## 2. 신경계통에 대한 작용 메커니즘

추나는 신경계통을 일정하게 조절하는 작용이 있다. 사용하는 수법의 종류, 힘의 강도, 사용 시간, 치료 부위와 경혈(經穴:혈자리)이 다르기 때문에 신경계통에 대해 영향이 다르게 미친다. 추나 후의 신경계통과 조직기관은 생물 활성의 화학물질을 방출하므로 혈액순환을 개선시키고, 염증 및 통증 유발 물질, 산성(酸性)대사 생산물을 완전히 제거하여 진통 효과뿐 아니라 치료할 수 있다.

수법의 자극은 역시 반사 전도 경로를 통하여 중추 신경계의 흥분과 억제 과정을 조절할 수 있다. 예를 들면, 비교적 강한 수법으로 건강한 사람의 합곡(合谷)혈과 족삼리(足三里)혈을 자극한 후에 뇌전도 중 "$\alpha$"파의 증폭을 발견되었는데 즉 수법을 통하여 경혈(經穴)을 자극하였을 경우, 대뇌피질의 억제를 일으킬 수 있음을 설명하였다. 경항부(颈项部)를 리듬감 있게 약하고 부드럽게 수법을 시행하여 실험자(환자)가 뇌전도 중에서 "$\alpha$"파 증폭의 변화를 발생할 수 있게 하는 것은 대뇌피질의 자기장 활동이 동시 발생의 경향이 있고, 비교적 좋은 진정 작용이 있으며, 대뇌의 긴장과 피로 상태를 완화해 줄 수 있음을 증명하였다.

그러므로 추나를 통해서 충분한 휴식을 느낄 뿐만 아니라 육체적, 정신적 피로를 제거하고 근육의 통증과 긴장감 역시 경감시켜줌으로써 심신을 편안하고 안정시켜준다.

## 3. 순환계통에 대한 작용 메커니즘

추나 치료는 혈관을 확장하고, 혈액순환을 촉진시켜, 심장 근육에 산소 공급을 원활하게 해주고, 심장 기능을 강화하여 인체의 체온, 맥박, 혈압 등에 대해서 일련의 조절 작용을 할 수 있다. 또한 피부 조직에 충분한 영양과 산소를 공급해주어 세포의 신진대사가 정상적으로 진행되도록 해주고 피부가 항상 촉촉하고 부드럽고 매끄러우며 광택이 있는 상태를 유지시켜 준다.

### 1) 혈관에 대한 작용

- 모세혈관을 확장한다.

  각종 추나 수법은 혈관의 작용에 대한 주요 표현으로 모세혈관을 확장하게 하고, 저장 상태의 모세혈관도 방출하게 한다. 실험을 통하여 추나가 일부분 세포 내의 단백질을 분해하고, 히스타민(histamine)과 유사적인 히스타민(histamine) 물질을 만들고, 모세혈관을 확장시켜서 개방하는 것을 증명한다.

- 모세혈관망의 재건을 촉진한다.

  실험을 통하여 집토끼의 발꿈치 힘줄을 절단한 후, 다시 봉합시킨다. 수술 후, 추나 치료를 진행하고 치료군의 근건(발꿈치 힘줄) 절단 부분에 대량의 작은 혈관이 생성되었음을 발견할 수 있고, 대조군의 집 토끼는 오직 근건(발꿈치 힘줄)의 주변 조직 중에서 일부분의 혈관벽이 두꺼워진 후에 함몰되는 작은 혈관과 혈관 중 혈전이 형성되었을 뿐이다. 이로써 추나는 병리변화 조직의 모세혈관망 재건을 촉진할 수 있다는 것을 증명한다.

- 혈관벽의 탄성 기능을 회복한다.

  추나 수법은 인체 체표 조직의 압력과 형성된 마찰력으로 혈관벽 위의 지질 물질(Lipid)을 대량적으로 소모 및 제거시켜 혈관벽의 경화를 낮추고, 탄성 및 혈관의 삼투성을 개선하여, 혈액의 유동성을 방해하는 외부 마찰력을 감소시키는 등 일정한 작용을 가진다.

### 2) 혈액순환에 대한 작용

- 혈액의 유동성을 가속화한다.

  추나 수법은 비록 체표에 작용하나, 그 압력은 혈관벽까지 전달하여 혈관벽을 리듬감 있게 움푹 들어갔다가 다시 복원되게 만든다. 복원 후에는 막혀 있었던 혈류가 갑자기 흐르면서 혈류의 움직임이 왕성해져서 혈류속도가 빨라지게 된다.

- 혈액의 점주도(粘稠度)를 감소시킨다.

  어혈 상태에서는 혈액의 유동 속도를 저하시켜서 혈액의 점주도(粘稠度)를 증가한다. 점주도(粘稠度)의 증가 또한 더 나아가 유동 속도를 저하시킨다. 혈액 유동 속도의 저하와 혈액의 점주도 증가는 악성 순환상태에 다다르기에 마침내 혈액의 응집(凝集)과 응고(凝固)에 이르게 한다. 추나 수법은 리듬감 있게 기계적으로 자극을 주어서, 혈액이 새롭게 흐르게 하고, 혈액 유동속도를 향상시키게 하여 혈액의 점주도를 감소시키고 유동속도와 점주도 사이는 양성 반응의 순환상태에 들어가게 해준다.

### 3) 혈압에 대한 작용

추나 후에는 인체의 긴장된 근육을 이완시켜 주위의 혈관들을 확장하고, 순환에 방해되는 저항력을 감소시켜, 심장의 부하를 최대한 적게 해준다. 또한 신경, 혈관, 혈액 변화의 조절을 통하여, 인체의 혈압도 조절한다.

### 4) 림프계통에 대한 작용

추나는 혈액순환뿐만 아니라 림프계통에서도 동시에 순환을 촉진시킨다. 피부 조직의 수종을 효과적으로 감소시켜주고 부종과 피부 늘어짐 현상을 제거해주어 피부 조직의 탄력을 향상시켜준다. 또한 동시에 림프계통의 풍부한 항체 및 림프세포의 면역, 식균 작용이 더 발휘할 수 있게 해주고, 피부 상에서 발생하는 염증 회복을 가속화시킨다.

## 4. 근육, 뼈대계통에 대한 작용 메커니즘

추나요법은 임상에서 광범위하게 각 종류의 운동계통의 질병 중에서 사용되었고, 그 치료 작용은 직접적이며 효과 역시 뚜렷하다. 추나 수법은 골격근의 단백질 합성을 강화할 수 있고, 힘을 완전히 소모하는 근육 작업 후에 수축 범위가 초과되어 나타나는 구조적 문제 회복을 촉진할 수 있다.

추나는 근육 중 막힌 모세혈관을 개방하고, 국소 부위의 혈액순환을 개선하며, 손상 부위의 육아조직(肉芽組織)의 성숙을 촉진하고, 손상 조직간의 유착을 분해시킨다. 또한 근섬유 조직의 증식을 감소시키며 손상된 근육의 형태 및 구조와 기능의 회복을 촉진하여 효과적으로 근육이 위축되는 것을 방지할 수 있다. 알맞은 추나 수법을 통하여 근육의 신전성(伸展性:폄,벌림)을 강화할 수 있고, 늘어난 근육을 이완시킨다. 더불어 근육의 비정상적인 이완 및 유착을 감소시킬 뿐만 아니라 국소 부위의 혈액순환 개선으로 더 나아가 혈류량을 증가하여 마침내 근육 조직에 산소 공급을 증가시켜준다.

그리하여 피부 호흡을 개선하고, 혈액으로 영양 공급을 증가시켜서 광택이 있고 촉촉한 피부와 피하지방이 감소하는 다이어트 효과까지 나타난다.

### 5. 피부계통에 대한 작용 메커니즘

피지선(피부 기름샘)과 땀샘의 분비를 촉진시켜서 피부 세포의 신진대사를 가속화시킨다. 실험을 통하여 직접 피부에 마찰류 수법을 시행하면 노화된 상피세포가 제거되고 분열된 세포는 빠르게 노화된 각질층 세포로 대신하여 보충하는 것을 증명하였다. 그리하여 피부의 탄성과 광택을 증가시키고 동시에 피부 호흡을 개선하여 피지선과 땀샘의 분비를 효과적으로 시켜 피부막의 안정성과 정상적인 완충 능력을 유지하게 한다.

건성 피부는 촉촉하게 해주고 보호 기능을 증가시켜주며, 지성 피부는 모공 내 노폐물을 제때에 배출시켜주어 막히거나 감염의 기회를 감소시키는 등 건성, 지성 피부 모두 정상적인 환경을 제공해준다.

## 7 미용추나 수법의 요구 조건

### 지구력 持久力

미용 치료에 소요되는 일정기간 동안 한 가지 수법을 지속적으로 시행할 수 있어야 한다.

### 유력 有力

추나 수법에는 치료에 소요되는 일정한 역량(힘)이 있어야 한다. 이 역량에는 환자의 체질·질병·치료 부위에 근거하여 강약을 조절한다.

### 균일 均匀

수법을 시행할 때는 리듬감 있고 규칙있게 해야 한다. 동작 시 속도와 강약을 일정하게 조절해야 한다.

### 유화 柔和

수법을 시행 할 때는 동작이 자연스럽고 부드럽게 연결되어야 한다. 힘을 줄 때(用力)는 갑작스럽게 하거나 또는 거칠게 하지 않아야 한다.

## ⑧ 미용추나 치료 시 주의사항

- 추나 시술을 시작하기 전에 시술자는 손톱을 다듬고, 뜨거운 물로 손을 씻고 반지, 팔지 등 방해가 될 물건들을 미리 사전에 빼놓는다.
- 시술자의 태도는 친절하고 엄숙하고 세심하고 끈기 있게 고객에게 현재 상황을 설명해주고 고객과 함께 노력한다.
- 고객과 시술자의 위치를 알맞게 배치해야 한다. 고객의 자세는 편안하고 근육을 이완시켜주며 시술 부위가 편평하게 놓아준다. 특히 고객이 앉거나 눕는 자세 취할 때는 편하고 시술하기에 좋은 자세를 취해야 한다. 시술자 역시 힘을 주기 편한 자세를 취하여 자세 부정확으로 인한 손상을 방지해야 한다.
- 추나 수법은 경중(輕重)의 강도를 합당하게 하며, 수시로 고객의 표정을 관찰하고 고객이 편안함을 느끼게 한다.
- 추나 시간은 매 번 20-30분이 적당하고, 추나 횟수는 총 12번을 치유과정으로 정한다. 가장 좋은 시간은 아침, 저녁으로 한 번씩 하는 것이 적당하다. 예를 들어 새벽녘에 일어나기 전과 잠자기 전을 말한다.
- 추나를 시술할 때에는 어떤 고객들은 쉽게 숙면을 취하기 때문에 추나 받지 않는 부위에 수건을 덮어주고 여름에 선풍기나 창문 주변에서의 추나 시술을 절대 피하고 항상 고객의 체온이 떨어지지 않도록 실내온도를 따뜻하게 유지해야 한다. 단, 실내 공기도 환기시켜주어야 한다.
- 추나 할 때에는 시술자는 정신을 집중시키고 특별히 마음이 평온하고 태도가 온화하며 신체를 이완시켜서 몸과 마음 모두를 편안한

상태를 만들어야 한다. 예를 들어 고객이 너무 크게 분노하거나 기뻐하거나 두려워하고 슬퍼하는 등 감정이 흥분된 상황에서는 바로 추나를 시행하지 않는다.

- 고객의 상태를 정확하게 변증(辨證)하여 적절한 경혈(혈자리)을 선택하는 것이 중요하다. 미용추나는 경락·경혈 위치를 자극하여 미용효과에 다다르기 때문에 정확성은 효과에 직접적인 영향을 준다. 또한 자주 사용하는 경혈(혈자리)을 취하는 방법과 자주 사용하는 수법을 숙지하여서 임상에서 시술 시 알맞게 적용한다.
- 추나를 할 때 가하는 힘은 너무 세거나 너무 약하게 하지 않고 적당히 사용한다. 왜냐하면 너무 작은 힘은 자극이 전달되지 않고 너무 센 힘은 피로감을 느끼거나 피부를 쉽게 손상시킨다.
- 추나 수법의 횟수는 처음에는 적게 시작해서 점점 늘려간다. 추나를 시행하는 힘을 약하게 시작하여 점점 세게 하며 추나에 사용하는 경혈(經穴:혈자리)도 점점 증가시킨다.
- 추나를 사용하여 보건 및 만성 질환을 치료할 수 있지만, 모두 하루 이틀 사이 단기간에 효과가 나타나지 않는다. 반드시 시일이 지나서 점차 현저한 효과가 나타나므로 확신과 끈기를 가지고 변함없는 마음을 가진다.
- 시술자는 추나가 끝난 후에 손을 차가운 물로 씻지 않고 알맞은 온도의 미지근한 물로 씻어야 한다.
- 족부(足部) 추나를 할 때에는 피부손상을 피하기 위해서 적은 양의 윤활유 혹은 안마 크림을 바르고 족부 추나가 끝난 후에는 고객에게 300ml~500ml 미지근한 물을 마시게 한다.

  ※ 예를 들어 신장병, 수종, 심장쇠약 환자는 마실 물의 양을 제한해주어야 한다.

## 9 미용추나 금기증禁忌症

- 각종 급성 전염병.
- 각종 악성종양, 농양(膿瘍) 혹은 농양 독혈증(toxemia).

- 각종 피부병의 환자 국소 부위.
- 각종 간염성 화농성 질병과 결핵성 관절염.
- 위중한 심장, 뇌, 폐 질환.
- 위중한 정신질환.
- 월경기, 임신기간 부녀자 질환.
- 혈액병, 괴사증상, 백혈병 혹은 출혈성 질병.
- 노인과 체력이 약한 자 또는 위중한 병이 있는 자.
- 진단이 불명확하고 그 치료 요점의 질병[예로 골절, 경추(목뼈) 탈골 등]을 모를 때 금기증을 살펴보고 치료 실수를 범하지 않는다.
- 진단이 불명확한 급성 척추 손상 혹은 그로 인해 따라오는 척수 증상 환자는 수법으로 척수 손상증상이 심해질 수 있다.
- 급성 연골 조직손상으로 국소 부위가 부어 오르는 것이 위중한 상태.
- 과도하게 배고프거나 배부른 또는 술에 취하거나 피로한 상태.

## 학/습/정/리

- 미용추나(美容推拿)는 다른 표현으로 미용안마(美容按摩)라고도 부른다.
- 미용추나는 크게 두 가지로 분류할 수 있다. 첫 번째로는 가까운 국소 부위에 직접적으로 시술하여 인체의 안면(顔面:얼굴), 오관[(五官:다섯 가지 감각기관): 눈, 코, 귀, 입, 혀], 두부(頭部:머리), 경(頸:목의 옆 부분)항(項:목의 뒷 부분)부, 흉부(胸部:가슴), 견배부(肩背部:어깨와 등 부위), 손과 전완(前腕:아래팔) 부위 등은 외부로 쉽게 노출되기 때문에 시술하기가 편리하므로 미용추나의 중요한 시술 부위라 할 수 있다. 두 번째로는 먼 부위 경락(經絡), 경혈(經穴:혈자리)에 추나를 통하여 전체적인 미용을 조절할 수 있다.
- 추나를 통한 미용미형(美容美形:얼굴과 신체의 아름다움)은 한방의학의 장부(臟腑)·경락(經絡) 학설의 이론을 근거로 각종 추나수법(手法)을 사용하여 특정 테크닉에 따라 체표 및 유효(有效)한 경혈(經穴:혈자리) 및 관련된 경락 혹은 그 부위에 실시하여 보익장부(補益臟腑:장부를 보해줌), 운행기혈(運行氣血:기혈을 흐르게 함), 조정경락(調整經絡:경락을 조절함)을 함으로서 피부, 모발, 신체(몸매)를 보호, 관리하여 생리기능을 향상시키고 노화과정을 늦추어 주며 인체의 아름다움을 유지시키는데 목적이 있다.

# 2장. 미용추나 수법의 종류

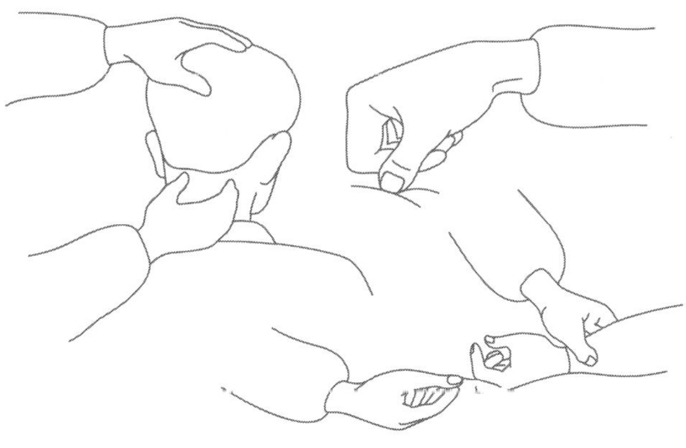

## 학습목표

- ☑ 미용추나 수법의 6가지 종류와 명칭에 대한 기본적 학습을 통하여 임상에서도 정확히 구분할 수 있도록 학습한다.
- ☑ 각 수법에 따른 방법과 특징의 정확한 이해를 통해 임상에서 시행할 수 있도록 학습한다.
- ☑ 각 수법마다 활용 부위와 효과에 대한 이론적 개념 학습을 통해 미용 치료적 실기법에서 응용할 수 있도록 학습한다.

## 학습개요

1. 파동류·유동류 수법 擺動類·揉動類 手法
2. 마찰류 수법 摩擦類 手法
3. 진동류 수법 振動類 手法
4. 제압류 수법 擠壓類 手法
5. 고격류 수법 叩击類 手法
6. 운동관절류 수법 運動關節類 手法

# 1 파동류·유동류 수법 擺動類·揉動類 手法

擺/揉/動
흔들/문지를/움직일

## 정의

지指:손가락, 장掌:손바닥 또는 완腕:손목 관절關節을 협조적이고 연속적인 파동을 이용하여 동작을 시행하는 수법들을 파동류擺動類 혹은 유동류揉動類 수법이라 말한다.

## 종류

1. 일지선추법
   一:하나, 指:손가락, 禅:움직일, 推:밀, 法:법칙
2. 곤법
   滚(=搽):굴릴, 法:법칙
3. 유법
   揉:문지를, 法:법칙

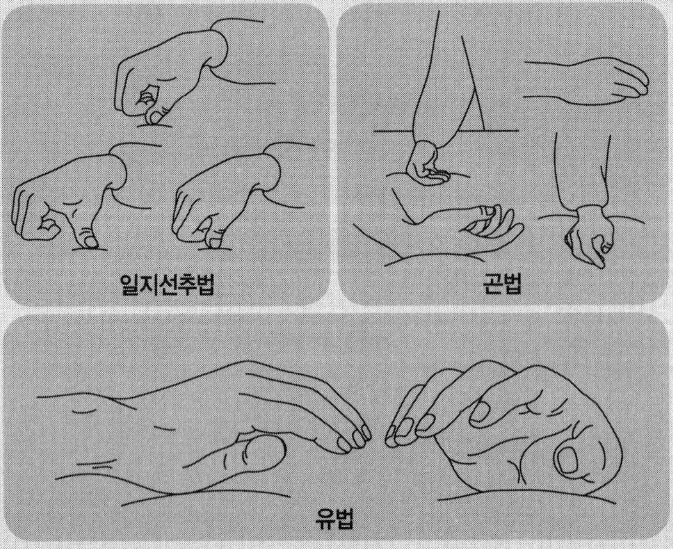


【 그림 2-1. 파동류·유동류 수법 종류 】

**파동류 수법**
**擺動類 手法**
**/ 유동류 수법**
**揉動類 手法**

- 일지선추법 一指禅推法
- 곤법 滚(=搽)法
- 유법 揉法
  1. 장유법 掌揉法
  2. 지유법 指揉法
     - 단지유법 單指揉法
     - 쌍지유법 雙指揉法
     - 삼지유법 三指揉法

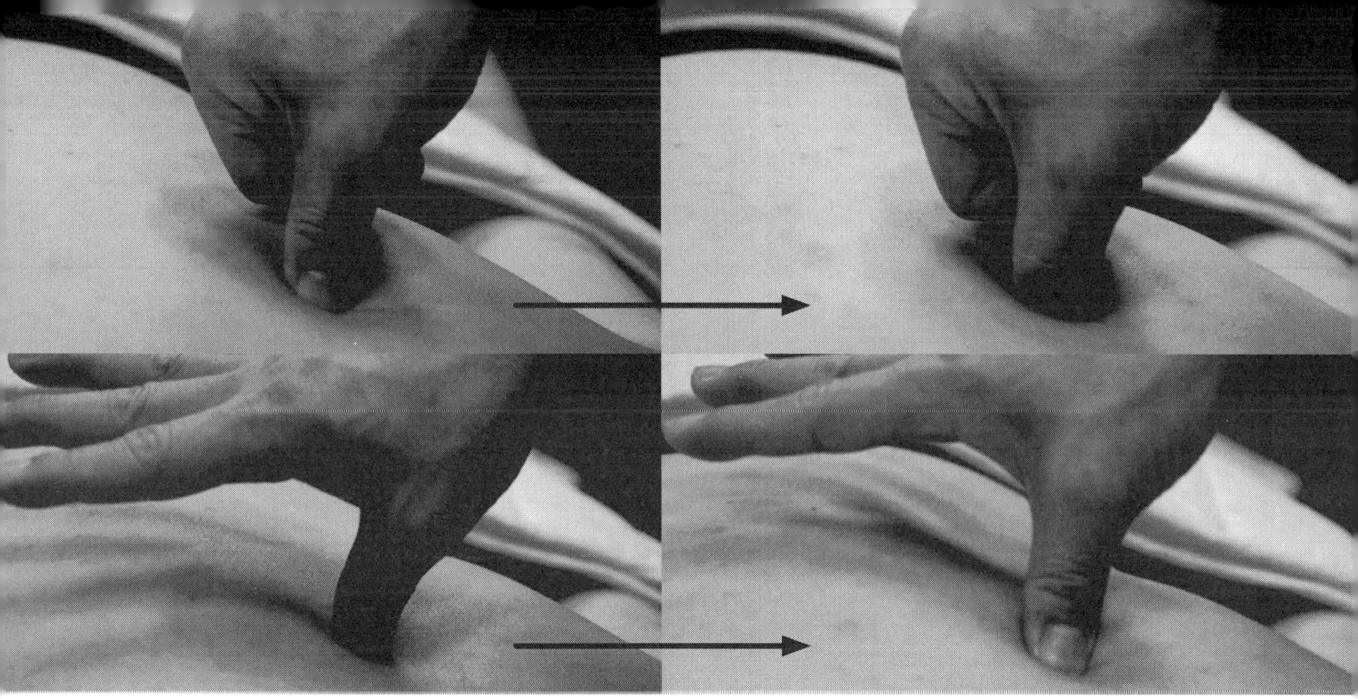

【 그림 2-2. 일지선추법 (一指禅推法) - 기본 】

一/指/禅/推/法
하나/손가락/움직일/밀/법칙

## | 일지선추법 一指禅推法 |

### ■ 방법

- 엄지 손가락의 말단(끝) 부위(一指는 여기서 엄지 손가락을 말함)로 경혈(經穴:혈자리) 위를 자극한다.
- 완부(腕部:손목관절 부위)를 이완시켜 이를 최대한 굴곡 시킨다.
- 주부(肘部:팔꿈치)의 높이가 완부(腕部:손목관절 부위)에 비해 낮아야 한다.

### ■ 특징

접촉 면적이 비교적 작으나 심투력(深透力)이 강하다.

### ■ 활용 부위

두면부(頭面部:머리와 얼굴 부위)·흉복부(胸腹部:가슴, 배 부위)·사지(四肢:팔, 다리)·견배부(肩背部:어깨와 등 부위)·요둔부(腰臀部:허리와 엉덩이 부위) 등의 각 부위 경혈(經穴:혈자리)에 적용한다.

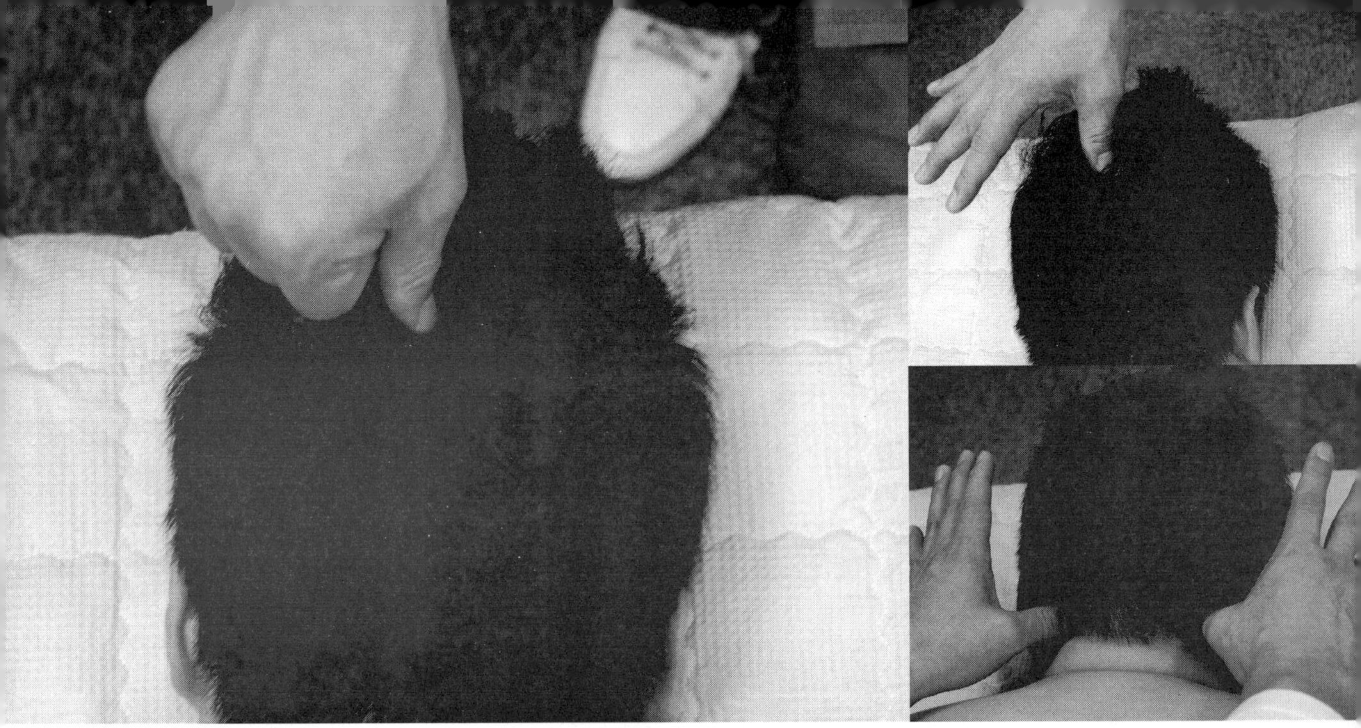

【 그림 2-3. 일지선추법 (一指禅推法) - 응용 】

## ■ 효과

- 경락을 소통시킨다. – 소통(疏通)경락(經絡)
- 근육과 뼈를 정리하여 뭉친 곳을 풀어주어 사라지게 해준다.
  – 리근(理筋)산결(散結)
- 혈액을 운행시켜서 어혈을 제거해준다.
  – 활혈(活血)거어(袪於)

# | 곤법 滚(=搽)法 |

滚(=搽)/法
굴릴/법칙

## ■ 방법

- 완관절(腕關節:손목관절)의 굴신(屈伸:굽힘과 폄)운동과 전완(前腕:아래팔)의 선전(旋轉:빙빙 돌며 굴러감)운동을 복합하여 완성한다.
- 접촉 부위는 체표에 긴밀히 부착하여 이리저리 굴리지 않고 시술할 때는 튀기거나 끌면서 마찰시키지 않도록 한다.
- 압력·빈도·파동 폭이 일정해야 하며 서로 협조적으로 리듬감 있게 시술해야 한다.
- 수법 시술 시 어깨와 손목은 최대한 이완시켜야 하며 주관절

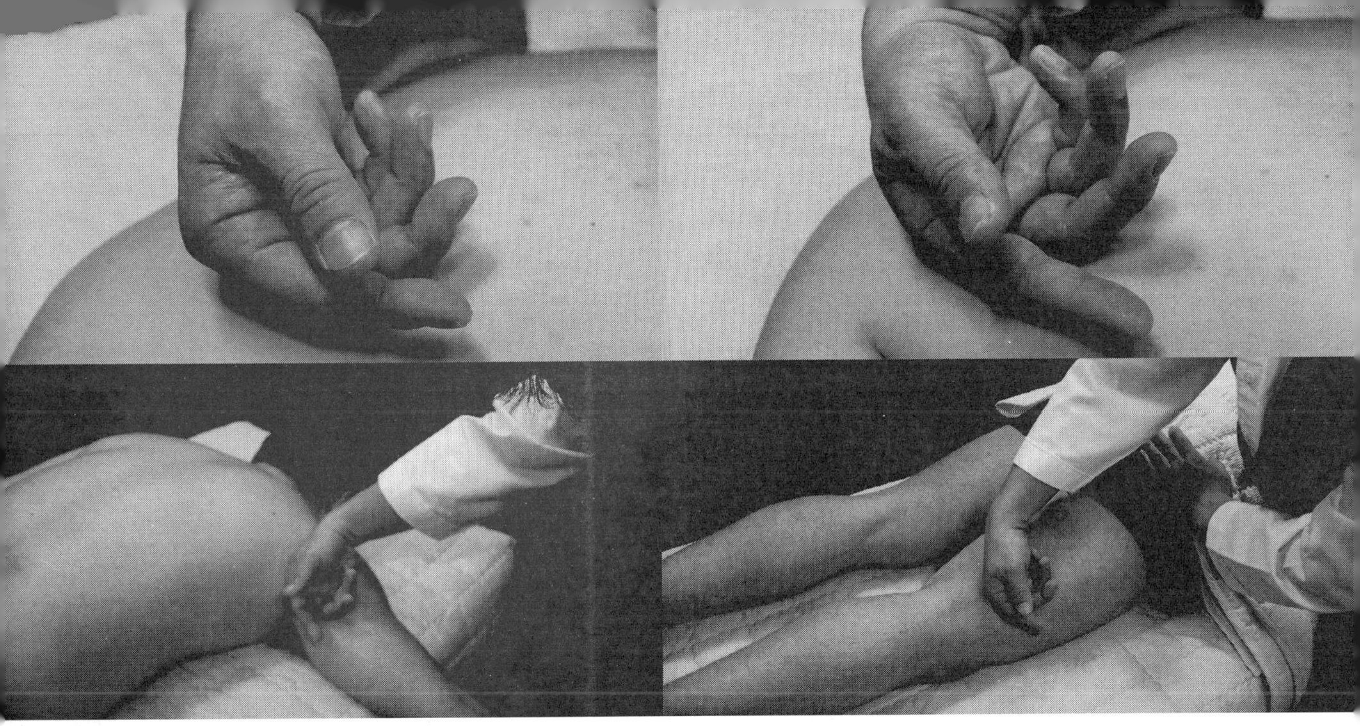

【 그림 2-4. 곤법 (滾法) – 기본 】

(肘關節:팔꿈치관절)은 약 120° 정도 굴곡 시켜야 한다.

- 시술 시 빈도율는 매 분마다 120~160번을 기준으로 한다.

## ■ 특징

- 접촉 면적이 크고 자극을 주는 압력도 비교적 강하다.
- 운동계통이나 신경계통 질병에 많이 쓰인다.
- 다른 수법에 비해 광범위하게 활용되기 때문에 미용 효과가 좋다.

## ■ 활용 부위

경항부(頸項部:목 앞, 뒤 부위)·사지(四肢:팔, 다리)·견배부(肩背部:어깨와 등 부위)·요둔부(腰臀部:허리와 엉덩이 부위) 등 근육이 풍만한 부위에 적용한다.

## ■ 효과

- 근육을 풀이주고 혈액을 운행시켜준다. – 서근(舒筋)활혈(活血)
- 인대 경련을 풀어주고 근육 피로로 인한 통증을 완화시켜준다.
  – 해경(解痙)지통(止痛)
- 유착 부위의 긴장도를 느슨하게 풀어준다.
  – 송해(松解)점연(粘連)
- 관절을 매끄럽게 움직이게 해준다. – 활리(滑利)관절(關節)

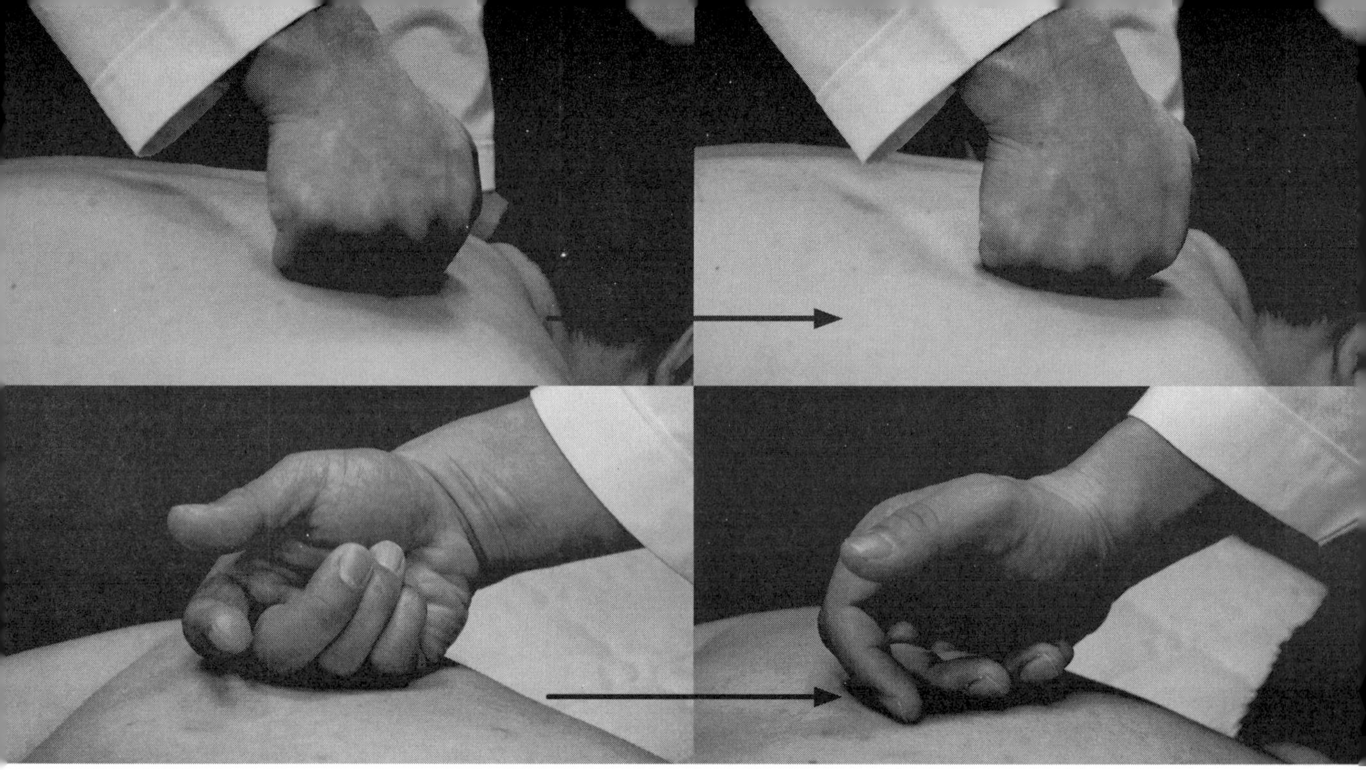

【 그림 2-5. 곤법 (滾法) - 응용 】

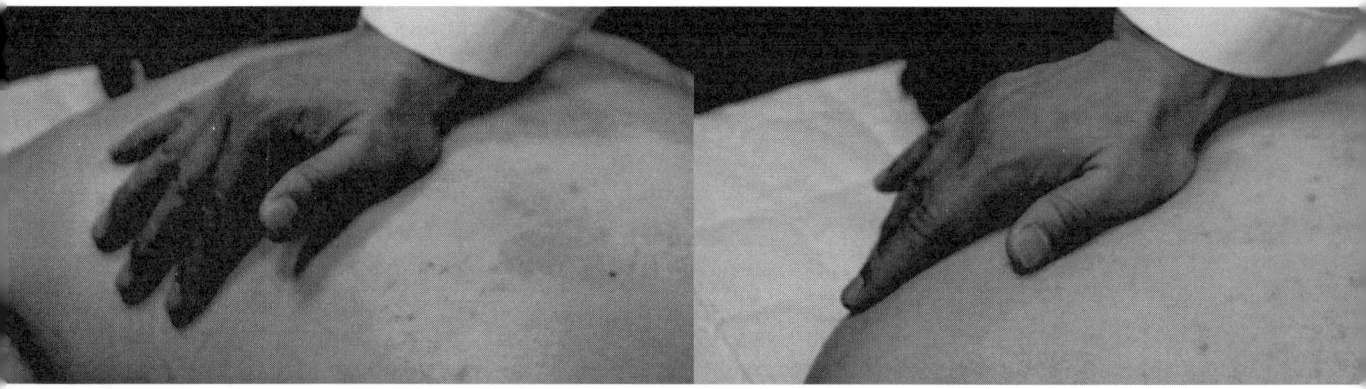

【 그림 2-6. 장유법 (掌揉法) 】

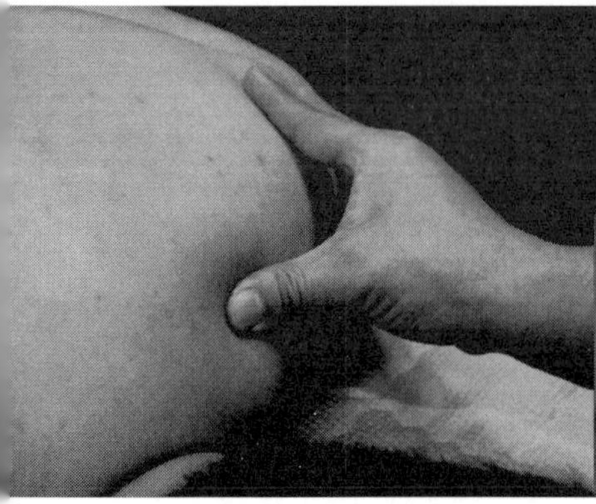

【 그림 2-7. 단지유법 (單指揉法) 】

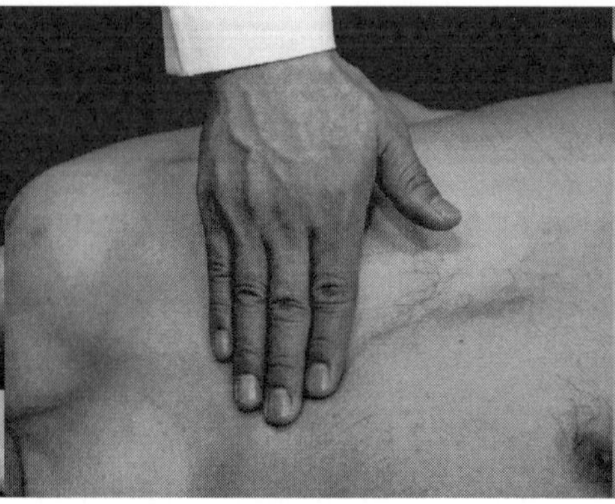

【 그림 2-8. 쌍지유법 (雙指揉法) 】

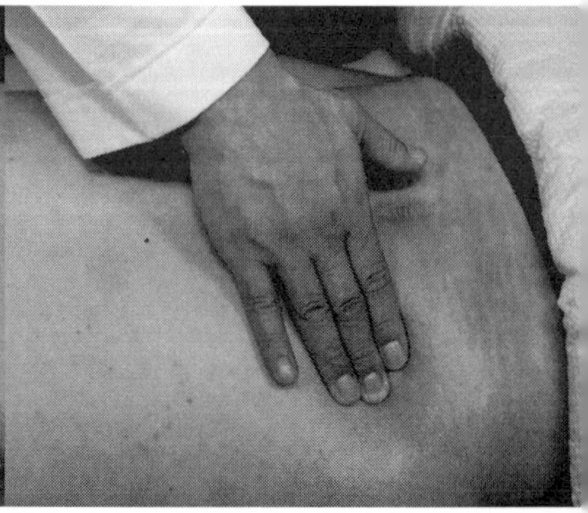

【 그림 2-9. 삼지유법 (三指揉法) 】

揉/法
문지를/법칙

# 유법 揉法

## ■ 종류

1. 장(掌:손바닥)유법
2. 지(指:손가락)유법

## ■ 특징

- 시술할 때 자극하는 압력은 가볍고 부드러워야 하며 동작은 협조적이고 리듬감 있게 해야 한다.
- 표피를 통하여 안으로 침투하기 때문에 근육층을 움직이게 해준다.
- 자극량이 약하여 미용추나를 시술할 때 어느 부위에도 적합하다.

## 1. 장유법 掌揉法

### ■ 방법

- 어제[魚際:무지(拇指:엄지 손가락/발가락) 굴근처(屈筋處)에 수족(手足:손, 발)의 흑백육(黑白肉:피부색이 짙은 부분과 옅은 부분)이 나누어지는 곳으로 마치 물고기 배의 색이 나뉘는 경계와 같은 신체 부위임.] 유법과 장근(掌根:손바닥 끝부분) 유법이 있다.
- 어제[대어제(大魚際) 혹은 소어제(小魚際)]와 장근(掌根)을 치료 부위에 부착시킨 후, 주부(肘部:팔꿈치)를 지점으로 전완(前腕:아래팔)을 파동시킨다.
- 전완(前腕:아래팔)의 파동에 따라 부드럽고 자연스럽게 움직인다.

### ■ 활용 부위

두부(頭部:머리)·흉복부(胸腹部:가슴과 배)·사지(四肢:팔, 다리) 관절의 각 부위에 적용한다.

### ■ 효과

- 경락을 소통시킨다. – 소통(疏通)경락(經絡)
- 붓기를 가라앉히고 근육 피로로 인한 통증을 완화시켜준다. – 소종(消腫)지통(止痛)
- 혈액을 운행시켜서 어혈을 제거해준다.
  – 활혈(活血)거어(祛於)
- 비위(脾胃:소화기 계통)를 조절해준다.
  – 건비(健脾)화위(和胃)
- 흉부(胸部:가슴)를 넓혀주어 기(氣)를 운행시켜준다.
  – 관흉(寬胸)리기(理氣)

## 2. 지유법 指揉法

### ■ 종류

1) 단지(單指:한 손가락)유법
2) 쌍지(雙指:두 손가락)유법
3) 삼지(三指:세 손가락)유법

### ■ 특징

임상에서는 안법(按法)과 결합해서 자주 사용한다.

### ■ 효과

- 땀을 내게 하여 표증(表證:체표에 나타나는 증상)을 해결한다. – 발한(發汗)해표(解表)
- 담(痰)을 제거하여 기침을 멈추게 한다.
  – 화담(化痰)지해(止咳)
- 비위(脾胃:소화기 계통)를 조절해준다.
  – 건비(健脾)화위(和胃)

### 1) 단지유법 單指揉法

**• 방법**

무지(拇指:엄지 손가락) 혹은 중지(中指:세 번째 손가락)의 지문면을 치료 부위에 부착시킨 후, 주부(肘部:팔꿈치)를 지점으로 하여 전완(前腕:아래팔)을 파동시킨다.

• **활용 부위**

전신 각 부위에 적용한다.

### 2) 쌍지유법 雙指揉法

• **방법**

식지(食指:두 번째 손가락)와 중지(中指:세 번째 손가락)의 지문면을 치료 부위에 부착시킨 후, 주부(肘部:팔꿈치)를 지점으로 하여 전완(前腕:아래팔)을 파동시킨다.

• **활용 부위**

배유(背俞穴)혈 또는 소아추나 시에는 유방(乳房)혈 유근(乳根)혈 혹은 양측 천추(天樞)혈에 적용한다.

### 3) 삼지유법 三指揉法

• **방법**

식지(食指:두 번째 손가락), 중지(中指:세 번째 손가락), 무명지(無名指:네 번째 손가락)의 지문면을 치료 부위에 부착시킨 후, 주부(肘部:팔꿈치)를 지점으로 하여 전완(前腕:아래팔)을 파동시킨다.

• **활용 부위**

배유(背俞)혈에 적용한다.

## ② 마찰류 수법 摩擦類 手法

摩/擦
쓰다듬을/비빌 찰

### 정의

지指:손가락 · 장掌:손바닥 · 주肘:팔꿈치를 체표의 치료 부위에 부착시킨 후, 직선 또는 원형으로 이동하면서 마찰시키는 수법들을 마찰류摩擦類 수법이라 말한다.

### 종류

1. 마법 - 摩:쓰다듬을, 法:법칙
2. 찰법 - 擦:비빌, 法:법칙
3. 추법 - 推:밀, 法:법칙
4. 차법 - 搓:비빌, 法:법칙
5. 말법 - 抹:펴바를, 法:법칙

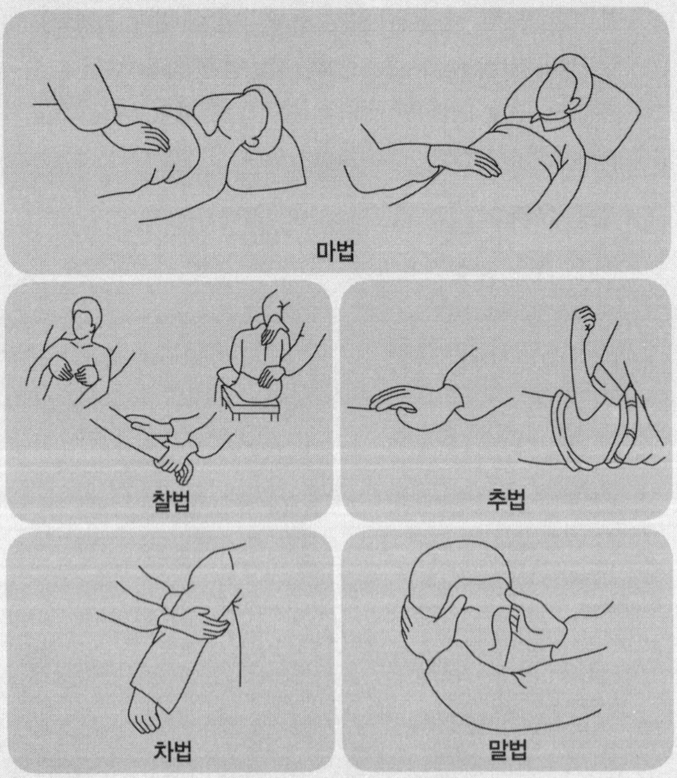


【 그림 2-10. 마찰류 수법 종류 】

**마찰류 수법**
**摩擦類 手法**

**마법 摩法**
1. 장마법 掌摩法
2. 지마법 指摩法

**찰법 擦法**
1. 장근찰법 掌根擦法
2. 어제찰법 小魚際擦法
3. 측찰법 側擦法

**추법 推法**
1. 지추법 指推法
2. 장추법 掌推法
3. 주추법 肘推法

**차법 搓法**

**말법 抹法**

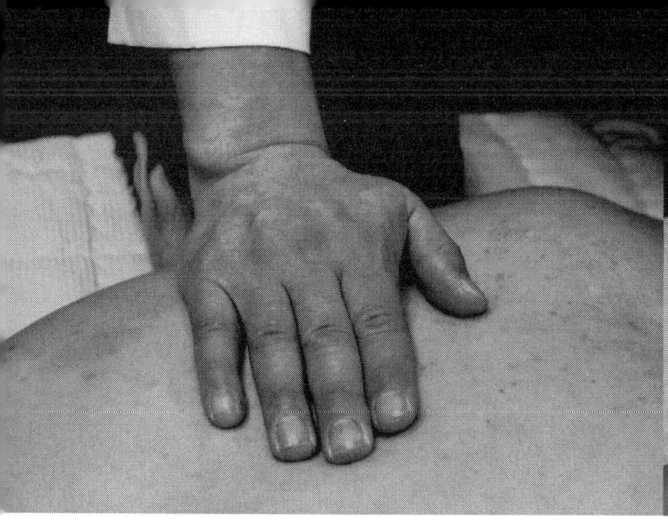

【 그림 2-11. 장마법 (掌摩法) 】

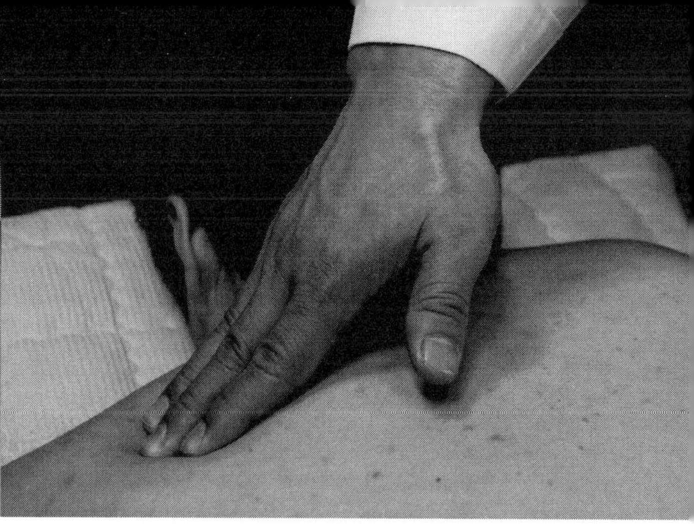

【 그림 2-12. 지마법 (指摩法) 】

摩/法
쓰다듬을/법칙

# | 마법 摩法 |

## ■ 종류

1. 장(掌:손바닥)마법
2. 지(指:손가락)마법

## ■ 특징

- 마법을 시술할 때는 주관절(肘關節:팔꿈치관절)을 자연스럽게 굴곡 시켜야 하며 완부(腕部:손목 부위)를 이완시켜야 한다.
- 장(掌:손바닥)과 지(指:손가락)는 자연스럽게 펴고 동작은 부드럽고 협조적이어야 한다.
- 마법은 추나수법 중에서 가장 약한 수법의 하나로 인체에 대한 자극이 비교적 약하고 부드럽다.
- 피시술자는 마법을 받은 후, 온열(溫熱) 자극을 느껴야 한다.
- 현대의학 연구에 의하면 마법은 직접적으로 피부에 마찰시켜 움직이므로 표층의 노화 세포를 벗겨내고 땀샘과 피지선의 분비를 개선시켜준다. 또한 혈액순환을 가속화하여 미용 효과를 증대시킨다.

## ■ 효과

- 혈액을 운행시켜서 어혈을 제거해준다. – 활혈(活血)거어(祛於)
- 비위(脾胃:소화기 계통)를 조절시켜준다. – 건비(健脾)화위(和胃)
- 흉부(胸部:가슴)를 넓혀주어 기(氣)를 운행시킨다. – 관흉(寬胸)리기(理氣)

## 1. 장마법 掌摩法

### • 방법

손바닥을 치료 부위에 부착시킨 후, 완관절(腕關節:손목관절)을 중심으로 전완(前腕:아래팔)과 함께 리듬감 있게 원 운동을 한다.

### • 활용 부위

주로 복부(腹部:배)에 적용한다.

## 2. 지마법 指摩法

### • 방법

식지(食指:두 번째 손가락)·중지(中指:세 번째 손가락)·무명지(無名指:네 번째 손가락)를 나란히 붙여서 그 지문면을 체표의 장(掌:손바닥)과 지(指:손가락)와 함께 리듬감 있게 원 운동을 한다.

### • 활용 부위

전신 각 부위에 적용하나 특히 흉복부(胸腹部:가슴과 배)·협늑부(脅肋部:옆구리와 늑골)에 적용한다.

# | 찰법 擦法 |

擦/法
비빌/법칙

## ■ 방법

- 대어제(大魚際)·장근(掌根)·소어제(小魚際)를 치료 부위 위에 부착한 후, 직선으로 왕복 마찰운동을 한다.
- 손가락과 완관절(腕關節:손목관절)을 자연스럽게 펴서 전완(前腕:아래팔)과 일직선이 되도록 한다.
- 손가락과 손바닥은 치료 부위의 피부에 완전히 밀착 되어야 한다.
- 왕복 마찰운동의 폭은 크게 하고 시술할 때는 힘을 고르고 일정하게 주어야 한다.
- 마찰 동작은 마법이나 유법에 비해 빈도율이 빠르지만 동작이 균일하면서도 연속적으로 이루어져야 한다.
- 빈도율은 일반적으로 매 분 100번 정도로 시행한다.

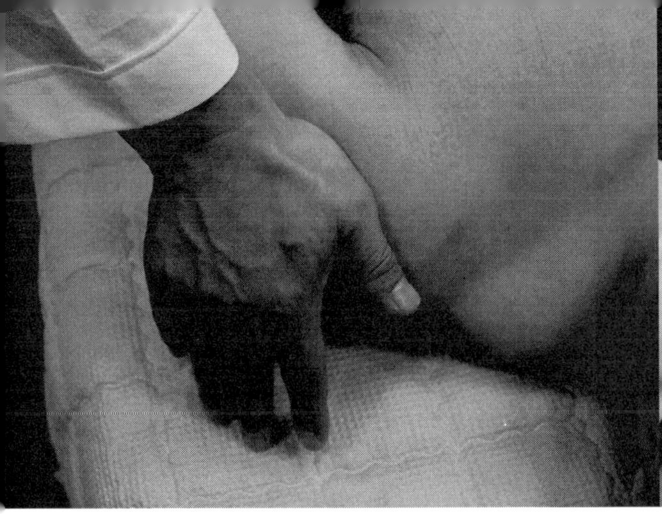

【 그림 2-13. 대어제찰법 (大魚際擦法) 】

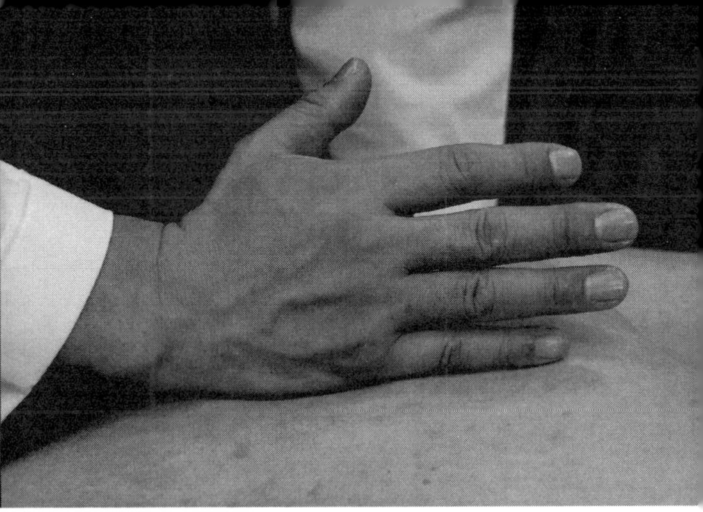

【 그림 2-14. 측찰법 (側擦法) 】

## ■ 특징

- 연하고 부드러우며 온열(溫熱)자극을 느끼는 것이 특징으로 정신을 맑게 해준디.
- 시행할 때 피시술자는 옷을 입지 않고 피부에 직접적으로 접촉한다.
- 피부에 직접적으로 접촉하기 때문에 과도한 힘을 사용하여 피시술자의 피부를 손상시키는 것을 주의한다.
- 전신을 경락에 따라서 찰법을 시행하면 전체적으로 신체 밸런스를 맞추어 주면서 동시에 면부(面部:얼굴)와 신체 부위를 건강하고 아름답게 해준다.

## ■ 활용 부위

- 장근(掌根) 찰법 - 흉복부(胸腹部:가슴과 배)와 협늑부(脅肋部:옆구리와 늑골)를 위주로 적용한다.
- 어제(小魚際) 찰법 - 사지(四肢:팔, 다리)를 위주로 특히 팔에 많이 적용한다.
- 측(側) 찰법 - 배부(背部:등) 요저부(腰底部:허리와 꼬리뼈)를 위주로 적용한다.

## ■ 효과

- 비위(脾胃:소화기 계통)를 조절해준다.
  - 건비(健脾)화위(和胃)
- 양기(陽氣)를 불어 넣어주고 기(氣)를 보해준다.
  - 온양(溫陽)익기(益氣)
- 신장(콩팥)을 따뜻하게 해주고 양기(陽氣)를 보충해준다.
  - 온신(溫腎)상양(壯陽)

- 풍사(風邪:바람)를 제거하고 혈액을 운행시켜준다.
  - 거풍(祛風)활혈(活血)
- 어혈을 풀어주어 통증을 완화시켜준다.
  - 소어(消瘀)지통(止痛)

## | 추법 推法 |

推/法
밀/법칙

### ■ 종류

1. 지(指:손가락)추법
2. 장(掌:손바닥)추법
3. 주(肘:팔꿈치)추법

### ■ 특징

- 추법을 시술할 때는 손가락 지문면·손바닥·팔꿈치가 체표면에 완전히 밀착되어야 하며 힘은 일정하고 속도는 완만하고 일정하게 해야 한다.
- 지추법(指推法)과 장추법(掌推法)은 연속적으로 5~10회 정도 시행하고 주추법(肘推法)은 1~2회 정도 시행한다.
- 추법은 앞뒤, 좌우, 상하로 힘을 주어 시행하고 마법과 결합해서 임상에서 많이 쓰인다.
- 면부(面部:얼굴) 미용추나에서 자주 사용하는 추법은 인중(人中)혈, 지창(地倉)혈, 승장(承漿)혈에서 양측으로 추법을 시행한다.
- 현대의학 연구에 의하면 피부 온도를 높여주고 혈관을 확장시키며 혈액과 림프액 운행을 촉진시켜서 미용 효과를 가져온다.

## 1. 지추법 指推法

### • 방법

손가락 지문 부위를 치료 부위에 부착시킨 후, 한쪽 방향으로만 직선운동을 한다.

### • 활용 부위

견배부(肩背部:어깨와 등)·요둔부(腰臀部:허리와 엉덩이)·흉복부(胸腹部:가슴과 배)·사지(四肢:팔과 다리)에 적용한다.

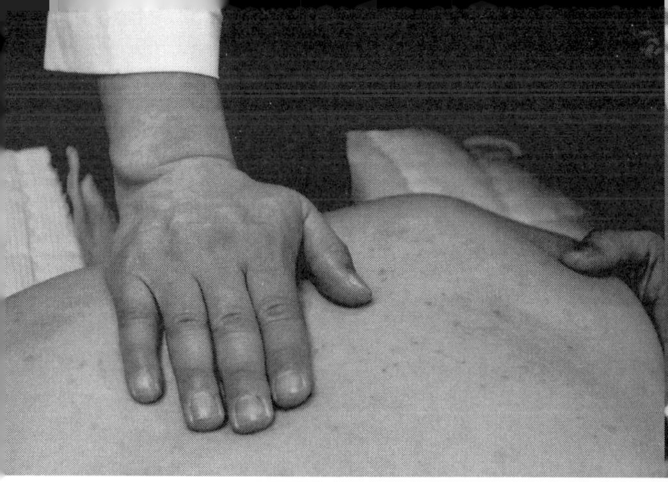

【 그림 2-15. 장추법 (掌推法) 】

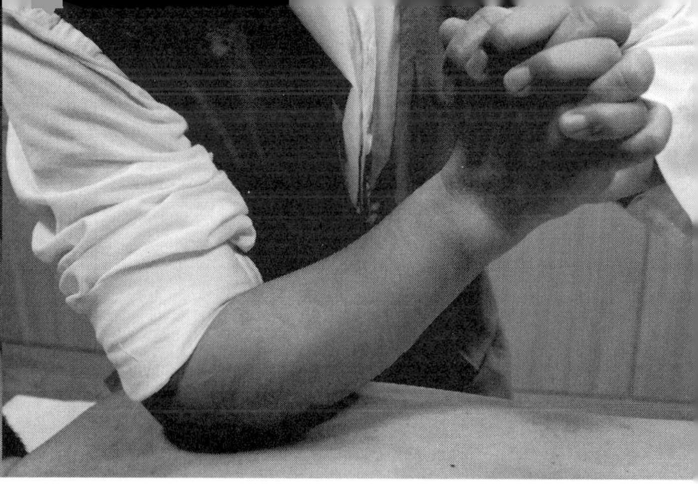

【 그림 2-16. 주추법 (肘推法) 】

• **효과**

- 경락을 소통시킨다. – 소통(疏通)경락(經絡)
- 근육과 뼈를 정리하여 뭉친 곳을 풀어주어 사라지게 해준다. – 리근(理筋)산결(散結)
- 혈액을 운행시켜서 어혈을 제거해준다.
  – 활혈(活血)거어(祛於)

## 2. 장추법 掌推法

• **방법**

손바닥을 치료 부위에 부착시킨 후, 한쪽 방향으로만 직선운동을 한다.

• **활용 부위**

요배부(腰背部: 허리와 등)·흉복부(胸腹部: 가슴과 배)·하지부(下肢部: 다리)에 적용한다.

• **효과**

- 근육을 풀어주고 경락을 소통시켜준다.
  – 서근(舒筋)통락(通絡)
- 적체되어 있는 곳을 해소하고 비위(脾胃: 소화기 계통)를 조절시켜준다. – 소적(消積)화중(和中)

## 3. 주추법 肘推法

• **방법**

팔꿈치를 치료 부위에 부착시킨 후, 한쪽 방향으로만 직선운동을 한다.

• **활용 부위**

배부(背部:등) 척추 양측 방광경에 적용한다.

• **효과 :**

- 근육과 뼈를 정리하여 혈액을 운행시켜서 어혈을 제거해준다. – 리근(理筋)활혈(活血)
- 풍사(風邪:바람)을 제거하고 한사(寒邪:차가움)를 풀어준다. – 거풍(祛風)산한(散寒)

## | 차법 搓法 |

搓/法
비빌/법칙

### ■ 방법

- 양손으로 치료 부위를 끼어 잡고 신속하게 비벼줌과 동시에 상하(上下:위, 아래)로 왕복운동을 한다.
- 수법의 시행할 시 양손에 균등하게 힘을 주어야 한다.
- 비비는 동작은 빠르게 해야 하나 손의 이동은 느리게 해야 한다.
- 일반적으로 미용추나의 마무리 수법으로 사용한다.

### ■ 특징

- 특히 면부(面部:얼굴) 미용추나에서는 손바닥으로 비비는 차법을 시행하여 열을 낸 다음, 얼굴에 올려놓는 동작을 30회 정도 시행한다.
- 혈액을 돌게 하여 피부를 매끄럽게 하고 반흔을 제거하기 위해서 미용추나에서는 차법을 자주 사용한다.

### ■ 활용 부위

흉부(胸部:가슴)·협늑부(脅肋部:옆구리와 늑골)·사지(四肢:팔과 다리)·요배부(腰背部:허리와 등) 부위에 적용할 수 있으나 주로 사지(四肢:팔, 다리)와 견관절(肩關節:어깨 관절)에 자주 사용한다.

### ■ 효과

- 경락을 소통시킨다. – 소통(疏通)경락(經絡)
- 기혈(氣血) 운행을 조절해준다. – 조화(調和)기혈(氣血)
- 근육을 이완시켜준다. – 방송(放松)근육(筋肉)

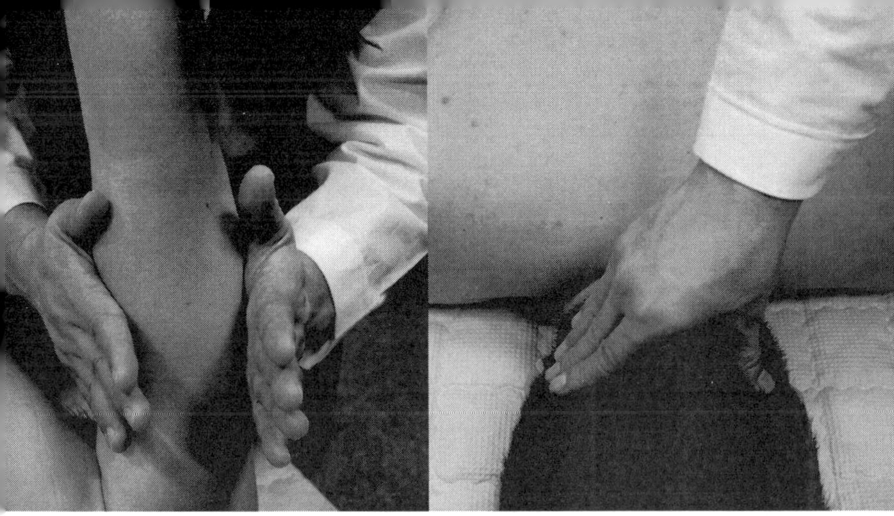

【 그림 2-17. 차법 (搓法) 】

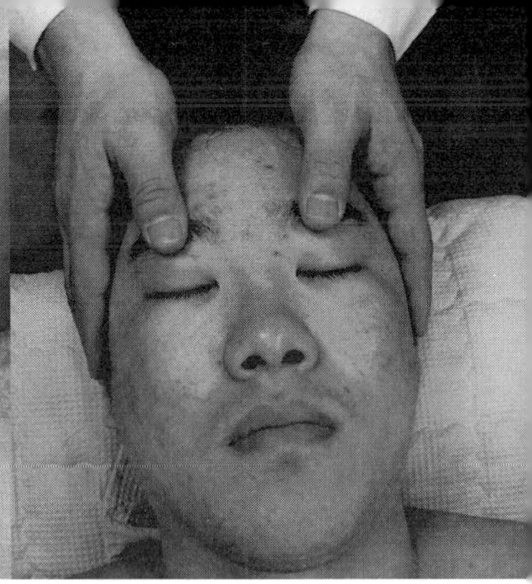

【 그림 2-18. 말법 (抹法) 】

抹/法
펴바를/법칙

## | 말법 抹法 |

### ■ 방법

- 한 손 또는 양손의 지문면을 치료 부위에 밀착시킨 후, 상하 또는 좌우로 왕복 운동을 하는 수법이다.
- 수법 시행 시 균등하게 힘을 주고 빠르거나 느리지 않게 일정한 속도를 유지해야 한다.

### ■ 특징

두면부(頭面部:머리와 얼굴)와 경항부(頸項部:목의 앞,뒤)에 시술하며 두통·현훈(眩暈:현기증)·목과 어깨 통증 등의 치료에 자주 사용한다.

### ■ 활용 부위

두면부(頭面部:머리와 얼굴)·흉복부(胸腹部:가슴과 배)·손등, 발등 부위에 적용한다.

### ■ 효과

- 칠규(七竅:귀2, 눈2, 입1, 코2=>인체의 7개의 구멍)를 열어주어 진정시켜준다. – 개규(開竅)진정(鎭靜)
- 정신을 안정화시키고 눈을 맑게 해준다.
  – 안신(安神)명목(明目)
- 경락(經絡)을 소통시킨다. – 소통(疏通)경락(經絡)

## ③ 진동류 수법 振動類 手法

### 정의

비교적 높은 빈도율의 약하고 강한 자극을 체표의 치료 부위에 교대로 리듬감 있게 힘을 가하는 수법들을 진동류振動類 수법이라 말한다.

### 종류

1. 두법 - 抖:흔들, 法:법칙

2. 진법 - 振:떨다, 法:법칙

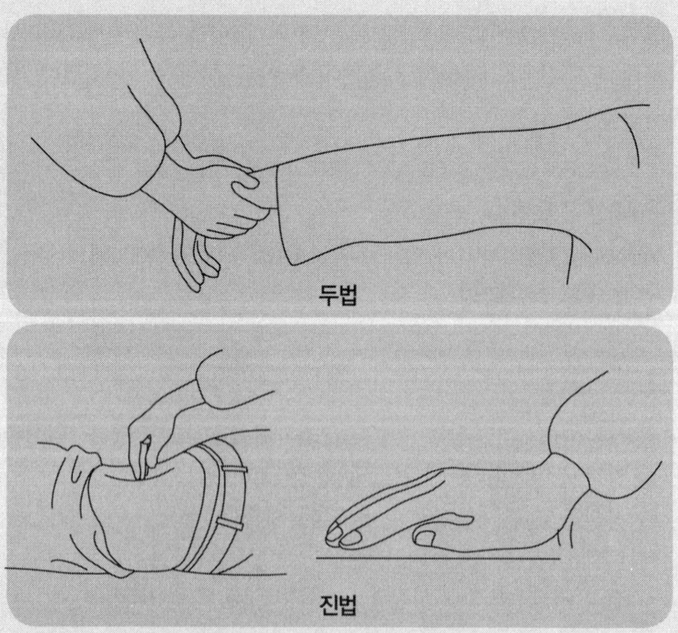


【 그림 2-19. 진동류 수법 】

振/動
떨다/움직일

**진동류 수법**
**振動類 手法**

**두법** 抖法

**진법** 振法

1. 지진법 指振法
   - 지단진법 指段振法
   - 지복진법 指腹振法
2. 장진법 掌振法

抖/法
흔들/법칙

## 두법 抖法

### ■ 방법

상지(上肢:팔) 또는 하지(下肢:다리)의 원단(遠段:먼 부위)을 양손으로 잡고 작은 폭으로 연속적인 상하(上下:위, 아래) 진동 동작을 하는 수법이다.

### ■ 특징

- 시술할 때 진동 빈도수는 빠르게 하고 진동 폭은 작아야 한다.
- 임상에서 치료를 끝낼 때 사용하기도 한다.

### ■ 활용 부위

사지(四肢:팔, 다리) 부위에 적용하며 특히 상지(上肢:팔) 치료에 자주 사용한다.

### ■ 효과

- 관절을 매끄럽게 움직이게 해준다. – 활리(滑利)관절(關節)
- 경락(經絡)을 소통시킨다. – 소통(疏通)경락(經絡)

振/法
떨디/법칙

## 진법 振法

### ■ 종류

1. 지(指:손가락)진법
   1) 지단(指段:손가락 끝)진법
   2) 지복(指腹:손가락 지문면)진법
2. 장(掌:손바닥)진법

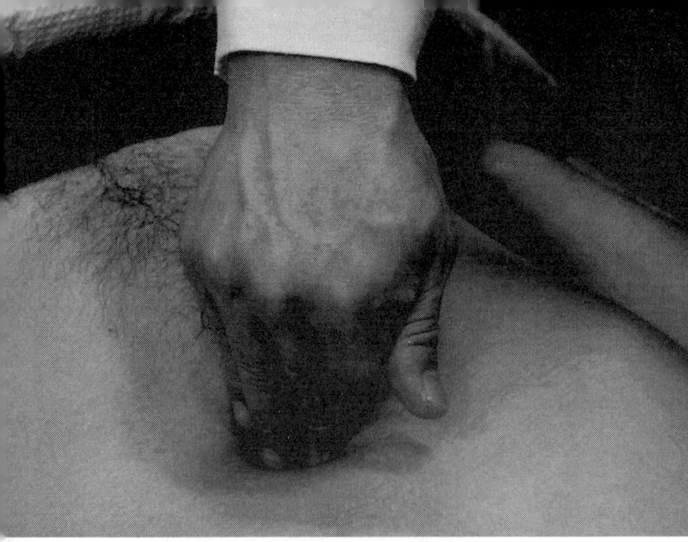

【 그림 2-20. 지진법 (指振法) 】

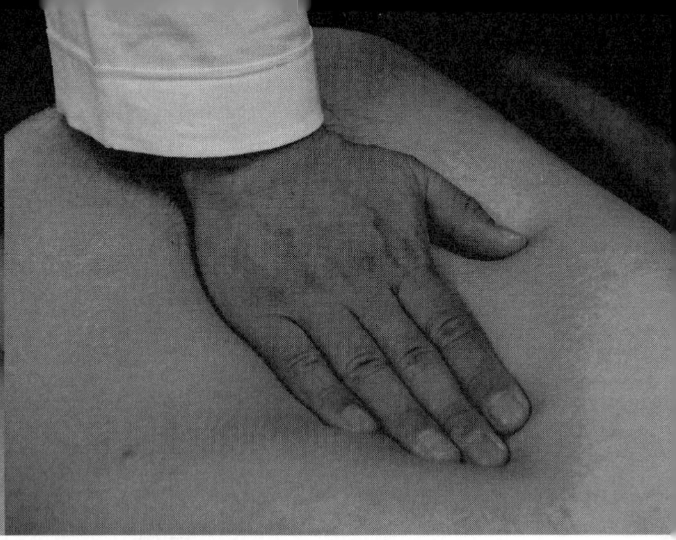

【 그림 2-21. 장진법 (掌振法) 】

## 1. 지진법 指振法

### • 방법

- 식지(食指:두 번째 손가락)를 중지(中指:세 번째 손가락) 위에 올린 다음 손을 펴고 혈자리나 경락 위에 부착시킨 후, 팔꿈치는 약간 구부린다.
- 전완(前腕:아래팔) 혹은 손의 근육을 강력히 수축시켜서 정지성 힘을 빠르고 강하게 진동시킨다.
- 치료 부위에서 온열(溫熱)감이나 편안함이 생길 정도로 빈도율을 600회/분으로 일반적으로 2분 이상 연속 시행한다.

### • 활용 부위

주로 복부(腹部:배)에 적용한다.

## 2. 장진법 掌振法

### • 방법

- 손바닥의 노궁(勞宮)혈 부위를 중심으로 치료 부위에 부착한다.
- 기타 자세는 지진법과 동일하다.
- 두 손을 교차시켜 활용하면 진법의 효과가 증가한다.

## • 특징

- 강력한 정지성 용력에 의해 진동이 발생한다.
- 진법은 내공을 수련한 추나사가 환자에게 주입시킬 때 사용하는 수법이다.
- 복부(腹部:배) 진법을 시행할 시, 환자가 숨을 들이마실 때(흡기), 손바닥을 천천히 들어 올려주고 숨을 내쉴 때(호기), 손바닥을 천천히 눌러준다.

## • 활용 부위

- 지진법은 전신의 각 혈자리에 적용한다.
- 장진법은 전신 각 부위에 적용한다.

  ※ 일반적으로 흉복부(胸腹部:가슴과 배)나 두면부(頭面部:머리와 얼굴)에 자주 사용한다.

## • 효과

기혈(氣血) 운행을 조절해준다. – 조화(調和)기혈(氣血)

# ④ 제압류 수법 挤压类 手法

## 정의

지指:손가락 · 장掌:손바닥 또는 신체 일부분을 이용하여 치료 부위를 누르거나 대칭적으로 조여 주는 동작들을 제압류挤压类 수법이라 말한다.

## 종류

1. 안법 - 按:누를, 法:법칙
2. 점법 - 点:누를, 法:법칙
3. 날법 - 捏:손가락으로 집을, 法:법칙
4. 나법 - 拿:당길, 法:법칙
5. 염법 - 捻:비틀, 法:법칙

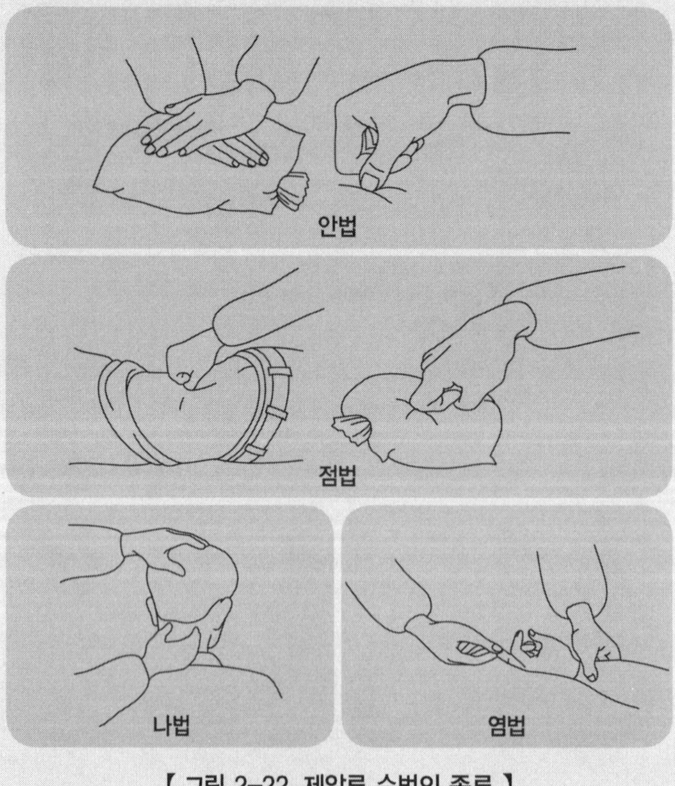


【 그림 2-22. 제압류 수법의 종류 】

挤/压
압박할/누를

**제압류 수법**
**挤压類 手法**

**안법** 按法
1. 지안법 指按法
2. 장안법 掌按法

**점법** 点法
1. 무지점법 拇指点法
2. 굴지점법 屈指点法

**날법** 捏法
1. 양지날법 兩指捏法
2. 삼지날법 三指捏法
3. 오지날법 五指捏法

**나법** 拿法
1. 삼지나법 三指拿法
2. 오지나법 五指拿法

**염법** 捻法

按/法
누를/법칙

# | 안법 按法 |

■ **종류**

1. 지(指:손가락)안법
2. 장(掌:손바닥)안법

■ **특징**

- 시행할 때는 지(指:손가락)는 또는 장(掌:손바닥)이 치료 부위에 완전히 밀착 되어야 하며 밀착 후에는 이동하지 않아야 한다.
- 처음에는 약하게 시작하여 점차 강하게 힘을 준다.
- 치료 부위를 누를 때에는 갑자기 누르지 말고 수직적이고 지속적으로 누른다.
- 임상에서는 안법은 유법과 결합하여 사용한다.

## 1. 지안법 指按法

### • 방법

무지단(拇指段:엄지 손가락 끝)이나 무지(拇指:엄지 손가락)의 지문면으로 치료 부위를 누르는 수법을 지안법(指按法)이라 한다.

### • 활용 부위

전신 각 부위 경혈(經穴:혈자리)에 적용한다.

### • 효과

- 인대 경련을 풀어주고 근육 피로로 인한 통증을 완화시켜준다. – 해경(解痙)지통(止痛)
- 경락을 따뜻하게 하여 한사(寒邪:차가움)를 풀어준다.
  – 온경(溫經)산한(散寒)

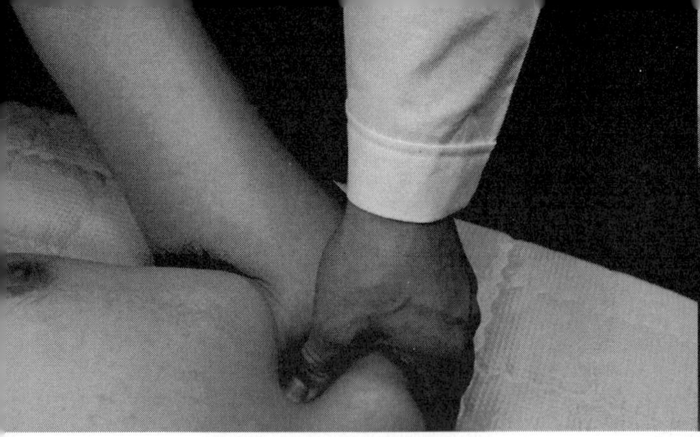

【 그림 2-23. 지안법 (指按法) 】

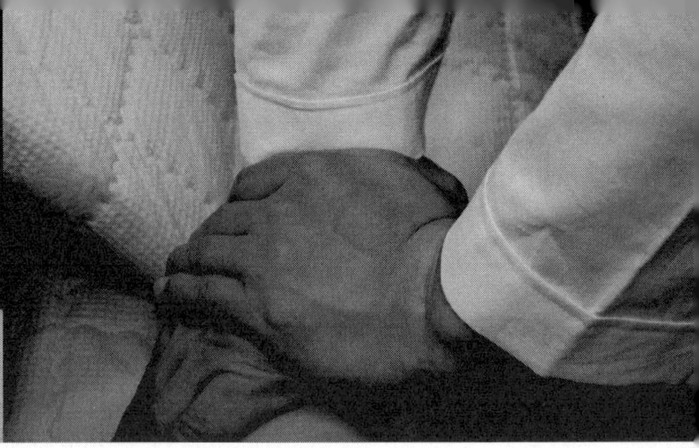

【 그림 2-24. 장안법 (掌按法) 】

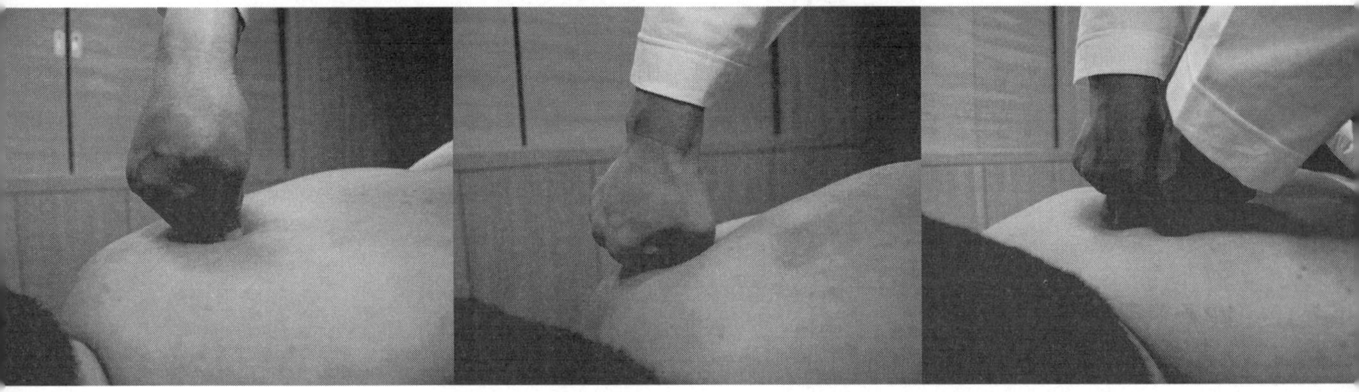

【 그림 2-25. 굴지점법 (屈指点法) 】

## 2. 장안법 掌按法

### • 방법

한 손 또는 두 손을 포개어 치료 부위를 누르는 수법을 장안법(掌按法)이라 한다.

### • 활용 부위

요배부(腰背部:허리와 등)·복부(腹部:배) 등 체표 면적이 크고 편평한 부위에 적용한다.

### • 효과

- 혈액을 운행시켜서 어혈을 제거해준다.
  – 활혈(活血)거어(祛於)
- 경락을 소통시킨다. – 소통(疏通)경락(經絡)
- 비위(脾胃:소화기 계통)을 따뜻하게 하고 한사(寒邪:차가움)를 풀어준다. – 온중(溫中)산한(散寒)

点/法
누르/법칙

# 점법 点法

## ■ 종류

1. 무지(拇指:엄지 손가락)점법
2. 굴지(屈指:구부린 손가락)점법

## ■ 특징

점법은 접촉 면적이 적은 반면 자극량이 크다.

## 1. 무지점법 拇指点法

### • 방법

무지단(拇指段:엄지 손가락 끝)을 치료 부위에 대고 힘을 가하면서 밑으로 누른다.

## 2. 굴지점법 屈指点法

### • 방법

무지(拇指:엄지 손가락) 또는 식지(食指:두 번째 손가락)를 구부린 후, 치료 부위를 누른다.

### • 활용 부위

전신 각 부위 경혈(經穴:혈자리)에 적용한다.

### • 효과

- 인대 경련을 풀어주고 근육 피로로 인한 통증을 완화시켜준다. – 해경(解痙)지통(止痛)
- 경락을 따뜻하게 하여 한사(寒邪:차가움)를 풀어준다. – 온경(溫經)산한(散寒)

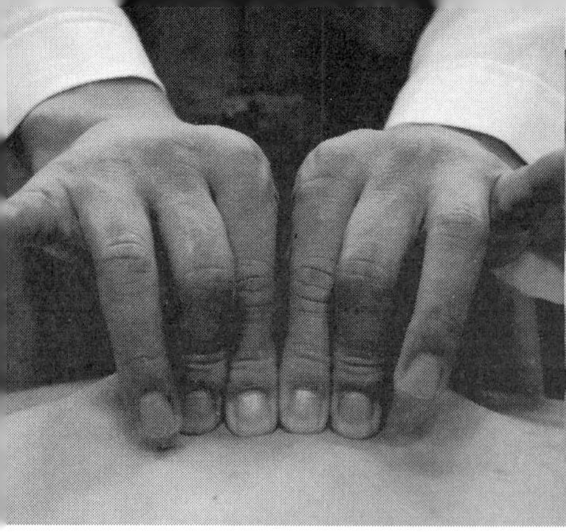

【 그림 2-26. 양지날법 (兩指捏法) 】

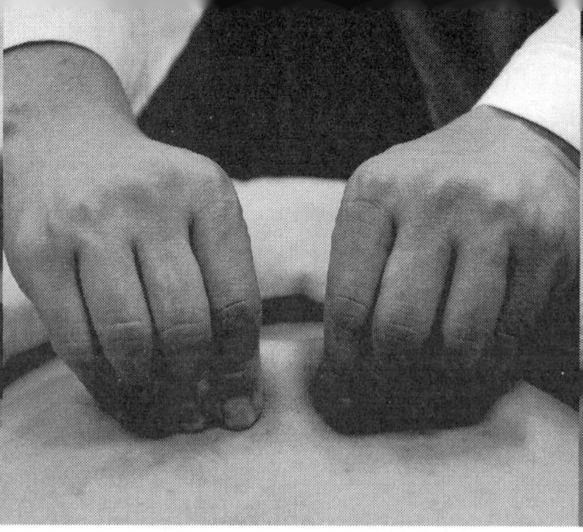

【 그림 2-27. 삼지날법 (三指捏法) 】

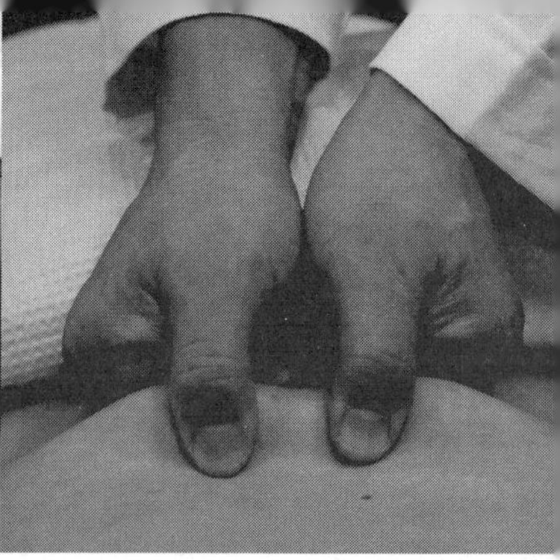

【 그림 2-28. 오지날법 (五指捏法) 】

## | 날법 捏法 |

捏/法
손가락으로 집을/법칙

### ■ 종류

1. 양지날법 兩指捏法
2. 삼지날법 三指捏法
3. 오지날법 五指捏法

### ■ 특징

- 수법 시술할 때는 무지(拇指:엄지 손가락)와 나머지 손가락 사이에 서로 힘을 균등하게 써야 한다.
- 미용추나는 양지날법과 삼지날법을 자주 사용한다.
- 날법은 체표 피부를 잡고 들어 올리고 뒤에서 나올 나법은 날법과 달리 근육을 잡고 들어올린다.
- 미용추나에서 날법은 두 손의 힘을 약하게 하여 국소 부위 통증이 느끼지 않을 정도로 한다.
- 경락을 순행시키거나 혈자리에 따라서 반복적으로 교차하여 시행한다.
- 각종 만성 질병에 광범위하게 응용하며 특히 소아질병에 뛰어난 치료 효과가 있다.

### ■ 활용 부위

두면부(頭面部:머리와 얼굴)·경항부(頸項部:목의 앞, 뒤)·견배부(肩背部:어깨와 등)·사지(四肢:팔과 다리)에 적용한다.

### ■ 효과

- 근육을 풀어주고 혈액을 운행시켜준다. – 서근(舒筋)활혈(活血)
- 기혈(氣血) 운행을 조절해준다. – 조화(調和)기혈(氣血)

## 1. 양지날법 兩指捏法

### • 방법

무지(拇指:엄지 손가락)와 식지(食指:두 번째 손가락)를 사용하여 치료 부위를 가볍게 잡은 다음 위로 잡아당겨 올려준다.

## 2. 삼지날법 三指捏法

### • 방법

무지(拇指:엄지 손가락)와 식지(食指:두 번째 손가락) 그리고 중지(中指:세 번째 손가락)를 사용하여 치료 부위를 가볍게 잡은 다음 위로 잡아당겨 올려준다.

## 3. 오지날법 五指捏法

### • 방법

무지(拇指:엄지 손가락)와 나머지네 손가락을 사용하여 치료 부위를 가볍게 잡은 다음 위로 잡아당겨 올려준다.

拿/法
당길/법칙

# | 나법 拿法 |

### ■ 종류

- 삼지(三指:세 손가락)나법
- 오지(五指:다섯 손가락)나법

### ■ 방법

- 무지(拇指:엄지 손가락)와 식지(食指:두 번째 손가락) 및 중지(中指:세 번째 손가락)를 사용하거나 무지(拇指:엄지 손가락)와 나머지 네 손가락을 사용하여 치료 부위를 잡은 다음 상대적으로 힘을 주면서 들어 올리는 한편 잡아당기는 동작을 한다.
- 시술은 약하게 시작하여 점차 강하게 혹은 강하게 시작하여 약하게 힘을 준다.

- 갑작스럽게 힘을 가하거나 무리한 동작은 하지 말아야 하며 손톱으로 긁히지 않도록 주의한다.

## ■ 특징

- 미용추나에서 자주 사용하는 수법으로 "대법(對法)"이라고도 불리고 동작은 부드럽고 리듬감 있게 시술한다.
- 나법은 비교적 자극성이 강하기 때문에 시행한 후에도 계속해서 국소 부위에 유법과 말법을 시행하여 자극을 완화시켜주고 치료를 마무리 짓는다.
- 면부(面部:얼굴) 미용추나의 사용 수법으로 시행할 때에는 약하고 부드럽게 힘을 주어야 하며 통감이 느껴지지 않아야 한다.
- 현대의학 연구에서 증명하기를 나법은 신경을 조절하여 국부 혈액순환을 개선시키며 근육의 긴장감을 해소시켜주어 근육의 일정한 탄성을 유지시켜주어 항노화, 면부(面部:얼굴) 피부 건조 및 면부(面部:얼굴) 신경손상 등에도 사용된다.

## ■ 활용 부위

- **삼지나법(三指拿法)** : 경항부(頸項部:목의 앞, 뒤)·견정(肩井)혈 부위에 적용한다.
- **오지나법(五指拿法)** : 두부(頭部:머리)·사지(四肢:팔, 다리) 부위에 적용한다.

## ■ 효과

- 경락을 소통시킨다. – 소통(疏通)경락(經絡)
- 표증(表證:체표에 나타나는 증상)을 해결하기 위해 땀을 내게 한다. – 해표(解表)발한(發汗)
- 정신을 안정화시키고 통증을 완화시킨다.
  – 진정(鎭靜)지통(止痛)
- 칠규(七竅:눈2,귀2,코2,입1⇒인체의 7개 구멍)를 열어서 정신을 맑게 해준다. – 개규(開竅)제신(提神)

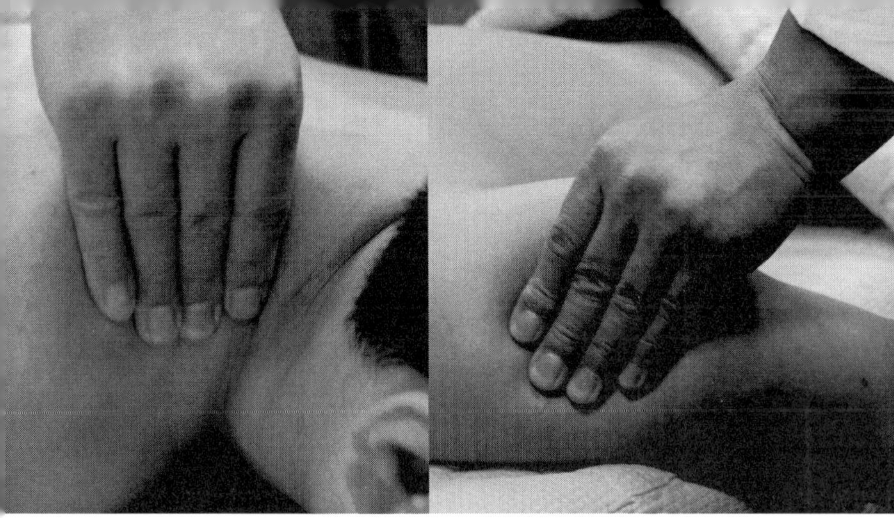

【 그림 2-29. 오지나법 (五指拿法) 】

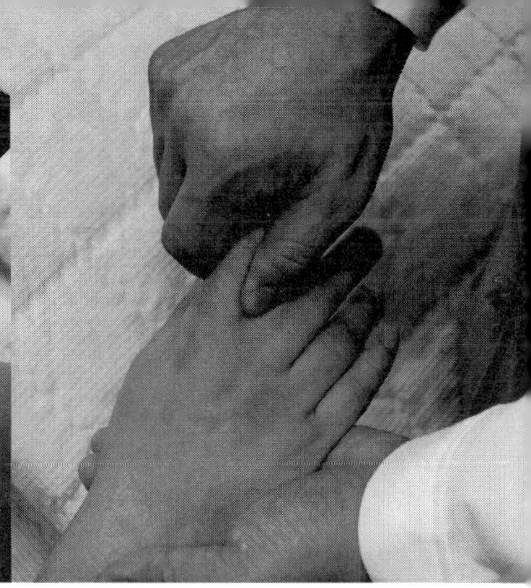

【 그림 2-30. 염법 (捻法) 】

捻/法
비틀/법칙

## | 염법 捻法 |

### ■ 방법

- 무지(拇指:엄지 손가락)와 식지(食指:두 번째 손가락)의 지문면으로 치료 부위를 잡고 양손 손가락에 대칭적으로 힘을 주면서 비벼준다.
- 부비는 동작은 민첩하고 신속해야 하며 동작이 끊어지지 않고 자연스럽게 연결되어야 한다.

### ■ 활용 부위

주로 사지(四肢:팔과 다리)의 작은 관절에 적용한다.

### ■ 효과

- 관절을 부드럽게 해준다. – 활리(滑利)관절(關節)
- 부종을 빼주어서 통증을 완화시킨다.
  – 소종(消腫)지통(止痛)
- 기혈(氣血)의 순행을 활발하게 해준다.
  – 소통(疏通)기혈(氣血)
- 근육을 풀어주고 뭉친 곳을 흩어지게 해준다.
  – 서근(舒筋)산결(散結)

# ⑤ 고격류 수법 叩击類 手法

叩/击
두드릴/칠

## 정의

**수장**手掌:손바닥 · **권배**拳背:주먹등 · **수지**手指:손가락 · **장측면**掌側面:손바닥 측면 또는 **상지봉**桑支棒으로 체표를 두드리는 수법들을 고격류叩击類 수법이라 말한다.

## 종류

1. 박법 - 拍:손바닥으로 칠, 法:법칙
2. 격법 - 击:칠, 法:법칙

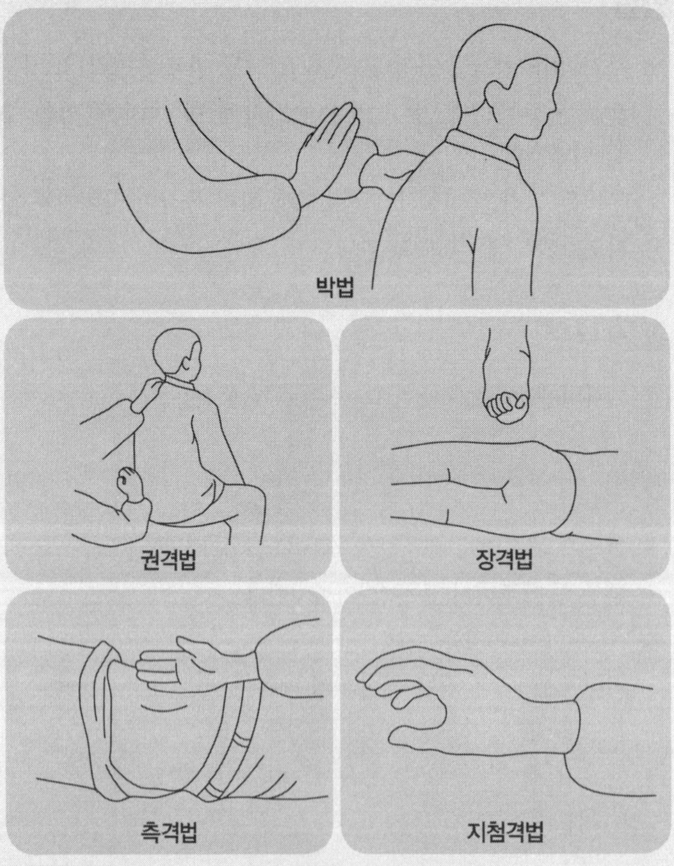


【 그림 2-31. 고격류 수법의 종류 】

**고격류 수법**
**叩击類 手法**

박법 拍法
격법 击法
1. 권격법 拳击法
2. 장격법 掌击法
3. 측격법 側击法
4. 지첨격법 指尖击法
5. 봉격법 棒击法

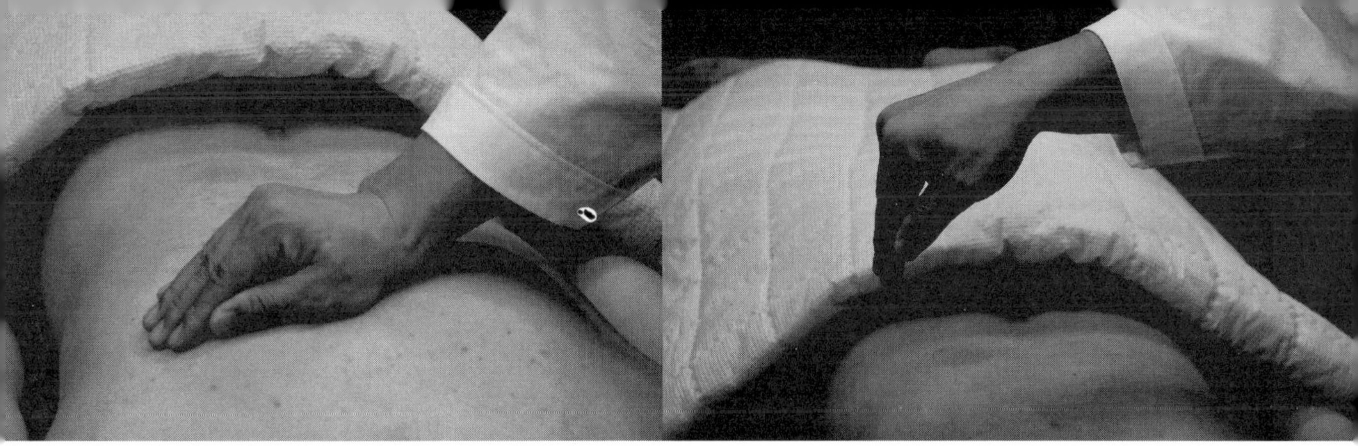

【 그림 2-32. 박법 (拍法) 】

拍/法
손바닥으로 칠/법칙

# | 박법 拍法 |

## ■ 방법

- 손가락을 자연스럽게 펴서 서로 붙인 다음 장지관절(掌指關節: 손바닥·손가락관절)을 약간 굴곡시켜 손바닥이 오목하게 허장(虛掌)을 만든다.
- 단수(單手:한 손) 조작(操作), 양수(兩手:양손) 조작(操作), 양수(兩手:양손) 상하(上下:위, 아래) 조작(操作)하는 방법이 있다.
- 허장(虛掌)으로 치료 부위를 평온하고 리듬 있게 가격한다.

## ■ 특징

- 얼굴 피부 보건 미용의 자주 사용하는 수법 중 하나이다.
- 이 수법은 얼굴 피부 긴장감을 해소시키고 피부 탄성을 증가시켜주며 영양 공급을 시켜줄 수 있도록 개선시켜준다.
- 얼굴과 경항부(頸項部:목의 앞, 뒤) 피부의 아름다움을 위해서 네 손가락을 붙이고 고개를 들고 손가락 시번으로 턱과 목 주위 피부를 1~2분 정도 가볍게 두드린다.
- 미용추나 중에서 추나 마무리 수법이다.

## ■ 활용 부위

견배부(肩背部:어깨와 등), 요저부(腰底部:허리와 꼬리뼈), 하지(下肢:다리) 외측(바깥 측면부)에 적용한다.

## ■ 효과

- 근육을 풀어주고 경락을 통하게 해준다.
  - 서근(舒筋)통락(通絡)

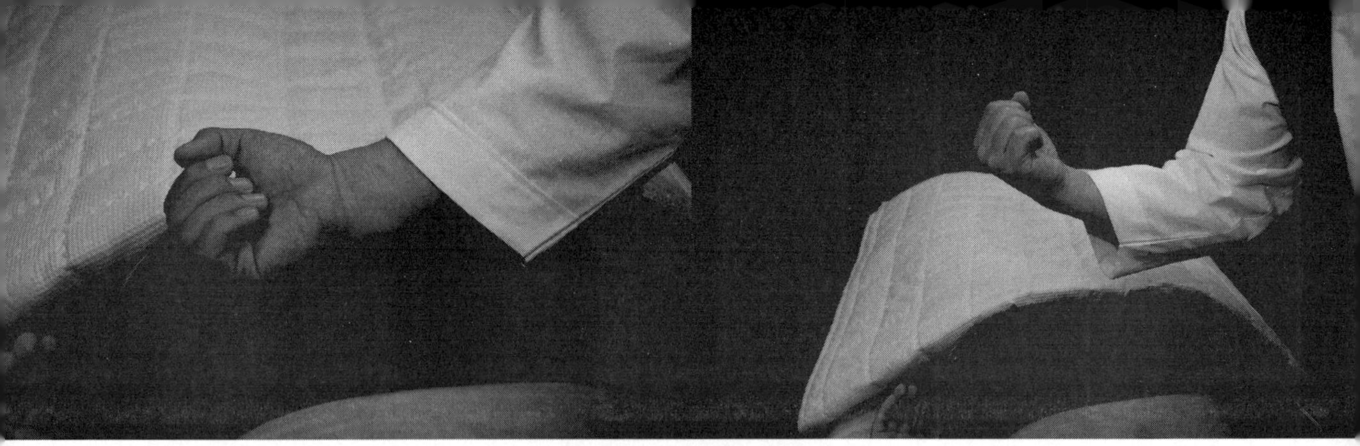

【 그림 2-33. 권격법 (拳击法) 】

- 기(氣)를 운행시켜서 혈액순환을 시켜준다.
  – 행기(行氣)활혈(活血)
- 피로를 제거해준다. – 소제(消除)피로(疲勞)

## | 격법 击法 |

击/法
칠/법칙

■ **종류**

- 권(拳:주먹)격법
- 장(掌:손바닥)격법
- 측(側:곁,옆)격법
- 지첨(指尖:손가락 끝)격법
- 봉(棒:상지봉)격법

■ **특징**

권배(拳背:주먹등), 장근(掌根:손바닥 끝), 장측(掌側:손바닥 곁), 소어제(小魚際), 지첨(指尖:손가락 끝) 또는 상지봉(桑枝棒)으로 체표 일정 부위를 가격하는 수법을 격법(击法)이라 말한다.

### 1. 권격법 拳击法

- **방법**
  - 공권(空拳:빈 주먹)을 만든 후, 권배(拳背:주먹등)로 치료 부위를 가격한다.

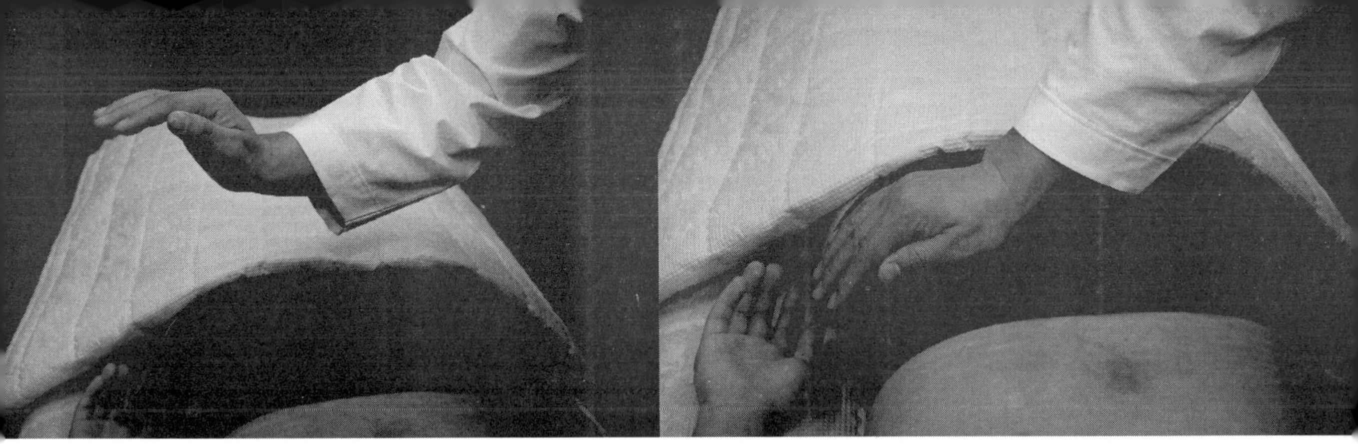

【 그림 2-34. 장격법 (掌击法) 】

- 이때 완관절(腕關節:손목관절)은 똑바로 편다.

### • 활용 부위

대추(大椎)혈, 요지부(腰仾部:허리와 꼬리뼈)에 적용한다.

### • 효과

- 근육을 이완시키고 경락을 운행시킨다.
  - 서근(舒筋)통락(通絡)
- 기(氣)와 혈(血)을 운행시킨다. – 선통(宣通)기혈(氣血)

## 2. 장격법 掌击法

### • 방법

손가락을 자연스럽게 편 후, 장근(掌根:손바닥 끝) 부위를 이용하여 치료 부위를 가격한다.

### • 활용 부위

요둔부(腰臀部:허리와 엉덩이), 사지부(四肢:팔과 다리), 백회(百會)혈에 적용한다.

### • 효과

- 근육을 이완시키고 경락을 운행시킨다.
  - 서근(舒筋)통락(通絡)
- 정신을 안정화시킨다. – 안신(安神)정백(定魄)

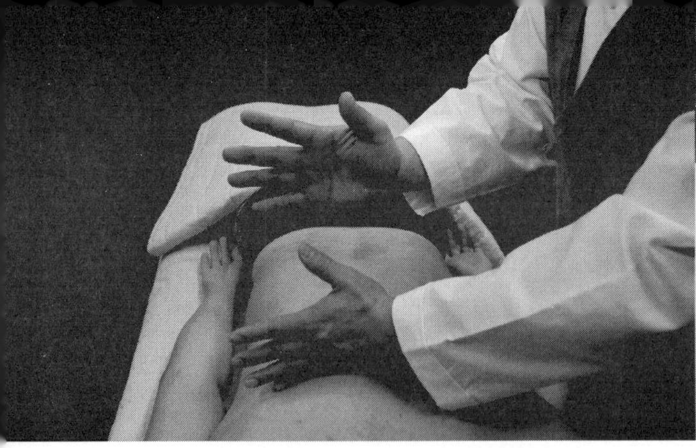

【 그림 2-35. 측격법 (側击法) 】

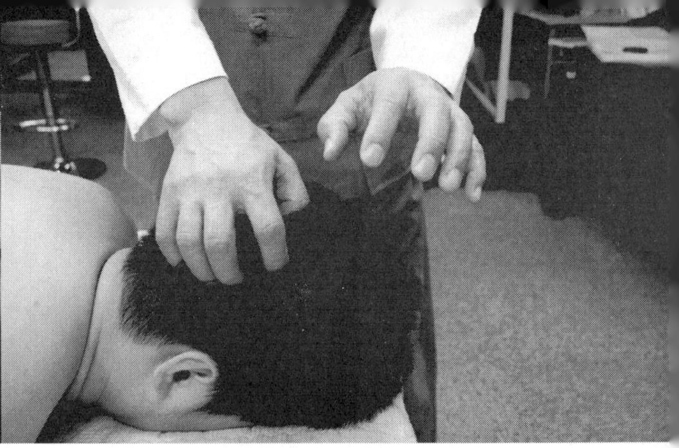

【 그림 2-36. 지첨격법 (指尖击法) 】

## 3. 측격법 側击法 : 다른 명칭으로 소어제(小魚際) 격법이라고 한다.

### • 방법

- 손가락을 자연스럽게 편다.
- 손날로 치료 부위를 가격한다.
- 완관절(腕關節:손목관절)을 약간 배측(背側:등 쪽) 굴곡한다.
- 한 손 또는 양손을 사용한다.

### • 활용 부위

견배부(肩背部:어깨와 등), 요둔부(腰臀部:허리와 엉덩이), 사지(四肢:팔과 다리)에 적용한다.

### • 효과

- 근육을 이완시키고 경락을 운행시킨다.
  - 서근(舒筋)통락(通絡)
- 기혈(氣血)을 조절시킨다. – 조화(調和)기혈(氣血)
- 피로를 제거해준다. – 소제(消除)피로(疲勞)

## 4. 지첨격법 指尖击法

### • 방법

- 손가락 끝으로 치료 부위를 가볍게 두드린다.
- 완관절(腕關節:손목관절)을 이완시키고 손가락은 반굴(半

屈:절반 굴곡)시킨 다음 주로 완관절(腕關節:손목관절)의 굴신 동작에 의지하여 손가락 끝으로 체표를 가볍게 두드린다.

- 양손을 동시에 교대로 사용한다.

### • 활용 부위

두부(頭部:머리), 흉협부(胸脅部:가슴과 옆구리)에 적용한다.

### • 효과

- 정신을 안정화시키고 머리를 맑게 한다.
  - 안신(安神)성뇌(醒腦),
- 흉부(胸部:가슴)을 넓혀주어 기(氣)를 운행시킨다.
  - 관흉(寬胸)리기(理氣)

## 5. 봉격법 棒击法

### • 방법

- 상지봉(桑枝棒)으로 체표를 가격한다.
- 체표에 닿는 상지봉(桑枝棒)의 면적은 최소한 전체 상지봉(桑枝棒)의 길이의 1/2 이상이 되어야 한다.

### • 활용 부위

견배부(肩背部:어깨와 등), 요둔부(腰臀部:허리와 엉덩이), 하지(下肢:다리), 두정부(頭頂部:정수리)에 적용한다.

### • 효과

- 근육을 이완시키고 경락을 운행시킨다.
  - 서근(舒筋)통락(通絡)
- 기(氣)와 혈(血)을 운행시킨다. – 선통(宣通)기혈(氣血)
- 간(肝)을 소설하고 정신을 깨운다. – 평간(平肝)성뇌(醒腦)

## ⑥ 운동관절류 수법 運動關節類 手法

### 정의

관절을 피동적으로 신전伸展:늘여서 펼침, 굴신屈伸:굽혔다 폄, 선전旋轉:뱅뱅 돌아서 굴러 가거나 굴러가게 함 운동시켜 주는 수법들을 운동관절류運動關節類 수법이라 말한다.

### 종류

1. 요법 - 搖:돌릴, 法:법칙
2. 반법 - 扳:당길, 法:법칙
3. 배법 - 背:등, 法:법칙
4. 발신법 - 拔:뽑을, 伸:펼, 法:법칙

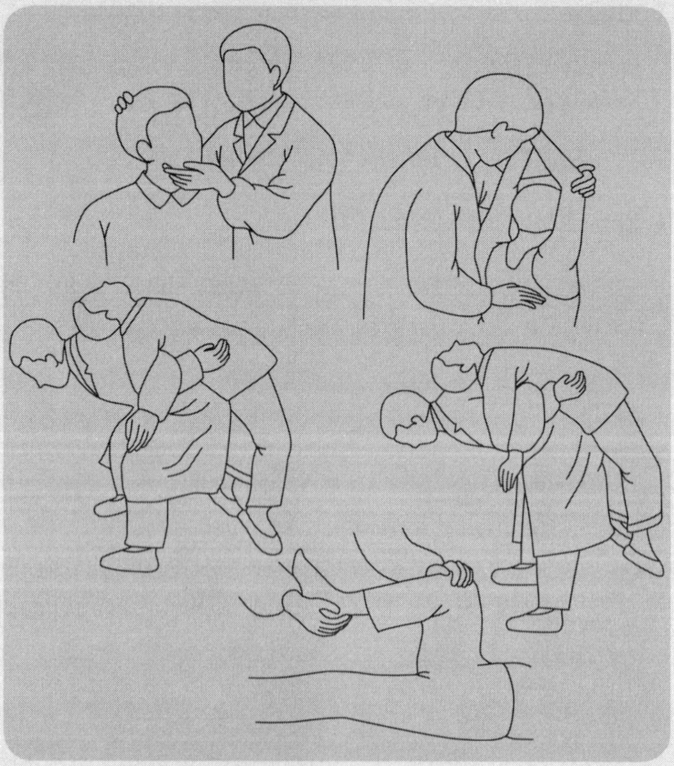

【 그림 2-37. 운동관절류 수법의 종류 】

運動(운동) : 사람이 몸을 단련하거나 건강을 위하여 몸을 움직이는 일

關節(관절) : 뼈와 뼈가 맞닿아 움직일 수 있도록 연결된 부위

**운동관절류 수법**
**運動關節類 手法**

**요법 搖法**

1. 경항부 요법 頸項部 搖法
2. 견관절 요법 肩關節 搖法
3. 고관절 요법 股關節 搖法
4. 과관절 요법 踝關節 搖法

**반법 扳法**

1. 경추부 반법 頸椎部 扳法
   - 경추선전정위 반법 頸椎旋轉定位 扳法
   - 경항부사 반법 頸項部斜 扳法
2. 흉배부 반법 胸背部 扳法
   - 확흉견인 반법 擴胸牽引 扳法
   - 흉추대항복위 반법 胸椎對抗復位 扳法

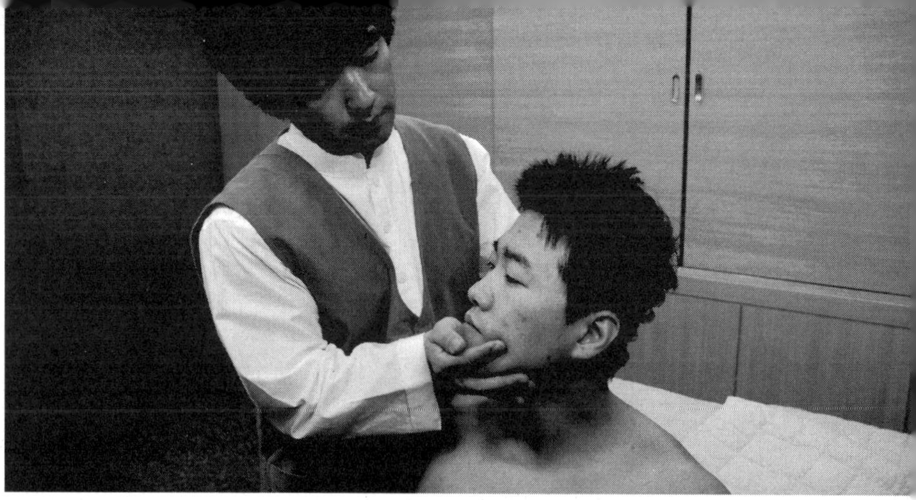

【 그림 2-38. 경항부 요법 (頸項部 搖法) 】

## | 요법 搖法 |

搖/法
돌릴/법칙

■ **종류**

1. 경항부(頸項部:목의 앞, 뒤) 요법
2. 견관절(肩關節:어깨관절) 요법
3. 고관절(股關節:엉덩관절) 요법
4. 과관절(踝關節:발목관절) 요법

■ **특징**

- 관절을 피동으로 회전운동 시켜주는 수법이다.
- 시술을 할 때는 힘을 부드럽고 고르게 써야 한다.
- 수법을 시작할 때는 작은 폭으로부터 점차 큰 폭으로 자연스럽게 늘려간다.

■ **효과**

- 근육을 이완시키고 경락을 운행시킨다. – 서근(舒筋)활락(活絡)
- 근육 유착된 부위를 풀어준다. – 송해(松解)점연(粘連)
- 관절을 움직이게 한다. – 활리(滑利)관절(關節)
- 기(氣)를 움직여서 혈액을 운행하게 한다. – 행기(行氣)활혈(活血)

### 1. 경항부 요법 頸項部 搖法

• **방법**

- 추나사는 한 손으로 환자의 후두부(後頭部:뒤통수)를 받쳐 준다.

3. 요부 반법 腰部 扳法
   - 요부사 반법 腰部斜 扳法
   - 요부선전 반법 腰部旋轉 扳法
     - a. 직요선전 반법 直腰旋轉 扳法
     - b. 만요선전 반법 彎腰旋轉 扳法
   - 요부후신 반법 腰部後伸 扳法

배법 背法

발신법 拔伸法

1. 두경부 발신법 頭頸部 拔伸法
2. 견관절 발신법 肩關節 拔伸法
3. 완관절 발신법 腕關節 拔伸法
4. 지관절 발신법 指關節 拔伸法

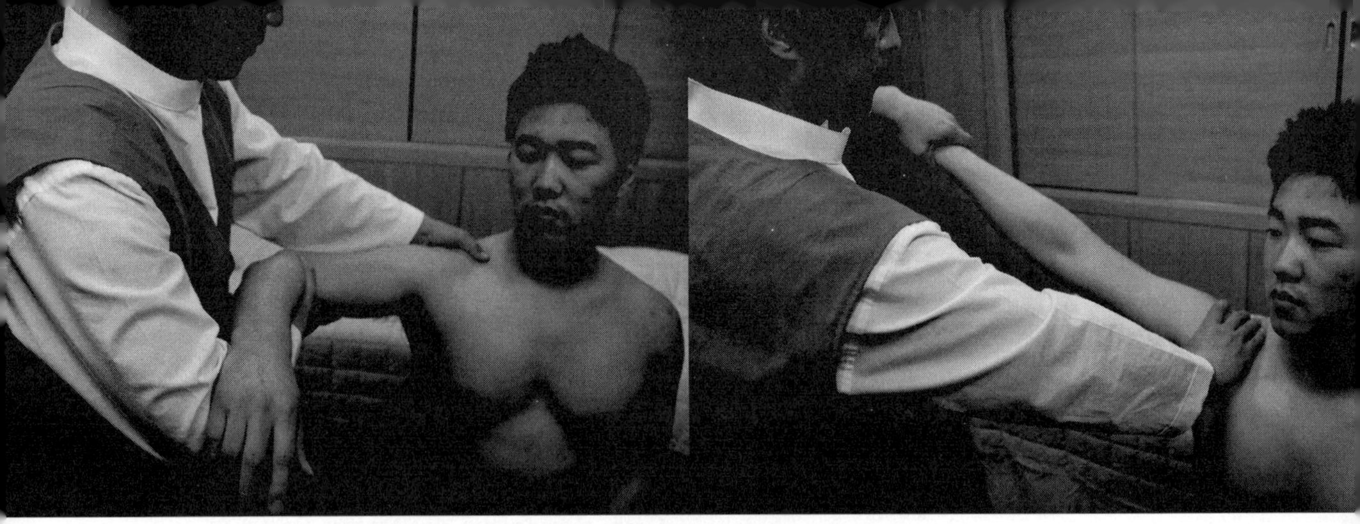

【 그림 2-39. 견관절 요법 (肩關節 搖法) 】

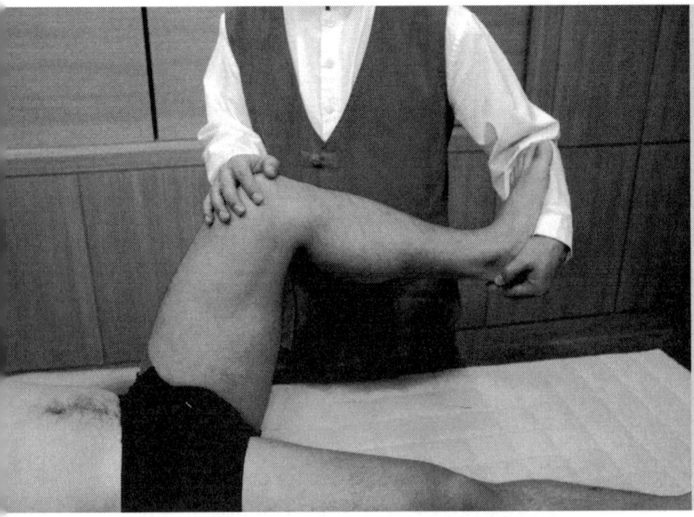

【 그림 2-40. 고관절 요법 (股關節 搖法) 】

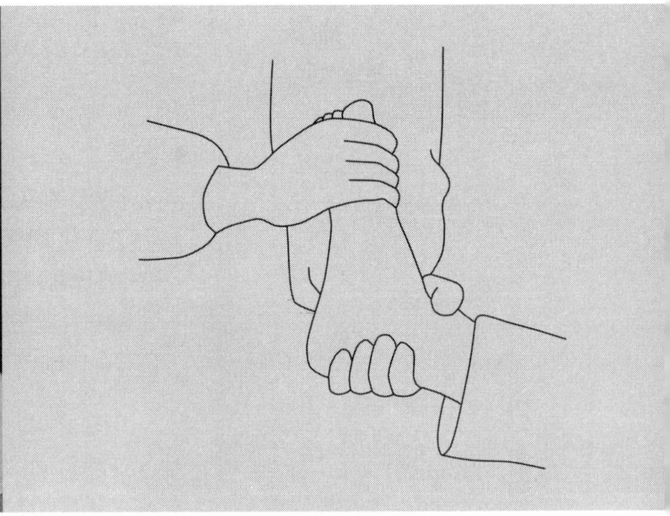

【 그림 2-41. 과관절 요법 (踝關節 搖法) 】

- 다른 한 손으로 환자의 턱을 잡아 올리면서 좌측과 우측을 교대로 돌려 준다.

## 2. 견관절 요법 肩關節 搖法

### • 방법

- 추나사는 한 손으로 환자의 어깨 부위를 잡는다.
- 다른 한 손으로는 환자의 손목 또는 팔꿈치 부분을 받쳐 들어서 견관절(肩關節:어깨관절)을 피동적으로 돌려준다.

## 3. 고관절 요법 股關節 搖法

### • 방법

- 환자는 침대에서 앙와(仰臥:배와 가슴을 위로 하고 반듯이 누움) 자세를 취한다.
- 추나사는 환자의 고관절(股關節:엉덩관절)과 슬관절(膝關節:무릎관절)을 굴곡시킨다.
- 추나사는 한 손으로 환자의 발뒤꿈치 부분을 들어 올리고 다른 한 손으로 환자의 무릎을 잡은 다음에 고관절(股關節:엉덩관절)을 좌우로 돌려준다.

## 3. 과관절 요법 踝關節 搖法

### • 방법

- 추나사는 한 손으로 발목 부위를 들어 올린다.
- 다른 한 손으로는 환자의 엄지 발가락 부위를 잡은 다음 과관절(踝關節:발목관절)을 피동적으로 돌려준다.

扳/法
당길/법칙

# | 반법 扳法 |

### ■ 종류

1. 경추부(頸椎部:목) 반법
2. 흉배부(胸背部:가슴과 등) 반법
3. 요부(腰部:허리) 반법

### ■ 특징

정골 추나유파의 주요 수법으로 양손을 사용하여 같은 방향이나 다른 방향으로 힘을 주어 관절 부위를 신전(伸展:늘여서 펼침), 굴곡(屈曲:굽힘)시켜 주거나 선전(旋轉:뱅뱅 돌아서 굴러 가거나 굴러가게 함)시켜 주는 수법을 반법(扳法)이라 말한다.

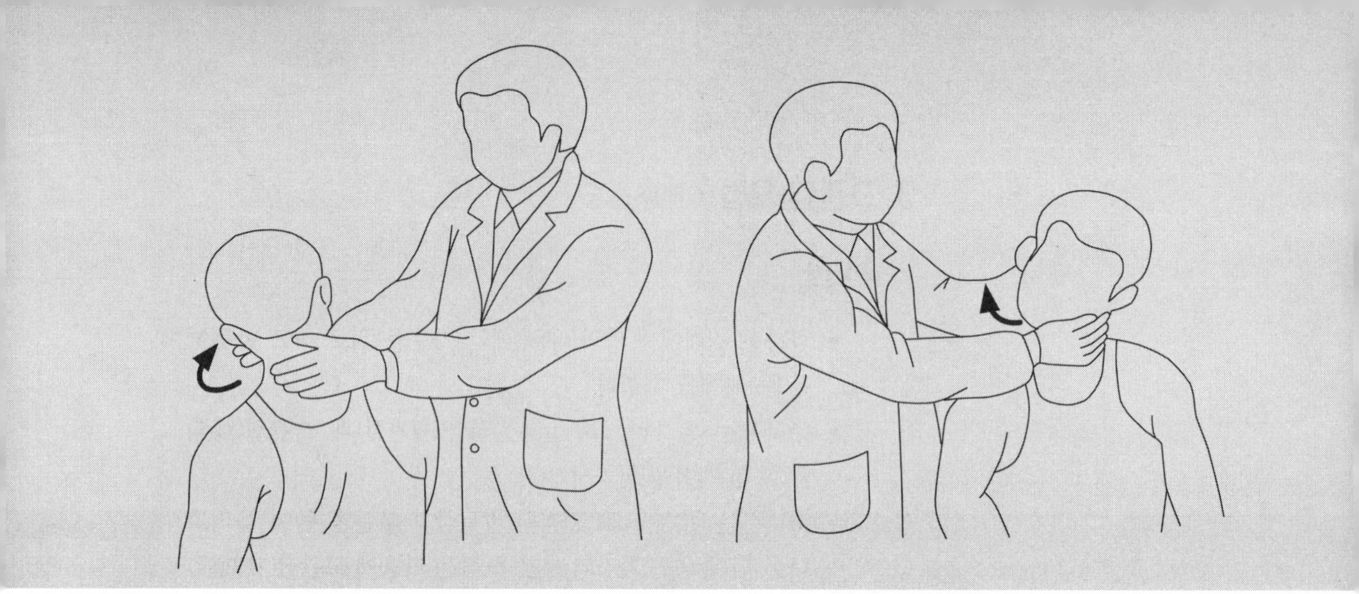

【 그림 2-42. 경추선전정위 반법 (頸椎旋轉定位 扳法) 】

## 1. 경추부 반법 頸椎部 扳法

### • 종류

- 경추(頸椎:목)선전(旋轉:뱅뱅 돌아서 굴러 가거나 굴러가게 함) 정위(定位) 반법
- 경항부(頸項部:목의 앞, 뒤)사(斜:비스듬할) 반법

### 1) 경추선전정위 반법 頸椎旋轉定位 扳法

#### • 방법

- ▸ 환자는 앉은 자세에서 경항부(頸項部:목의 앞, 뒤)를 이완 시켜준다.
- ▸ 추나사는 환자의 측면 뒷 부분에 선다.
- ▸ 한 손의 무지단(拇指段:엄지 손가락 끝)을 환측(患側:치료해야 할 위치) 경추(頸椎) 극돌기(가시돌기)에 둔다.
- ▸ 다른 한 손은 반대 측 아래턱뼈 부분을 받쳐 들고 환자의 목을 굴곡(屈曲:굽힘)시키며 극돌기(가시돌기) 활동이 최대로 벌어지면 측굴(側屈:옆으로 굴곡)시킨다.
- ▸ 천천히 돌려 최대 각도에 도달하면 극돌기 위의 무지를 환측 방향으로 밀면서 교정한다. 교정시 "뚜뚝"하는 소리가 난다.

#### • 효과

- ▸ 관절을 움직이게 한다. – 활리(滑利)관절(關節)
- ▸ 이탈된 부위를 교정시킨다. – 정복(整復)착위(錯位)

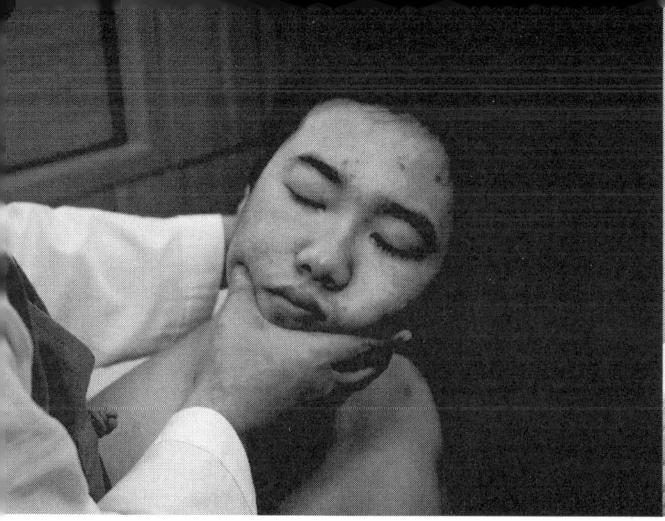

【 그림 2-43. 경항부사 반법 (頸項部斜 扳法) 】

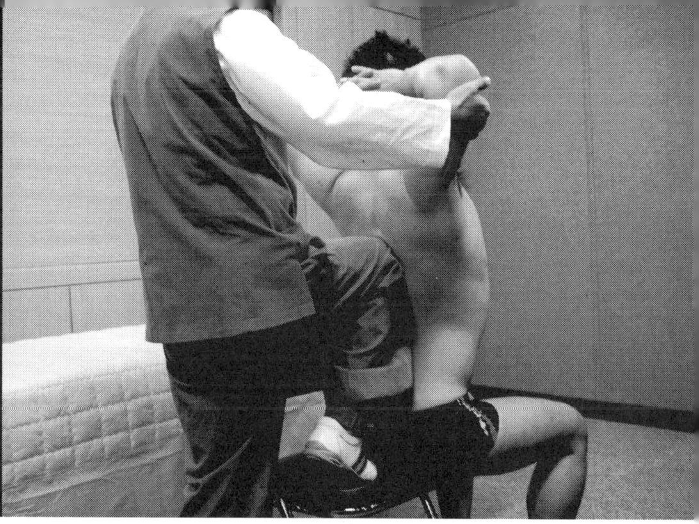

【 그림 2-44. 확흉견인 반법 (擴胸牽引 扳法) 】

### 2) 경항부사 반법 頸項部斜 扳法

- **방법**
  - ▸ 환자의 머리를 약간 앞으로 구부린다.
  - ▸ 추나사는 한 손으로 환자의 두정부(頭頂部:정수리)를 감싸 잡는다.
  - ▸ 다른 한 손은 반대 측 하악부(아래턱 뼈)를 감싸 받쳐 든다.
  - ▸ 머리를 한쪽 방향으로 하여 최대한의 각도에서 양손으로 동시에 신속하게 선전시킨다.
- **효과**
  - ▸ 근육을 이완시키고 경락을 운행시킨다.
    – 서근(舒筋)활락(活絡)
  - ▸ 관절을 움직이게 한다. – 활리(滑利)관절(關節)
  - ▸ 이탈된 부위를 교정시킨다. – 정복(整復)착위(錯位)

## 2. 흉배부 반법 胸背部 扳法

- **종류**
  - ▪ 확흉(擴胸:가슴을 폄) 견인(牽引:끌어당김) 반법
  - ▪ 흉추(胸椎:가슴) 대항(對抗:서로 맞서서 버팀) 복위(復位:위치를 회복함) 반법

### 1) 확흉견인 반법 擴胸牽引 扳法

- **방법**
  - ▸ 환자를 등받이가 없는 의자에 앉게 하고 양 팔을 들어 깍지를 끼운다.
  - ▸ 추나사는 환자의 뒤에서 한 손으로 환자의 주부(肘部:팔꿈치)를 잡고 다른 한 손으로는 흉배부(胸背部:가슴과 등)를 눌러준다.

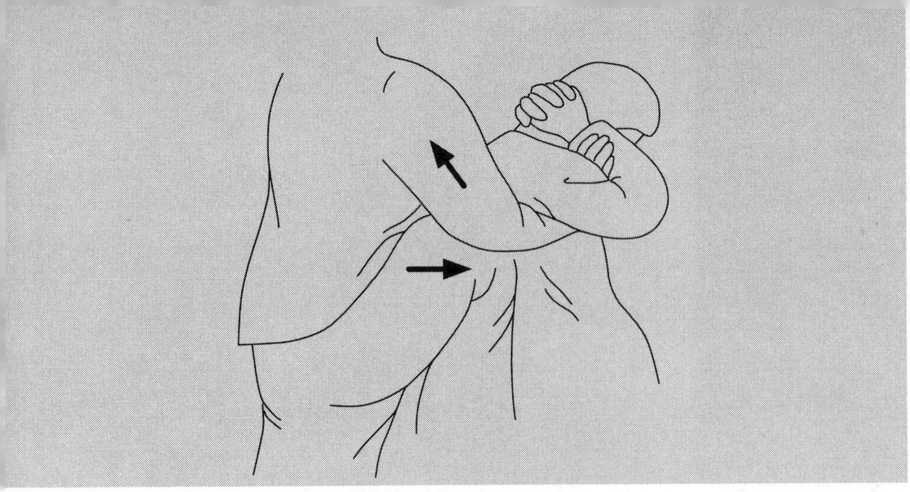

【 그림 2-45. 흉추대항복위 반법 (胸椎對抗復位 扳法) 】

### 2) 흉추대항복위 반법 胸椎對抗復位 扳法

• **방법**

- 환자를 등받이가 없는 의자에 앉게 하고 추나사는 환자의 뒤에 선다.
- 환자는 두 손으로 깍지를 끼어 자신의 뒷목을 감싸 잡는다.
- 추나사의 양손은 환자의 겨드랑이를 통과하여 환자의 양쪽 손목을 각각 잡는다.
- 추나사의 무릎을 교정 하고자 하는 흉추(胸椎:가슴뼈)의 극돌기(가시돌기) 위에 위치하도록 한다.
- 이 자세에서 추나사는 환자의 양 쪽 팔목을 후상방(後上方:뒤에서 위로)으로 잡아 올림과 동시에 흉추(胸椎:가슴뼈) 극돌기(가시돌기) 부위에 위치한 추나사의 무릎을 전방(前房:앞)으로 밀어준다.

• **효과**

이탈된 부위를 교정시킨다. – 정복(整復)착위(錯位)

## 3. 요부 반법 腰部 扳法

### • 종류

- 요부(腰部:허리) 사(斜:비스듬할) 반법
- 요부(腰部:허리) 선전(旋轉:뱅뱅 돌아서 굴러 가거나 굴러가게 함)반법
  - 직(直:곧을) 요(腰) 선전(旋轉) 반법
  - 만(彎:굽을) 요(腰) 선전(旋轉) 반법
- 요부(腰部) 후신(後伸:뒤로 폄) 반법

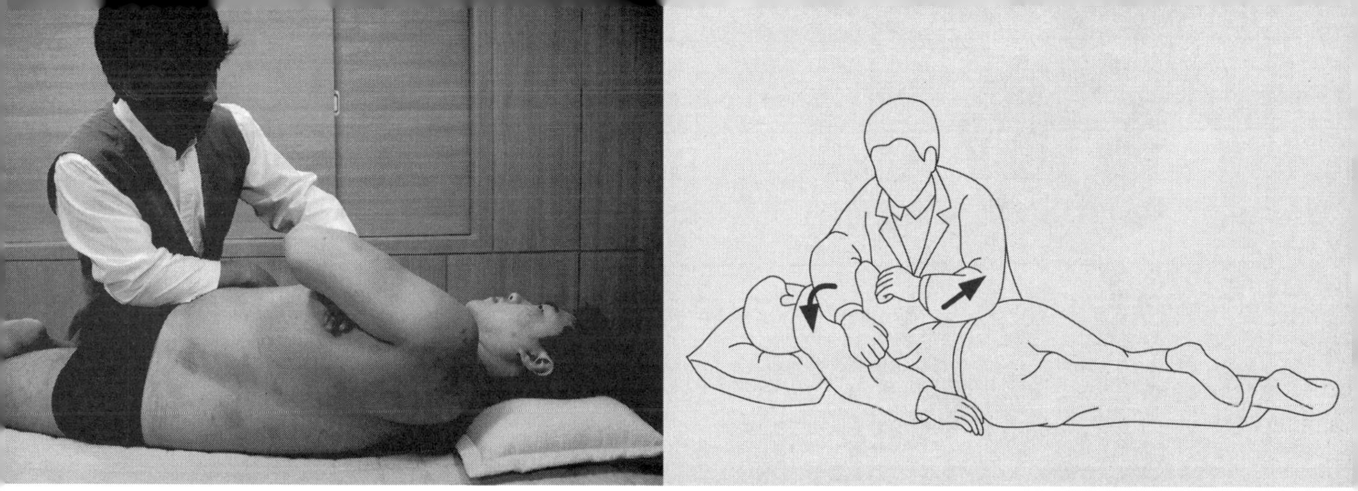

【 그림 2-46. 요부사 반법 (腰部斜 扳法) 】

### 1) 요부사 반법 腰部斜 扳法

- **방법**
  - ▸ 자를 환측(患側:치료해야 할 위치)이 위로 나타나게 하기 위해서 측와(側臥:옆으로 누움) 자세를 취한다.
  - ▸ 추나사는 환자의 전면(前面:앞면)에 위치한다.
  - ▸ 추나사의 한 손을 환자의 둔부(臀部:엉덩이)를 잡는다. (팔꿈치 부분으로 눌러도 된다)
  - ▸ 다른 한 손으로 환자의 어깨 앞부분을 잡는다.
  - ▸ 추나사의 양손을 서로 반대 방향으로 힘을 주어 요추(腰椎:허리뼈)를 선전시켜준다.

- **효과**
  - ▸ 근육을 이완시키고 경락을 운행시킨다.
    – 서근(舒筋)활락(活絡)
  - ▸ 관절을 움직이게 한다. – 활리(滑利)관절(關節)
  - ▸ 이탈된 부위를 교정시킨다. – 정복(整復)착위(錯位)

### 2) 요부선전 반법 腰部旋轉 扳法

- **종류**
  - 직(直:곧을 직)요(腰:허리 요)선전(旋轉)반법
  - 만(彎:굽을 만)요(腰:허리 요)선전(旋轉)반법

#### ① 직요선전 반법 直腰旋轉 扳法

- ▸ **방법**
  - 환자를 의자에 똑바로 앉게 한다.
  - 추나사는 환자의 옆에 서서 발을 환자의 대퇴 사이에 위치한다.

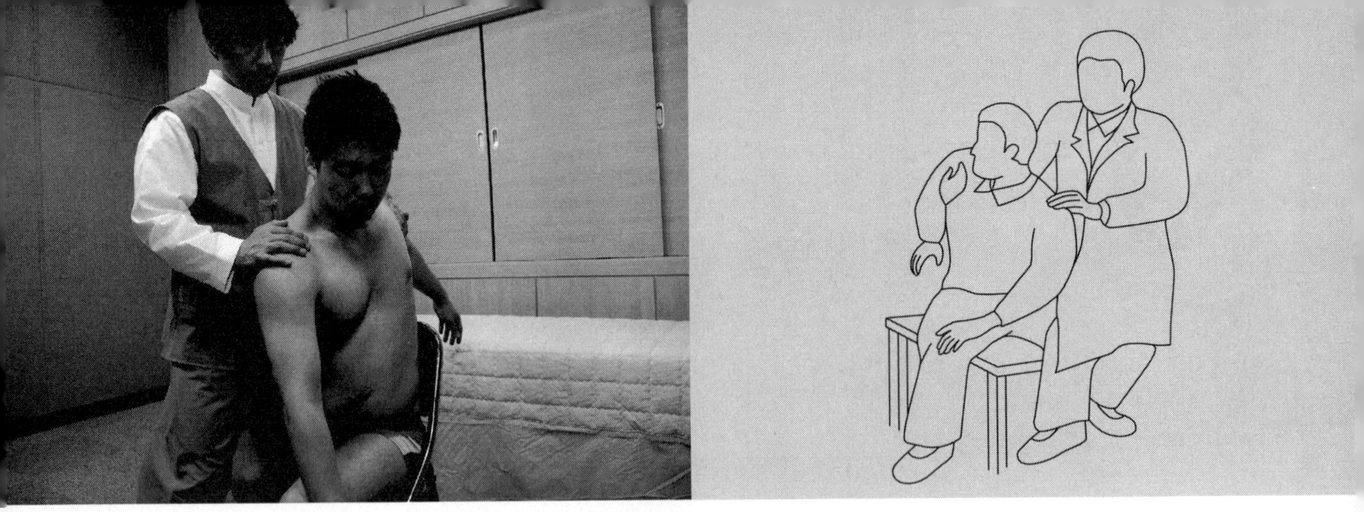

【 그림 2-47. 직요선전 반법 (直腰旋轉 扳法) 】

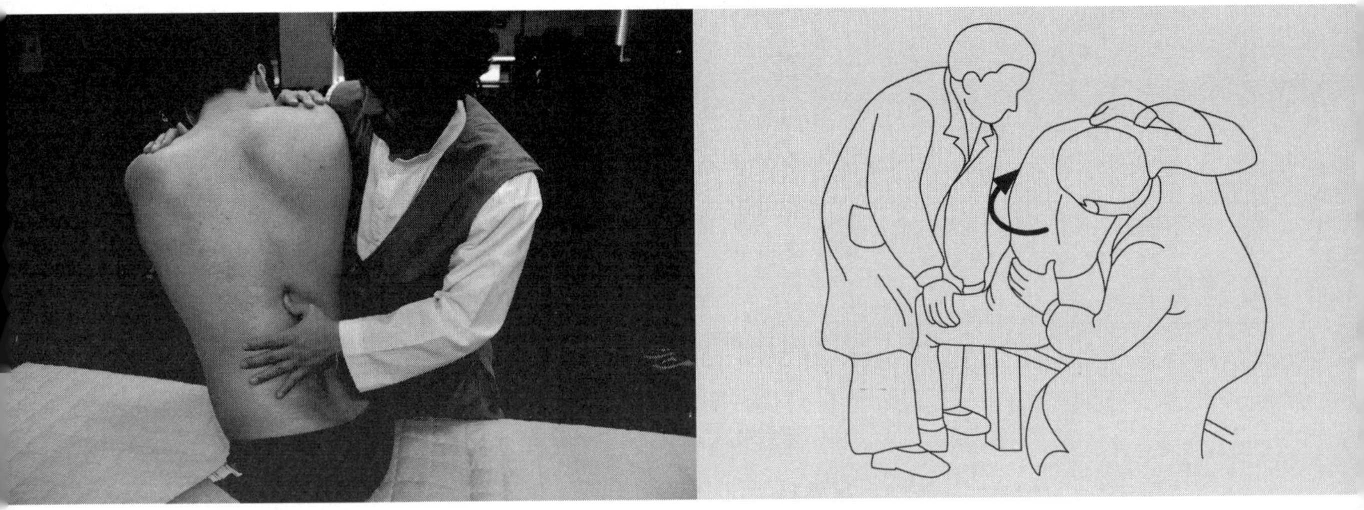

【 그림 2-48. 만요선전 반법 (彎腰旋轉 扳法) 】

- 추나사는 한 손으로 환자의 어깨 밑으로 가서 견전부(肩前部:어깨 앞)를 잡는다.
- 다른 한 손은 반대쪽의 견후부(肩後部:어깨 뒤)를 잡고 동시에 양손을 힘을 주어 반대 방향으로 시행한다.

### ② 만요선전 반법 彎腰旋轉 扳法

#### ▸ 방법

- 환자를 똑바로 앉고 두 다리를 벌리게 한 다음 건측(健側:정상인 위치)의 대퇴(大腿:넓적다리)를 고정한다.
- 추나사는 환자의 환측(患側:치료해야 할 위치)에 선다.

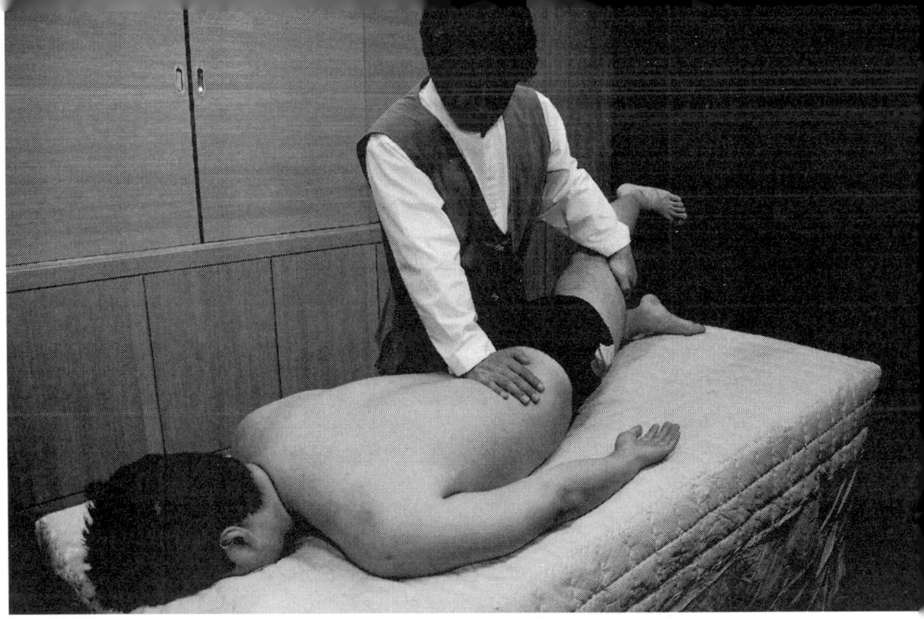

【 그림 2-49. 요부후신 반법 (腰部後伸 扳法) 】

- 추나사는 무지복(拇指腹:엄지 손가락 중앙)을 요추(腰椎:허리뼈) 추간판을 누른다. 허리를 구부리며 다른 한 손은 건측(健側:정상인 위치)의 견후부(肩後部:어깨 뒤)를 당겨 선전(旋轉:뱅뱅 돌아서 굴러 가거나 굴러가게 함)시켜준다.

### ③ 요부후신 반법 腰部後伸 扳法

**▸ 방법**

- 환자의 체위는 부와(俯臥:엎드려 누움) 자세를 취한다.
- 추나사는 한 손으로 환자의 양쪽 무릎관절 부위를 들어 올림과 동시에 다른 한 손으로 환자의 요추(腰椎:허리뼈) 부위를 누른다.

**▸ 효과**

- 근육을 이완시키고 경락을 운행시킨다.
  – 서근(舒筋)활락(活絡)
- 관절을 움직이게 한다. – 활리(滑利)관절(關節)

**주의사항**

반법은 추나 치료 시 자주 사용하는 수법으로 환자의 관절 부위에 직접 수법의 작용력이 가해지므로 잘못 시행하면 그에 따른 부작용이 올 수 있다. 따라서 반법을 시행할 때는 정확한 동작과 적당한 힘을 잘 조화시키고 숙련되게 치료를 하고자 하는 관절에 힘을 집중시켜야 한다. 또한 힘의 폭 크기가 일반적인 경우에는 관절의 정상 운동범위를 초과하지 않는 내에서 시행되어야 한다.

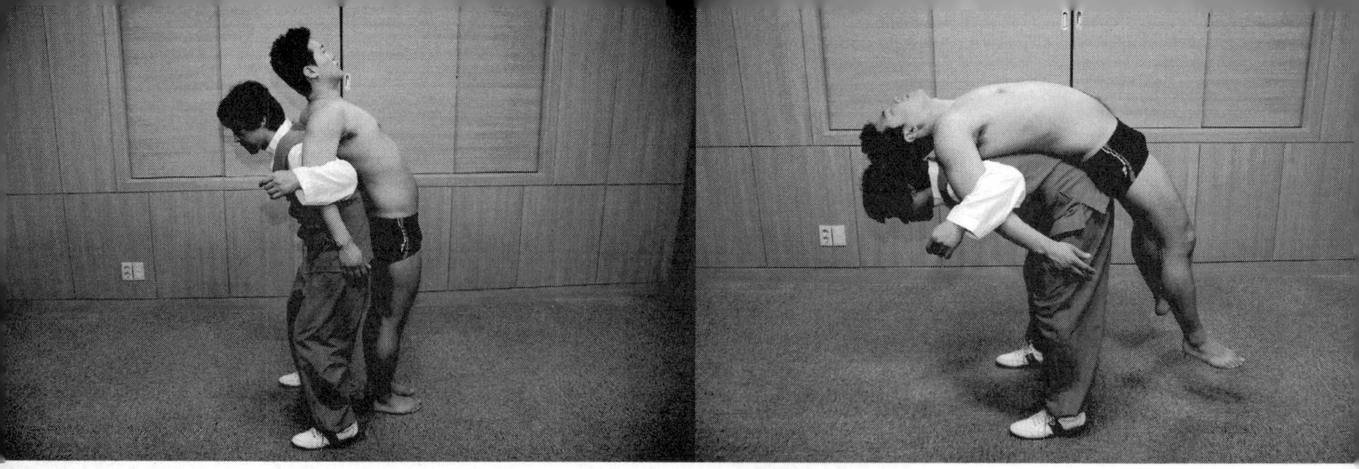

【 그림 2-50. 배법 (背法) 】

## | 배법 背法 |

背/法
등/법칙

### ■ 방법

- 추나사는 환자와 등을 맞대고 선다.
- 추나사는 팔을 환자의 팔꿈치 안쪽으로 감싸 끼운다.
- 추나사는 무릎을 구부리면서 신속히 몸을 앞으로 숙인다.
- 이 때 환자는 두 발이 들리면서 몸에 긴장을 풀고 힘을 뺀다.

### ■ 효과

- 특히 허리근육의 경련을 풀어준다. – 송근(松筋)해경(解痙)
- 요추(허리뼈) 사이 작은 관절이 이탈된 부위를 교정시킨다.
  – 정복(整復)착위(錯位)

## | 발신법 拔伸法 |

拔/伸/法
뽑을/펼/법칙

### ■ 종류

1. 두경부(頭頸部:머리와 목) 발신법
2. 견관절(肩關節:어깨관절) 발신법
3. 완관절(腕關節:손목관절) 발신법
4. 지관절(指關節:손가락관절) 발신법

### ■ 방법

관절의 한쪽 근단(近段:가까운 끝 부위)을 고정한 상태에서 다른 한쪽의 원단(遠段:먼 끝 부위)을 잡아당겨 관절을 견인시켜 준다.

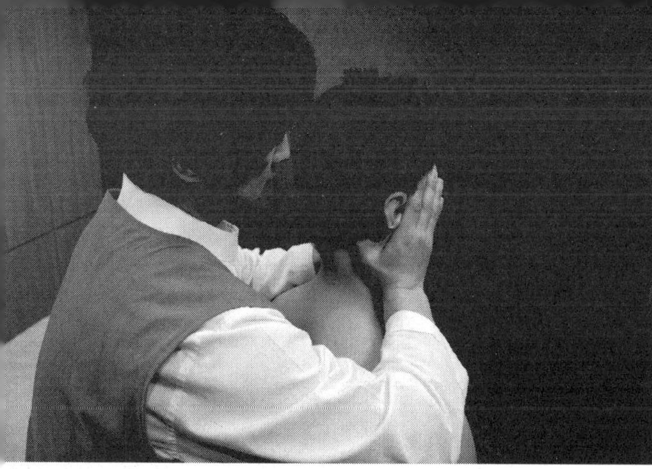

【 그림 2-51. 두경부 발신법 (頭頸部 拔伸法) 】

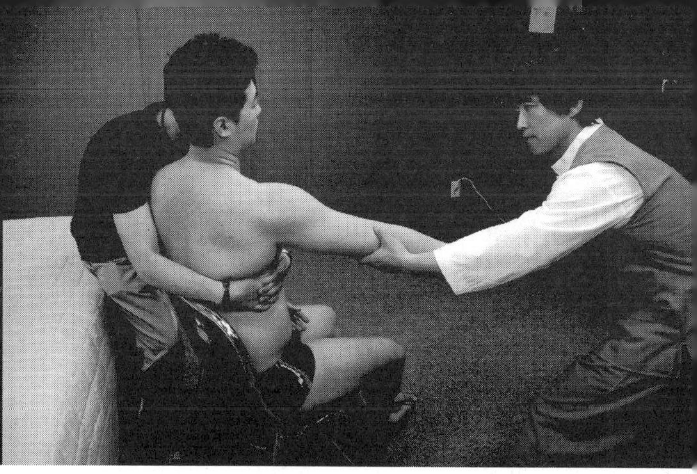

【 그림 2-52. 견관절 발신법 (肩關節 拔伸法) 】

## 1. 두경부 발신법 頭頸部拔伸法

### • 방법

- 환자를 똑바로 앉게 하고 추나사는 환자의 뒤에 선다.
- 추나사는 양손의 엄지 손가락을 환자의 후두골(뒤통수뼈) 하방(下方:아래)에 위치하도록 한 다음 양손의 장근(掌根:손바닥 끝) 부위는 환자의 하악각(아래턱뼈각) 부분을 받쳐 든다.
- 추나사는 양손을 상방(上方:위)으로 천천히 힘을 가한다.

### • 효과

- 근육을 이완시켜서 경련 부위를 풀어준다.
  - 송근(松筋)해경(解痙)
- 이탈된 부위를 교정시킨다. – 정복(整復)착위(錯位)

## 2. 견관절 발신법 肩關節拔伸法

### • 방법

- 환자를 바로 앉게 하고 추나사도 환자 옆에 앉는다.
- 추나사는 환자의 손목 또는 팔꿈치 부분을 잡고 서서히 잡아당긴다
- 이 때 환자는 추나사가 당기는 쪽의 반대 방향으로 몸을 기울이도록 지시한다.

### • 효과

- 이탈된 부위를 교정시킨다. – 정복(整復)착위(錯位)
- 근육 유착된 부위를 풀어준다. – 송해(松解)점연(粘連)

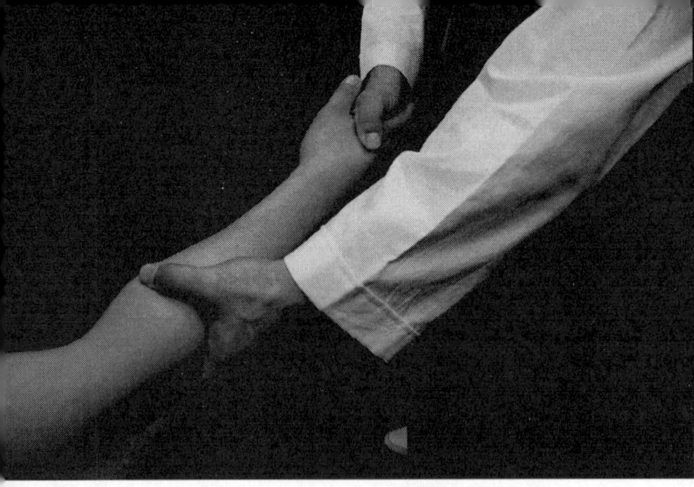

【 그림 2-53. 완관절 발신법 (腕關節 拔伸法) 】

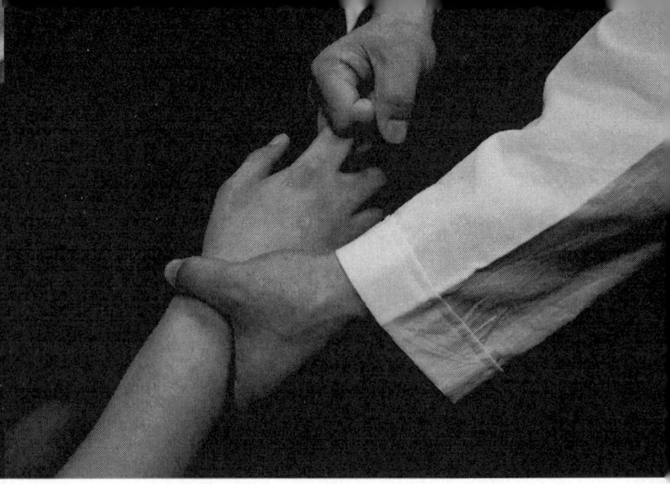

【 그림 2-54. 지관절 발신법 (指關節 拔伸法) 】

## 3. 완관절 발신법 腕關節拔伸法

### • 방법

- 추나사는 한 손으로 환자의 손목을 고정하고 다른 한 손으로는 환자의 손을 잡아 서로 반대방향으로 서서히 힘을 주어 당긴다.
- 다른 방법으로는 양손으로 환자의 수배(手背:손 등)를 무지(拇指:엄지 손가락)가 수배(手背:손 등) 중앙으로 모이게 쥐고 당긴다.
- 환자는 의사와 반대 방향으로 몸을 당기도록 지시한다.

### • 효과

- 근육을 이완시켜 교정시킨다. - 이근(理筋)정복(整復)
- 근육을 이완시키고 경락을 운행시킨다.
  - 서근(舒筋)활락(活絡)
- 관절을 움직이게 한다. - 활리(滑利)관절(關節)

## 4. 지관절 발신법 指關節拔伸法

### • 방법

- 추나사는 한 손으로는 잡아당기고자 하는 지간(指間:손가락 사이)관절의 원위단(遠位段:먼 부위)을 고정하고 다른 한 손으로는 근위단(近位端:가까운 부위)을 잡아당긴다.
- 시술할 때 주는 힘의 양은 균일하면서도 지속적으로 행해야 하며 동작은 부드럽고 자연스러워야 한다.

- **특징**
  - 관절의 간격을 넓혀 주고 근육을 이완시키는 작용이 있다.
  - 근조직의 유착을 분리하는 작용이 있으므로 관절 이탈 부위나 연부 조직손상 등을 치료한다.
- **효과**
  - 근육을 이완시키고 경락을 운행시킨다.
    - 서근(舒筋)활락(活絡)
  - 관절을 움직이게 한다. – 활리(滑利)관절(關節)
  - 이탈된 부위를 교정시킨다. – 정복(整復)착위(錯位)

## 학/습/정/리

☑ 파동류 및 유동류 수법은 지(指:손가락), 장(掌:손바닥) 또는 완(腕:손목)관절(關節)을 협조적이고 연속적인 파동을 이용하여 동작을 시행하는 수법들을 말한다.

☑ 마찰류 수법은 지(指:손가락)·장(掌:손바닥)·주(肘:팔꿈치)를 체표의 치료 부위에 부착시킨 후, 직선 또는 원형으로 이동하면서 마찰시키는 수법들을 말한다.

☑ 진동류 수법은 비교적 높은 빈도율이 가볍고 무거운 자극을 체표의 치료 부위에 교대로 절율성 있게 힘을 가하는 수법들을 말한다.

☑ 제압류 수법은 지(指)·장(掌) 또는 신체 일부분을 이용하여 치료 부위를 누르거나 대칭적으로 조여 주는 수법들을 말한다.

☑ 고격류 수법은 수장(手掌:손바닥)·권배(拳背:주먹등)·수지(手指:손가락)·장측면(掌側面:손바닥 측면) 또는 상지봉(桑支棒)으로 체표를 두드리는 수법들을 말한다.

☑ 운동관절류 수법은 관절을 피동적으로 신전(伸展:늘여서 펼침), 굴신(屈伸:굽혔다 폄), 선전(旋轉:뱅뱅 돌아서 굴러 가거나 굴러가게 함) 운동시켜 주는 수법들을 말한다.

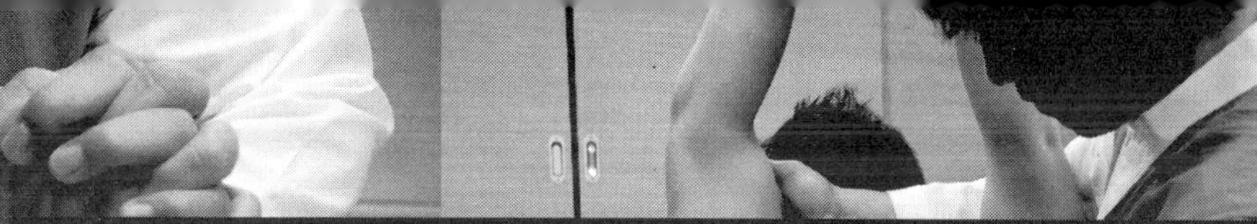

2부

# 미용추나 실제
# 美容推拿 實際



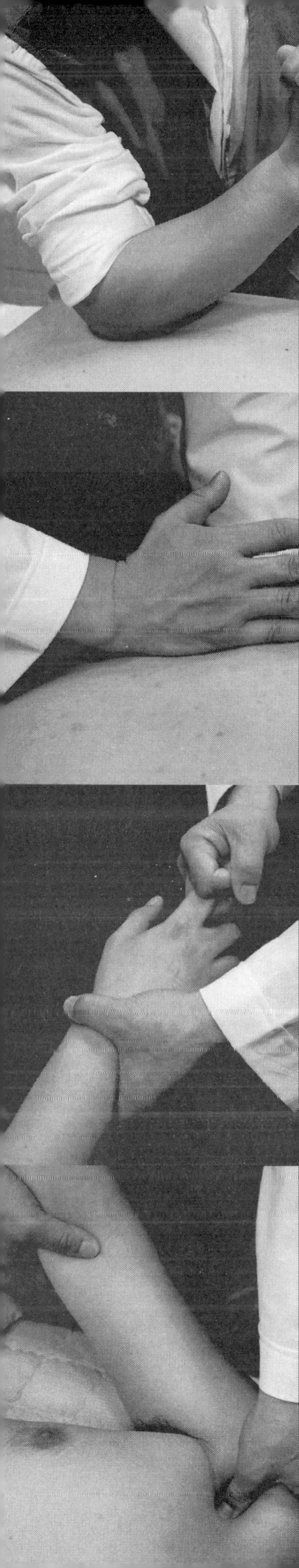

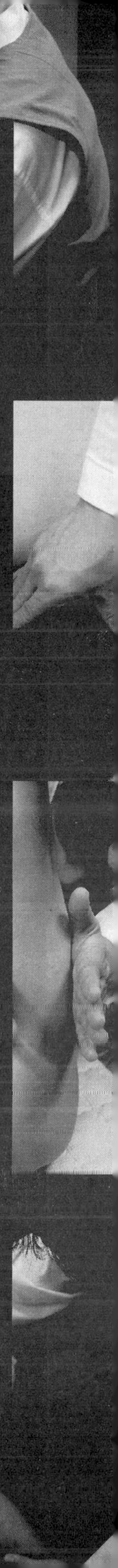

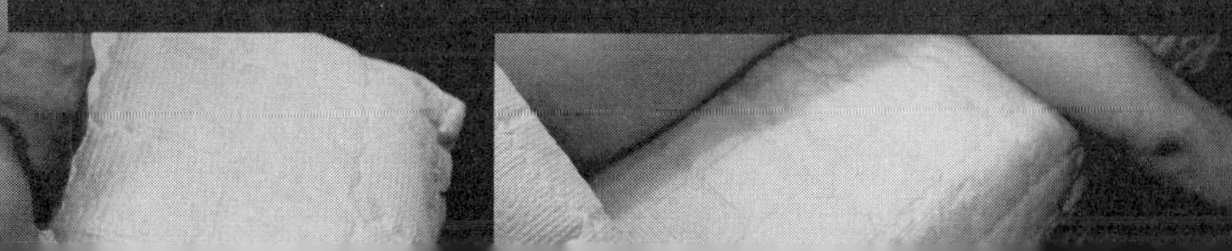

# 3장. 두면부(얼굴, 머리) 27식

## 頭面部 27式

### 학습목표

- 미용추나 두면부 27식 수법 순서에 대하여 구분할 수 있도록 학습한다.
- 각 수법의 개념을 이해하고 실기법에 대하여 학습한다.
- 각 수법의 치료 작용에 대하여 이해하고 설명할 수 있도록 학습한다.
- 각 수법의 미용 효과에 대하여 이해하고 설명할 수 있도록 학습한다.
- 각 수법마다 사용되는 혈자리의 의의, 해부학적 위치, 주치 및 미용에 대하여 학습한다.

### 학습개요

1. 개천문 開天門
2. 말쌍유 抹雙柳
3. 겹어요 掐魚腰
4. 날녕미근 捏擰眉筋
5. 유태양 揉太陽
6. 겹사백 掐四白
7. 겹정명 掐睛明
8. 지찰비양 指擦鼻梁
9. 섬거료 点巨髎
10. 추유협거 推揉頰車
11. 차날전이 搓捏全耳
12. 쌍추영당 雙揪鈴鐺
13. 차장욕면 搓掌浴面
14. 분추전액 分推前額
15. 추정정 推正頂
16. 점안백회 点按百會
17. 분말오경 分抹五經
18. 간세두 干洗頭
19. 지첨고격 指尖叩擊
20. 유날지경 揉捏池頸
21. 점유풍지 点揉風池
22. 사지귀제 四指歸提
23. 장유측두 掌揉側頭
24. 소산소양술 掃散少陽術
25. 추말교궁 推抹橋弓
26. 하안견정 下按肩井
27. 십자탁경 十字托頸

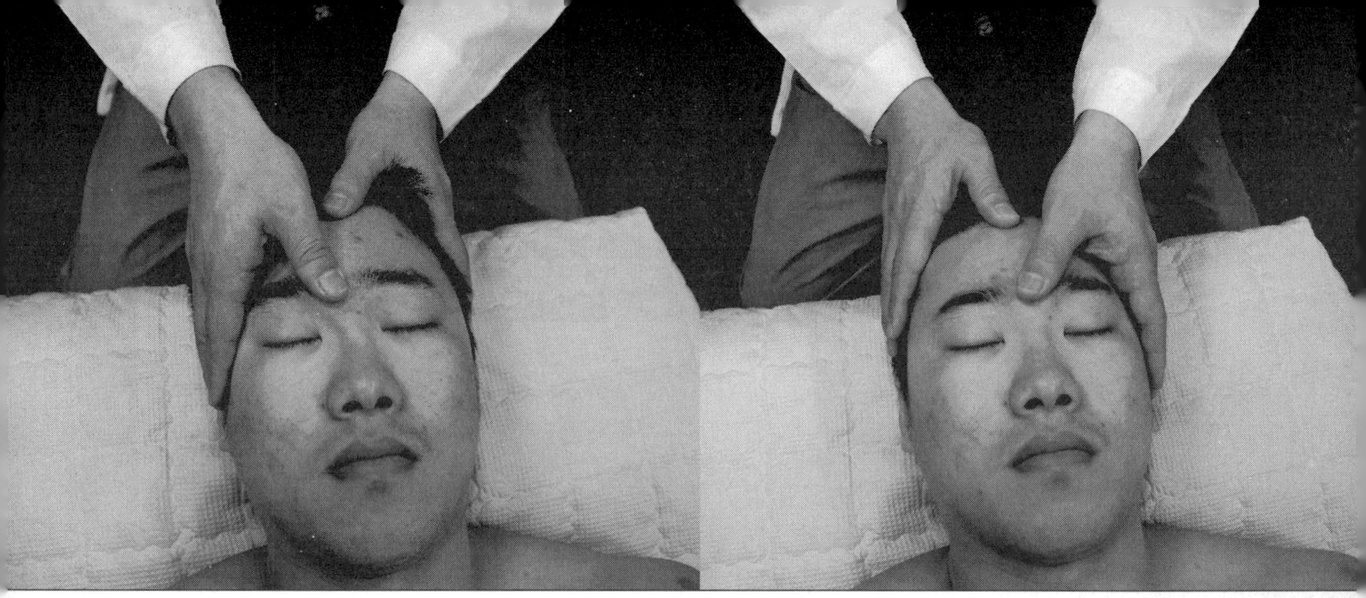

【 그림 3-1. 개천문 (開天門) 】

# 제 ❶ 식 : 개천문 開天門

開天門
열다/하늘/문

### 치료사의 위치

坐位(좌위:앉은 자세)

### 환자의 자세

仰臥位(앙와위:누운 자세)

### 수법

推摩法(추마법), 按法(안법)

### 실기법

한 손의 엄지는 인당(印當)혈에 다른 한 손의 엄지는 신정(神庭)혈에 두고 두 엄지 손가락을 인당(印當)혈로부터 신정(神庭)혈까지 한 방향으로 교체하면서 10-20번 추마(推摩)한 후, 인당(印當)혈과 신정(神庭)혈을 눌러 안법(按法)을 시행한다. 이런 동작을 3번 반복한다.

### 미용

주근깨, 황갈반, 이마 주름, 눈가 색소침착, 원형 탈모, 다발성 모낭염

### 치료

감기, 두통, 경풍(소아 경기)

### 혈자리

인당(印當), 신정(神庭)

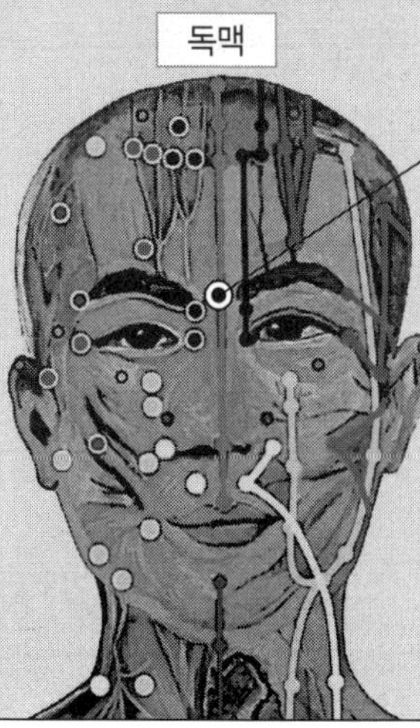


【 그림 3-2. 인당 (印當) 】

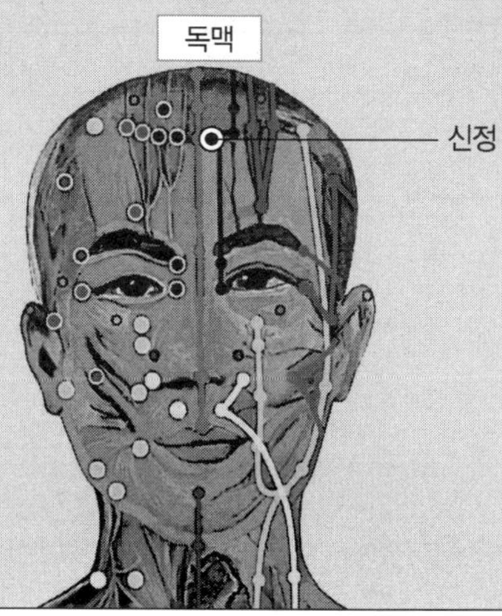


【 그림 3-3. 신정 (神庭) 】

### • 인당 印當 – 경외기혈 經外奇穴

① **의의** : 인(印)은 도장, 흔적을, 당(當)은 집의 안채를 의미한다. 옛날에 어린애는 이 곳에 붉은 점을 칠하며 아름다움을 표시했으며 죄인들에게는 글자를 새기어 명시하도록 하였기 때문에 인당(印當)이라 이름 하였다.

② **해부학적 위치** : 양쪽 미간의 중앙에 위치한다.

③ **주치** : 두통, 현기증, 비염, 감기, 고혈압, 불면증, 소아 경풍

④ **미용** : 주근깨, 황갈반, 이마·미간 주름, 알레르기성 비염, 딸기코, 눈가 색소침착, 다발성 모낭염

### • 신정 神庭 – 독맥(GV24)

① **의의** : 상부(上部)에 위치하고 얼굴은 정신(精神)의 뜰이라 하여, 신정(神庭)이라 이름 하였다.

② **해부학적 위치** : 머리 정중선상 전발제(앞머리카락 끝나면서 이마 시작되는 부분) 뒤로 5푼에 위치한다.

③ **주치** : 두통, 현기증, 불면증, 간질

④ **미용** : 원형 탈모, 이마 주름, 다발성 모낭염, 신경쇠약, 비염, 눈의 통증, 충혈

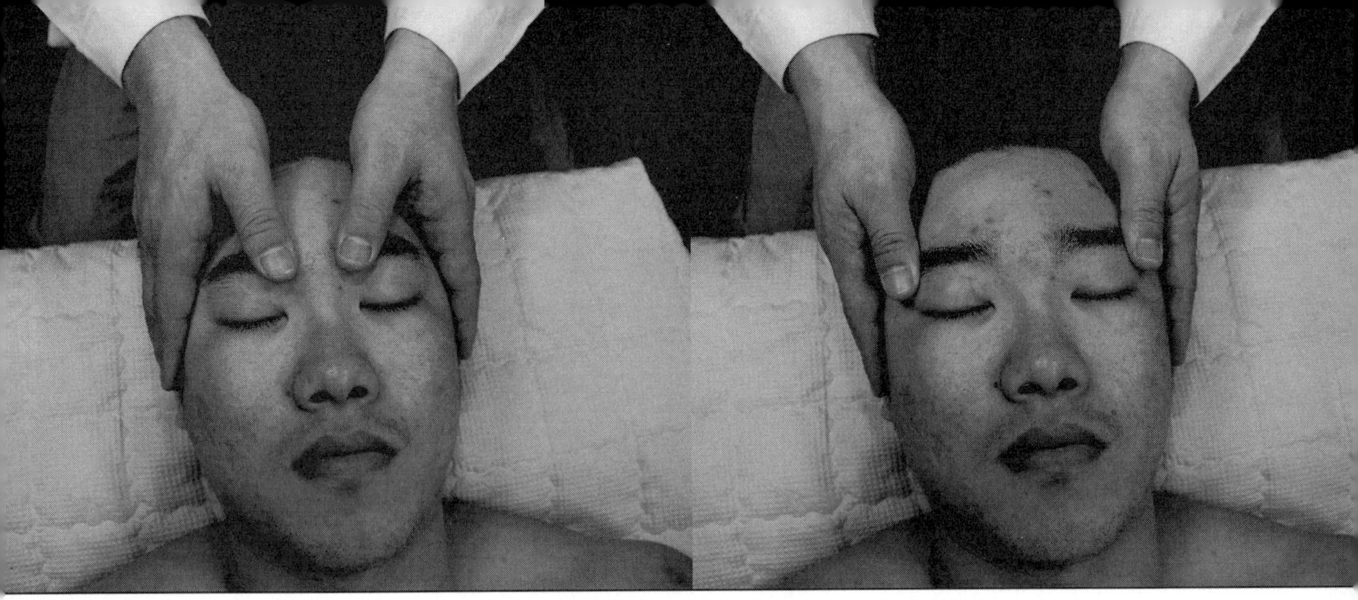

【 그림 3-4. 말쌍유 (抹雙柳) 】

# 제 ❷ 식 : 말쌍유 抹雙柳

抹雙柳
펴바르/둘/버들

### 치료사의 위치

坐位(좌위:앉은 자세)

### 환자의 자세

仰臥位(앙와위:누운 자세)

### 수법

推摩法(추마법), 按法(안법)

### 실기법

양손의 엄지를 찬죽(攢竹)혈에 두고 두 엄지 손가락을 찬죽(攢竹)혈로부터 어요(魚腰)혈을 지나서 사죽공(絲竹空)혈까지 한 방향으로 10-20번 추마(推摩)한 후, 찬죽(攢竹)혈과 사죽공(絲竹空)혈을 눌러 안법(按法)을 시행한다. 이 동작을 3번 반복한다.

### 미용

주근깨, 황갈반, 이마 주름, 눈가 색소침착, 안검하수(눈꺼풀 처짐), 안검염(정맥성 충열), 눈가 붓기

### 치료

감기, 두통, 안과 질환

### 혈자리

찬죽(攢竹), 어요(魚腰), 사죽공(絲竹空)

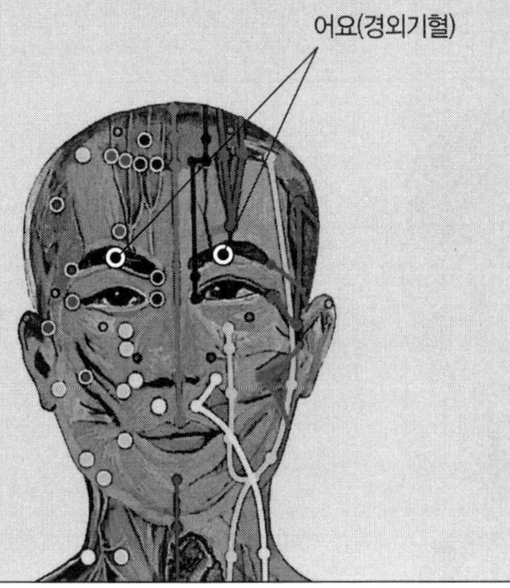


【 그림 3-5. 어요 (魚腰) 】

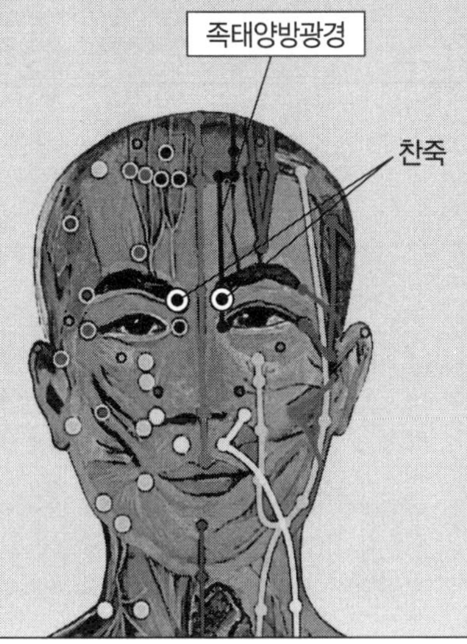


【 그림 3-6. 찬죽 (攢竹) 】

## • 어요 魚腰 – 경외기혈 經外奇穴

① **의의** : 중간 허리 부위를 요(腰)라고 하며 눈썹 모양이 마치 물고기 모양(魚)이라 본 혈자리가 눈썹의 중간에 있기 때문에 어요(魚腰)라 이름 하였다.

② **해부학적 위치** : 눈썹의 정중앙으로 안륜근 중앙에 위치한다.

③ **주치** : 안과 질환 및 국소 부위의 통증

④ **미용** : 눈가 색소침착, 안검하수(눈꺼풀 처짐), 안건염(정맥성 충혈), 눈가 붓기, 눈썹 탈락, 눈꼬리 주름

## • 찬죽 攢竹 족태양방광경(DL2)

① **의의** : 찬(攢)은 모인다는 뜻이고, 죽(竹)은 눈썹의 모양을 표현한 것으로 눈썹에 위치하여 모여 있는 곳이라 하여 찬죽(攢竹)이라 이름 하였다.

② **해부학적 위치** : 눈썹 안쪽 끝부분의 오목한 곳에 위치한다.

③ **주치** : 두통, 미릉골통, 안검순동(눈꺼풀이 쥐가 남), 구안와사, 시력감퇴, 근시

④ **미용** : 눈의 피로 충혈, 눈 주위의 주름, 눈가 색소침착, 안검하수(눈꺼풀 처짐), 안건염(정맥성 충혈), 눈가 붓기

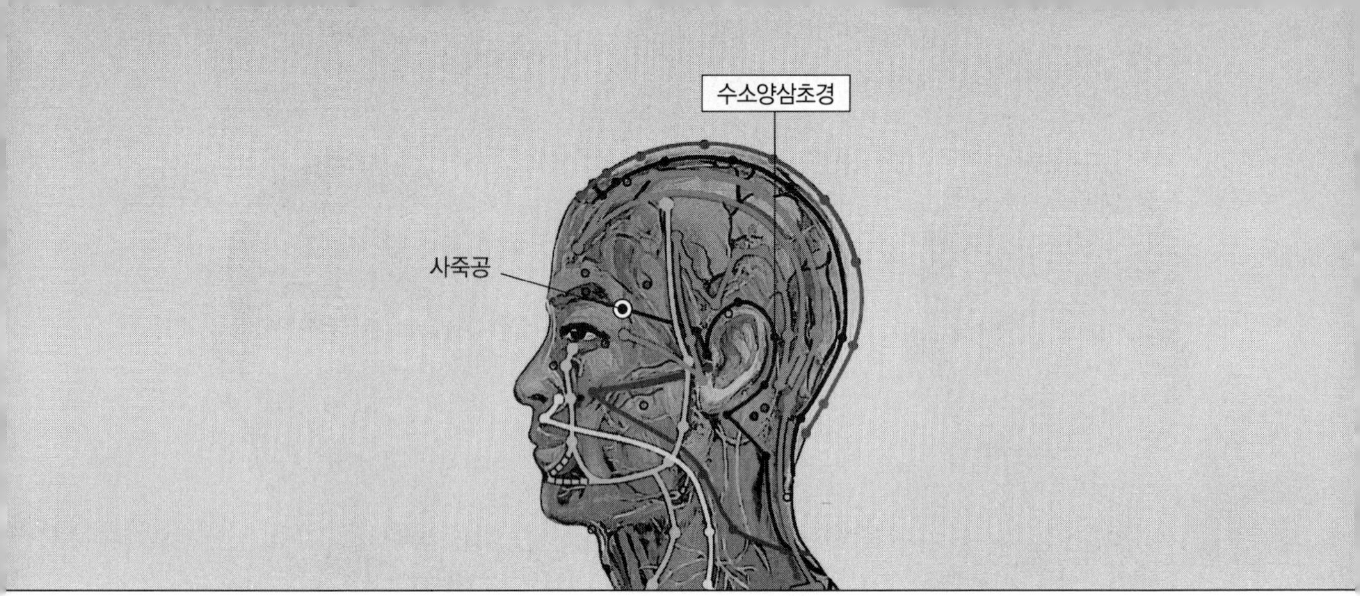


【 그림 3-7. 사죽공 (絲竹空) 】

• **사죽공** 絲竹空 **– 수소양삼초경(TE23)**

① **의의** : 사(絲)는 실을, 죽은 죽엽(竹葉)을, 공(空)은 공규(孔竅) 즉 구멍을 의미한다. 본 혈자리는 실처럼 가늘고 대나무 잎의 모양을 띄고 있는 구멍이라 사죽공(絲竹空)이라 이름 하였다.

② **해부학적 위치** : 외안각 바로 위 눈썹 외측 끝 오목한 곳에 위치한다.

③ **주치** : 눈의 충혈과 통증, 눈꺼풀이 떨림, 두통, 치통, 현기증

④ **미용** : 안면신경마비, 안면근육 경련, 눈가 주름, 눈가 색소침착, 눈썹이 빠지는 경우, 눈꺼풀 처짐

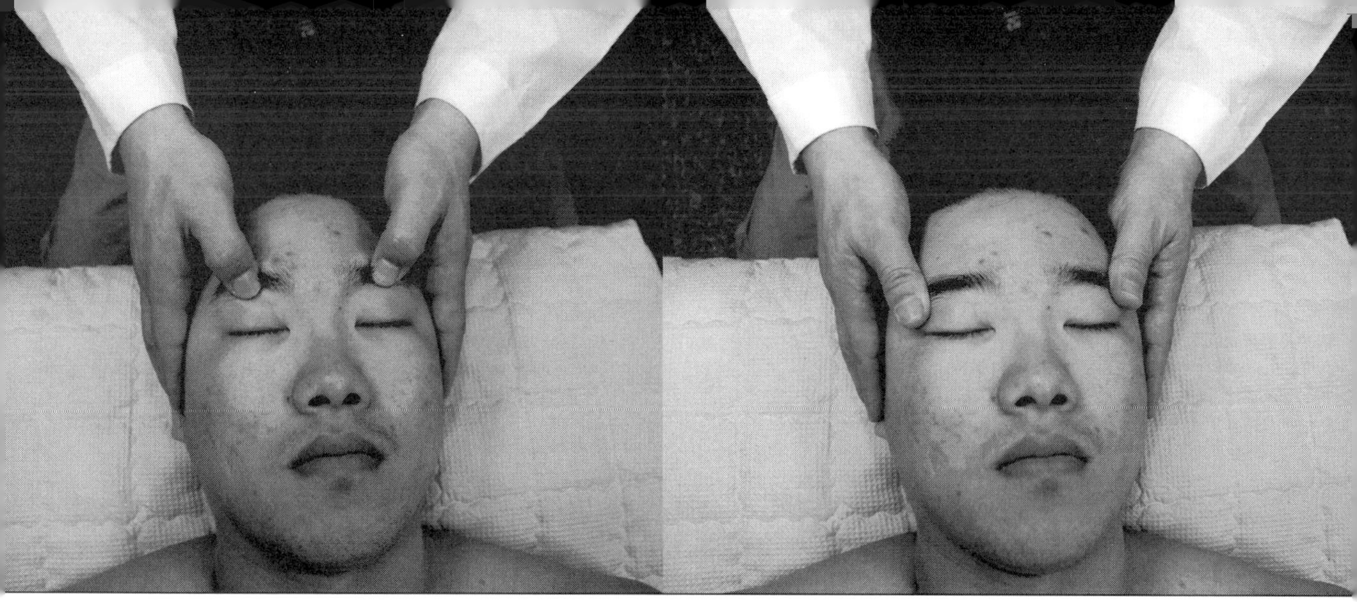

【 그림 3-8. 겹어요 (掐魚腰) 】

掐魚腰
십다/물고기/허리

# 제 ❸ 식 : 겹어요 掐魚腰

## 치료사의 위치

坐位(좌위:앉은 자세)

## 환자의 자세

仰臥位(앙와위:누운 자세)

## 수법

按法(안법), 推摩法(추마법)

## 실기법

두 엄지로 어요(魚腰)혈을 1-2분 동안 눌러준다. 찬죽(攢竹)혈부터 어요(魚腰)혈, 사죽공(絲竹空)혈을 지나서 상관(上關)혈까지 2-3분 동안 추마(推摩)법을 시행한다.

## 미용

주근깨, 황갈반, 이마 주름, 눈가 색소침착, 눈꺼풀 처짐, 눈 피로 충혈, 눈가 붓기

## 치료

현기증, 두통, 안과 질환

## 혈자리

찬죽(攢竹), 어요(魚腰), 사죽공(絲竹空), 상관(上關)

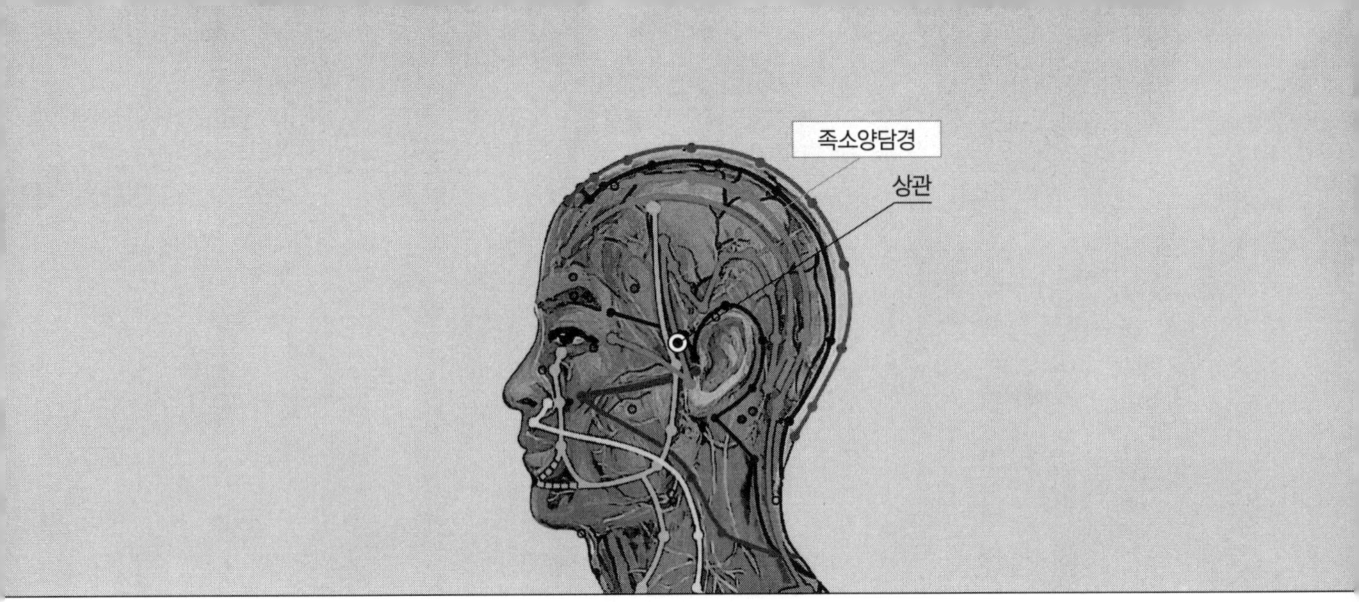


【 그림 3-9. 상관 (上關) 】

## • 상관 上關 – 족소양담경(GB3)

① **의의** : 관절(關節)을 관(關)이라 하고 협골궁(頰骨弓)의 상방으로 하관(下關)과 상대되기에 상관(上關)이라 이름 하였다.

② **해부학적 위치** : 귀 앞 협골궁 중앙 상연 하관(下關)혈 바로 위에 위치한다.

③ **주치** : 편두통, 이명(耳鳴), 청력감퇴, 턱관절 장애, 구안와사, 치통, 간질, 현기증

④ **미용** : 사각턱, 얼굴 축소, 안면근육 경련, 마비, 통증

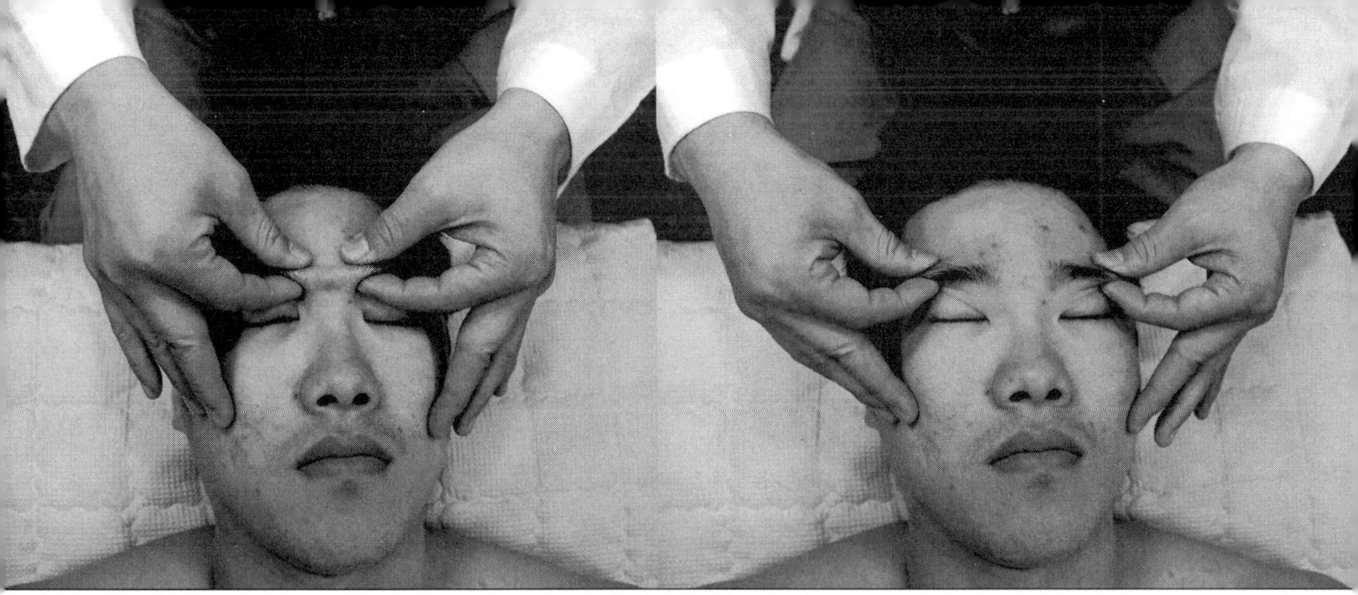

【 그림 3-10. 날녕미근 (捏擰眉筋) 】

捏擰眉筋
잡을/비틀/눈썹/근육

# 제 ❹ 식 : 날녕미근 捏擰眉筋

## 치료사의 위치

坐位(좌위:앉은 자세)

## 환자의 자세

仰臥位(앙와위:누운 자세)

## 수법

捏拿法(날나법), 捏擰法(날녕법)

## 실기법

양손의 엄지, 검지, 중지를 이용해서 환자의 미근(眉筋)을 집어 근육의 안단에서 바깥단을 향해 끌어당기며 비틀어 날녕법(捏擰法)을 시행한다. 이런 동작을 3번 반복한다.

## 미용

눈가 색소침착, 안검하수(눈꺼풀 처짐), 눈가 피로 충혈, 눈가 붓기

## 치료

일사병, 두통, 현기증, 고혈압, 안과 질환

## 혈자리

찬죽(攢竹), 어요(魚腰), 사죽공(絲竹空)

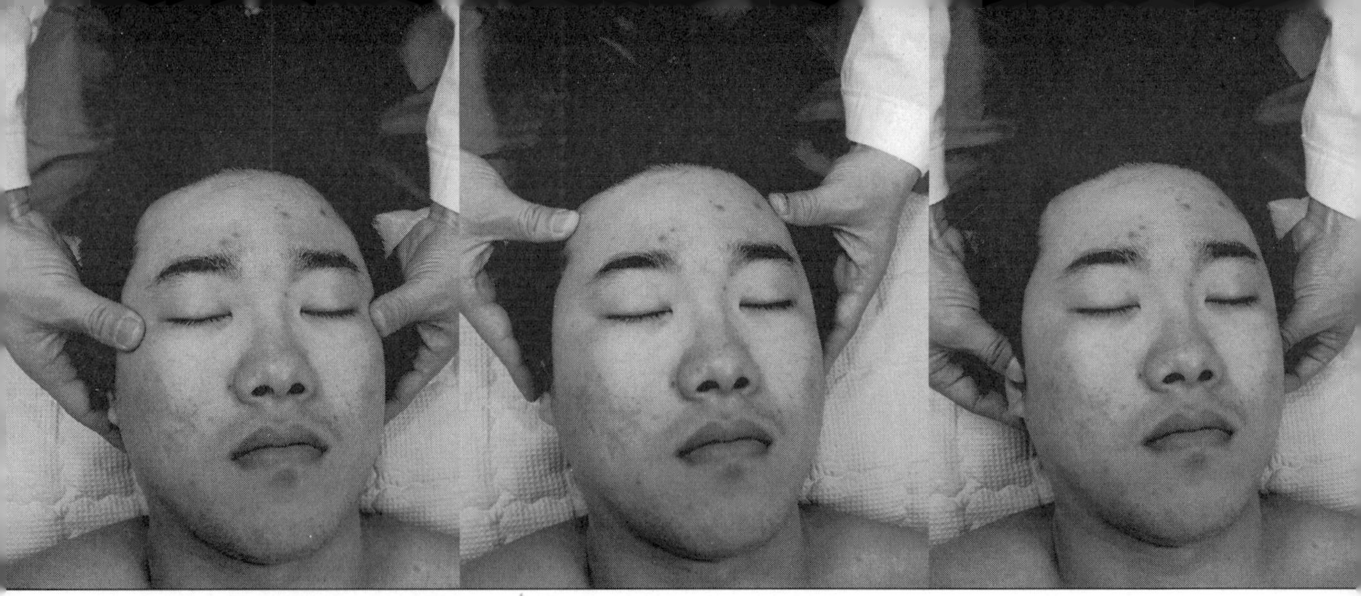

【 그림 3-11. 유태양 (揉太陽) 】

# 제 ❺ 식 : 유태양 揉太陽

揉太陽 : 문지를/클/태양

## 치료사의 위치

坐位(좌위:앉은 자세)

## 환자의 자세

仰臥位(앙와위:누운 자세)

## 수법

揉法(유법), 摩法(마법), 推法(추법), 按法(안법)

## 실기법

1) 두 엄지로 양쪽 태양(太陽)혈 주위를 시계 방향으로 10–15번 유법(揉法)을 시행한 후, 시계 반대 방향으로 10–15번 다시 유법(揉法)을 시행한다.
2) 태양(太陽)혈을 유법(揉法)으로 시행하고 두 엄지로 태양(太陽)혈에서 두유(頭維)혈까지 추마(推摩)법을 시행한 후, 두유(頭維)혈에 안법(按法)을 시행한다. 안법(按法) 시행한 후에는 다시 태양(太陽)혈로 추마(推摩)법을 시행하여 태양(太陽)혈에서 또 다시 1)번을 반복한다.

## 미용

눈가 색소침착, 주근깨, 황갈반, 이마 주름, 화장품 피부염, 다발성 모낭염

## 치료

각종 두통

## 혈자리

태양(太陽), 두유(頭維), 이문(耳門)

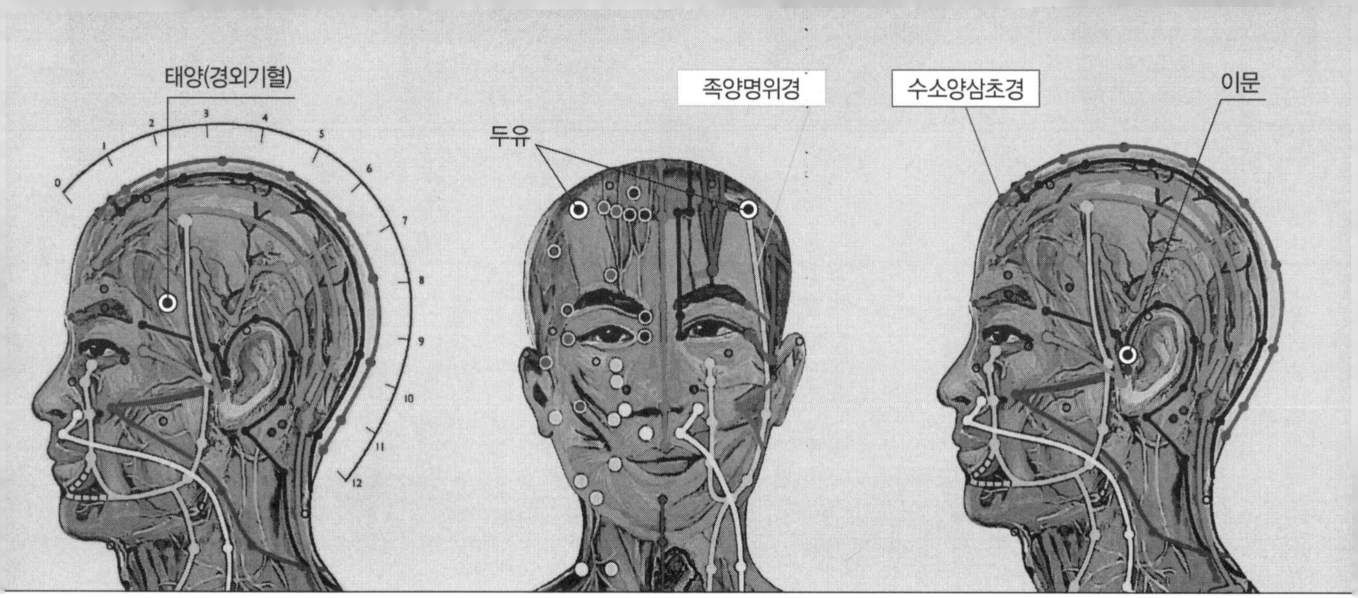


【 그림 3-12. 태양 (魚腰) 】 【 그림 3-12. 두유 (頭維) 】 【 그림 3-14. 이문 (耳門) 】

• **태양** 太陽 **– 경외기혈** 經外奇穴

① **의의** : 고대 맥진법의 삼부구후법(三部九候法)에서 하나의 부위로서 이름 하였다.

② **해부학적 위치** : 눈썹의 외측 끝부분과 눈의 외측각의 끝을 이은 선의 중간에서 뒤로 1촌에 위치한다.

③ **주치** : 편두통, 감기, 안면신경마비, 삼차 신경통, 안과 질환

④ **미용** : 눈가 색소침착, 주근깨, 황갈반, 이마 주름

• **두유** 頭維 **– 족양명위경(ST8)**

① **의의** : 유(維)는 한 쌍의 각(角), 또는 보호하여 지지하는 곳으로 본 혈이 머리의 두각(頭角)에 위치하고 있으므로 두유(頭維)라 이름 하였다.

② **해부학적 위치** : 이마 모서리 부위의 0.5촌 부위에 위치한다.

③ **주치** : 편두통, 인과 질환

④ **미용** : 이마 주름, 다발성 모낭염, 탈모, 불면증

• **이문** 耳門 **– 수소양삼초경(TE21)**

① **의의** : 본 혈자리가 귀 앞에 있는데 마치 문호(門戶)와 같으며 본 경락은 귀 뒤(耳後)로부터 귀 중간(耳中)으로 들어가 본 혈에서 귀 앞(耳前)에서 나오므로 이문(耳門)이라 이름 하였다.

② **해부학적 위치** : 후두부 이주의 전상부 하악골(下顎骨) 과상돌기 후상연 오목한 곳에 위치한다.

③ **주치** : 이명, 청력감퇴, 귀 부위 통증, 치통

④ **미용** : 눈가 색소침착, 주근깨, 황갈반 , 안면근육 경련

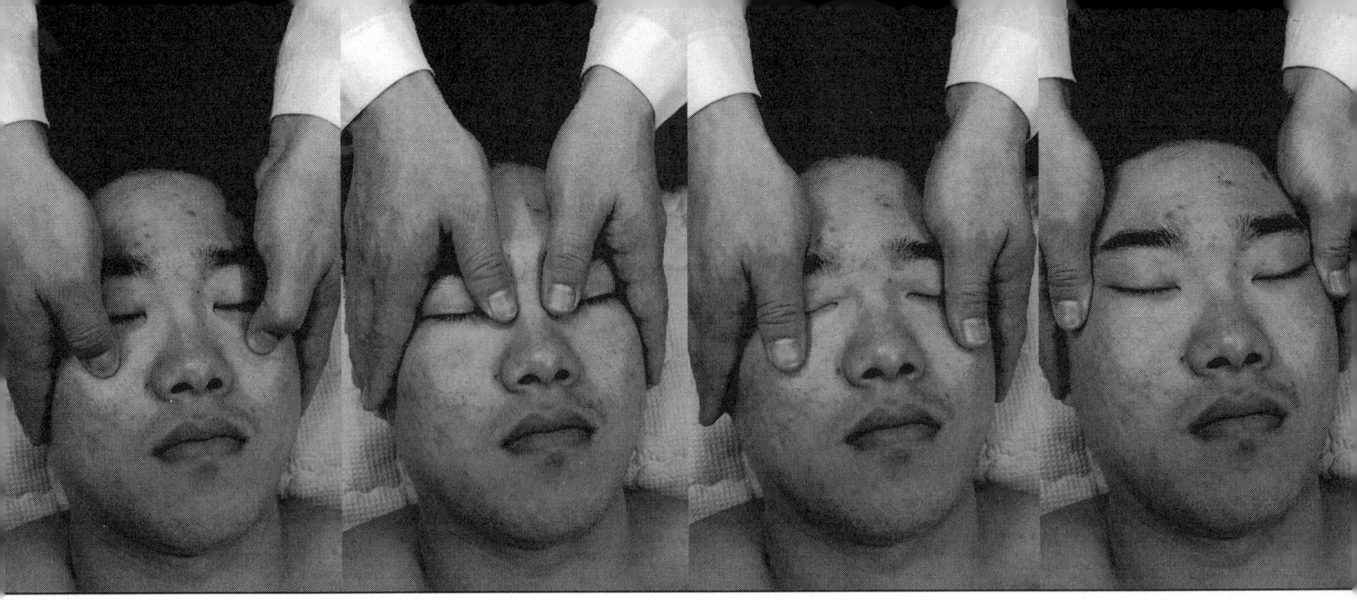

【 그림 3-15. 겹사백 (掐四白) 】

# 제 6 식 : 겹사백 掐四白

掐四白
집다/넷/흰

## 치료사의 위치

坐位(좌위:앉은 자세)

## 환자의 자세

仰臥位(앙와위:누운 자세)

## 수법

按法(안법), 推摩法(추마법)

## 실기법

1) 두 엄지로 사백(四白)혈을 1-2분 동안 눌러 안법(按法)을 시행한다.
2) 두 엄지로 정명(睛明)혈부터 사백(四白)혈을 지나서 동자료(瞳子髎)혈까지 반복적으로 3번 추마(推摩)한다.

## 미용

주근깨, 황갈반, 얼굴 색소침착, 눈가 피로 충혈, 눈가 붓기

## 치료

삼차 신경통, 비염, 안과 질환

## 혈자리

정명(睛明), 사백(四白), 동자료(瞳子髎)

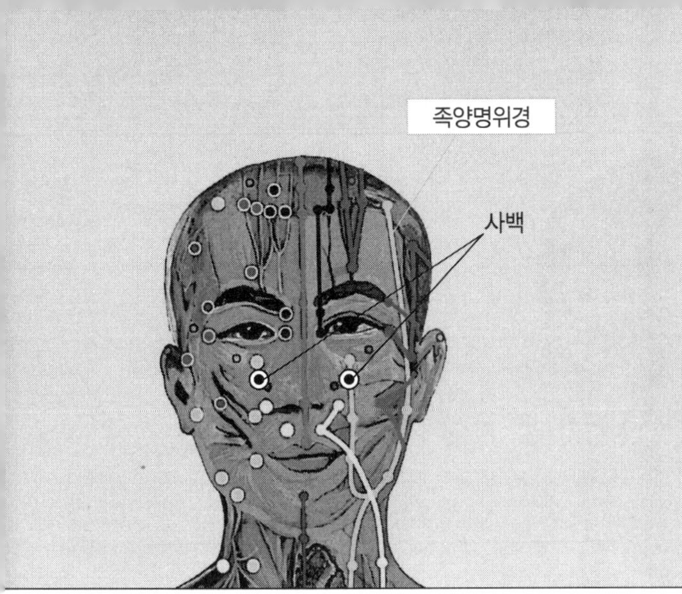


【 그림 3-16. 사백 (四白) 】

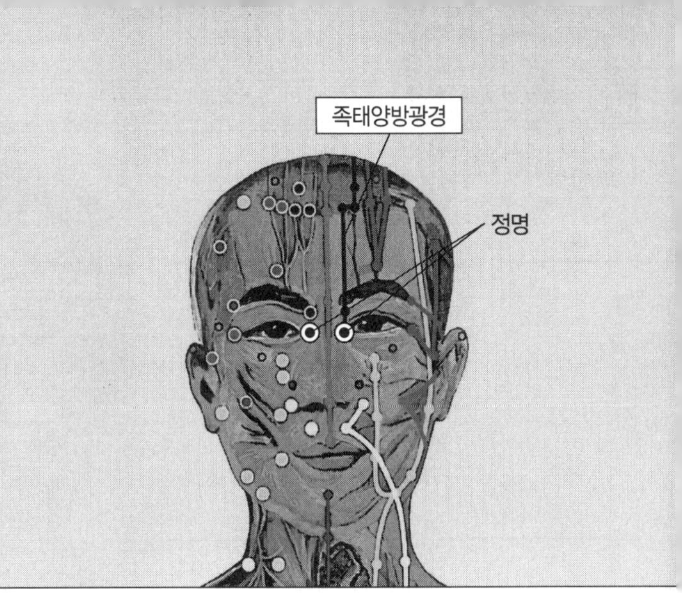


【 그림 3-17. 정명 (睛明) 】

## • 사백 四白 – 족양명위경(ST2)

① **의의** : 사(四)는 사방(四方), 사야(四野)를, 백(白)은 광명(光明), 결백(潔白)을 의미한다. 본 혈자리가 눈 아래에 있어서 혈(穴)을 취하면 사방(四方)이 광명(光明)하고 환하게 보이므로 사백(四白)이라 이름 하였다.

② **해부학적 위치** : 정면을 바라볼 때 눈동자에서 곧게 내려와 안와하공 오목한 곳에 위치한다.

③ **주치** : 녹내장, 결막염, 눈꺼풀 떨림, 안면신경마비, 두통, 현기증

④ **미용** : 얼굴 색소침착, 아래 눈꺼풀 부종, 다크써클, 눈꼬리 처짐

## • 정명 睛明 – 족태양방광경(BL1)

① **의의** : 정(睛)은 목정(目睛) 즉 눈을 의미하고, 명(明)은 광명(光明) 즉 밝음을 의미한다. 안과 질환을 주로 치료하고, 눈을 밝게 해주는 명목(明目) 작용이 있기 때문에 정명(睛明)이라 이름 하였다.

② **해부학적 위치** : 눈을 감았을 때 눈의 안쪽 모서리에서 0.1촌 되는 곳에 위치한다.

③ **주치** : 시력감퇴, 야맹증, 근시, 원시, 색맹, 난시

④ **미용** : 눈 주위  주름, 눈의 피로, 충혈, 눈가 붓기

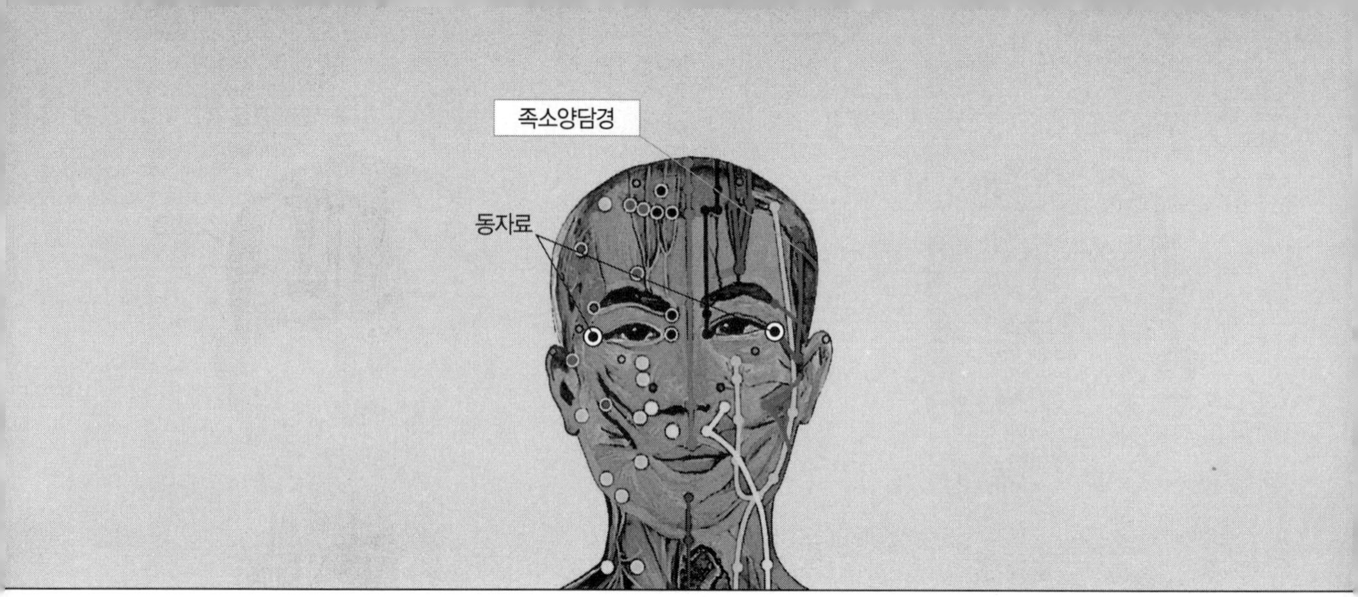


【 그림 3-18. 동자료 (瞳子髎) 】

- **동자료** 瞳子髎 **– 족소양담경(GB1)**

  ① **의의** : 동자(瞳子)는 눈의 동공(瞳孔)을 의미하고, 료(髎)는 뼈의 틈 사이를 의미한다. 눈의 외각골 안에 있으므로 동자료(瞳子髎)라 이름 하였다.

  ② **해부학적 위치** : 눈의 외측 모서리에서 바깥쪽으로 0.5촌 오목한 곳에 위치한다.

  ③ **주치** : 눈의 충혈과 통증, 사시, 야맹증, 녹내장, 백내장

  ④ **미용** : 안면근육 경련, 눈가 주름, 눈가 색소침착, 눈가 피로 충혈, 눈가 붓기

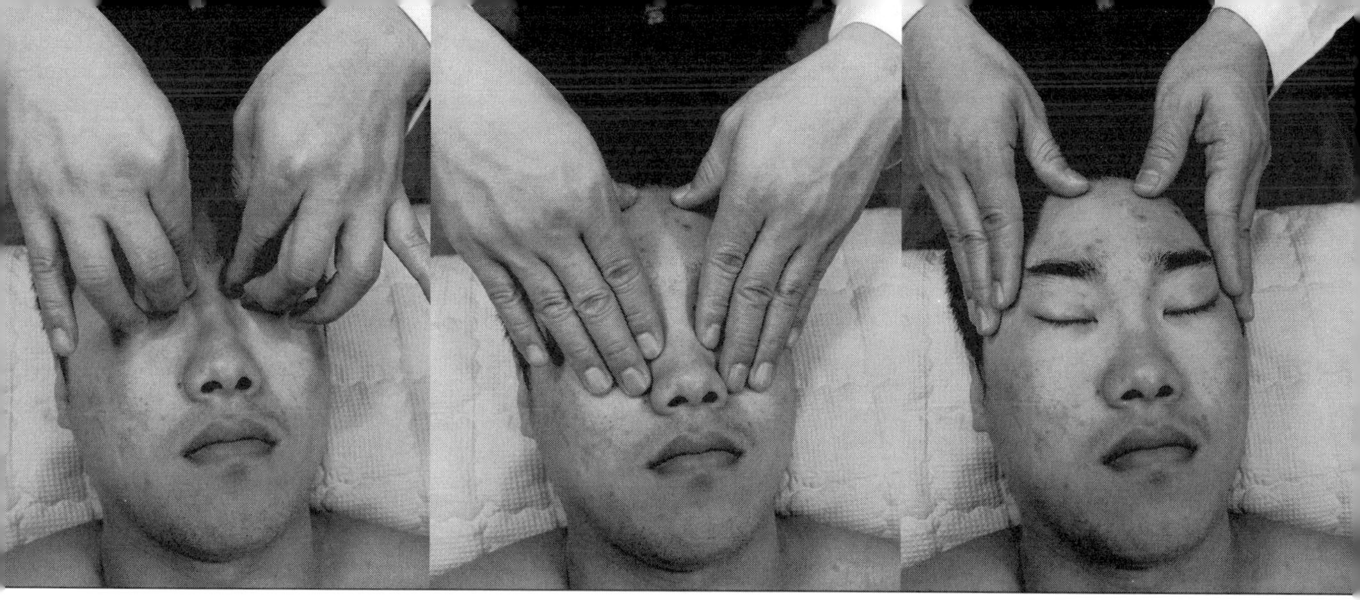

【 그림 3-19. 겹정명 (掐睛明) 】

掐睛明
집다/눈동자/밝을

# 제 7 식 : 겹정명 掐睛明

## 치료사의 위치

坐位(좌위:앉은 자세)

## 환자의 자세

仰臥位(앙와위:누운 자세)

## 수법

按法(안법), 摩法(마법), 推法(추법)

## 실기법

1) 양 시지로 양쪽 정명(睛明)혈을 눌러 안법(按法)을 시행한다.
2) 정명(睛明)혈에 안법(按法)을 시행한 후, 정명(睛明)혈부터 사백(四白)혈, 관료(顴髎)혈을 지나서 하관(下關)혈까지 반복적으로 10-20번 추법(推法)과 마법(摩法)을 시행한다.

## 미용

눈 주름, 팔자 주름, 얼굴 색소침착, 화장품 피부염

## 치료

안과 질환 - 근시, 야맹증, 눈 충혈, 부종 및 통증, 안구 건조증

## 혈자리

정명(睛明), 사백(四白), 관료(顴髎), 하관(下關), 이문(耳門)

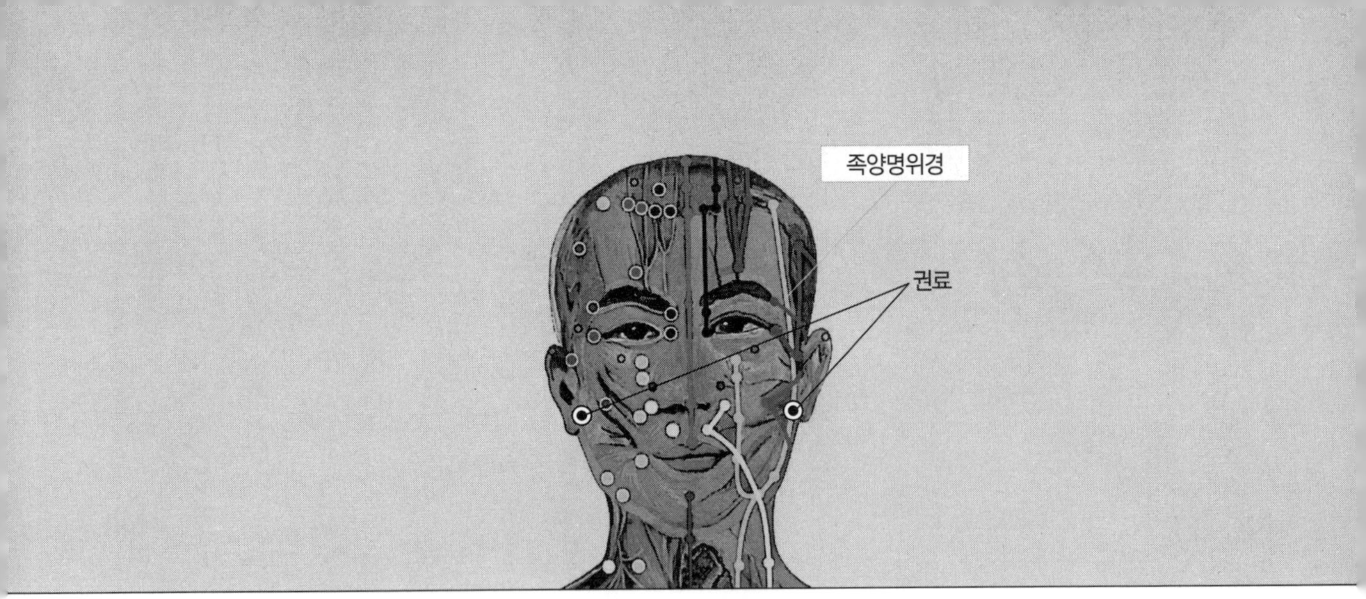


【 그림 3-20. 관료 (顴髎) 】

• **관료** 顴髎 – **수태양소장경(SI18)**

① **의의** : 관(顴)은 관골(顴骨)을, 료(髎)는 공혈(空穴)을 의미한다. 본 혈자리는 관골(顴骨) 아래 오목한 곳의 공혈(空穴)로 되어 있기에 관료(顴髎)라 이름 하였다.

② **해부학적 위치** : 눈 외각에서 바로 내려와서 관골하연 오목한 곳에 위치한다.

③ **주치** : 구안와사, 치통, 이하선염, 눈꺼풀이 떨릴 때, 안면신경 마비

④ **미용** : 얼굴 색소침착, 얼굴 주름, 삼차 신경통, 황갈반, 여드름, 얼굴 붓기

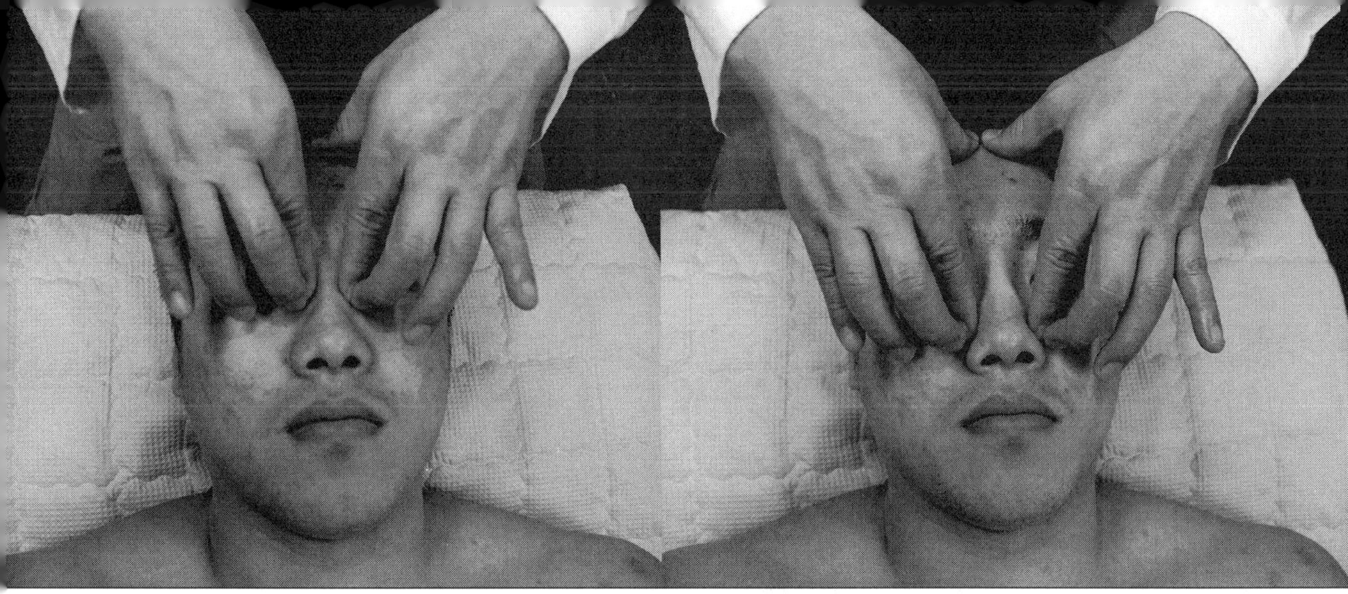

【 그림 3-21. 지찰비양 (指擦鼻梁) 】

指擦鼻梁
손가락/비빌/코/대들보

# 제 8 식 : 지찰비양 指擦鼻梁

## 치료사의 위치

坐位(좌위:앉은 자세)

## 환자의 자세

仰臥位(앙와위:누운 자세)

## 수법

擦法(찰법), 摩法(마법)

## 실기법

1) 양손의 엄지를 이마에 고정하고 가운데 중지의 지복을 이용하여 양쪽 코뼈의 비량을 따라서 위아래로 10 15회 왕복 지복 찰법(擦法)을 시행한다.
2) 정명(睛明)혈에서 영향(迎香)혈까지 마찰(摩擦)법을 시행한다. 이 동작을 3번 반복한다.

## 미용

눈 주름, 딸기코(주사), 코 피지, 주근깨, 화장품 피부염, 이마 주름

## 치료

비염, 축농증, 화분증(꽃가루 알레르기), 그 밖의 코 질환, 변비, 설사

## 혈자리

영향(迎香), 정명(睛明)

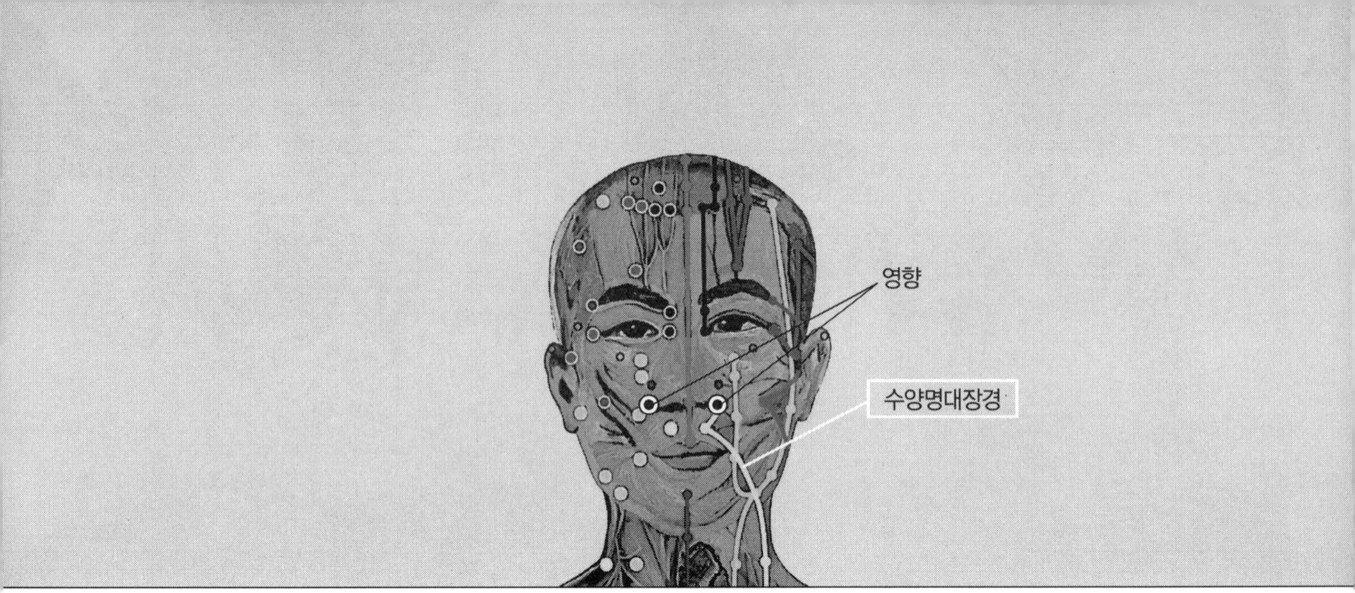


【 그림 3-22. 영향 (迎香) 】

• 영향 迎香 – 수양명대장경(LI20)

① **의의** : 후각 기능을 회복시켜 향기(香)를 맡게 하므로 영향(迎香)이라 이름 하였다.

② **해부학적 위치** : 코 양 옆에 위치하여 비순구의 중앙에 위치한다.

③ **주치** : 급성 및 만성 비염, 알레르기 비염, 축농증, 코 막힘

④ **미용** : 얼굴 가려움증, 부종, 코 피지, 색소침착, 딸기코, 여드름

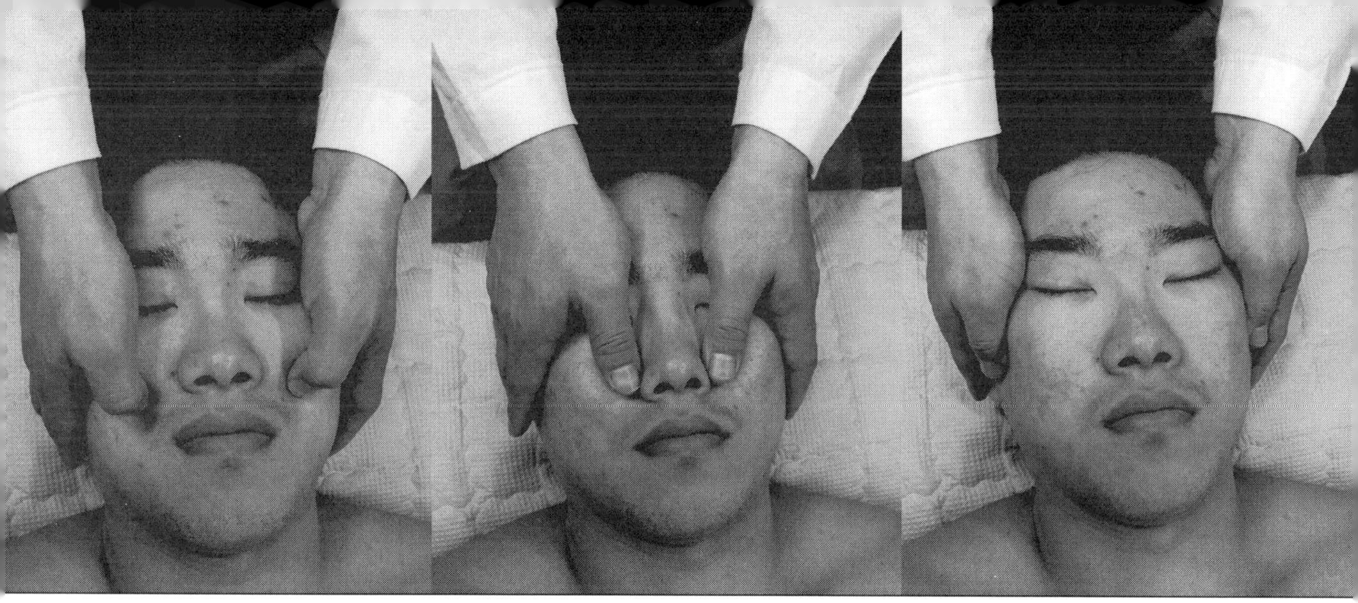

【 그림 3-23. 점거료 (点巨髎) 】

点巨髎
누를/클/뼈사이

# 제 9 식 : 점거료 点巨髎

## 치료사의 위치

坐位(좌위:앉은 자세)

## 환자의 자세

仰臥位(앙와위:누운 자세)

## 수법

点法(점법), 摩法(마법), 推法(추법)

## 실기법

1) 두 엄지로 거료(巨髎)혈을 1-2분 동안 눌러 점법(点法)을 시행한다.
2) 거료(巨髎)혈에 점법(点法)을 시행한 후, 사지복으로 영향(迎香)혈부터 거료(巨髎)혈을 지나 관료(顴髎)혈까지 3-5번 추마(推摩)한다.

## 미용

주근깨, 황갈반, 얼굴 주름, 얼굴 색소침착, 화장품 피부염

## 치료

풍사(風邪)와 한사(寒邪)로 인한 두통, 코 막힘

## 혈자리

영향(迎香), 거료(巨髎), 관료(顴髎)

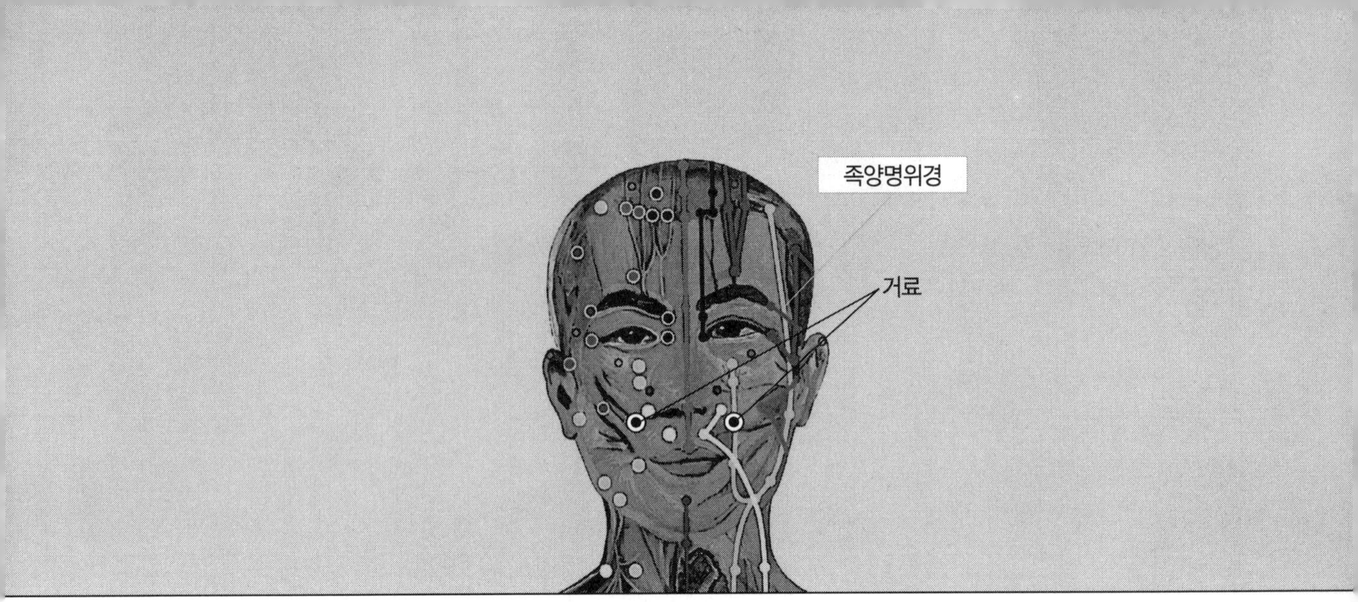


【 그림 3-24. 거료 (巨髎) 】

## • 거료 巨髎 – 족양명위경(ST3)

① **의의** : 거(巨)는 큰 것을, 료(髎)는 뼈 사이 틈새를 의미한다. 본 혈자리는 광대뼈 아래 상악골(上顎骨)과 관절(關節)되어 있는 가운데 오목한 곳에 있으므로 거료(巨髎)라 이름 하였다.

② **해부학적 위치** : 정면을 바라볼 때 눈동자 아래와 비익하연 평행선과 만나는 곳에 위치한다.

③ **주치** : 안면신경마비(구안와사), 눈꺼풀 떨림, 코피, 치통, 입술과 얼굴 부위 여드름

④ **미용** : 주근깨, 황갈반, 얼굴 색소침착, 검버섯

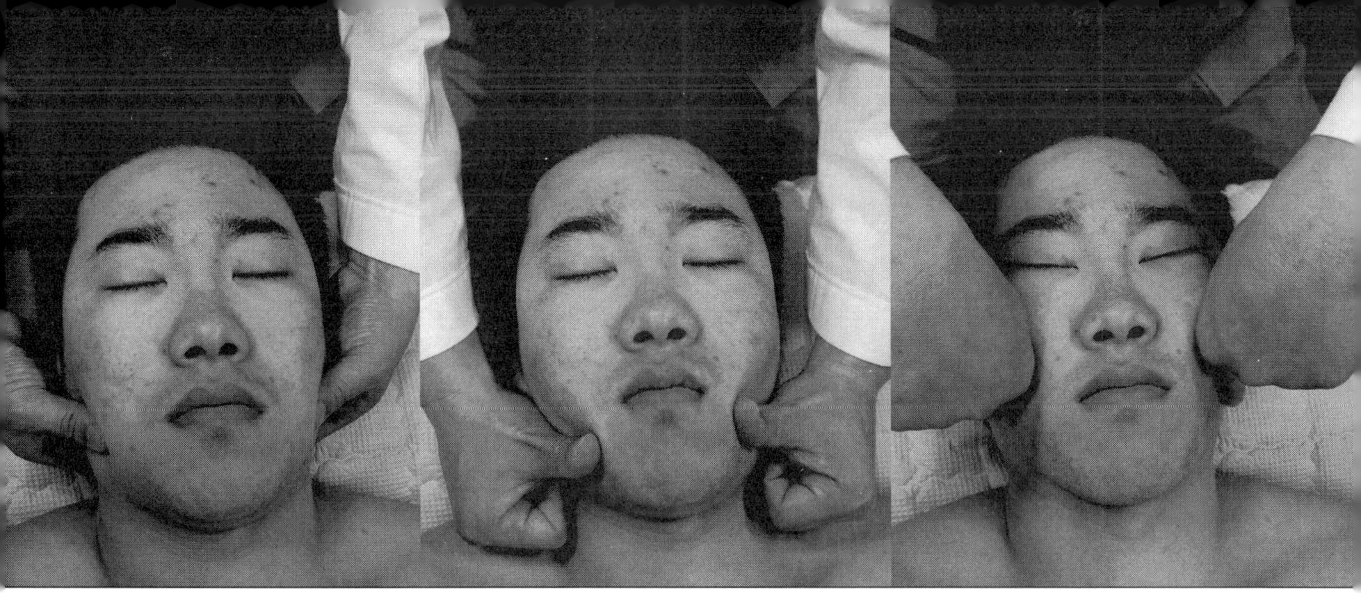

【 그림 3-25. 추유협거 (推揉頰車) 】

推揉頰車
밀/문지를/뺨/수레

# 제 ⑩ 식 : 추유협거 推揉頰車

## 치료사의 위치

坐位(좌위:앉은 자세)

## 환자의 자세

仰臥位(앙와위:누운 자세)

## 수법

推法(추법), 揉法(유법), 摩法(마법)

## 실기법

1) 두 엄지로 협거(頰車)혈을 10 20회 안유(按揉)한다.
2) 두 엄지로 청회(聽會)혈부터 협거(頰車)혈을 지나 대영(大迎)혈까지 반복적으로 약 5-7번 추마(推摩)한다.

## 미용

주근깨, 황갈반, 얼굴 주름, 팔자 주름, 얼굴 색소침착

## 치료

두통, 치통 등 머리 얼굴 부위 통증

## 혈자리

청회(聽會), 협거(頰車), 대영(大迎)

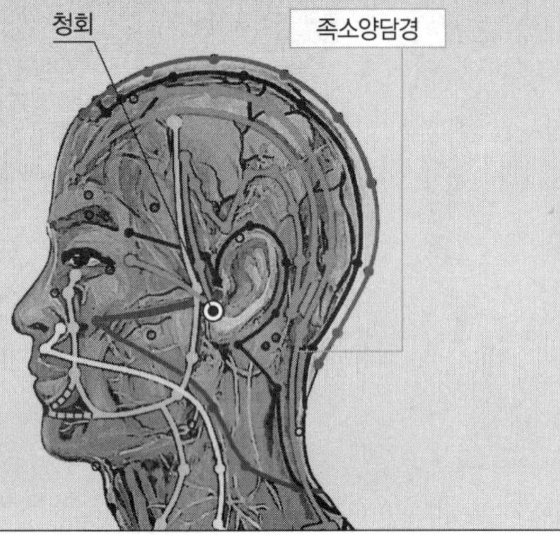


【 그림 3-26. 청회 (聽會) 】

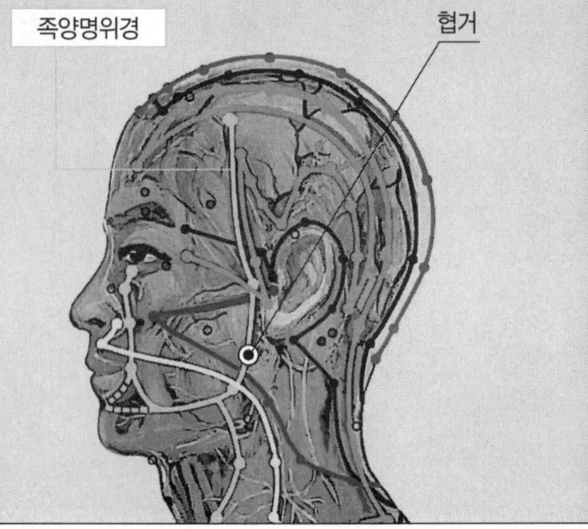


【 그림 3-27. 협거 (頰車) 】

- **청회** 聽會 **– 족소양담경(GB2)**

① **의의** : 청(聽)은 청각을, 회(會)는 모으다를 의미하는데 청지회(聽之會)를 관리하므로 청회(聽會)라 이름 하였다.

② **해부학적 위치** : 바로 앞으로 입을 벌리면 틈이 있는 곳에 위치한다.

③ **주치** : 이명, 청력감퇴, 안면신경마비, 치통

④ **미용** : 주근깨, 황갈반, 얼굴 주름, 팔자 주름, 얼굴 색소침착

- **협거** 頰車 **– 족양명위경(ST6)**

① **의의** : 협(頰)은 안면(顔面)의 양측을, 거(車)는 턱을 의미하는데, 협거(頰車)는 하악관절(下顎關節)이 운동하는 장소라 하여 협거(頰車)라 이름 하였다.

② **해부학적 위치** : 하악골 아래턱에서 귀 쪽으로 1 횡지 거리에 있으며, 이를 악물 때 융기하는 교근의 정점에 위치한다.

③ **주치** : 구안와사, 치통, 턱관절 장애

④ **미용** : 팔자 주름, 부종, 피부 긴장, 굵은 목, 주근깨, 황갈반, 얼굴 색소침착

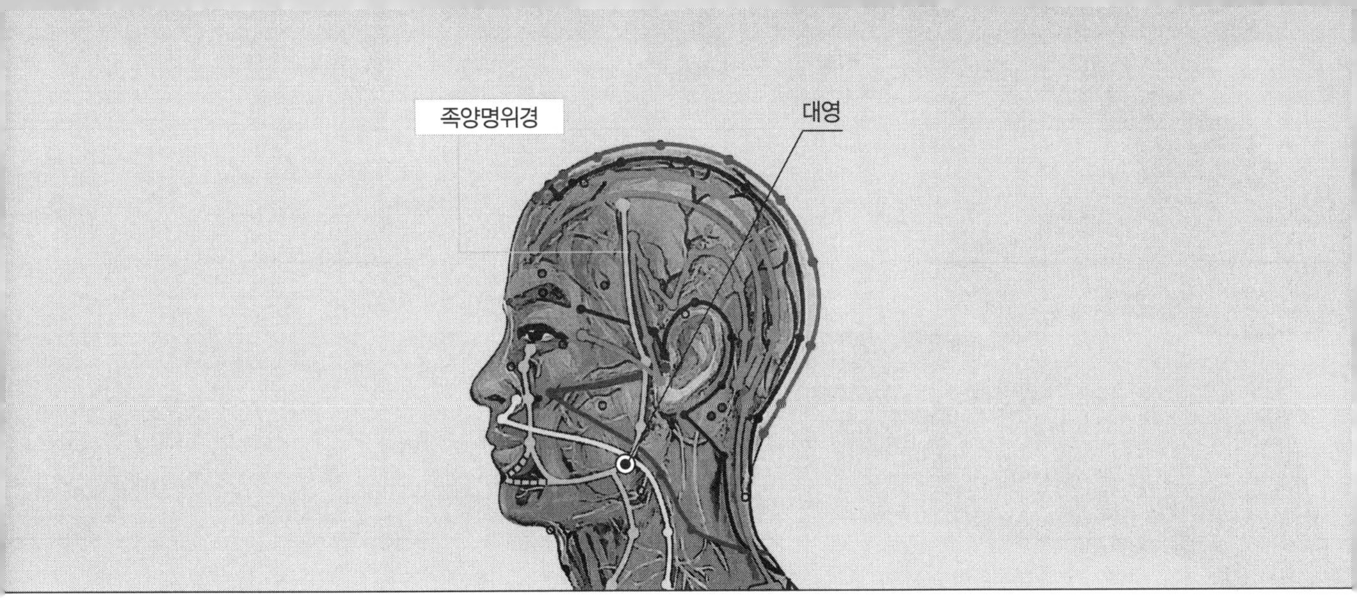


【 그림 3-28. 대영 (大迎) 】

- **대영** 大迎 **– 족양명위경(ST5)**

① **의의** : 대(大)는 대기(大氣)가 많이 있음을, 영(迎)은 영접(迎接)과 합(合)을 의미한다. 함골(頷骨)을 다른 말로 대영골(大迎骨)이라 칭하는데 아래로 이어진 오목한 부분이며 그 곳을 인면영전(人面迎前)의 곳으로 삼기 때문에 대영(大迎)이라 이름 하였다.

② **해부학적 위치** : 하악골 앞으로 교근이 부착된 앞면, 하악골각 전방 1.3촌 부위에 위치한다.

③ **주치** : 안면신경마비, 턱관절 장애, 이하선염, 치통

④ **미용** : 턱·뺨의 부종, 팔자 주름

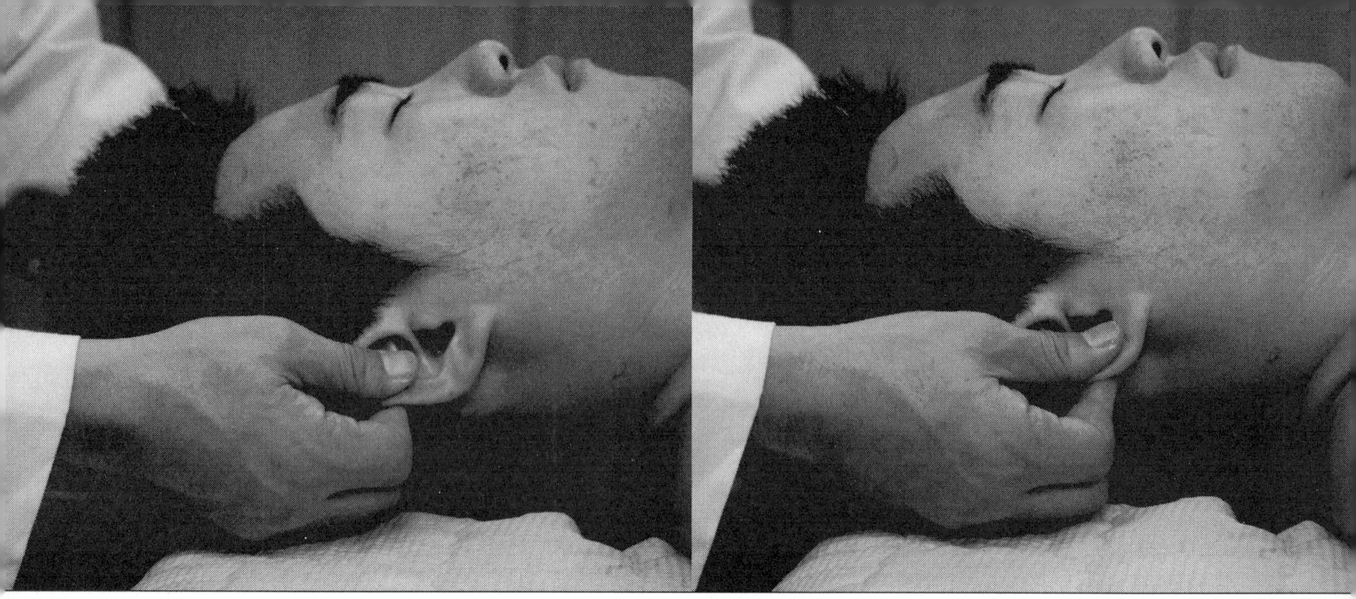

【 그림 3-29. 차날전이 (搓捏全耳) 】

# 제 ⑪ 식 : 차날전이 搓捏全耳

搓捏全耳
비빌/잡을/온전할/귀

## 치료사의 위치

坐位(좌위:앉은 자세)

## 환자의 자세

仰臥位(앙와위:누운 자세)

## 수법

搓法(차법) 捏法(날법)

## 실기법

양쪽 손의 검지 손가락과 중지 지복의 볼록한 면을 환자의 귀 뒤에 대고 엄지의 지복으로 귀의 앞면 대어 지복으로 문지르고 비틀어 당기며 차날(搓捏)법을 시행한다.

## 미용

검버섯, 습진, 백반, 유풍, 여드름, 불면증

## 치료

이명, 난청, 그 외의 귀 질환, 만성 피로, 만성 질환, 각종 허증(虛症: 허약 체질)

## 혈자리

귀의 이혈 위 전체 – 이륜(耳輪), 신문(神門), 피질하 부위

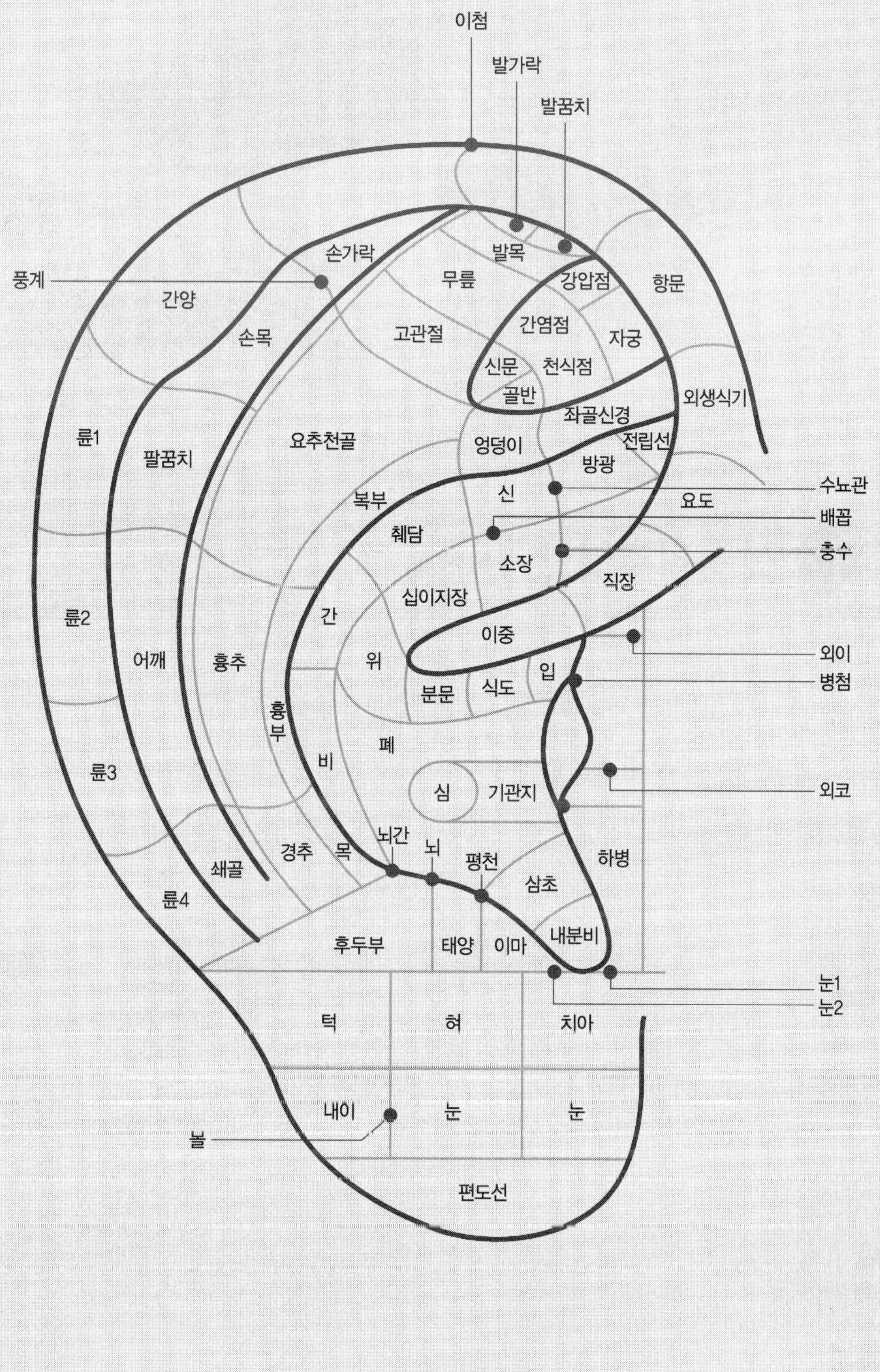


【 그림 3-30. 귀의 이혈부위 】

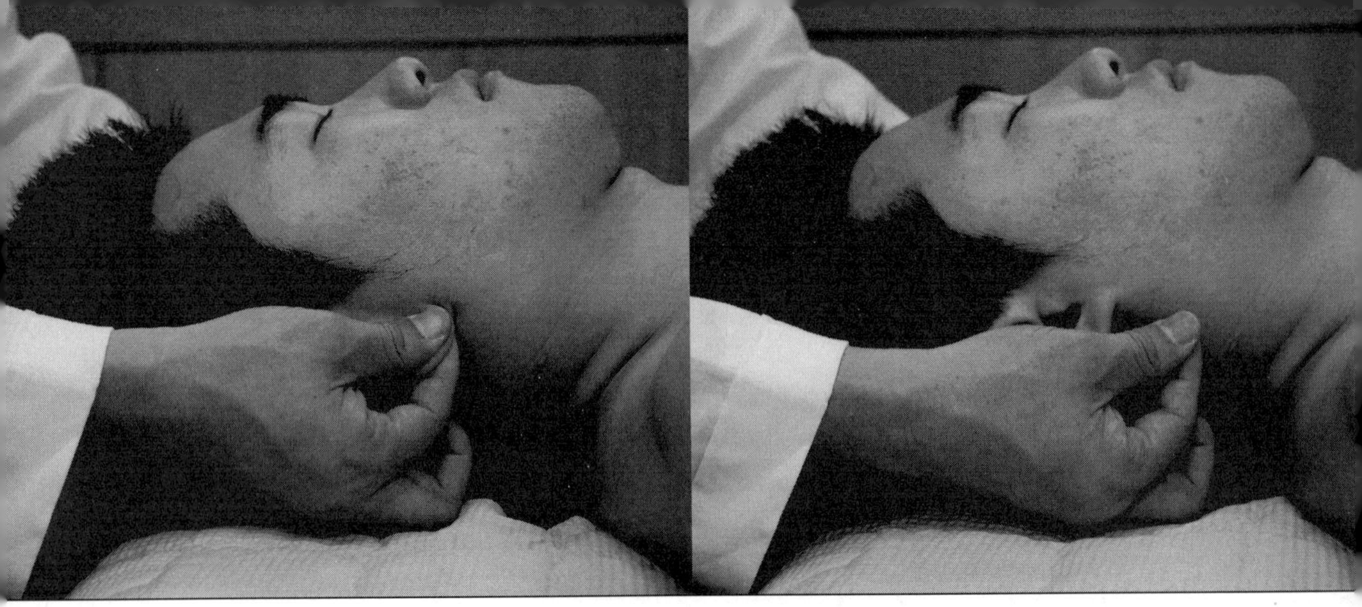

【 그림 3-31. 쌍추영당 (雙揪鈴鐺) 】

# 제 ⓬ 식 : 쌍추영당 雙揪鈴鐺

雙揪鈴鐺
둘/묶을/방울/쇠사슬

## 치료사의 위치

坐位(좌위:앉은 자세)

## 환자의 자세

仰臥位(앙와위:누운 자세)

## 수법

揉法(유법)

## 실기법

1) 엄지와 식지로 귀 방울을 쥐고 약 30번 유법(揉法)을 시행한다.

2) 엄지와 식지로 귀 방울을 쥐고 아래로 5-7번 약간 당겨 준다.

## 미용

검버섯, 습진, 여드름, 불면증

## 치료

신양허(腎陽虛)로 인한 두면과 오관 질병

## 혈자리

귀의 이혈 부위의 귓 볼 부분 - 이륜(耳輪), 신문(神門), 피질하 부위

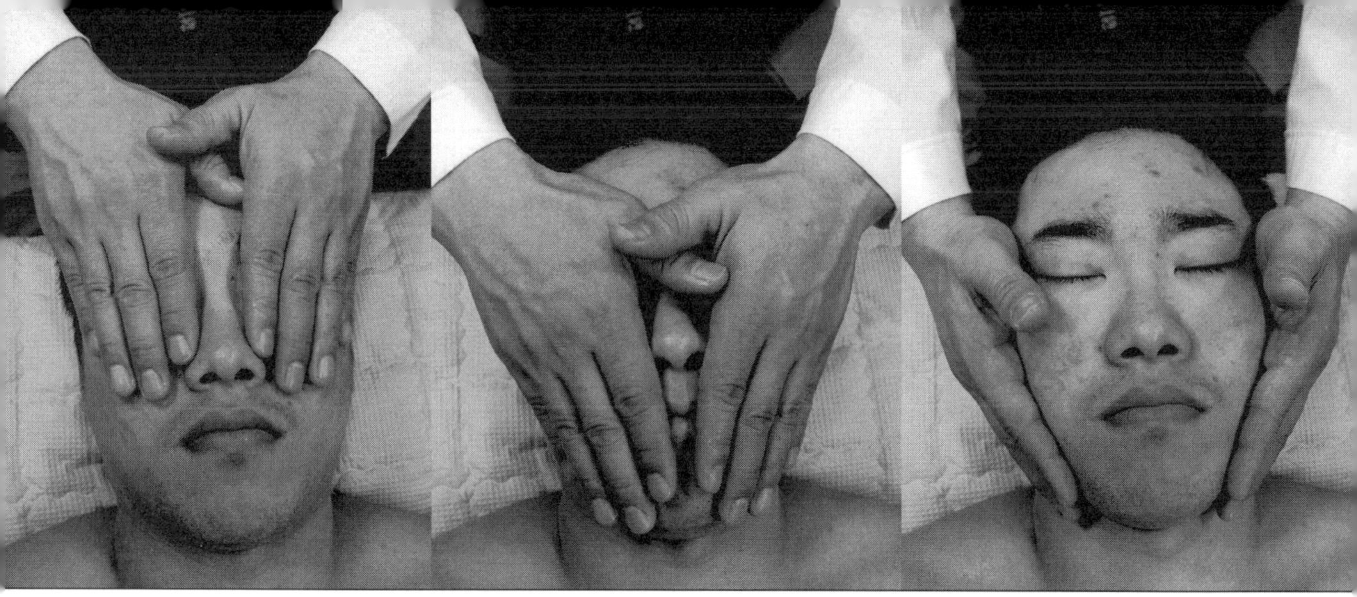

【 그림 3-32. 차장욕면 (搓掌浴面) 】

搓掌浴面
비빌/손바닥/목욕/얼굴

# 제 13 식 : 차장욕면 搓掌浴面

## 치료사의 위치

坐位(좌위:앉은 자세)

## 환자의 자세

仰臥位(앙와위:누운 자세)

## 수법

搓法(차법), 抹法(말법)

## 실기법

두 손바닥을 열이 날 때까지 비빈 후, 손바닥을 신속하게 얼굴과 접촉시킨 후, 이마로부터 아래로 눈썹, 눈, 코, 볼, 입 등을 지나며 얼굴 부위에 말법(抹法)과 차법(搓法)을 10-20번 시행한다.

## 미용

주근깨, 황갈반, 화장품 피부염, 얼굴 색소침착, 얼굴 주름, 팔자 주름

## 치료

안면신경마비, 신경쇠약, 구안와사

## 혈자리

얼굴 전체

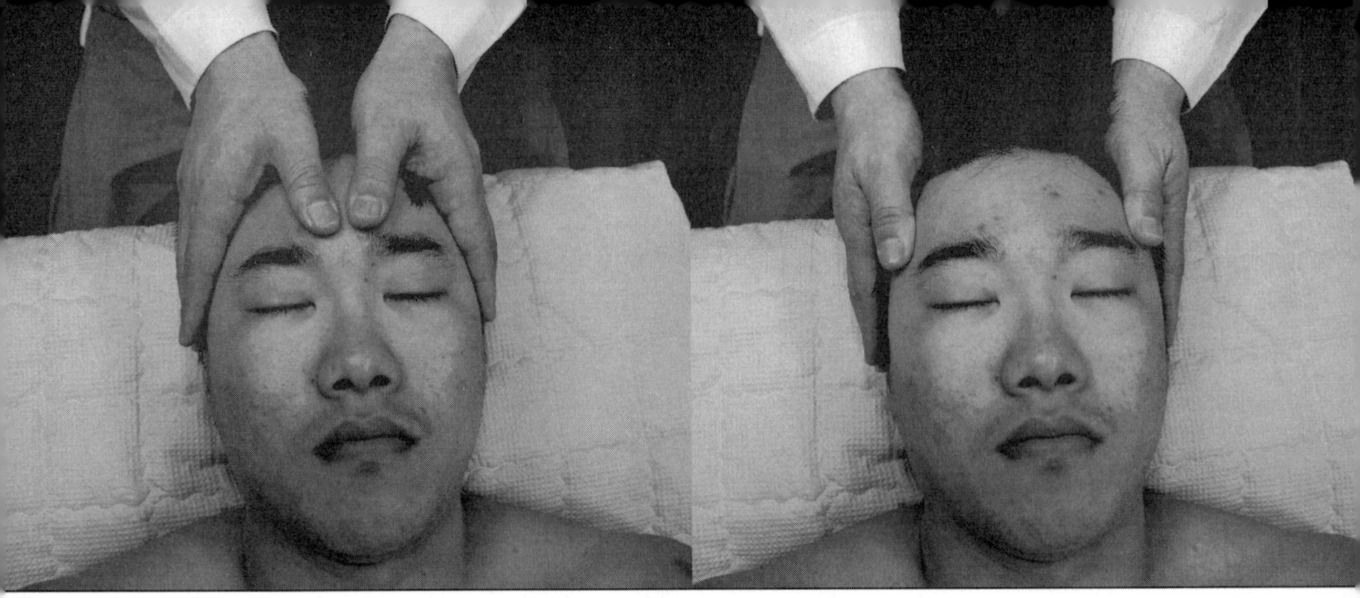

【 그림 3-33. 분추전액 (分推前額) 】

# 제 ⑭ 식 : 분추전액 分推前額

分推前額
나눌/밀/앞/이마

## 치료사의 위치

坐位(좌위:앉은 자세)

## 환자의 자세

仰臥位(앙와위:누운 자세)

## 수법

推法(추법), 마법(摩法)

## 실기법

양손 엄지의 지복 부위를 환자의 전두부 전액면(이마)의 인당(印堂)혈 부위에서 양쪽의 태양(太陽)혈 부위로 추마(推摩)법을 시행하여 신정(神庭)혈 부위까지 올라가며 추마(推摩)법을 7~10회 시행한다.

## 미용

주근깨, 황갈반, 화장품 피부염, 얼굴 색소침착, 이마 주름

## 치료

감기, 두통, 경풍(소아 경기)

## 혈자리

전두부의 전액면 – 인당(印堂), 태양(太陽), 신정(神庭), 두유(頭維)

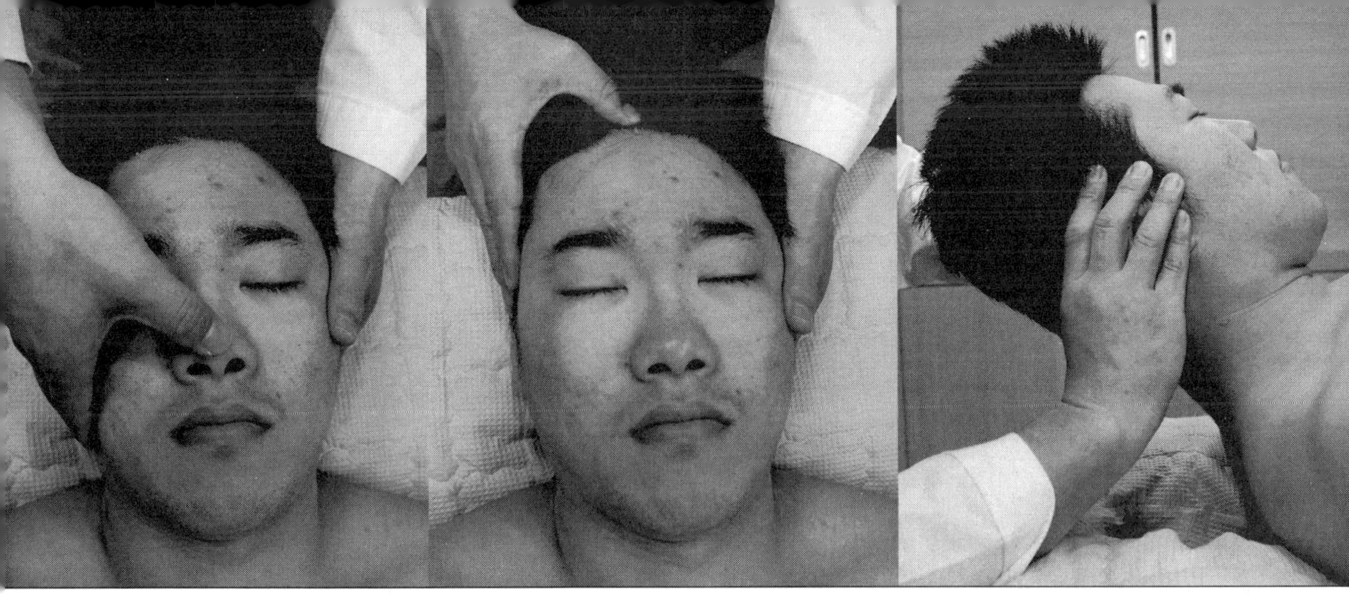

【 그림 3-34. 추정정 (推正頂) 】

推正頂
밀/비를/정수리

# 제 15 식 : 추정정 推正頂

## 치료사의 위치

坐位(좌위:앉은 자세)

## 환자의 자세

仰臥位(앙와위:누운 자세)

## 수법

推法(추법), 点法(점법), 按法(안법), 摩法(마법)

## 실기법

한 손은 환자의 목과 머리를 고정시키고 다른 한 손의 엄지의 지복을 소료(素髎)혈부터 인당(印堂)혈을 거쳐 신정(神庭)혈, 백회(百會)혈, 강간(强間)혈, 아문(啞門)혈까지 독맥의 정중앙선을 따라 2-3분 동안 반복 추마(推摩)하며 혈자리 부위는 점안(点按)법을 시행한다.

## 미용

주근깨, 황갈반, 이마 주름, 원형 탈모, 다발성 모낭염, 여드름, 불면증

## 치료

신경성 두통, 눈 충혈, 부종 및 통증

## 혈자리

소료(素髎), 인당(印堂), 신정(神庭), 상성(上星), 신회(囟會), 전정(前頂), 백회(百會), 강간(强間), 아문(啞門)

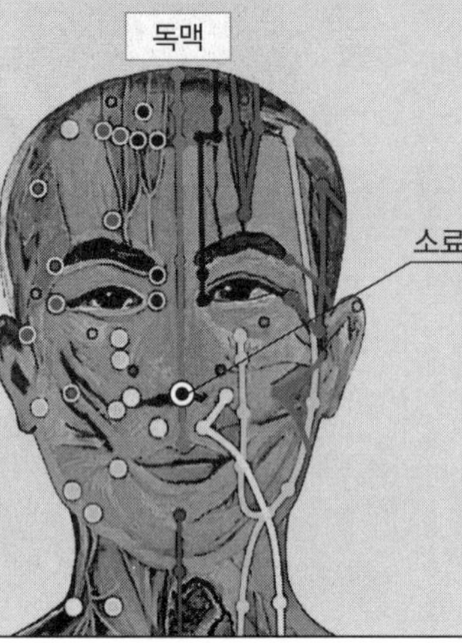


【 그림 3-35. 소료 (素髎) 】

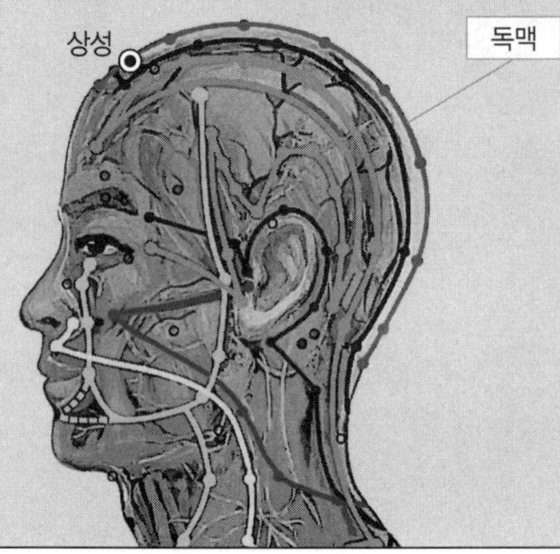


【 그림 3-36. 상성 (上星) 】

- **소료** 素髎 **– 독맥(GV25)**

① **의의** : 비(鼻)는 폐(肺)의 구멍(竅)으로, 폐(肺)에 해당하는 색(色)은 백색(白色)이고, 백색(白色)은 옛날부터 소색(素色)이라 하였다. 흰 것을 소(素)라 하고 료(髎)는 뼈 사이로 협소하고 빈 것을 의미한다. 속은 비었고 혈자리는 코 끝 정중앙의 틈 사이에 있기에 소료(素髎)라 이름 하였다.

② **해부학적 위치** : 코끝 중앙에 위치한다.

③ **주치** : 축농증, 코피, 천식, 의식불명, 기절, 신생아 질식

④ **미용** : 코 피지, 딸기코(주사), 코막힘

- **상성** 上星 **– 독맥(GV23)**

① **의의** : 상(上)은 인체에서 머리를 의미하고, 성(星)은 정기(精氣)를 의미한다. 머리 정중선(正中線)에 있으며, 양정(陽精)이 모이는 곳이기에 상성(上星)이라 이름 하였다.

② **해부학적 위치** : 앞머리 헤어라인의 가운데에서 위로 1촌 부위에 위치한다.

③ **주치** : 두통, 현기증, 눈 충혈 및 통증, 열병, 코 막힘, 코피, 비염, 축농증

※ 특히 코피 지혈의 중요한 혈

④ **미용** : 탈모, 딸기코, 얼굴 부종, 여드름

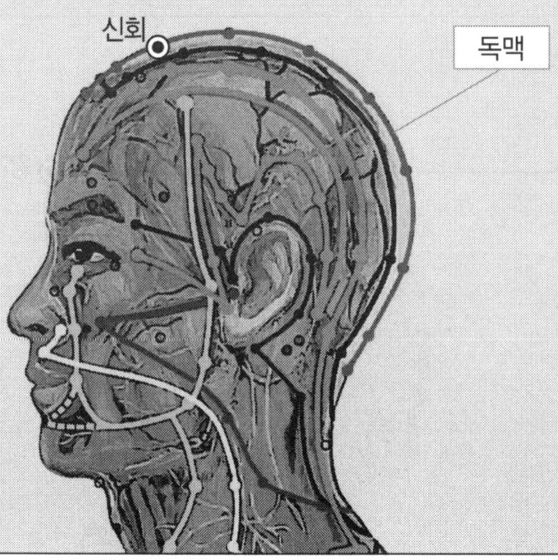


【 그림 3-37. 신회 (囟會) 】

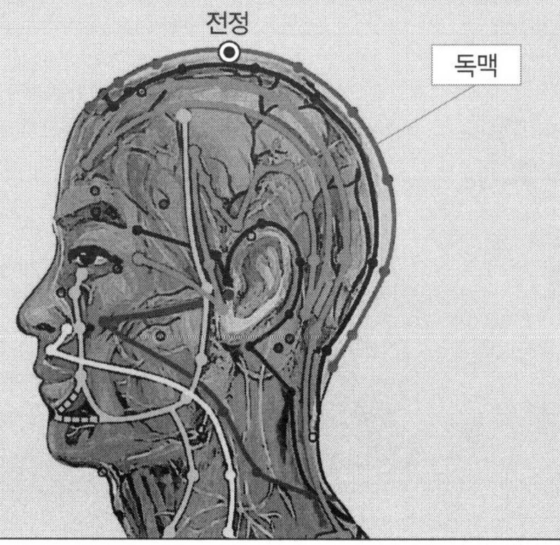


【 그림 3-38. 전정 (前頂) 】

- **신회** 囟會 **– 독맥(GV24)**

① **의의** : 신(囟)은 신문(囟門) 즉 숨골이며, 사람이 생각할 때 정신의식(精神意識)이 신문(囟門)에 모이게 된다 하여 신회(囟會)라 이름 하였다.

② **해부학적 위치** : 상성(上星)혈 위로 1촌, 백회(百會)혈 앞으로 3촌에 위치한다.

③ **주치** : 두통, 현기증, 축농증, 간질병

④ **미용** : 원형 탈모, 얼굴 부종, 코 막혀서 냄새를 맡지 못함, 눈의 충혈 및 통증

- **전정** 前頂 **– 독맥(GV21)**

① **의의** : 후정(後頂)과 상응(相應)되기에 전정(前頂)이라 이름 하였다.

② **해부학적 위치** : 백회(百會)혈과 신회(囟會)혈 중간으로 각각 1촌 5푼 사이에 위치한다.

③ **주치** : 두통, 현기증, 축농증, 간질병

④ **미용** : 원형 탈모, 얼굴 부종, 코 막힘

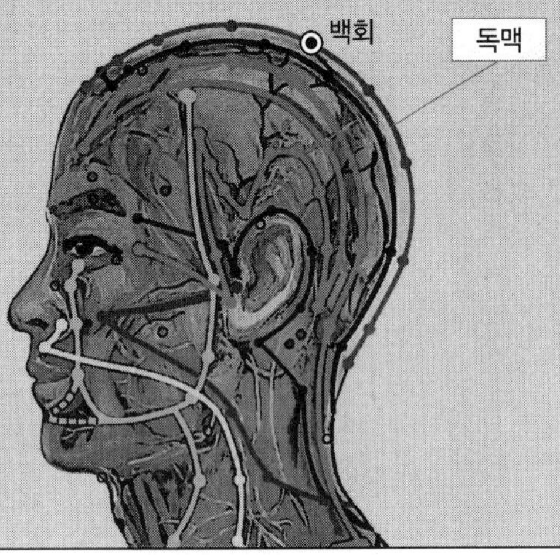


【 그림 3-39. 백회 (百會) 】

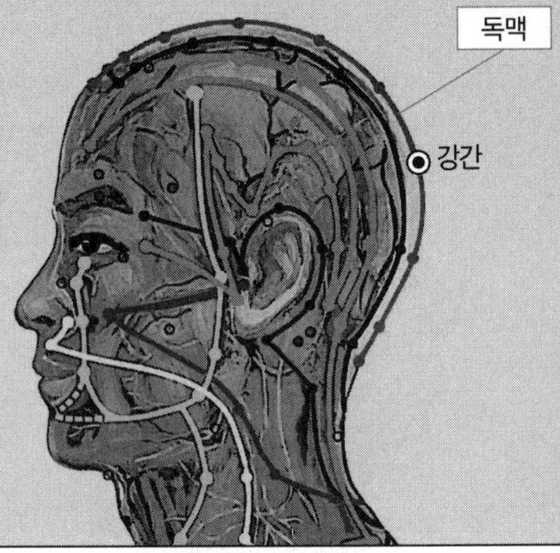


【 그림 3-40. 강간 (强間) 】

## • 백회 百會 – 독맥(GV20)

① **의의** : 본 혈자리는 머리 위로 제일 높은 곳 중앙(中央)에 있으며 모든 맥(脈)이 모이는 곳이기에 백회(百會)라 이름 하였다.

② **해부학적 위치** : 앞머리의 헤어라인의 중점에서 위로 5촌 부위에 위치한다.

③ **주치** : 장기하수(자궁하수, 신하수, 위하수), 설사, 탈항, 전광증, 건망증, 불면증, 정신분열증, 노인성 치매, 두통, 어지러움, 고혈압, 중풍, 이명

※ 특히 뇌로 공급되는 혈액이 부족할 때 중요 혈자리

④ **미용** : 탈모, 수발조백, 눈썹이 빠지는 경우, 칙칙한 얼굴색(안색 초췌)

## • 강간 强間 – 독맥(GV18)

① **의의** : 강(强)은 단단하다는 뜻이며, 간(間)은 틈, 사이를 의미한다. 본 혈자리는 두정골(頭頂骨)과 후두골(後頭骨) 사이에 머리뼈가 단단하기 때문에 강간(强間)이라 이름 하였다.

② **해부학적 위치** : 머리 정중선 뇌호(腦戶)혈 위 1촌 5푼으로 풍부(風府)혈과 백회(百會)혈을 이은 선의 중간 지점에 위치한다.

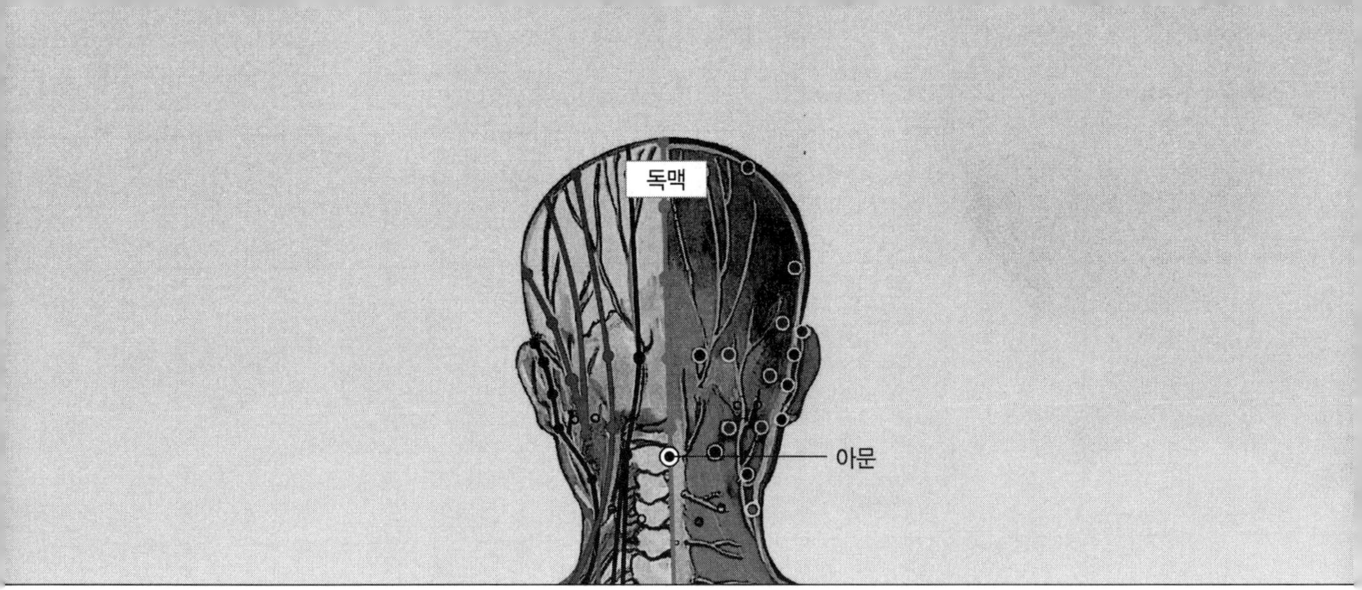


【 그림 3-41. 아문 (瘂門) 】

③ **주치** : 두통, 현기증, 낙침(落寢:자고 일어나서 목 뻣뻣하고 통증 느낌), 정신질환

④ **미용** : 원형 탈모 및 탈모, 목이 뻣뻣하고 신경성 두통, 불면증, 정서불안

• 아문 瘂門 – 독맥(GV15)

① **의의** : 본 혈자리는 설인(舌咽)에 대응하여 음병(瘖病)을 다스리므로 아문(瘂門)이라 이름 하였다.

② **해부학적 위치** : 제1,2번 경추 극돌기 사이로 똑바로 앉아서 머리를 약간 숙이고 척추 정중선 뒷머리 변두리 위 5푼 오목한 곳에서 위치한다.

③ **주치** : 언어장애(중풍, 히스테리로 인해 설근 위축으로 생김), 중풍으로 혀가 굳어서 말을 못하고 더듬거리는 후유증(혀마비), 간질, 두통, 목이 뻣뻣한 증상

④ **미용** : 여드름, 다발성 모낭염, 탈모

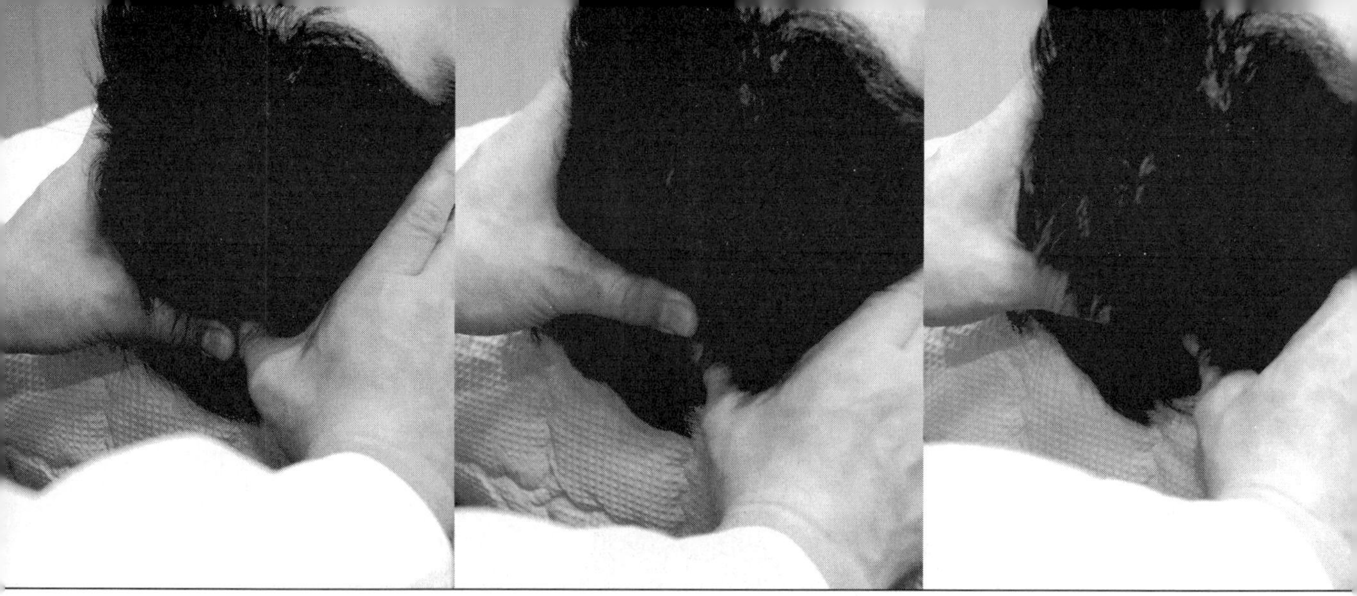

【 그림 3-42. 점안백회 (点按百會) 】

## 제 16 식 : 점안백회 点按百會

点按百會
점/누를/일백/모을

### 치료사의 위치

坐位(좌위:앉은 자세)

### 환자의 자세

仰臥位(앙와위:누운 자세)

### 수법

按法(안법), 揉法(유법)

### 실기법

1) 양 엄지를 교차하여 백회(百會)혈을 약 30초-1분 안법(按法)을 시행한 후, 10-30번 유법(揉法)을 시행한다.

2) 양 엄지로 사신총(四神聰)혈을 약 30초-1분 동안 안법(按法)을 시행한 후, 10-30번 유법(揉法)을 시행한다. 이 동작들을 3번 반복한다.

### 미용

주근깨, 황갈반, 이마 주름, 원형 탈모, 수발조백, 다발성 모낭염

### 치료

현기증, 두통, 신경쇠약, 장기하수

### 혈자리

백회(百會), 사신총(四神聰)

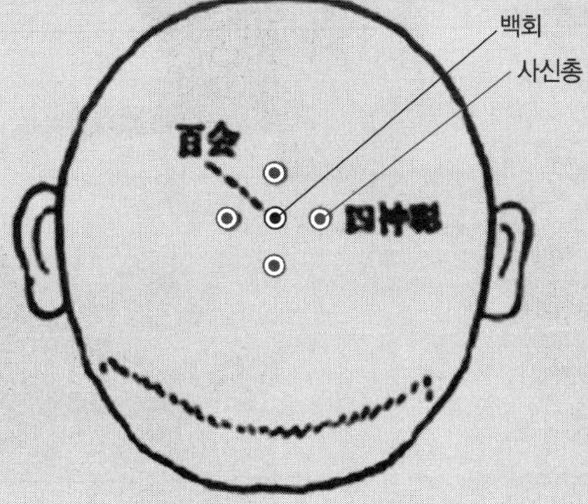


【 그림 3-43. 사신총 (四神聰) 】

## • 사신총 四神聰 – 경외기혈 經外奇穴

① **의의** : 본 혈자리는 두정부(頭頂部) 뇌(腦) 부근에 위치하기 때문에 신(神)을 조절하고, 총(聰)은 귀(耳)를 밝게 해주기 때문에 네 개의 혈자리를 사신총(四神聰)이라 이름하였다.

② **해부학적 위치** : 두정부(頭頂部)에서 백회(百會)혈 전후좌우로 각각 1촌 되는 곳으로 모두 네 곳에서 위치한다.

③ **주치** : 두통, 현기증, 불면증, 건망증, 전광증, 야뇨증, 반신불수

④ **미용** : 다발성 모낭염, 탈모

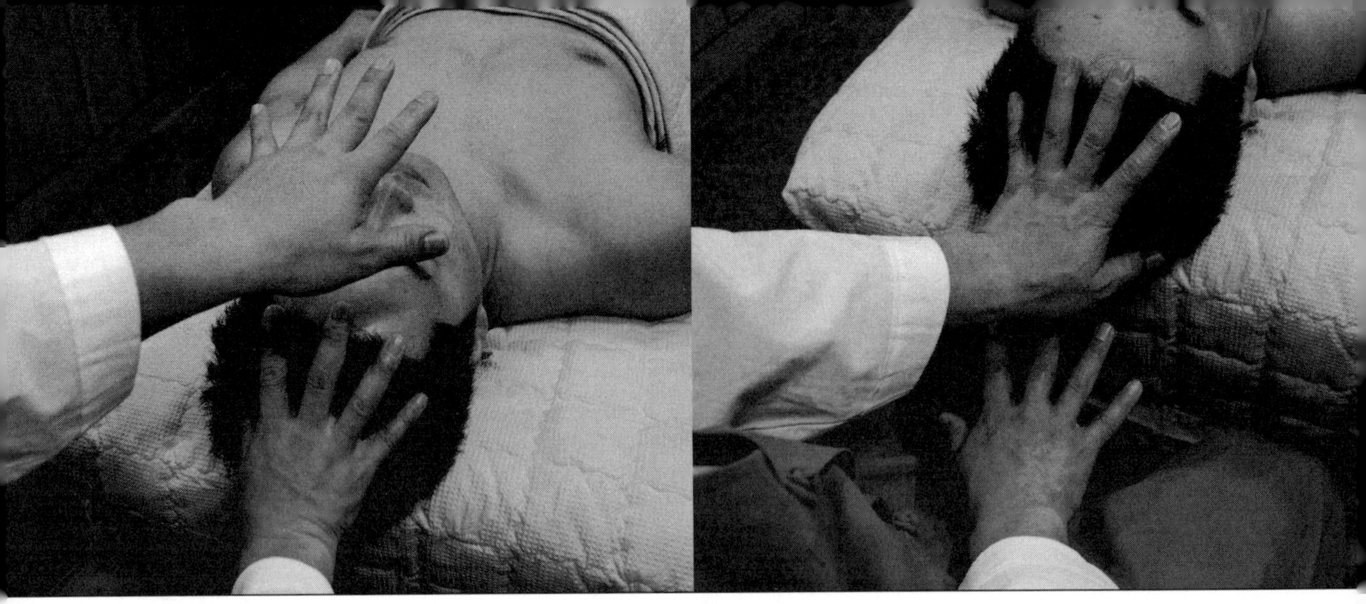

【 그림 3-44. 분말오경 (分抹五經) 】

# 제 ⑰ 식 : 분말오경 分抹五經

分抹五經
나눌/펴바를/다섯/지날

## 치료사의 위치

坐位(좌위:앉은 자세)

## 환자의 자세

仰臥位(앙와위:누운 자세)

## 수법

抹法(말법)

## 실기법

머리의 정중선에서 오지복으로 오경(독맥, 족태양방광경, 족소양담경)
부위를 약 20-30번 정도 말법(抹法)을 시행한다.

## 미용

두피의 순환, 두피의 긴장 완화, 수발조백, 탈모, 여드름

## 치료

현기증, 두통, 신경쇠약, 장기하수

## 혈자리

두부의 오경(독맥, 족태양방광경, 족소양담경)

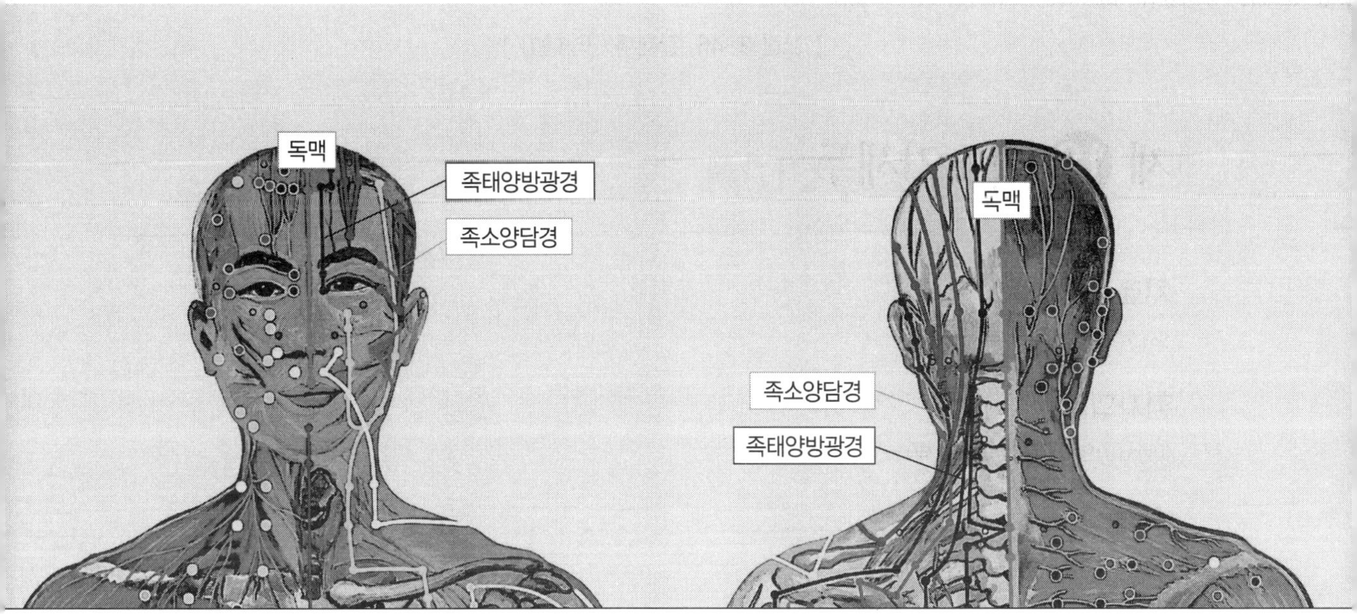


【 그림 3-45. 두부의 오경 (독맥, 족태양방광경, 족소양담경) 】

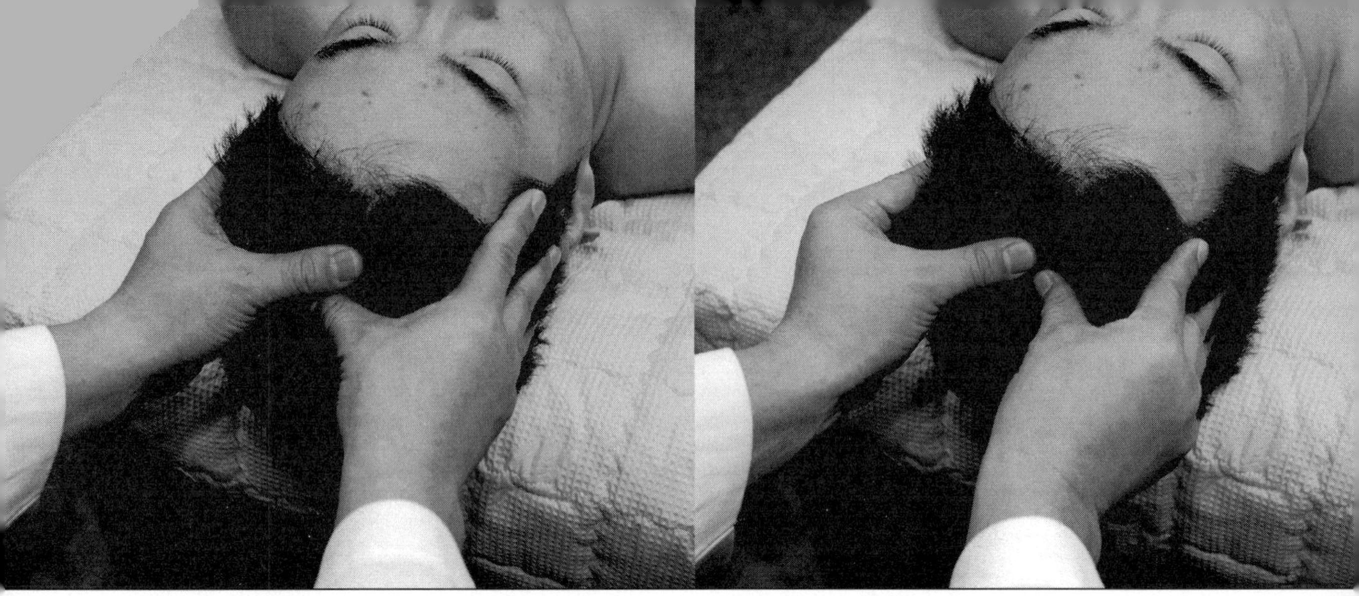

【 그림 3-46. 간세두 (干洗頭) 】

# 제 ⑱ 식 : 간세두 干洗頭

干洗頭
방패/씻을/머리

### 치료사의 위치

坐位(좌위:앉은 자세)

### 환자의 자세

仰臥位(앙와위:누운 자세)

### 수법

摩法(마법), 搓法(찰법)

### 실기법

양손 열 손가락을 벌린 후, 귀 위의 발제부터 머리 위 정중선으로 천천히 이동하면서 머리 감듯이 손가락의 지복 부위로 질서 있게 5-7번 반복하여 마찰(摩搓)법을 시행한다.

### 미용

두피의 긴장 완화, 두경부(頭頸部)의 기혈순행, 불면증, 수발조백, 다발성 모낭염, 여드름

### 치료

간신부족(肝腎不足)으로 인한 현기증, 이명, 신경쇠약

### 혈자리

두부의 오경(독맥, 족태양방광경, 족소양담경)

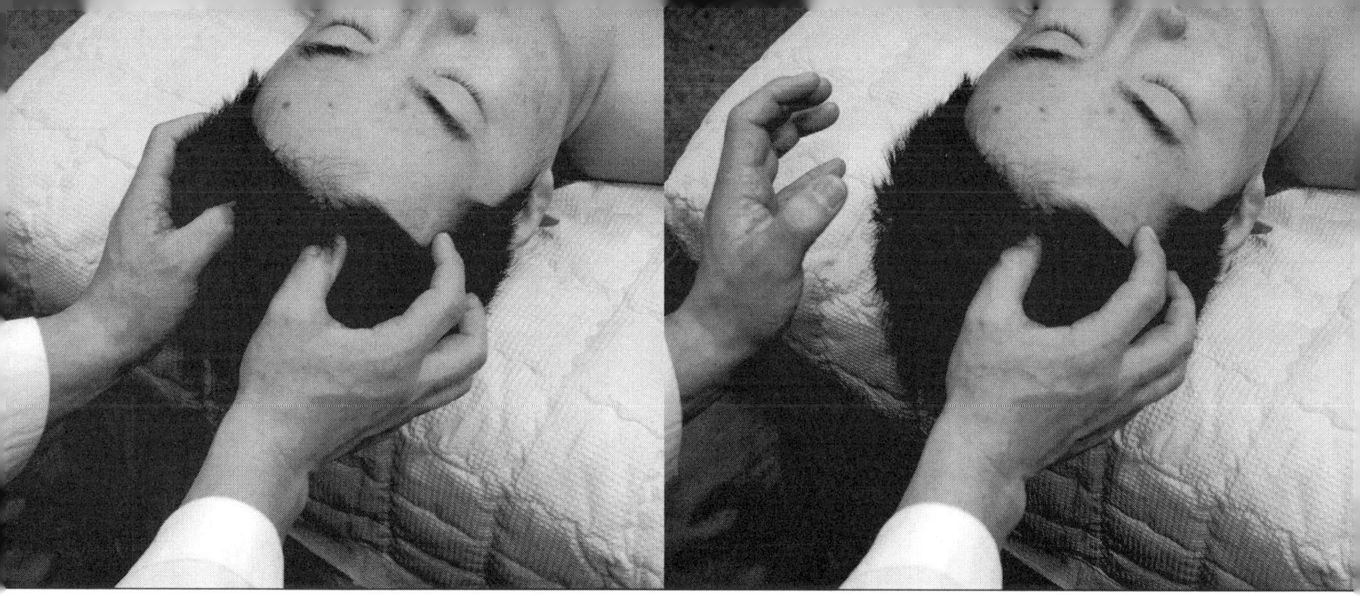

【 그림 3-47. 지첨고격 (指尖叩擊) 】

指尖叩擊
손가락/뾰족할/두드릴/칠

# 제 19 식 : 지첨고격 指尖叩擊

## 치료사의 위치

坐位(좌위:앉은 자세)

## 환자의 자세

仰臥位(앙와위:누운 자세)

## 수법

叩擊法(고격법)

## 실기법

양손을 들어 손가락 끝(指頭)으로 머리 위에 내고 수직으로 절도 있게 고격법(叩擊法)을 시행한다. 머리 전체 부위를 1-3분 정도 지속적으로 시행하다.

## 미용

두피의 긴장 완화, 두경부의 기혈순행, 불면증, 탈모, 다발성 모낭염, 수발조백

## 치료

현기증, 두통, 건망증, 불면증

## 혈자리

두부의 오경(독맥, 족태양방광경, 족소양담경)

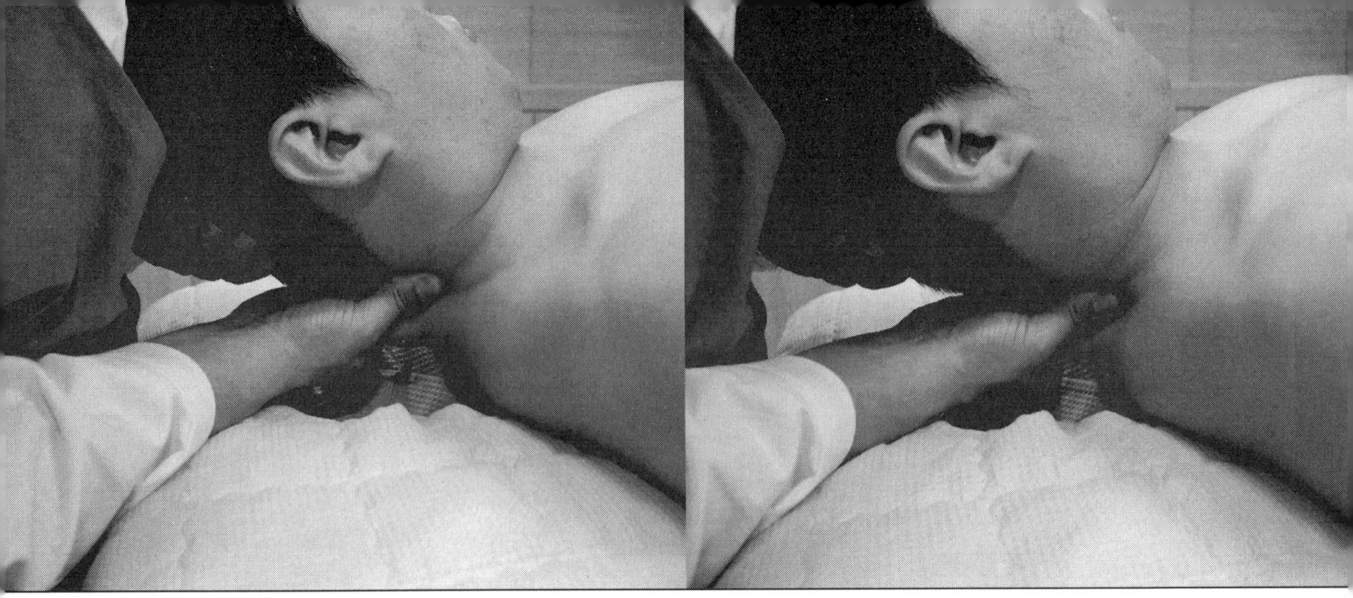

【 그림 3-48. 유날지경 (揉捏池頸) 】

# 제 ⑳ 식 : 유날지경 揉捏池頸

揉捏池頸
문지를/잡을/연못/목

## 치료사의 위치

坐位(좌위:앉은 자세)

## 환자의 자세

仰臥位(앙와위:누운 자세)

## 수법

揉法(유법), 捏法(날법), 揉捏法(유날법)

## 실기법

한 손으로 머리 위를 받치고 다른 한 손의 엄지와 사지복으로 경추의 극돌기 양측의 근육을 위로부터 아래로 유법(揉法), 날법(捏法), 유날(揉捏)법을 5–7번 시행한다.

## 미용

두피 긴장 및 주름, 목 주위 주름, 얼굴 부종, 탈모, 다발성 모낭염, 여드름

## 치료

두통, 눈의 피로, 충혈 및 통증, 목 디스크, 낙침

## 혈자리

경부 모든 혈자리

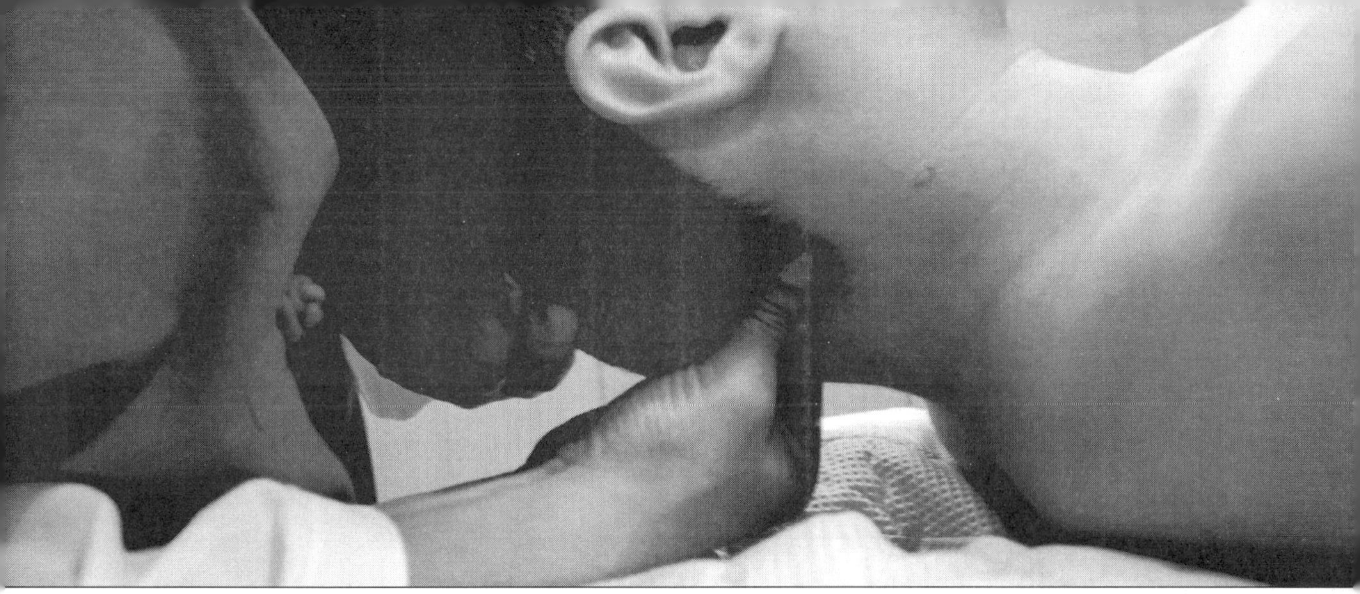

【 그림 3-49. 점유풍지 (点揉風池) 】

点揉風池
누를/문지를/바람/연못

# 제 21 식 : 점유풍지 点揉風池

## 치료사의 위치

坐位(좌위:앉은 자세)

## 환자의 자세

仰臥位(앙와위:누운 자세)

## 수법

点揉法(점유법)

## 실기법

1) 한 손으로 머리 위를 받치고 다른 한 손의 엄지와 식지로 양쪽의 풍지(風池)혈을 1-2분 동안 점유(点揉)법을 시행한다.
2) 풍지(風池)혈의 점유(点揉)법 시행 후, 차례로 천주(天柱)혈과 완골(完骨)혈까지 1-2분 점유(点揉)법을 시행한다.

## 미용

목·이마 주름, 탈모, 수발조백, 여드름

## 치료

감기, 경추 디스크, 두통, 이명

## 혈자리

풍지(風池), 천주(天柱), 완골(完骨)

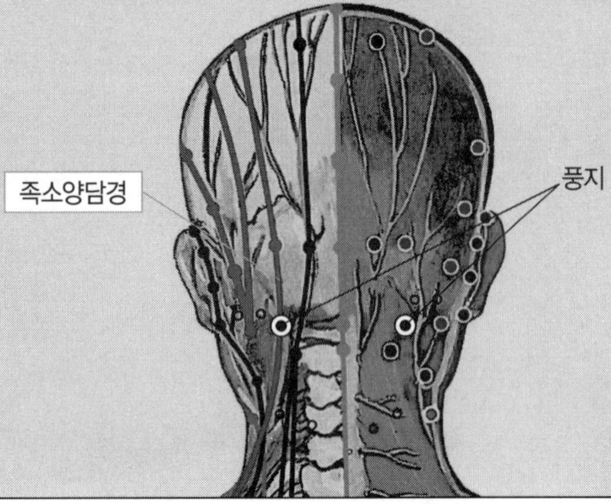


【 그림 3-50. 풍지 (風池) 】

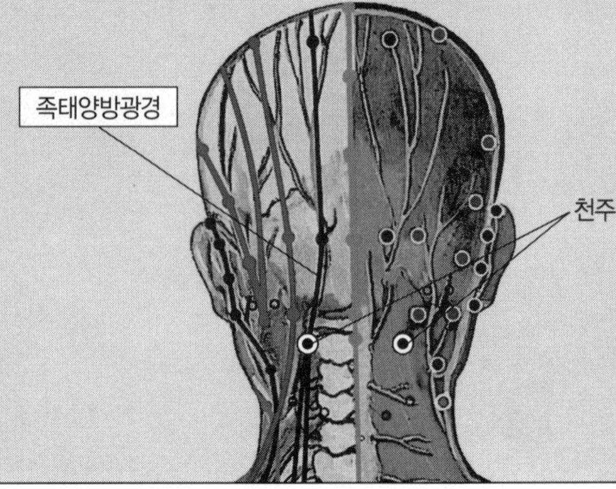


【 그림 3-51. 천주 (天柱) 】

## • 풍지 風池 – 족소양담경(GB20)

① **의의** : 본 혈자리는 목 뒤의 오목한 곳에 있는데 마치 연못(池)과 같고, 풍사(風邪)로 인한 병을 치료하는 중요한 혈(要穴)이기에 풍지(風池)라 이름 하였다.

② **해부학적 위치** : 뇌공(腦空)혈 아래 1촌 5푼이며 외후두 융기 아래 풍부(風府)혈과 완골(完骨)혈 사이로 승모근과 흉쇄유돌근 사이 오목한 곳에 위치한다.

③ **주치** : 두통, 현기증, 안과 질환, 축농증, 이명, 낙침(落寢), 감기, 간질, 중풍, 발열, 학질, 갑상선 질환

④ **미용** : 목 주름, 탈모, 수발조백, 여드름, 이마 주름, 피부 건조증, 가려움증, 두드러기, 탈모, 안면신경마비

## • 천주 天柱 – 족태양방광경(BL10)

① **의의** : 천(天)은 인체의 상부(上部)인 두부(頭部)를 가리키고, 주(柱)는 주골(柱骨), 즉 기둥으로 본 혈(穴)이 천위(天位)에 있고, 천주성(天柱星)의 이름에 따라 천주(天柱)라 이름 하였다.

② **해부학적 위치** : 옥침(玉枕)혈 아래 2촌, 머리 정중선 아문(瘂門)혈에서 바깥쪽으로 1촌 3푼에 위치한다.

③ **주치** : 두통, 코 막힘, 간질, 어깨와 등 부위 통증, 발열

④ **미용** : 두피 경직, 탈모, 다발성 모낭염

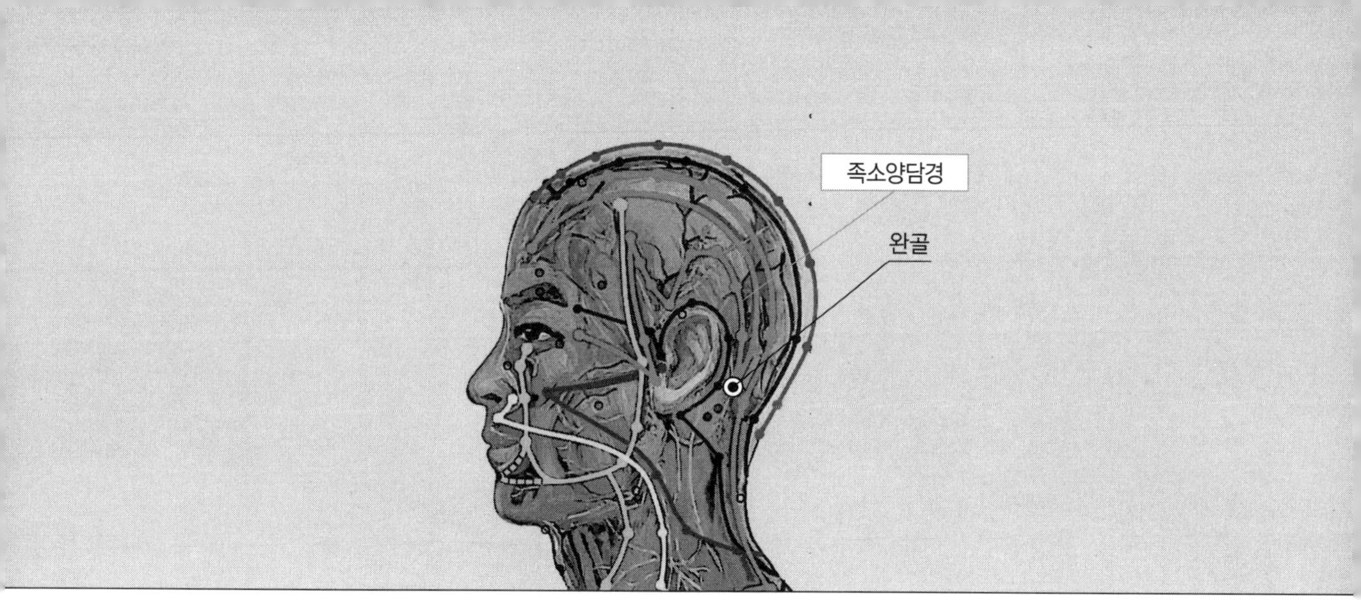


【 그림 3-52. 완골 (完骨) 】

## • 완골 完骨 – 족소양담경(GB12)

① **의의** : 완(完)은 완전(完全)하고 정리 정연한 것을 의미한다. 두개골(頭蓋骨)은 가장 견고하고 완고하기 때문에 완골(完骨)이라 이름 하였다.

② **해부학적 위치** : 유양돌기 절흔 뒤 하방의 오목한 곳, 바로 두규음(頭竅陰)혈 아래 1촌, 후방으로 4푼 지점에 위치한다.

③ **주치** : 두통, 낙침(落寢), 치통, 안면신경마비, 학질, 간질

④ **미용** : 얼굴 부종, 미백

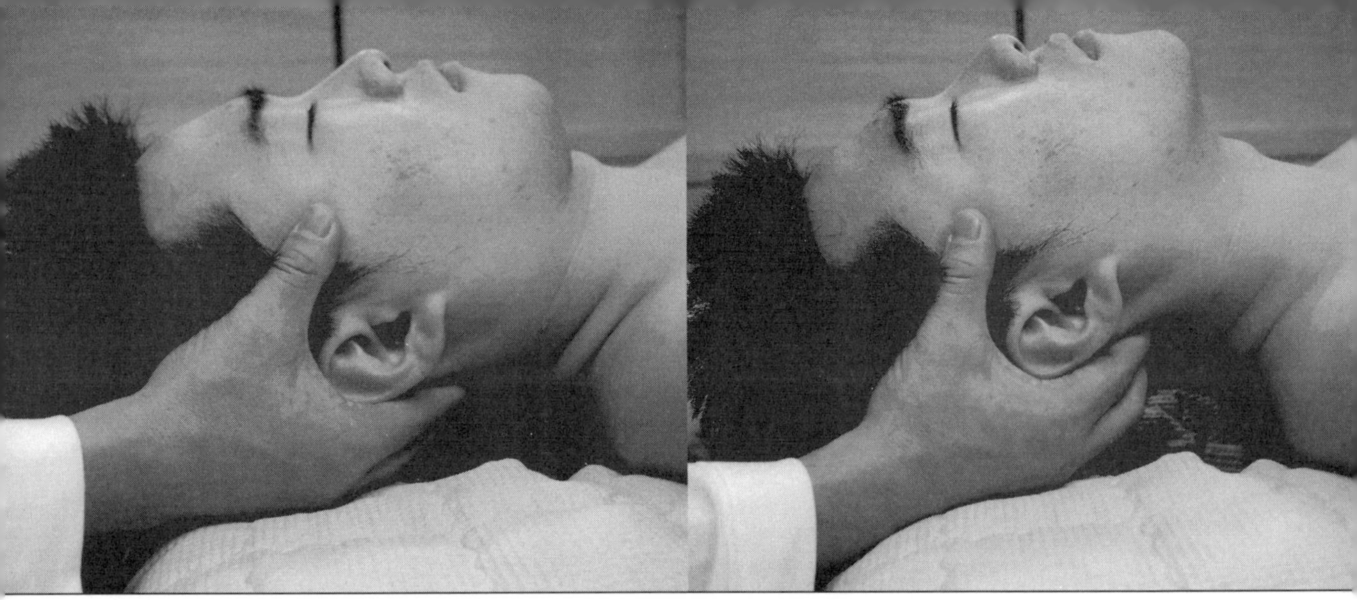

【 그림 3-53. 사지귀제 (四指歸提) 】

# 제 ㉒ 식 : 사지귀제 四指歸提

四指歸提
넷/손가락/돌아올/들어올릴,끌

### 치료사의 위치

坐位(좌위:앉은 자세)

### 환자의 자세

仰臥位(앙와위:누운 자세)

### 수법

点法(점법), 揉法(유법)

### 실기법

양손의 호구(虎口)를 귀 방울에 대고 엄지는 태양(太陽)혈, 중지는 풍지(風池)혈에 대고 네 손가락을 동시에 안쪽과 위로 향하여 5-7번 귀제(歸提:누르며 위로 올림)를 시행한다.

### 미용

주근깨, 황갈반, 이마 주름, 탈모, 수발조백, 여드름

### 치료

두통, 경추 디스크, 현기증

### 혈자리

태양(太陽), 풍지(風池)

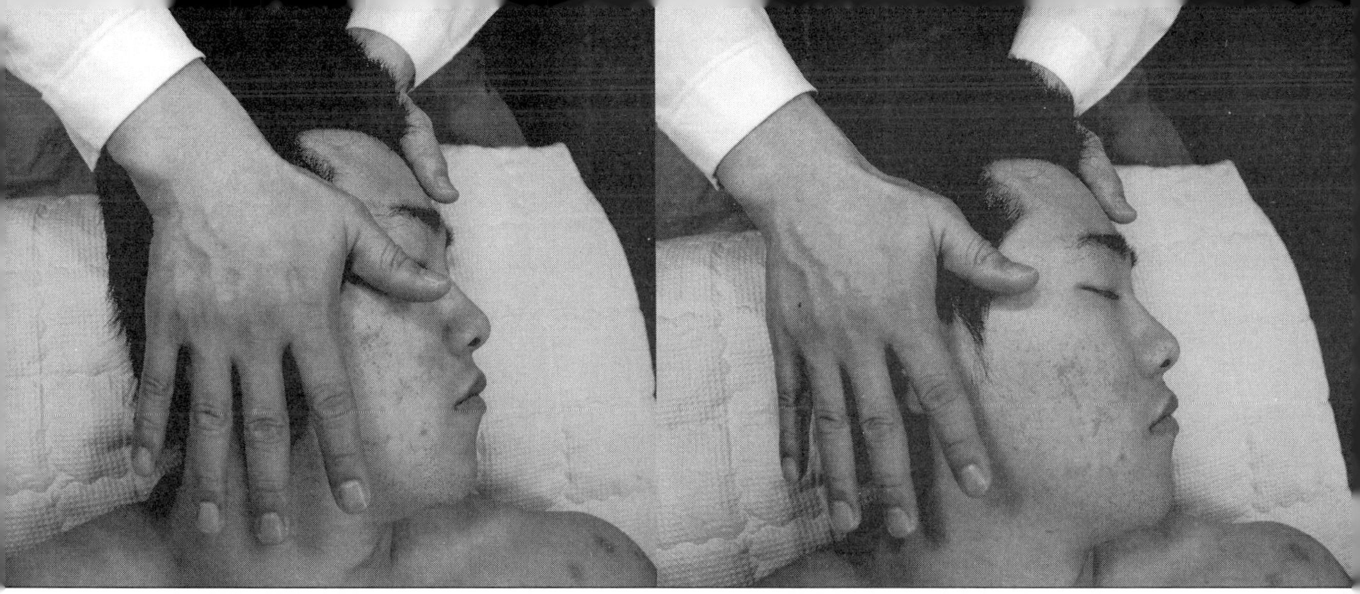

【 그림 3-54. 장유측두 (掌揉側頭) 】

掌揉側頭
손바닥/문지를/곁/머리

# 제 ㉓ 식 : 장유측두 掌揉側頭

## 치료사의 위치
坐位(좌위:앉은 자세)

## 환자의 자세
仰臥位(앙와위:누운 자세)

## 수법
揉法(유법)

## 실기법
환자의 머리 부분을 옆으로 향하게 하고 한 손으로 환자의 앞 이마를 고정하면서 반대 손 모지구로 환자의 측두부에 5~7번 유법(揉法)을 시행한다.

## 미용
탈모, 비듬, 수발조백, 다발성 모낭염, 이마 주름

## 치료
두통, 현기증, 고혈압, 불면증

## 혈자리
태양(太陽), 각손(角孫), 솔곡(率谷), 腦空(뇌공), 측두부의 족소양담경

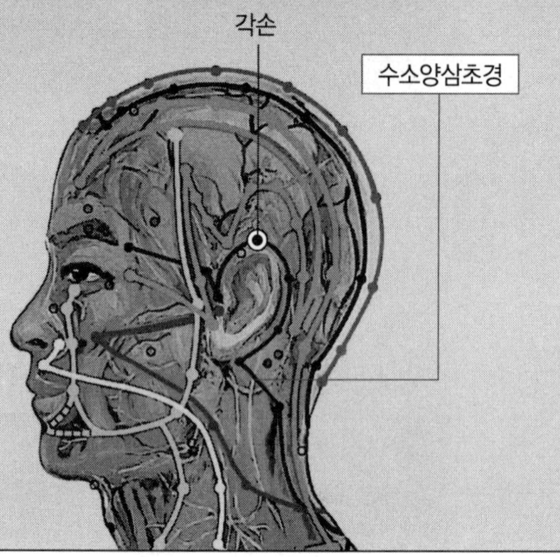


【 그림 3-55. 각손 (角孫) 】

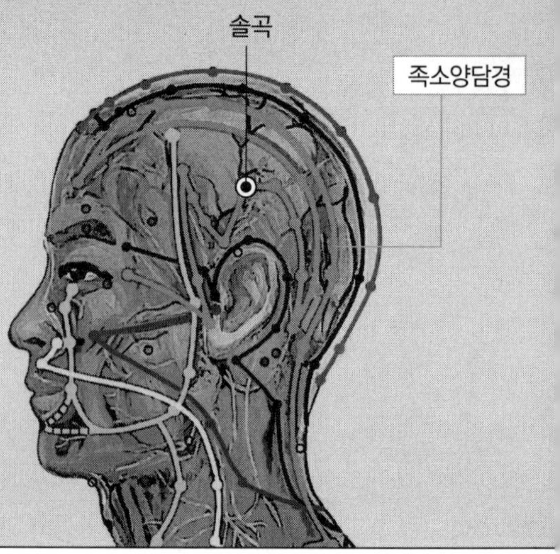


【 그림 3-56. 솔곡 (率谷) 】

- **각손** 角孫 **– 수소양삼초경(TE20)**

  ① **의의** : 각(角)은 귀 위로 이상각(耳上角)을, 손(孫)은 손락(孫絡)을 의미한다. 이상각(耳上角)의 손락(孫絡)에 있기에 각손(角孫)이라 이름 하였다.

  ② **해부학적 위치** : 귀를 겹친 후, 이첨(耳尖)에 가까운 곳에 머리 변두리에 위치한다.

  ③ **주치** : 이하선염(경험혈), 녹내장, 치통, 목 디스크

  ④ **미용** : 원형 탈모 및 비듬, 귀 부위 통증

- **솔곡** 率谷 **– 족소양담경(GB8)**

  ① **의의** : 솔(率)은 돈다를, 곡(谷)은 봉합(縫合)된 곳을 의미하여 솔곡(率谷)이라 이름 하였다.

  ② **해부학적 위치** : 신정(神庭)혈과 눈썹 맨 윗부분 사이 중간선(이마 1/2선)과 귀 꼭대기 바로 윗선과 만나는 부위로 이곽첨상(耳廓尖上)의 머릿속으로 1촌 5푼에 위치한다.

  ③ **주치** : 편두통, 현기증, 경풍(소아 경기)

  ④ **미용** : 원형 탈모 및 비듬, 음주 후 구토 및 통증, 가슴 답답함

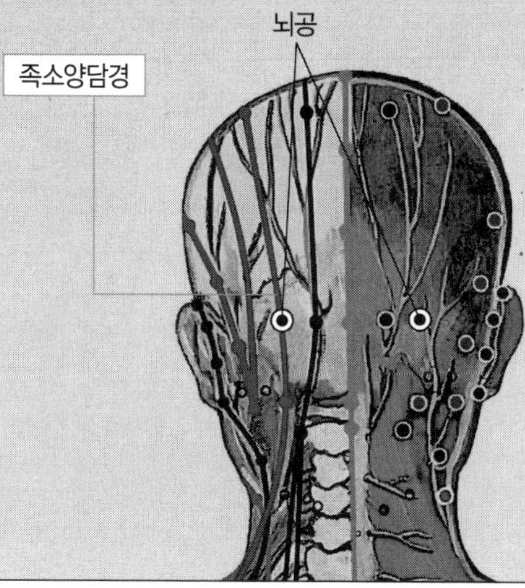


【 그림 3-57. 뇌공 (腦空) 】

- **뇌공** 腦空 **– 족소양담경(GB19)**

① **의의** : 본 혈자리는 뇌(惱)의 비어있는 틈(空隙)을 의미하고, 옥침골(玉枕骨) 하함중(下頷中)에 있기 때문에 뇌공(腦空)이라 이름 하였다.

② **해부학적 위치** : 승령(承靈)혈 뒤 4촌 5푼, 풍지(風池)혈 위 1촌 5푼 인데 외후두 융기의 외측에 위치한다.

③ **주치** : 두통, 현기증, 간질, 경추 디스크

④ **미용** : 목·이마 주름, 주근깨, 여드름, 다발성 모낭염, 목 디스크, 눈의 통증과 코 막힘, 코피, 눈을 밝게 해줌

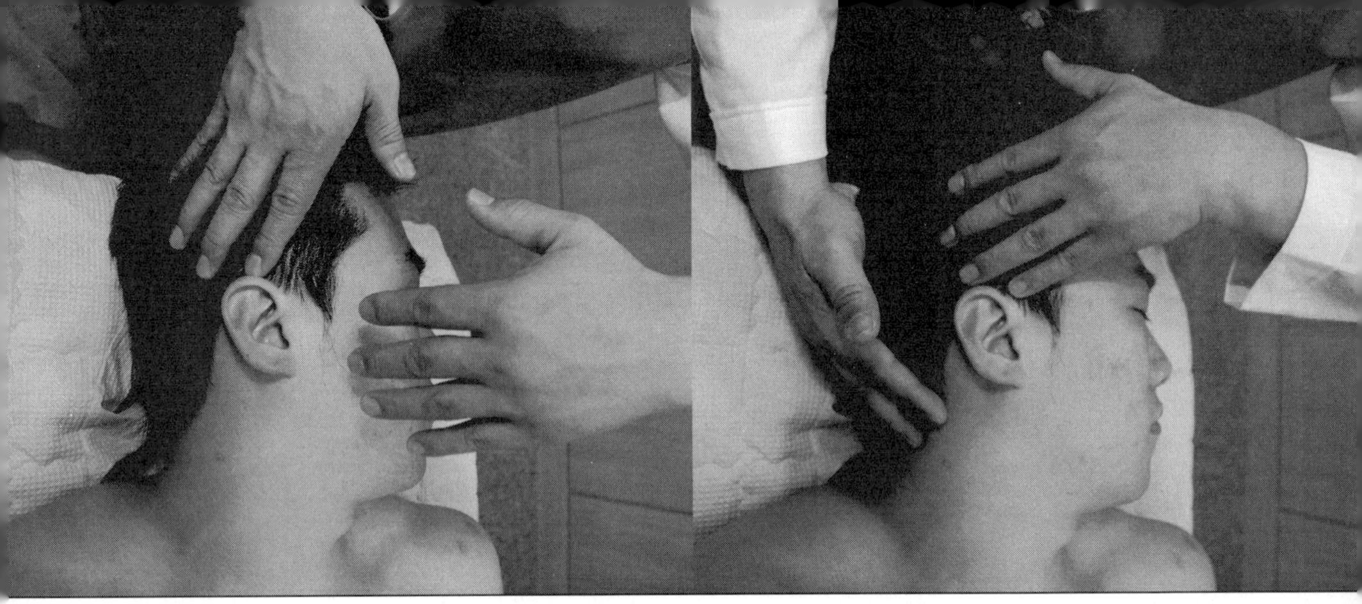

【 그림 3-58. 소산소양술 (掃散少陽術) 】

# 제 24 식 : 소산소양술 掃散少陽術

掃散少陽術
쓸/흩을/적을/태양/재주

## 치료사의 위치

坐位(좌위:앉은 자세)

## 환자의 자세

仰臥位(앙와위:누운 자세)

## 수법

抹法(말법)

## 실기법

양손 열 손가락을 벌 린 후, 한쪽의 태양(太陽)혈부터 머리를 쓰다듬듯이 머리카락 속으로 넣은 후, 두 손으로 교체하면서 풍지(風池)혈까지 반복적으로 3-5번 말법(抹法)을 시행한다.

## 미용

탈모, 다발성 모낭염, 비듬, 황갈반, 이마 주름, 주근깨

## 치료

편두통, 오한발열, 흉협부 답답 증상

## 혈자리

태양(太陽), 풍지(風池), 족소양담경

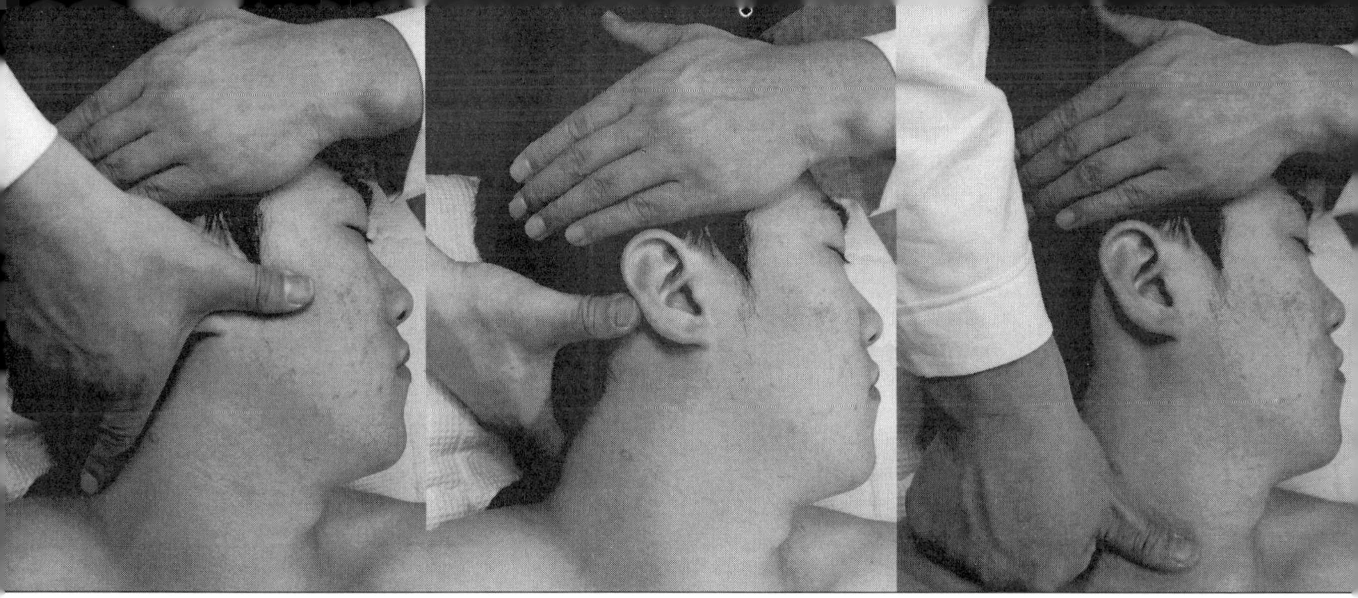

【 그림 3-59. 추말교궁 (椎抹橋弓) 】

椎抹橋弓
밀/펴바를/다리/활

## 제 ㉕ 식 : 추말교궁 椎抹橋弓

### 치료사의 위치
坐位(좌위:앉은 자세)

### 환자의 자세
仰臥位(앙와위:누운 자세)

### 수법
推法(추법)

### 실기법
환자의 머리를 반대쪽 방향으로 향하게 하여 치료사의 손으로 고정하고 다른 손 모지복으로 흉쇄유돌근 부근의 예풍(翳風)혈에서 결분(缺盆)혈까지 일직선으로 모지 추법(推法)을 5–7회 시행한다.

### 미용
협종(頰腫:중풍으로 인한 뺨이 붓는 증상), 구안와사, 주근깨, 황갈반, 이마 주름, 원형 탈모, 매핵기(梅核氣:목에 무언가가 걸린 느낌)

### 치료
현기증, 고혈압

### 혈자리
예풍(翳風), 결분(缺盆), 이문(耳門), 완골(完骨)

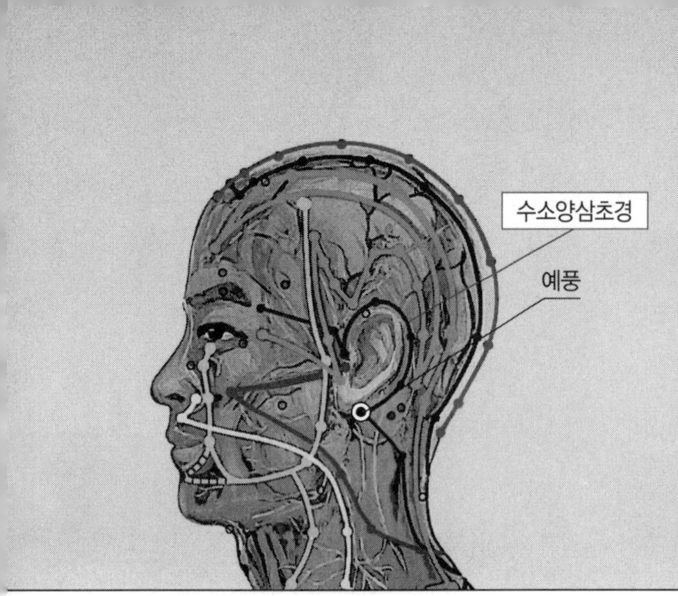


【 그림 3-60. 예풍 (翳風) 】

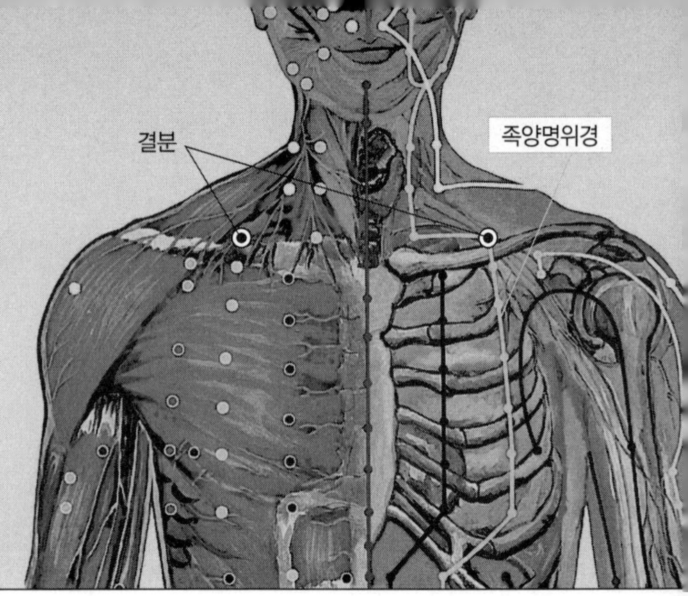


【 그림 3-61. 결분 (缺盆) 】

## • 예풍 翳風 – 수소양삼초경(TE10)

① **의의** : 예(翳)는 우선(羽扇), 차폐(遮蔽),엄복(掩覆)으로 귀 형태와 비슷하고, 풍(風)은 풍사(風邪)를 의미한다. 그러므로 풍사(風邪)를 치료하는데 마치 부채로 풍(風)을 막아내는 것과 같기에 예풍(翳風)이라 이름 하였다.

② **해부학적 위치** : 이륜(耳輪) 뒤의 하악골지와 유양돌기 사이의 오목한 곳에 위치한다.

③ **주치** : 이명, 청력감퇴, 안면신경마비, 턱관절 장애, 구안와사, 치통, 이하선염, 편도선염

④ **미용** : 구안와사, 안면신경마비, 딸꾹질의 경험혈, 얼굴 붓기, 탈모

## • 결분 缺盆 – 족양명위경(ST12)

① **의의** : 쇄골(鎖骨) 위에 있어 오목하게 들어가 윗목이 없는 양동이 같이 생겨서 결분(缺盆)이라 이름 하였다.

② **해부학적 위치** : 쇄골 위에 오목한 곳의 중앙에 있으며 정중선에 옆으로 4촌 되는 곳에서 위치한다.

③ **주치** : 기침, 천식, 목 아플 때, 임파선종

④ **미용** : 경추 디스크, 가슴 답답함

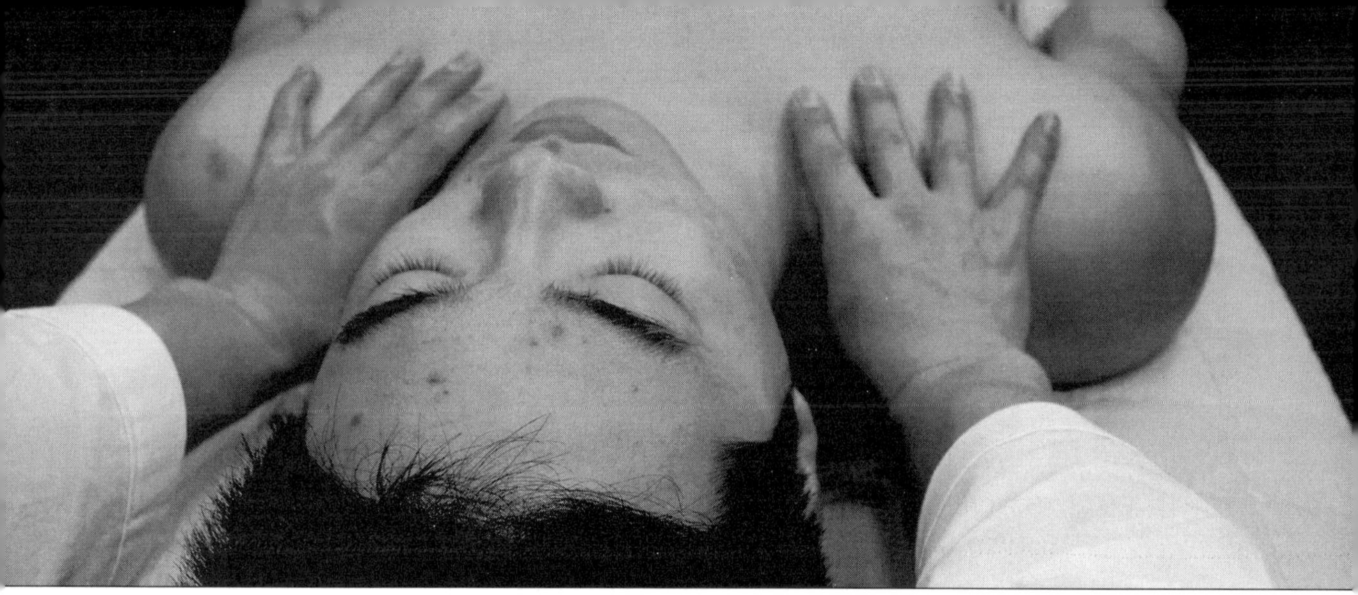

【 그림 3-62. 하안견정 (下按肩井) 】

下按肩井
이래/누를/어깨/우물

# 제 26 식 : 하안견정 下按肩井

### 치료사의 위치
坐位(좌위:앉은 자세)

### 치료사의 위치
仰臥位(앙와위:누운 자세)

### 수법
按法(안법), 推法(추법)

### 실기법
시술자의 양 모지복으로 환자의 양쪽 견정(肩井)혈을 밑으로 5-7회 안법(按法)을 시행한다.

### 미용
원형 탈모 및 탈모, 수빌조백(나이는 많지 않으나 머리카락과 수염이 회백색으로 변하는 증상)

### 치료
어깨 통증, 현기증, 고혈압, 목 디스크, 근시, 피로, 모유 분비결핍, 냉증, 자율신경 부조화

### 혈자리
견정(肩井)

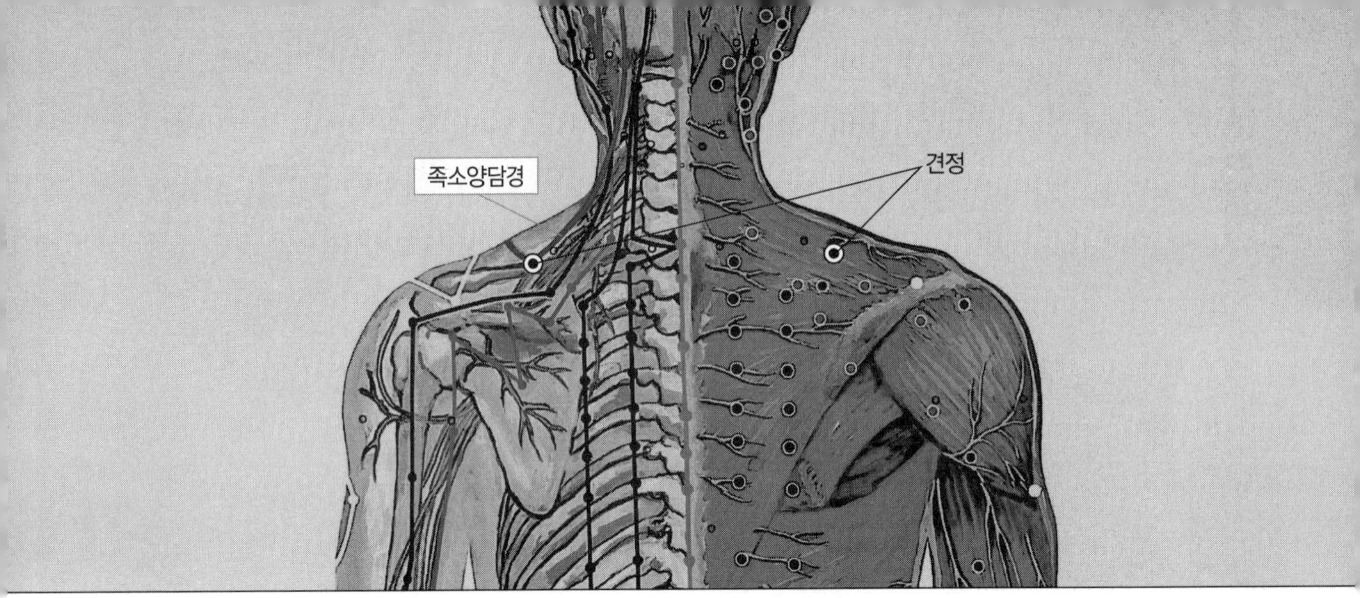


【 그림 3-63. 견정 (肩井) 】

• **견정** 肩井 **– 족소양담경(GB21)**

① **의의** : 견(肩)은 어깨를 의미하고, 정(井)은 우물을 가리킨다. 본 혈자리가 어깨의 오목한 곳에 위치하기 때문에 견정(肩井)이라 이름 하였다.

② **해부학적 위치** : 어깨 위에 있는데 대추(大椎)혈과 견봉(肩峰)을 이은 선의 중점에서 위치한다.

③ **주치** : 뒷목 뻣뻣 및 통증, 어깨와 등 부위 및 팔 통증, 순산하기 어려움, 유선염, 모유 부족, 임파선염

④ **미용** : 원형 탈모 및 탈모증상, 수발조백(나이는 많지 않으나 머리카락과 수염이 회백색으로 변하는 증상), 여드름

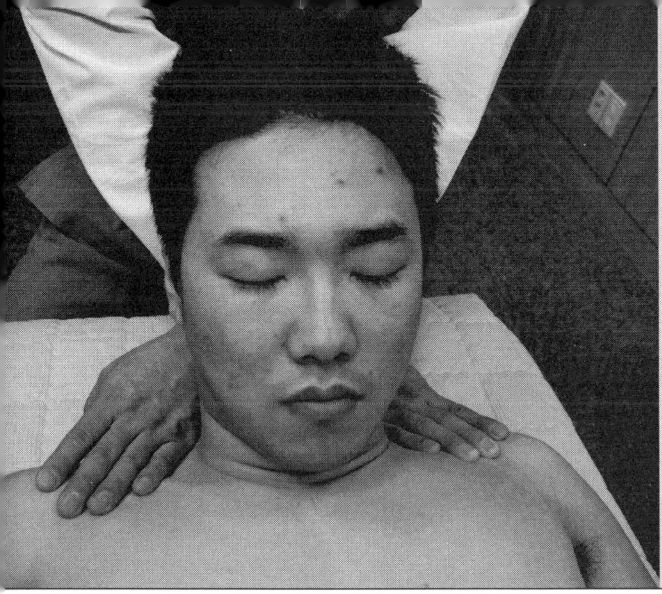

【 그림 3-64. 십자탁경 (十字托頸) 】

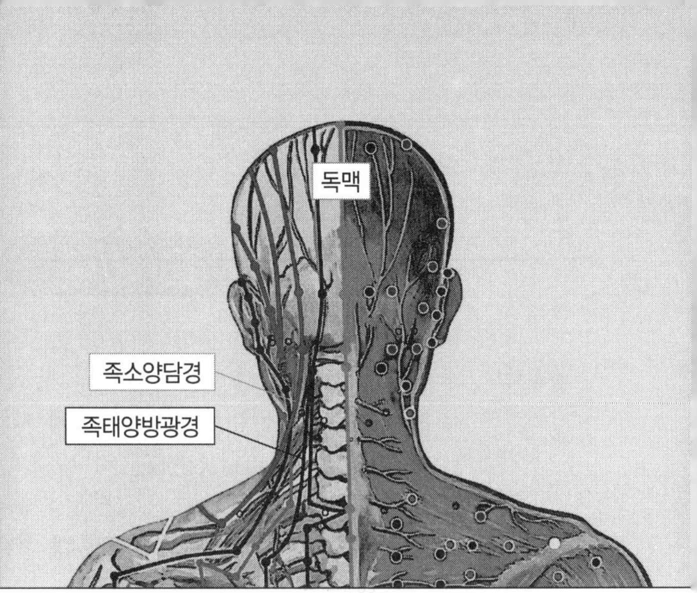


【 그림 3-65. 두부의 오경 (독맥, 족태양방광경, 족소양담경) 】

十字托頸
열/글자/맡길/목

# 제 27 식 : 십자탁경 十字托頸

### 치료사의 위치

坐位(좌위:앉은 자세)

### 환자의 자세

仰臥位(앙와위:누운 자세)

### 수법

托頸法(탁경법)

### 실기법

양손을 교차해서 환자의 양 어깨를 누르고 그 팔 윗부분에 환자의 머리를 놓고 양팔 잎으로 환자의 후두골 밑부분을 지탱하면서 신체를 천천히 일으키며 일어서면서 환자의 머리를 앞으로 굽히고 좌우 옆으로 굽혀서 탁경법(托頸法)을 시행한다.

### 미용

짧은 목 교정, 목 주름

### 치료

목 디스크, 낙침(落寢:부자연한 자세로 자고 난 후, 오는 어깨나 목의 통증), 어깨 뭉침, 경부 염좌

### 혈자리

독맥, 족태양방광경

## 학/습/정/리

- 미용추나 두면부 27식을 시행할 때, 치료사의 위치는 좌위(앉은 자세)를 취한다.
- 미용추나 두면부 27식을 시행할 때, 환자의 자세는 앙와위(누운 자세)를 취한다.
- 각 수법에 사용되는 혈자리와 경락에 따라서 미용 및 치료 효과에 영향을 준다.
- 분말오경, 간세두, 지첨고격에서는 두부의 오경(독맥, 족태양방광경, 족소양담경)에 따라 시행한다.
- 십자탁경의 수법은 탁경법을 시행한다.

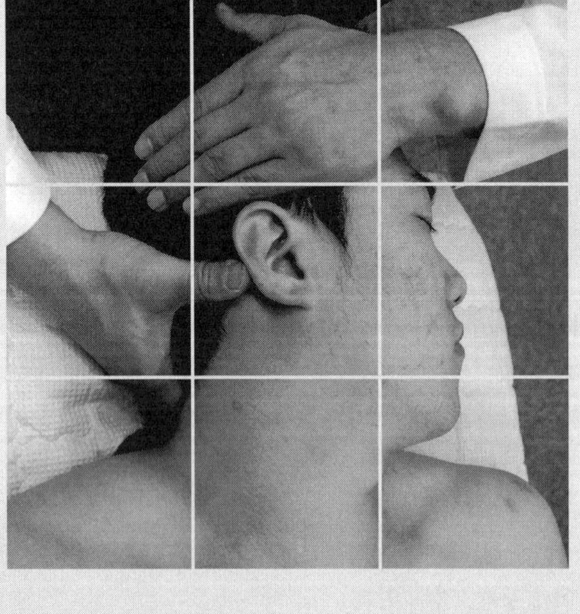

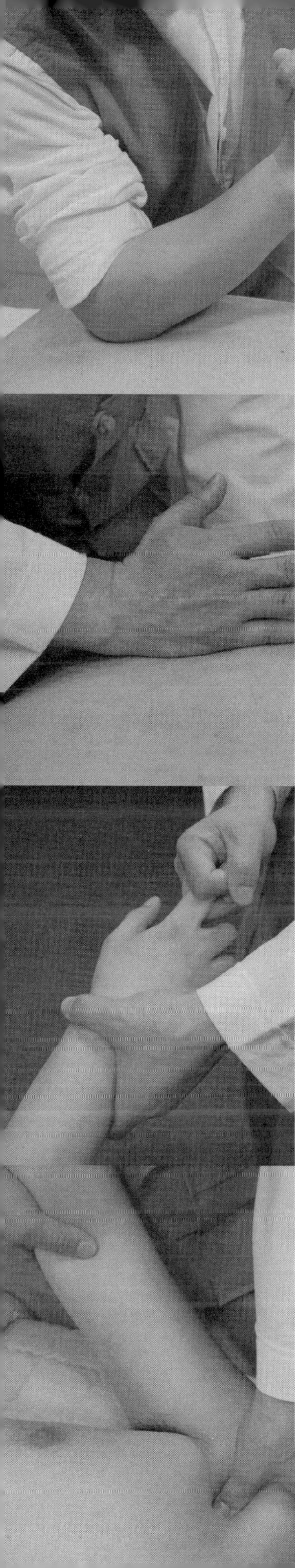

# 4장. 상지부(팔) 21식

## 上肢部 21式

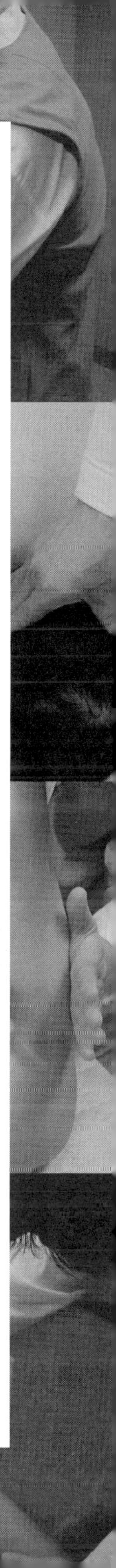

### 학습목표

- 미용추나 상지부 21식의 수법 순서에 대하여 구분할 수 있도록 학습한다.
- 각 수법의 개념을 이해하고 실기법에 대하여 학습한다.
- 각 수법의 치료 작용에 대하여 이해하고 설명할 수 있도록 학습한다.
- 각 수법의 미용 효과에 대하여 이해하고 설명할 수 있도록 학습한다.
- 각 수법마다 사용되는 혈자리의 의의, 해부학적 위치, 주치 및 미용에 대하여 학습한다.

### 학습개요

1. 견주마안 肩周摩按
2. 날유액전선 捏揉腋前線
3. 날유액후선 捏揉腋后線
4. 쌍수유구 雙手揉球
5. 쌍용섬견 雙龍点肩
6. 곤견전후 滾肩前後
7. 안유견전 按揉肩前
8. 안유견후 按揉肩後
9. 유상비부 揉上臂部
10. 날상시 捏上肢
11. 유주관절 揉肘關節
12. 유전비부 揉煎臂部
13. 안신문법 按神門法
14. 유노궁 揉勞宮
15. 요완관절 搖腕關節
16. 분말장지 分抹掌指
17. 날두십지 捋抖十指
18. 요비신두 搖臂抻抖
19. 차동상지 搓動上肢
20. 두동상비 抖動上臂
21. 대붕전시 大鵬展翅

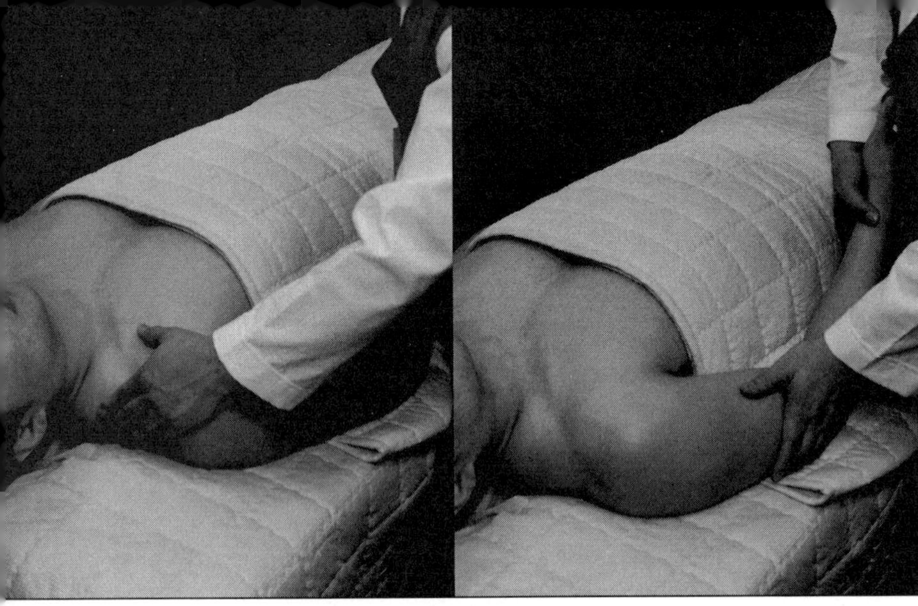

【 그림 4-1. 견주마안 (肩周摩按) 】

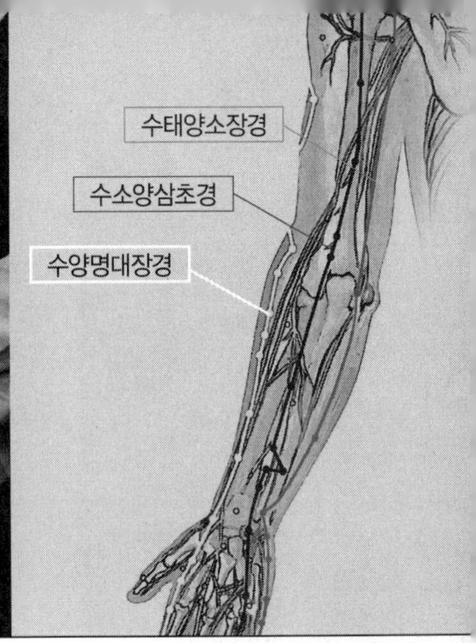



【 그림 4-2. 수삼양경 】

# 제 ❶ 식 : 견주마안 肩周摩按

肩周摩按
어깨/둘레/쓰다듬을/누를

## 치료사의 위치

立式(입식:선 자세)

## 환자의 자세

仰臥位(앙와위:누운 자세)

## 수법

按法(안법), 摩法(마법)

## 실기법

1) 장근(掌根)의 목 부위(頸根部)부터 견갑부와 어깨 전체를 3–5분 동안 반복적으로 마법(摩法)과 안법(按法)을 시행한다.
2) 견봉(肩峰)으로부터 삼각근을 따라 팔꿈치, 손목까지 3–5분 동안 반복적으로 마법(摩法)을 시행한다.

## 미용

어깨 부위 비만, 겨드랑이 냄새, 습진

## 치료

오십견

## 혈자리

수삼양경

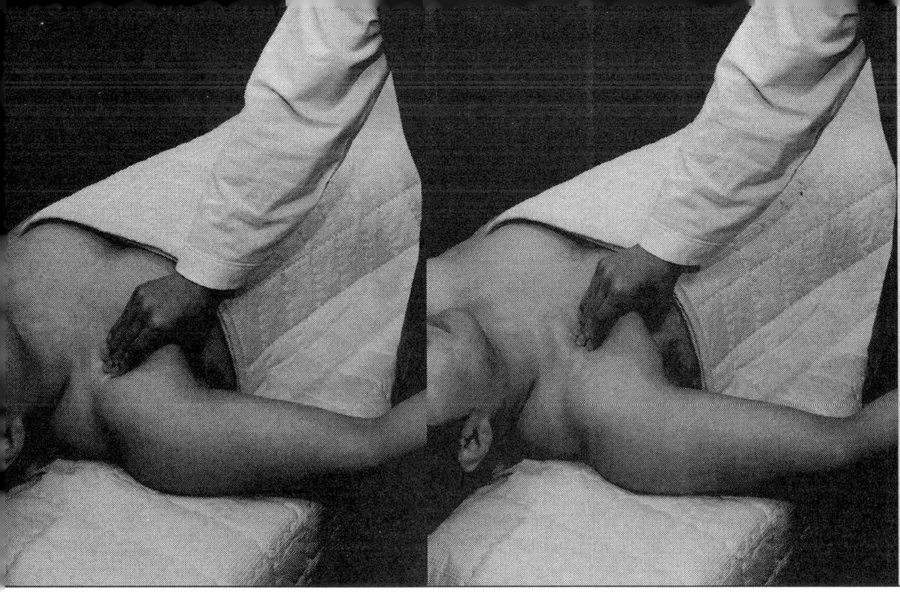

【 그림 4-3. 날유액전선 (捏揉腋前線) 】

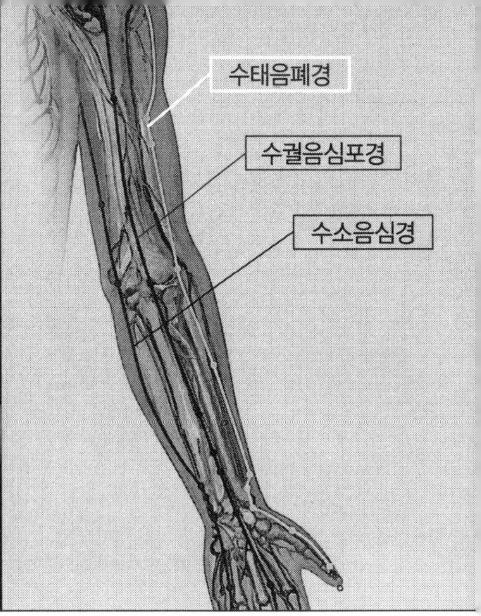


【 그림 4-4. 수삼음경 】

捏揉腋前線
잡을/문지를/어깨/앞/줄

# 제 2 식 : 날유액전선 捏揉腋前線

### 치료사의 위치

立式(입식:선 자세)

### 환자의 자세

仰臥位(앙와위:누운 자세)

### 수법

揉法(유법), 捏法(날법)

### 실기법

수장(手掌)의 엄지와 네 손가락으로 액와 전벽 부위[액중선(腋中線) 전부(前部)]를 대흉근 외측 변두리에서부터 전체적으로 유법(揉法)과 날법(捏法)을 2-3분 시행한다.

### 미용

풍만한 가슴, 어깨 부위 비만, 겨드랑이 냄새

### 치료

국부의 근육 통증

### 혈자리

수삼음경

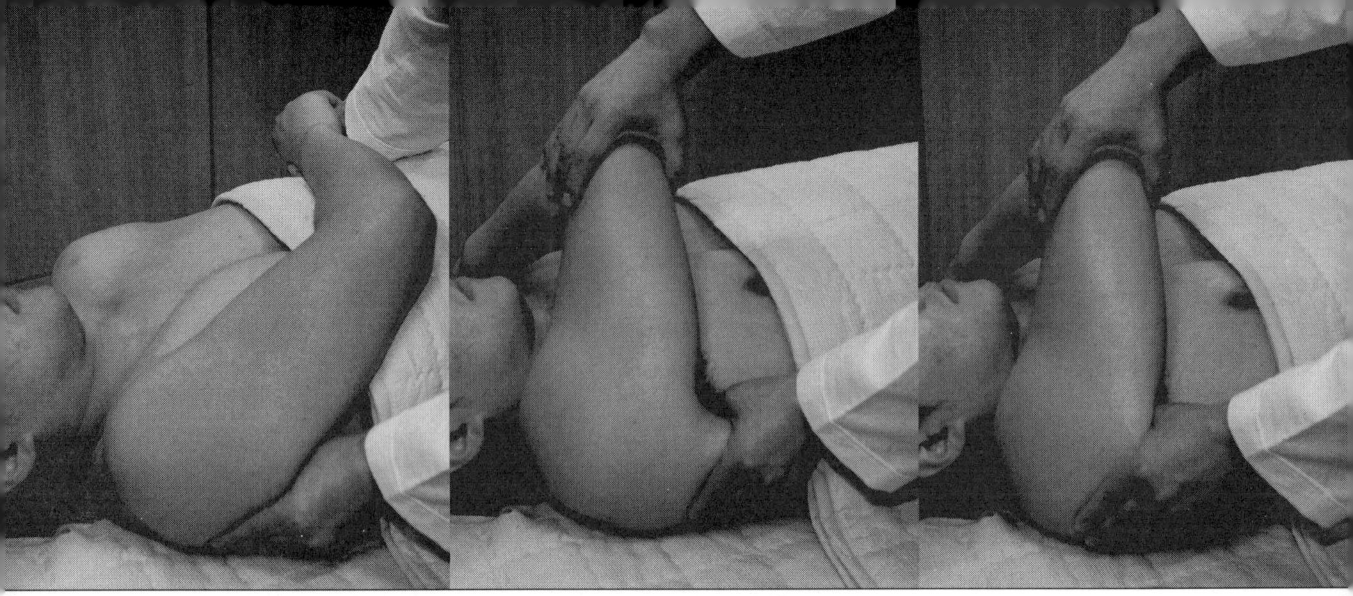

【 그림 4-5. 날유액후선 (捏揉腋后線) 】

## 제 ③ 식 : 날유액후선 捏揉腋后線

捏揉腋后線
잡을/문지를/어깨/뒤/줄

### 치료사의 위치

立式(입식:선 자세)

### 환자의 자세

仰臥位(앙와위:누운 자세)

### 수법

揉法(유법), 捏法(날법)

### 실기법

수장(手掌)의 엄지와 네 손가락으로 액와 후벽 부위[액후선(腋後線)]의 광배근, 대원근, 소원근에 대해 유법(揉法)과 날법(捏法)을 2-3분 시행한다.

### 미용

풍만한 가슴, 어깨 부위의 비만

### 치료

국부의 근육 통증

### 혈자리

수삼양경

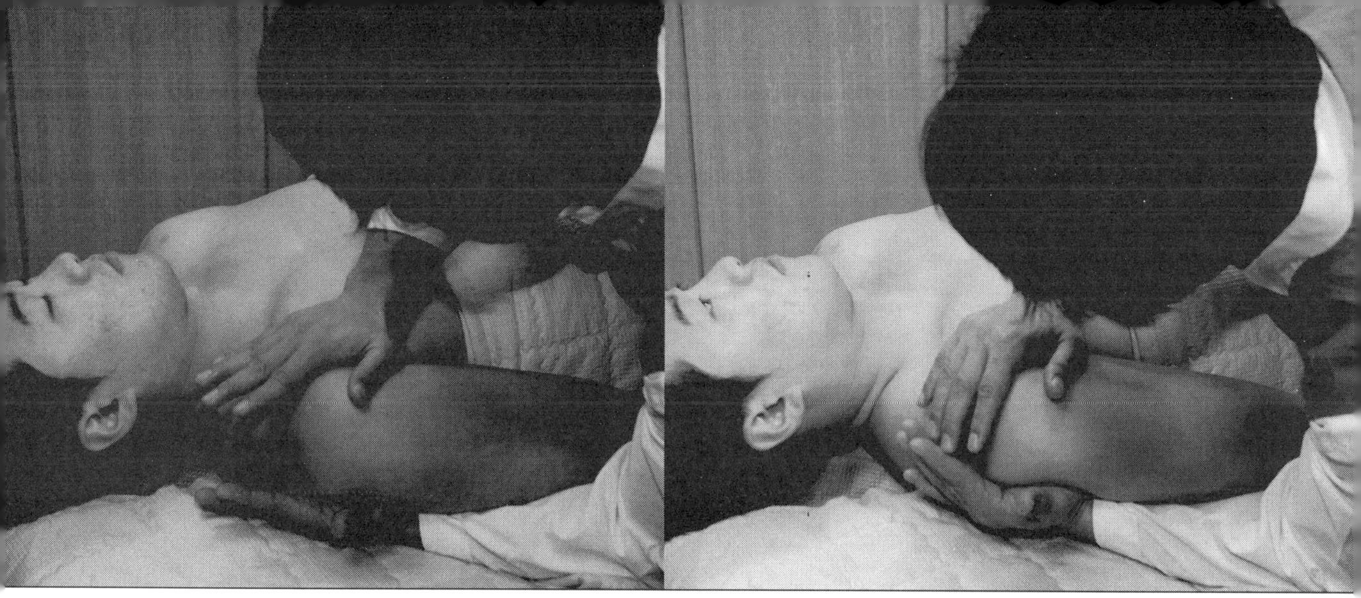

【 그림 4-6. 쌍수유구 (雙手揉球) 】

雙手揉球
둘/손/문지를/공

# 제 ❹ 식 : 쌍수유구 雙手揉球

## 치료사의 위치

立式(입식:선 자세)

## 환자의 자세

仰臥位(앙와위:누운 자세)

## 수법

揉法(유법), 按法(안법)

## 실기법

1) 양손의 장근(掌根)으로 어깨 앞의 오목한 견전와(肩前窩)와 어깨 뒤의 오목한 견후와(肩后窩)에 대고 2-3분 동안 유법(揉法)을 시행하며 삼각근까지 이동한다.
2) 양손의 대어제(大魚際)를 견전와(肩前窩)와 견후와(肩后窩)에 대고 힘을 주어 안법(按法)을 시행하며 5-7번 위로 올려준다.

## 미용

어깨 주위 비만, 겨드랑이 냄새, 습진

## 치료

견관절 주위염(肩關節周圍炎), 어깨 부위 통증(肩部酸痛) 등

## 혈자리

수삼음경, 수삼양경

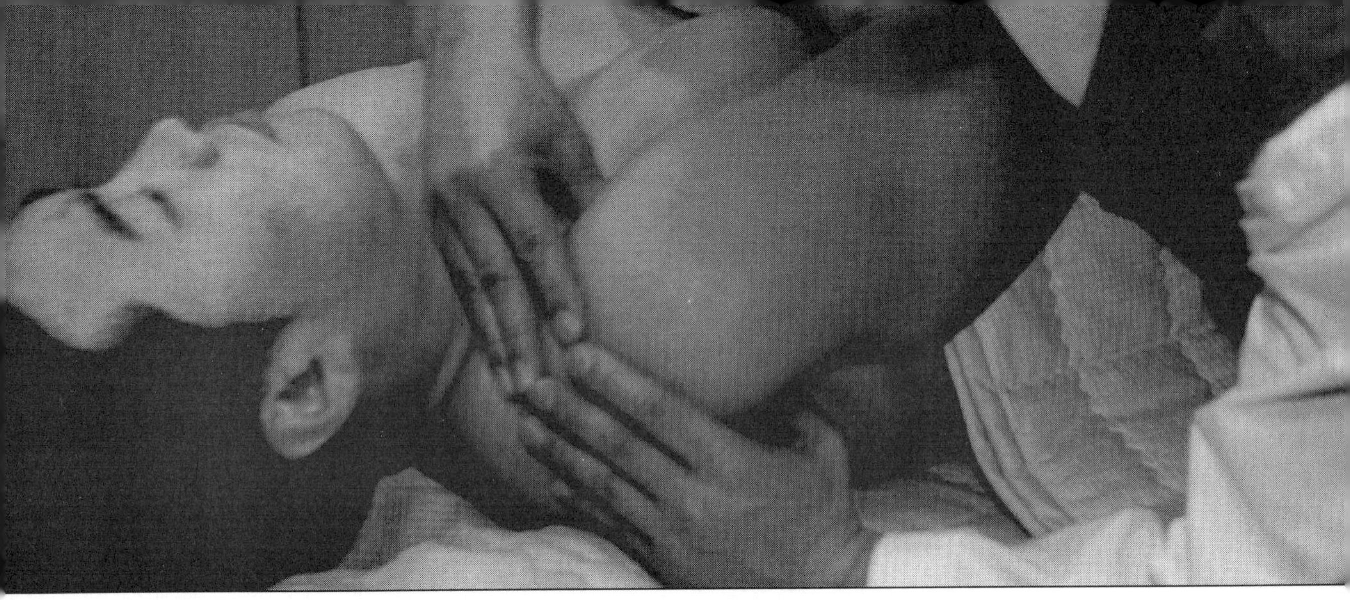

【 그림 4-7. 쌍용점견 (雙龍点肩) 】

# 제 ❺ 식 : 쌍용점견 雙龍点肩

雙龍点肩
둘/용/누를/어깨

## 치료사의 위치
立式(입식:선 자세)

## 환자의 자세
仰臥位(앙와위:누운 자세)

## 수법
点法(점법), 按法(안법)

## 실기법
두 손의 엄지를 펴고 네 손가락을 약간 굽히고 엄지를 어깨 앞 오목의 중부(中府)혈 자리와 어깨 뒤 오목의 노유(臑俞)혈 자리에 두고 압을 가하여 점법(点法)과 안법(按法)을 한다.

## 미용
어깨 부위와 위팔 부위 비만, 겨드랑이 냄새

## 치료
어깨 국부 근육 통증

## 혈자리
中府(중부), 雲門(운문), 肩貞(견정), 臑俞(노유)

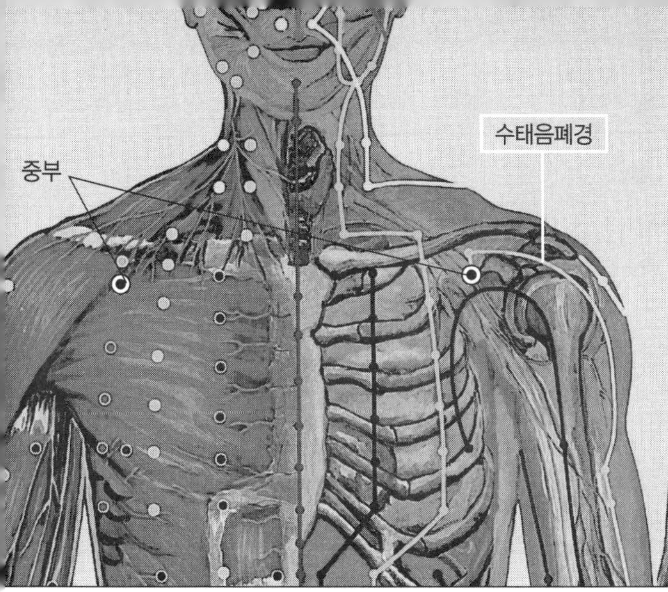


【 그림 4-8. 중부 (中府) 】

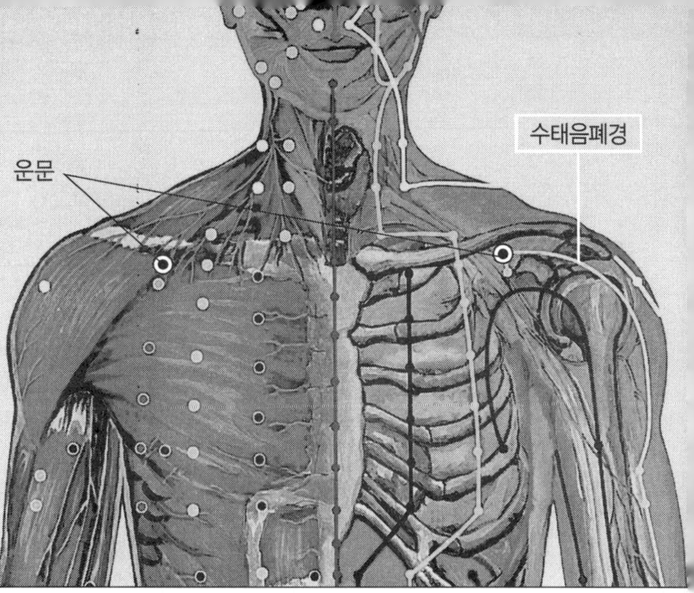


【 그림 4-9. 운문 (雲門) 】

- **중부** 中府 **– 수태음폐경(LU1)**

① **의의** : 중(中)은 중기(中氣) 즉 천지지기(天地之氣)라 하고, 또는 중초(中焦)를 가리키며, 흉중(胸中) 또는 중간을 의미한다. 부(府)는 경락의 기(經氣)가 모이는 곳이라 하여 중부(中府)라 이름 하였다.

② **해부학적 위치** : 흉부 정중앙선에서 옆으로 6촌 부위이며 제1번 늑간극과 수평을 이루는 곳으로 운문(雲門)혈 아래로 1촌 부위에 위치한다.

③ **주치** : 기침, 천식, 흉통, 어깨 및 등 부위 통증

④ **미용** : 가슴이 답답하고 가슴 부위 비만

- **운문** 雲門 **– 수태음폐경(LU2)**

① **의의** : 운(雲)은 하늘과 땅의 기(氣)의 같으며, 출입하는 곳을 문(門)이라 의미한다. 폐의 기(肺氣)가 인체에서 마치 구름처럼 나오는 것을 비유하였기에 운문(雲門)이라 이름 하였다.

② **해부학적 위치** : 옆으로 6촌, 쇄골 외측단 하방에 있는 견갑골 오훼돌기 내측 오목한 곳의 중간에 위치한다.

③ **주치** : 기침, 천식, 가슴 통증, 어깨 및 등 부위 통증

④ **미용** : 어깨 및 가슴 부위 비만

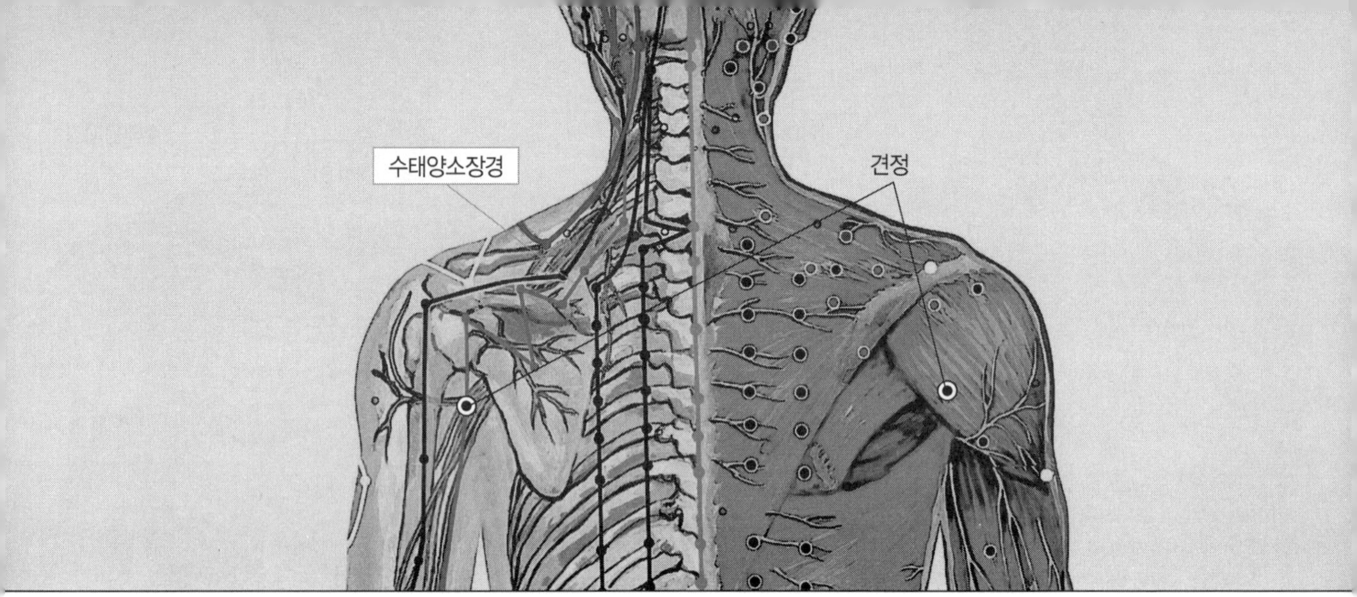


【 그림 4-10. 견정 (肩貞) 】

- **견정** 肩貞 **– 수태양소장경(SI09)**

① **의의** : 견(肩)은 어깨를, 정(貞)은 정기(正氣)를 의미한다. 어깨의 정기(正氣)가 거처하는 장소로 외부의 사기(外邪)가 침범하는 것을 용납하지 않기 때문에 견정(肩貞)이라 이름 하였다.

② **해부학적 위치** : 견관절 후하방 액와후문 끝 위 1촌 되는 곳에서 위치한다.

③ **주치** : 어깨 및 팔 통증, 이명(耳鳴), 오십견

④ **미용** : 겨드랑이 암내(액취증), 어깨 부위 비만

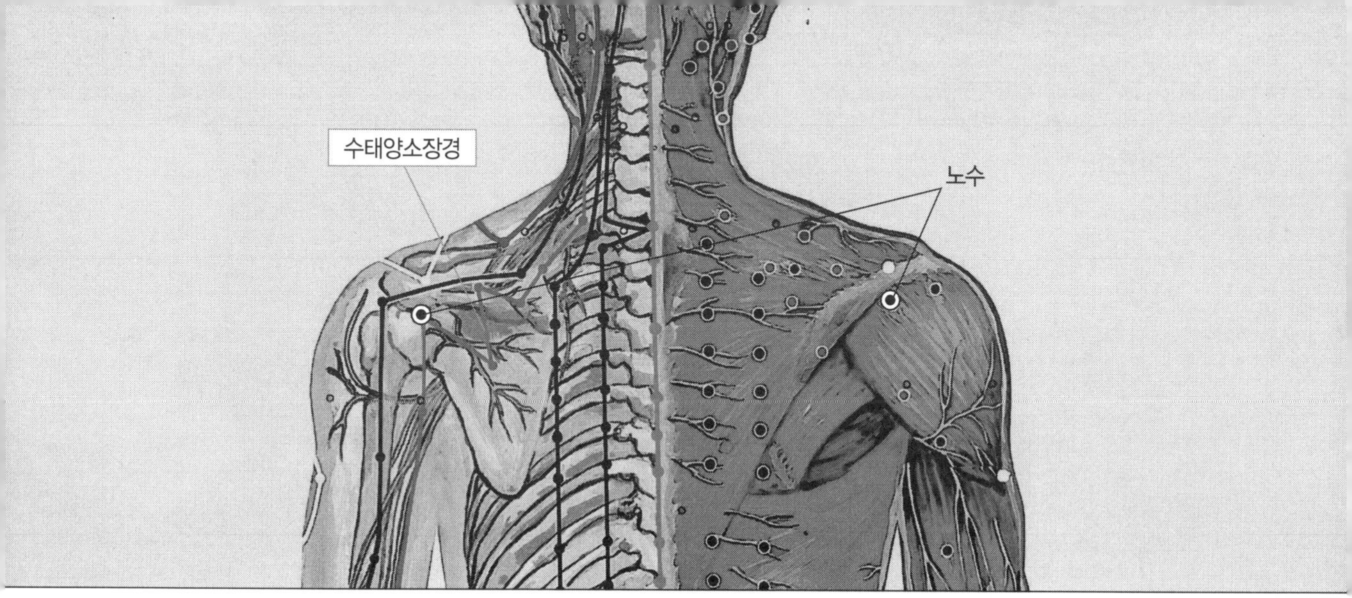


【 그림 4-11. 노유 (臑兪) 】

• 노유 臑兪 – 수태양소장경(SI10)

① **의의** : 노(臑)는 어깨 아래 근육을 말하며, 유(俞)는 경혈(經穴)을 가리키기 때문에 노유(臑俞)라 이름 하였다.

② **해부학적 위치** : 액와 뒤 주름진 곳에서 바로 올라와서 견갑골 견봉(肩峰)하연 오목한 곳에서 위치한다.

③ **주치** : 어깨 및 팔 통증, 임파선종 등

④ **미용** : 어깨 부위와 위팔 비만, 겨드랑이 암내

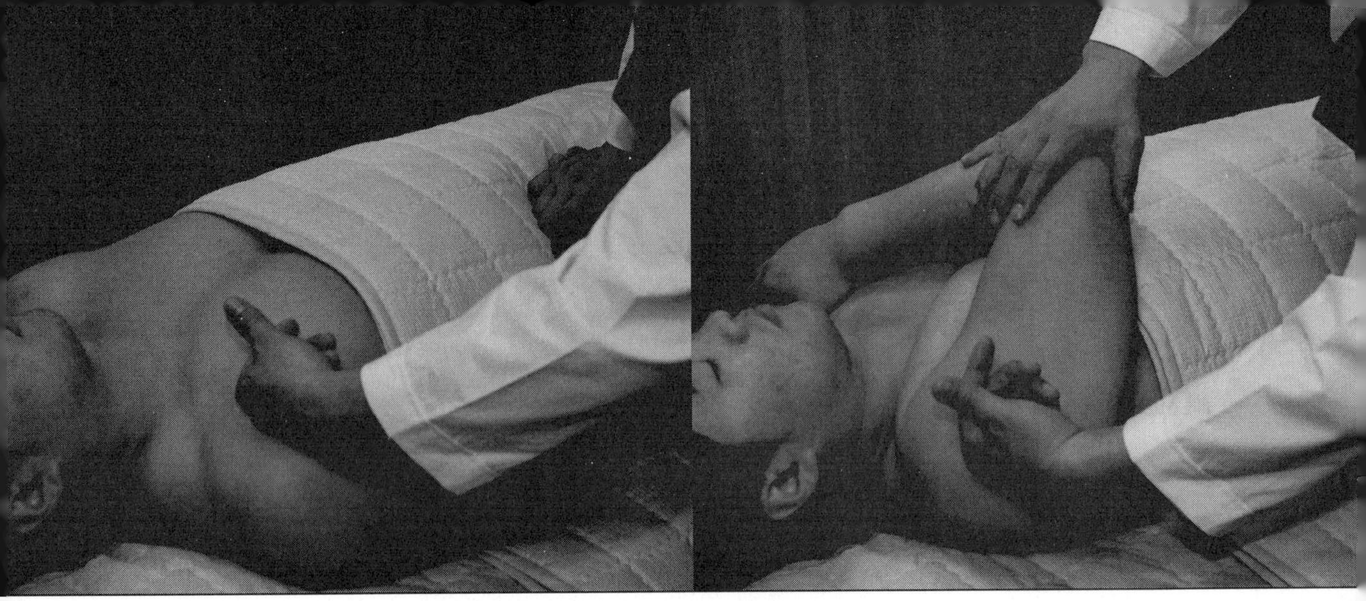

【 그림 4-12. 곤견전후 (滾肩前後) 】

## 제 ❻ 식 : 곤견전후 滾肩前後

滾肩前後 : 굴릴/어깨/앞/뒤

### 치료사의 위치

立式(입식:선 자세)

### 환자의 자세

仰臥位(앙와위:누운 자세)

### 수법

滾法(곤법)

### 실기법

한 손으로 환자의 팔을 고정하고 다른 한 손으로 환자의 어깨관절의 전체를 2-3분 곤법(滾法)을 시행한다.

### 미용

어깨 부위와 위팔 부위 비만, 겨드랑이 냄새

### 치료

오십견, 어깨 부위의 연한 부분 조직손상

### 혈자리

肩髃(견우), 肩貞(견정)

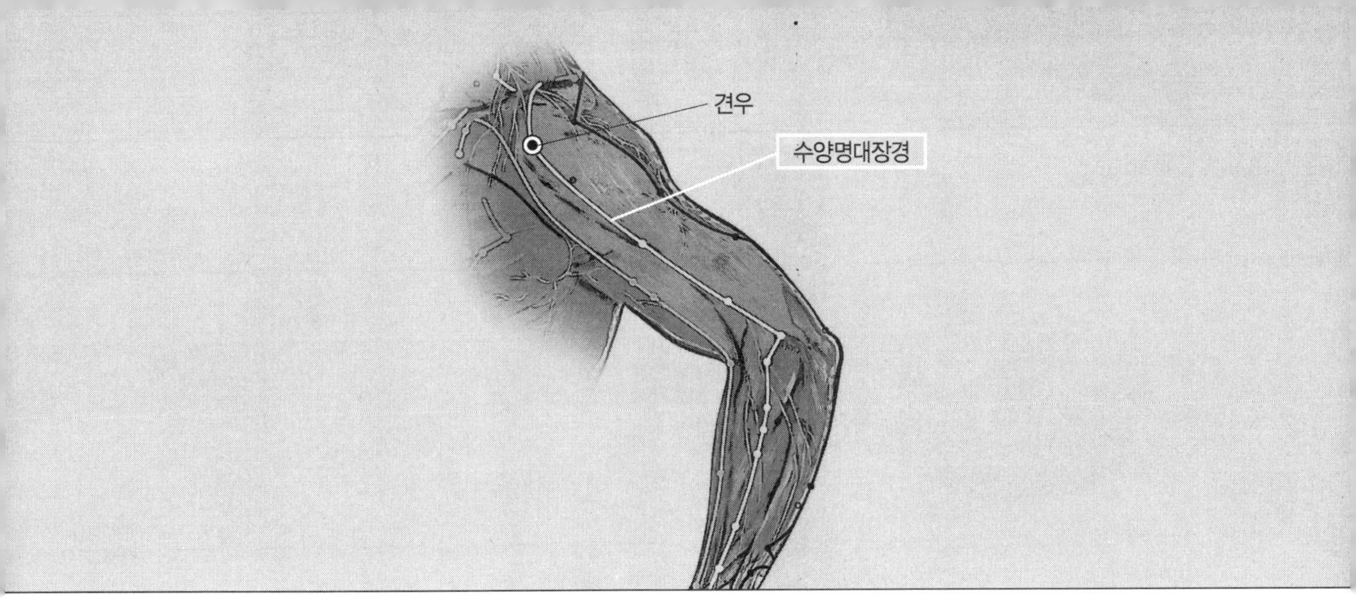


【 그림 4-13. 견우 (肩髃) 】

• 견우 肩髃 – 수양명대장경(LI15)

① **의의** : 견(肩)은 목 아래 부위를, 우(髃)는 뼈 사이의 간극으로 견갑골(肩胛骨)의 견봉(肩峰) 부위를 가리킨다. 팔을 들었을 때 두 뼈 사이의 오목한 곳 중간 부위로 견우(肩髃)라 이름 하였다.

② **해부학적 위치** : 삼각근 상부 중앙에 있으며 팔을 옆으로 수평이 되게 벌리면 어깨에 오목한 곳이 두 개가 앞, 뒤로 생기게 되는데 그 중에서 앞에 생긴 오목한 곳에 위치한다.

③ **주치** : 어깨 부위의 운동장애 및 통증 (오십견, 견주염)

④ **비용** : 어깨 부위 비만, 습진

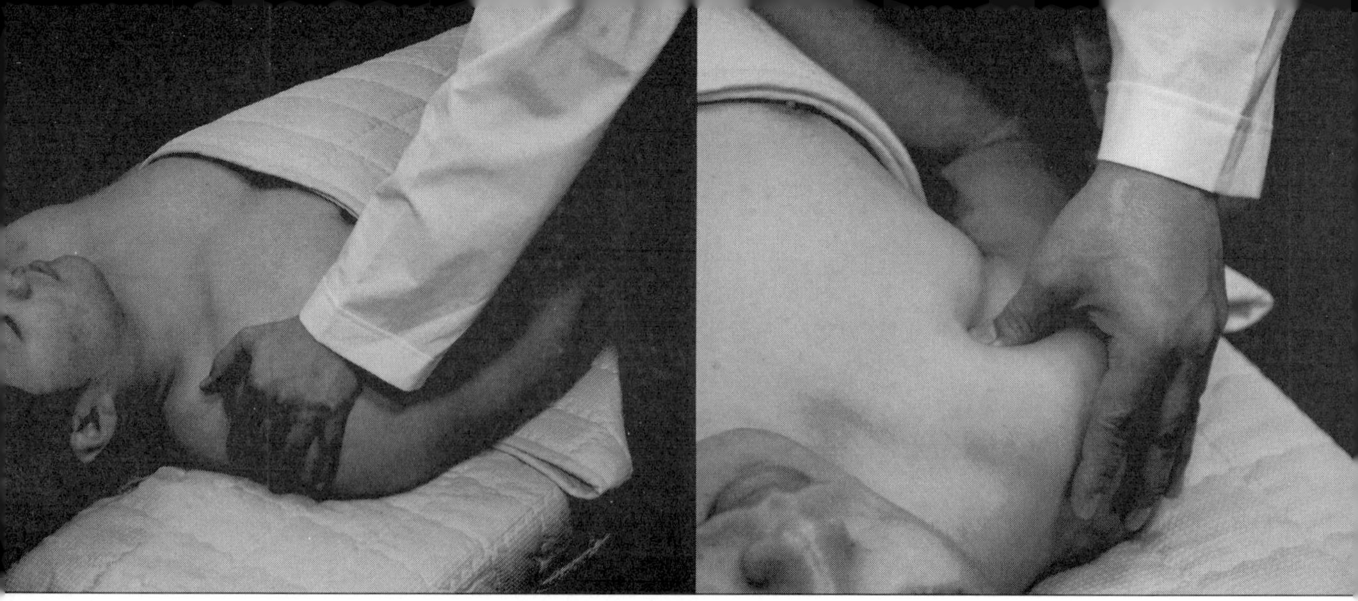

【 그림 4-14. 안유견전 (按揉肩前) 】

# 제 ❼ 식 : 안유견전 按揉肩前

按揉肩前
누를/문지를/어깨/앞

## 치료사의 위치

立式(입식:선 자세)

## 환자의 자세

仰臥位(앙와위:누운 자세)

## 수법

按揉法(안유법)

## 실기법

한 손으로 환자의 한쪽 팔을 올려서 쭉 곧게 펴게 하고 반대 손의 수장(手掌) 또는 엄지의 볼록한 면으로 환자의 어깨 관절의 뒤쪽을 눌러서 수근(手根) 안유(按揉)법 또는 무지(拇指) 안유(按揉)법을 2-3분 시행한다.

## 미용

어깨 부위 비만

## 치료

오십견, 어깨 뭉침

## 혈자리

肩髃(견우)

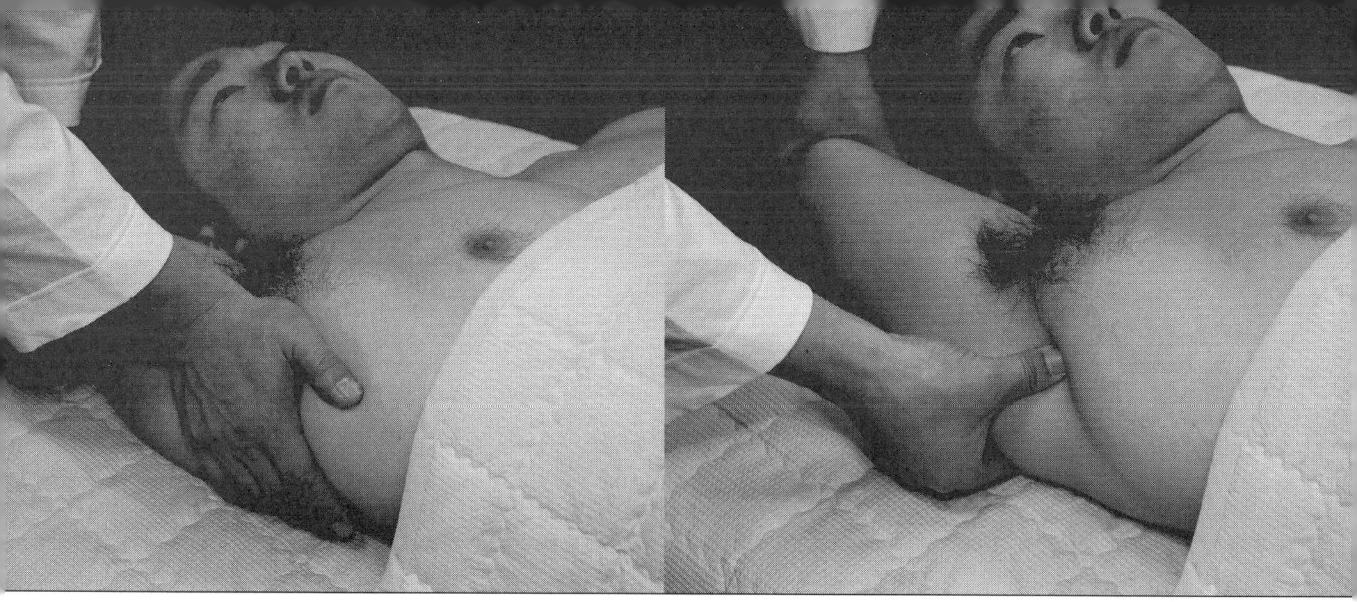

【 그림 4-15. 안유견후 (按揉肩後) 】

按揉肩後
누를/문지를/어깨/뒤

# 제 8 식 : 안유견후 按揉肩後

## 치료사의 위치

立式(입식:선 자세)

## 환자의 자세

仰臥位(앙와위:누운 자세)

## 수법

按揉法(안유법)

## 실기법

한 손으로 환사의 한쪽 팔을 올려서 쑥 곧게 펴게 하고 반대 손의 수장(手掌) 또는 엄시의 볼록한 면으로 환사의 어깨 관절의 뒤쪽을 눌러서 수근(手根) 안유(按揉)법 또는 무지(拇指) 안유(按揉)법을 2-3분 시행한다.

## 미용

어깨 부위 비만

## 치료

오십견, 어깨 뭉침

## 혈자리

肩貞(견정)

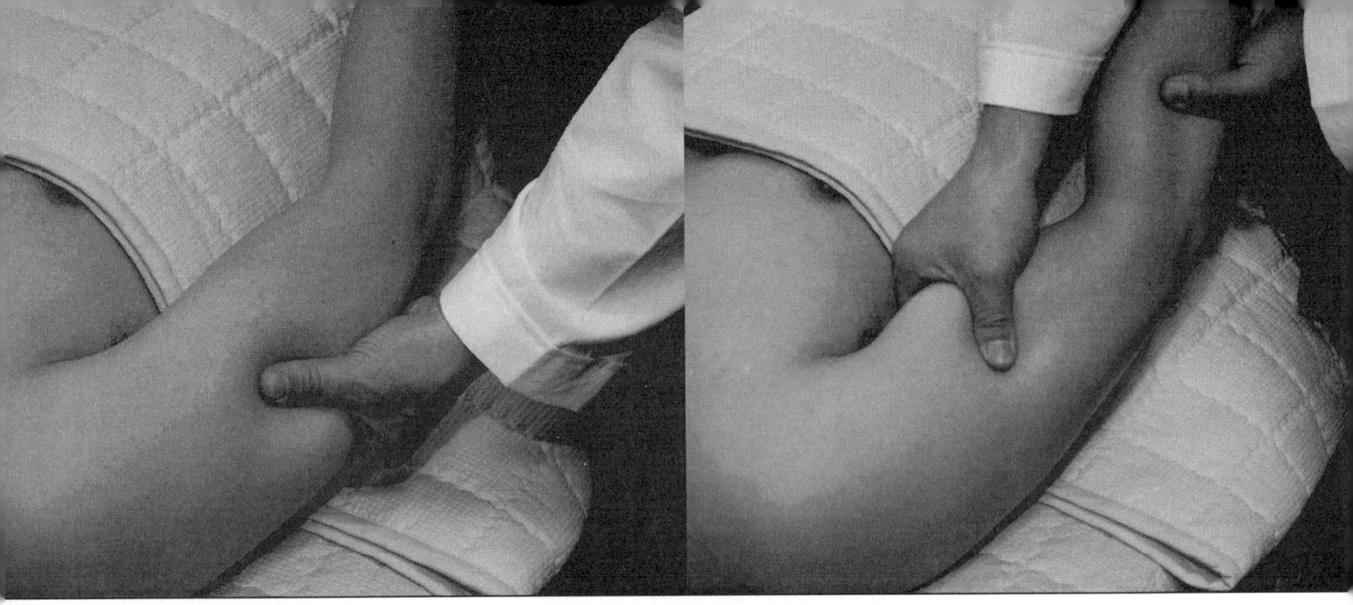

【 그림 4-16. 유상비부 (揉上臂部) 】

## 제 ⑨ 식 : 유상비부 揉上臂部

揉上臂部
문지를/위/팔/부위

### 치료사의 위치

立式(입식:선 자세)

### 환자의 자세

仰臥位(앙와위:누운 자세)

### 수법

揉法(유법)

### 실기법

한 손으로 환자의 손을 잡아 살짝 들어주고 다른 한 손으로 환자의 상완(上腕) 부위 전체를 3-5분 유법(揉法)으로 시행한다.

### 미용

상지 비만

### 치료

어깨 통증

### 혈자리

天府(천부), 俠白(협백), 天泉(천천), 臑會(노회), 臂臑(비노), 手五里(수오리)

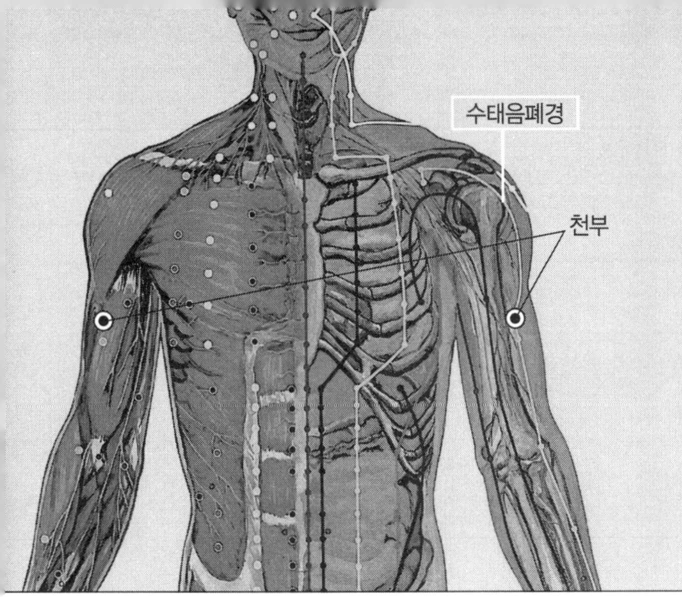


【 그림 4-17. 천부 (天府) 】

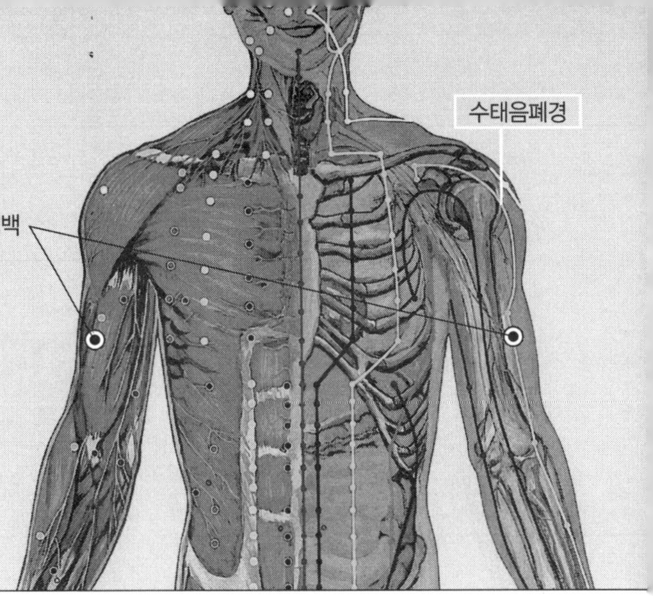


【 그림 4-18. 협백 (俠白) 】

- **천부** 天府 **– 수태음폐경(LU3)**

① **의의** : 천(天)은 천기(天氣) 또는 인체의 상부(上部)이며, 거주(居住)하는 곳을 부(府)라 의미한다. 본 혈자리는 폐(肺)의 위 부위에 위치하고 인체의 모든 기(氣)의 부(府)이기에 천부(天府)라 이름 하였다.

② **해부학적 위치** : 액와(腋窩) 앞 횡문상단에서 외측으로 향한 수평선 아래 3촌 상완이두근 외측 면에서 위치한다.

③ **주치** : 기침, 코피

④ **미용** : 상지 비만

- **협백** 俠白 **– 수태음폐경(LU4)**

① **의의** : 협(俠)과 협(夾)은 같은 끼나라는 의미를 가지고 있고, 백(白)색은 폐(肺)의 색깔을 말한다. 폐(肺)의 양측 위, 이 팔의 백육(白肉)사이에 있기 때문에 협백(俠白)이라 이름 하였다.

② **해부학적 위치** : 상완이두근 요측 천부(天府)혈 아래 1촌, 주횡문 위 5촌에서 위치한다.

③ **주치** : 기침, 천식, 구토

④ **미용** : 가슴이 답답함, 팔 내측 통증, 상지 비만

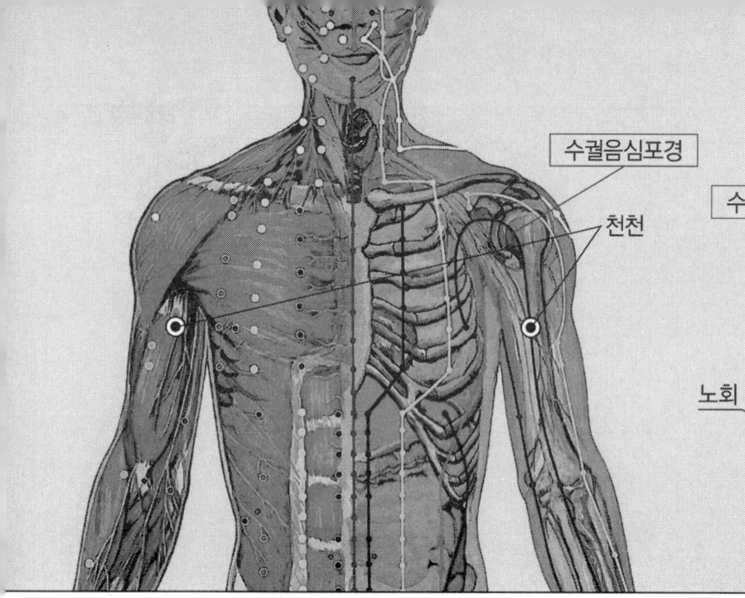


【 그림 4-19. 천천 (天泉) 】

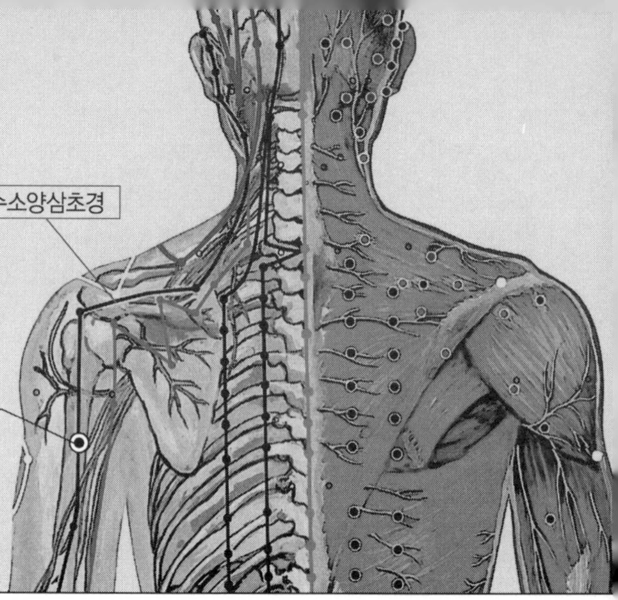


【 그림 4-20. 노회 (臑會) 】

## • 천천 天泉 – 수궐음심포경(PC2)

① **의의** : 천(天)은 인체의 상반신을 가리키며, 천(泉)은 수천(水泉)을 의미한다. 천지(天池)의 기(氣)를 받으며 수소음경(手少陰經)의 극천(極泉)혈과 천부(天府)혈에 근접해 있기 때문에 천천(天泉)이라 이름 하였다.

② **해부학적 위치** : 액와(腋窩) 횡문두 아래 2촌에서 곡택(曲澤)혈과 연결하는 선 위에 위치한다.

③ **주치** : 기침, 늑간 신경통, 팔 내측 통증, 심계(心悸)

④ **미용** : 상지 비만

## • 노회 臑會 – 수소양삼초경(TE13)

① **의의** : 상완(上腕)을 노(臑)라 불리며, 수소양경(手少陽經)과 양유맥(陽維脈)의 회(會) 즉 모임을 가리킨다. 삼노(三臑)혈이 근방에 있기 때문에 노회(臑會)라 이름 하였다.

② **해부학적 위치** : 척골 주두와 견료(肩髎)혈의 선 위로 견료(肩髎)혈 바로 아래 3촌 삼각근 후연에 위치한다.

③ **주치** : 갑상선종, 임파선종, 팔 마비

④ **미용** : 상지 비만

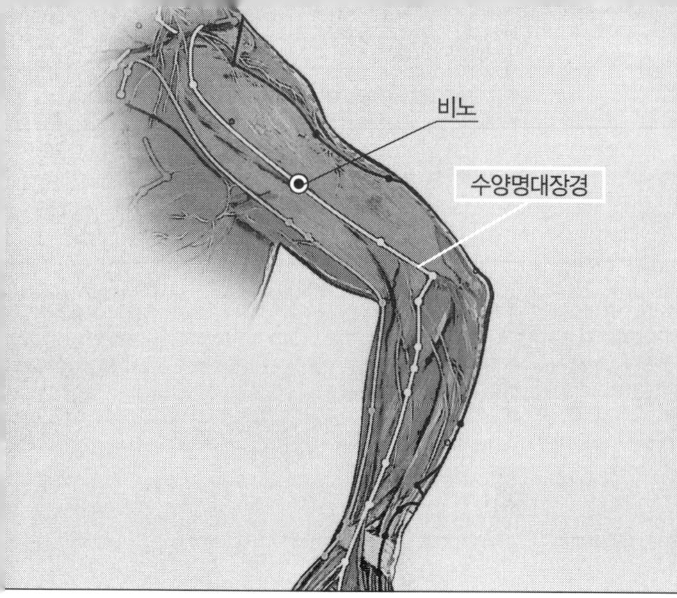


【 그림 4-21. 비노 (臂臑) 】

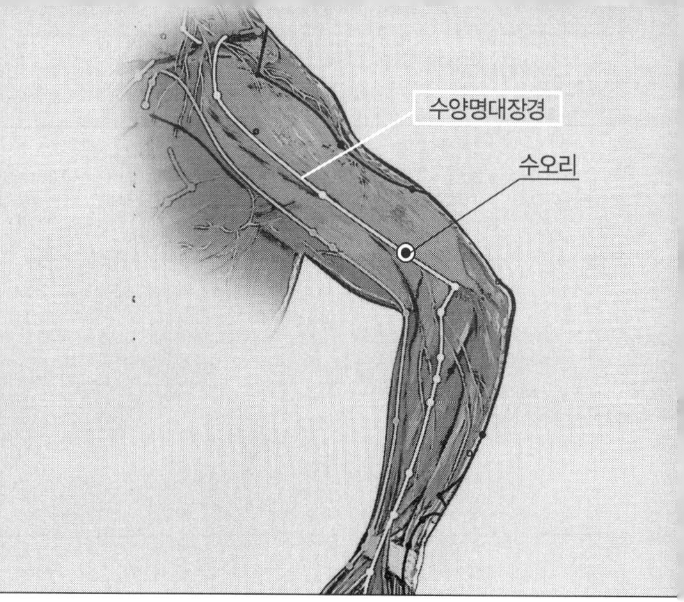


【 그림 4-22. 수오리 (手五里) 】

## • 비노 臂臑 – 수양명대장경(LI14)

① **의의** : 상지(上肢)를 총칭하여 비(臂)라 불리고, 어깨 밑의 액와(腋窩)와 대응되는 곳을 노(臑)라 불린다. 본 혈자리의 부위로 토대로 비노(臂臑)라 이름 하였다.

② **해부학적 위치** : 곡지(曲池)혈과 견우(肩髃)혈을 잇는 중간선의 약간 위로 곡지(曲池)혈 위 7촌에서 위치한다.

③ **주치** : 어깨 통증, 뒷목이 당김, 임파선종, 안과 질환

④ **미용** : 상지 비만

## • 수오리 手五里 – 수양명대장경(LI13)

① **의의** : 주첨처(肘尖處)로부터 위로 5(五)촌이 되므로 수오리(手五里)라 이름 하였다.

② **해부학적 위치** : 곡지(曲池)혈과 견우(肩髃)혈을 잇는 선에 곡지(曲池)혈 위에 3촌에서 위치한다.

③ **주치** : 팔 마비 및 통증, 임파선염

④ **미용** : 상지 만, 입 주위 여드름

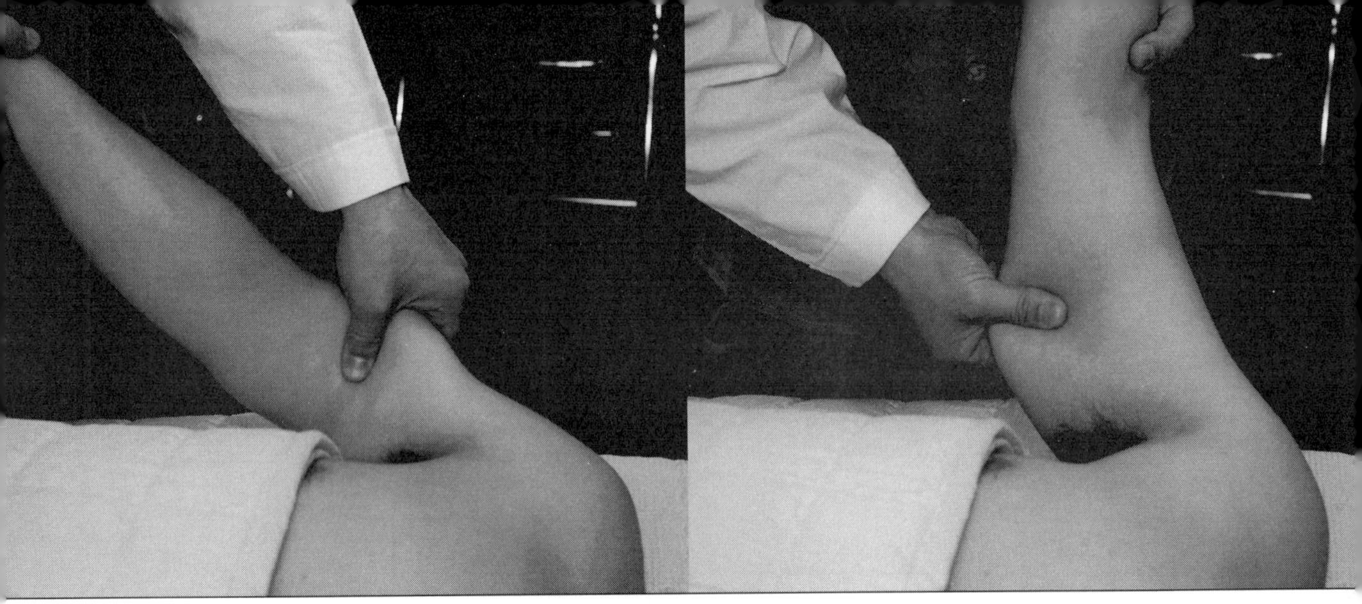

【 그림 4-23. 날상지 (捏上肢) 】

# 제 ⑩ 식 : 날상지 捏上肢

捏上肢
잡을/위/사지

## 치료사의 위치

立式(입식:선 자세)

## 환자의 자세

仰臥位(앙와위:누운 자세)

## 수법

捏法(날법)

## 실기법

한 손의 엄지, 식지, 중지의 볼록한 면으로 환자의 팔의 삼음경(三陰經)〈안쪽〉, 삼양경(三陽經)〈바깥쪽〉을 위에서 아래로 주물러 움직여 3-5분 삼지(三指) 날법(捏法)을 시행한다.

## 미용

상지 비만

## 치료

손의 마비, 목 디스크로 손이 저릴 때, 감기, 고혈압, 만성 기관지염, 피로

## 혈자리

수삼음경, 수삼양경

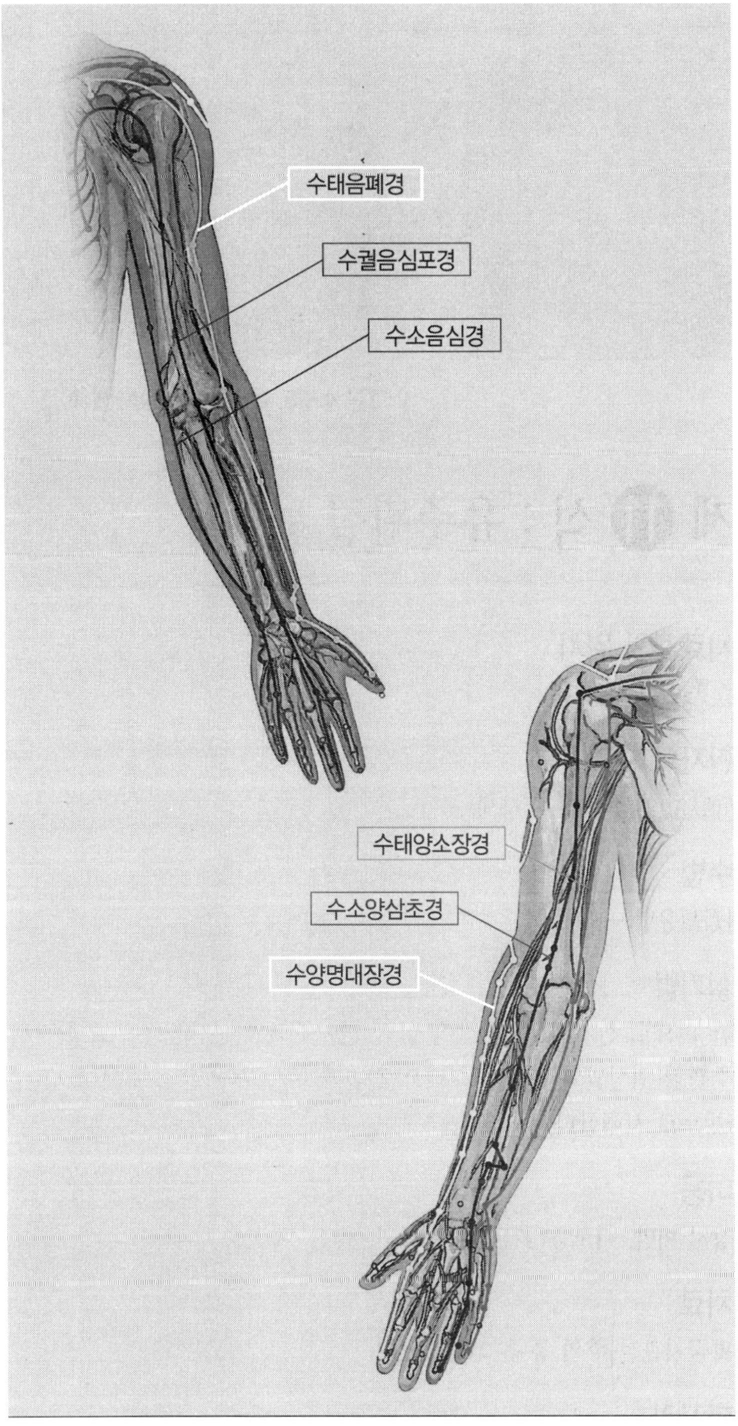


【 그림 4-24. 위(上) 수삼음경 / 아래(下) 수삼양경 】

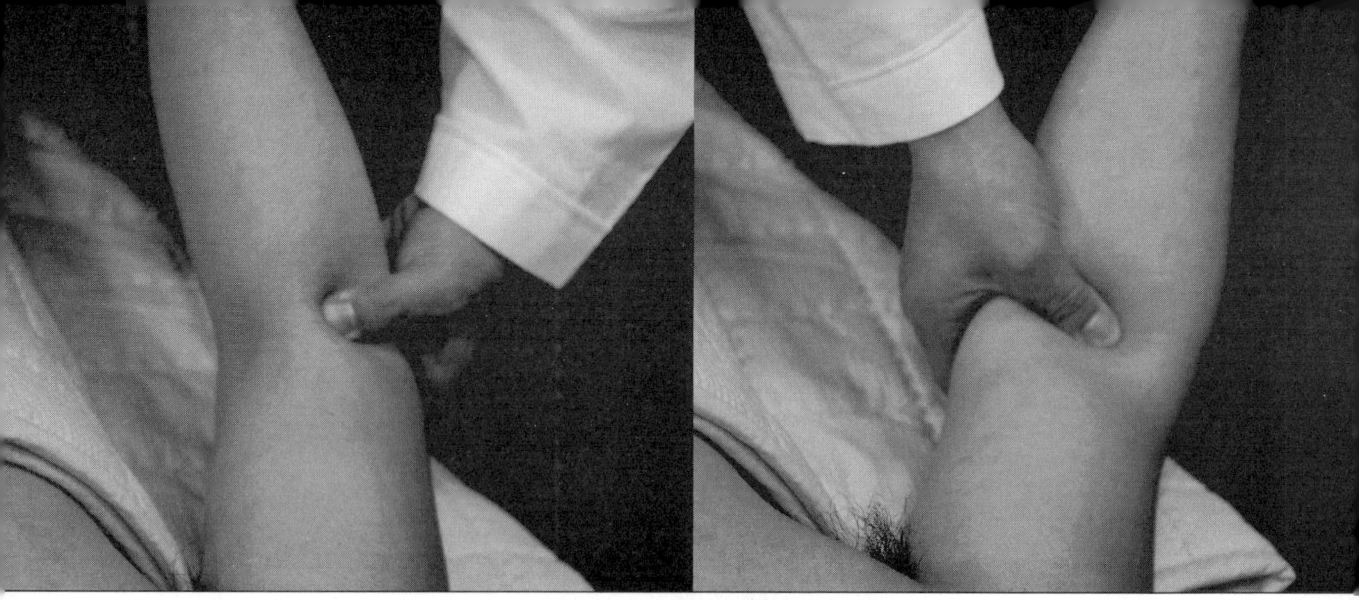

【 그림 4-25. 유주관절 (揉肘關節) 】

# 제 ⑪ 식 : 유주관절 揉肘關節

揉肘關節
문지를/팔꿈치/기관/마디

## 치료사의 위치

立式(입식:선 자세)

## 환자의 자세

仰臥位(앙와위:누운 자세)

## 수법

揉法(유법)

## 실기법

한 손으로 환자의 손을 잡아 살짝 들어주고 다른 한 손으로 환자의 주관절 외상과와 내상과 그리고 전면과 주두 부위를 3-5분 유법(揉法)으로 시행한다.

## 미용

상지 비만, 다모증(多毛症), 여드름, 습진, 불면증

## 치료

팔꿈치관절 주위 통증

## 혈자리

尺澤(척택), 曲澤(곡택), 少海(소해), 肘髎(주료), 曲池(곡지)

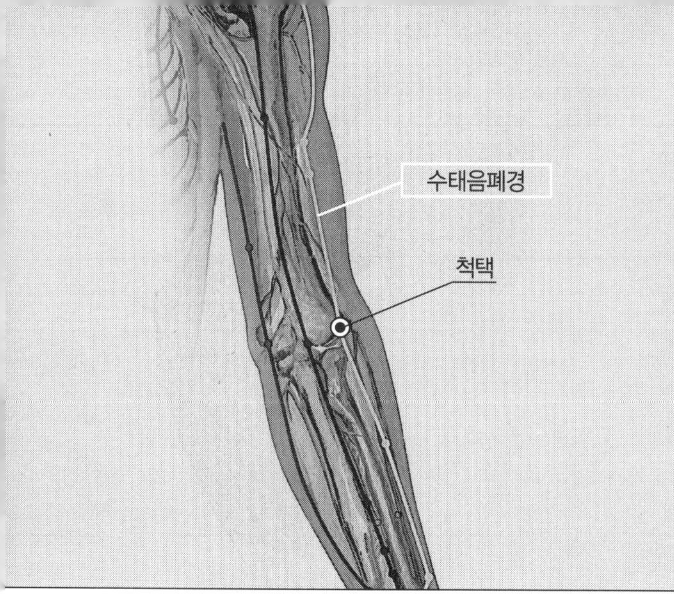


【 그림 4-26. 척택 (尺澤) 】

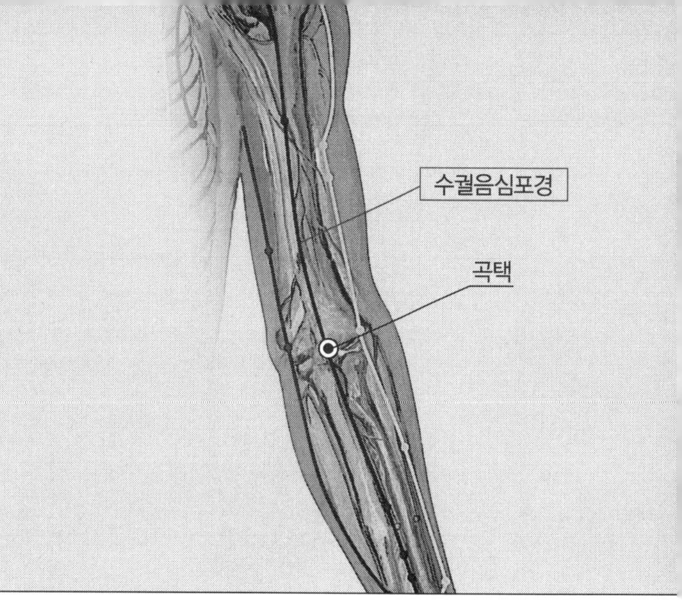


【 그림 4-27. 곡택 (曲澤) 】

## • 척택 尺澤 – 수태음폐경(LU5)

① **의의** : 고대에 팔목에서 팔꿈치까지 한자로 아래팔을 척(尺)으로 불렀으며, 택(澤)은 늪이며 물이 모이는 곳으로 척골(尺骨) 부위의 낮고 굽은 부위에 위치하여 척택(尺澤)이라 이름 하였다.

② **해부학적 위치** : 손바닥을 위로 해서 팔꿈치를 약간 굽히고 주횡문에서 상완이두근건의 요측 옆, 협백(挾白)혈 아래 5촌 되는 곳에서 위치한다.

③ **주치** : 기침, 천식, 인후통, 소아경풍, 토사곽란, 팔꿈치 통증

④ **미용** : 색소 침착, 검버섯, 여드름

## • 곡택 曲澤 – 수궐음심포경(PC3)

① **의의** : 곡(曲)은 반곡(彎曲)을, 택(澤)은 연못이 낮고 넓은 것을 의미한다. 팔꿈치가 굽힐 때 만곡지어진 곳 중앙에 위치하며 곡지(曲池)혈과 척택(尺澤)혈이 서로 평행하기 때문에 곡택(曲澤)이라 이름 하였다.

② **해부학적 위치** : 팔꿈치 횡문 위 상완이두근건의 내측으로 척택(尺澤)혈과 소해(少海)혈 중앙에 위치한다.

③ **주치** : 심통, 심계, 심번(心煩), 구토, 위통

④ **미용** : 피부 부스럼, 구강궤양, 뾰루지, 여드름, 얼굴이 검붉음

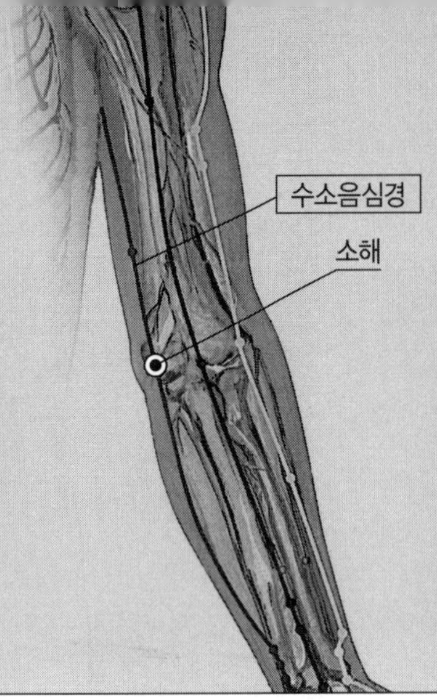


【 그림 4-28. 소해 (少海) 】

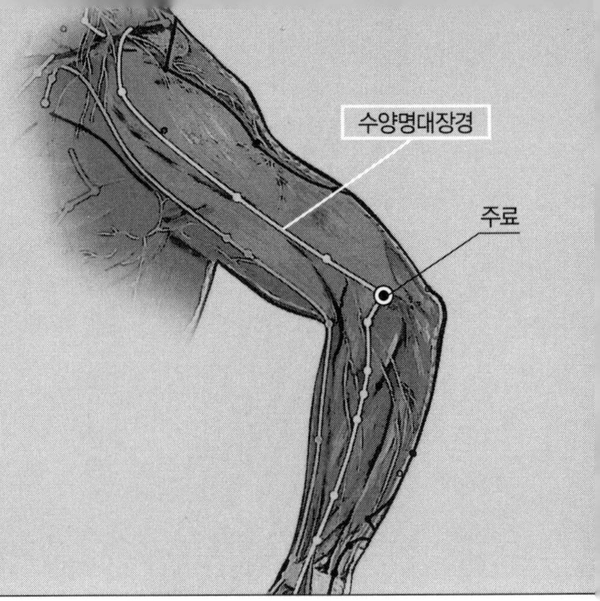


【 그림 4-29. 주료 (肘髎) 】

- **소해** 少海 **– 수소음심경(HT3)**

① **의의** : 소(少)는 수소음심경(手少陰心經)을 가리키며, 해(海)는 모든 냇물이 모이는 바다를 의미하기 때문에 소해(少海)라 이름 하였다.

② **해부학적 위치** : 팔꿈치를 굽힌 다음, 주관절 횡문 척측 횡두 끝으로 상완 내측상과 중간의 오목한 곳에 위치한다.

③ **주치** : 흉통, 심번(心煩), 불면증, 건망증, 팔관절 부위의 통증 및 운동장애, 치통

④ **미용** : 상지 비만

- **주료** 肘髎 **– 수양명대장경(BL33)**

① **의의** : 주(肘)는 상완(上腕)과 전완(前腕) 사이 관절 부분이며, 뼈의 틈 사이를 료(髎)라 의미한다. 본 혈자리는 팔꿈치(肘)의 외측 뾰족한 끝에 있기 때문에 주료(肘髎)라 이름 하였다.

② **해부학적 위치** : 팔꿈치를 굽히고 곡지(曲池)혈 외상방 1촌, 상완골 외측연에서 위치한다.

③ **주치** : 팔 마비 및 통증

④ **미용** : 상지 비만

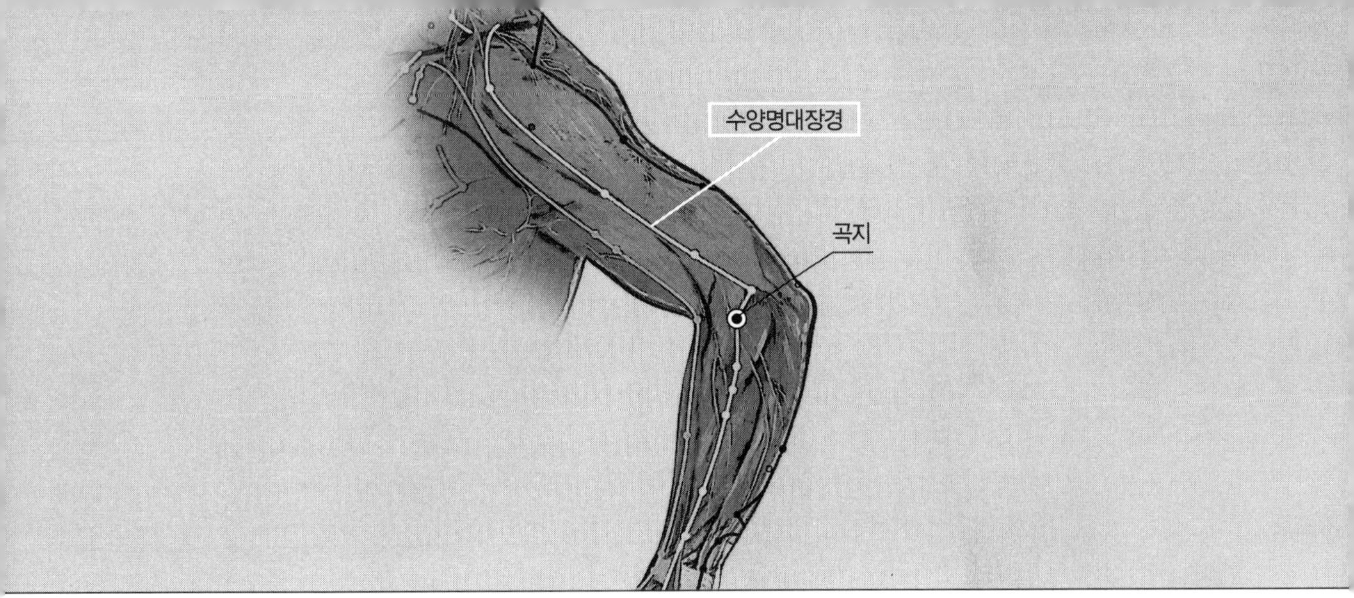


【 그림 4-30. 곡지 (曲池) 】

- **곡지** 曲池 **– 수양명대장경(LI11)**

① **의의** : 곡(曲)은 굽어진 것을 의미하고, 지(池)는 물이 고여 있는 곳을 가리킨다. 그리하여 곡지(曲池)라 이름 하였다.

② **해부학적 위치** : 팔꿈치를 굽혀 주횡문 외측 끝과 상완골 외측 상과를 잇는 선의 중간에 위치한다.

③ **주치** : 열병, 인후종통, 기침, 복통, 설사, 변비, 팔꿈치의 통증(테니스의 엘보)

④ **미용** : 피부 색소침착, 피부 가려움증(알레르기), 피부 건조증, 피지분비 증가, 비만, 여드름

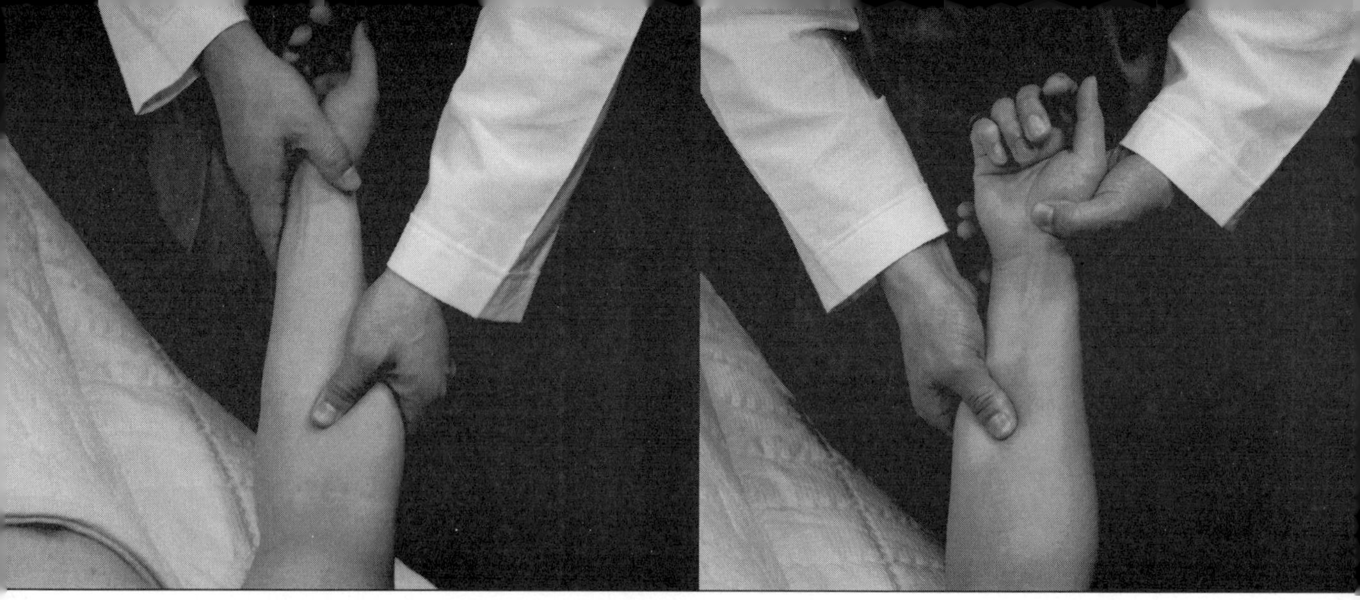

【 그림 4-31. 유전비부 (揉煎臂部) 】

# 제 ⑫ 식 : 유전비부 揉煎臂部

揉煎臂部
문지를/다릴/팔/부위

## 치료사의 위치

立式(입식:선 자세)

## 환자의 자세

仰臥位(앙와위:누운 자세)

## 수법

揉法(유법)

## 실기법

한 손으로 환자의 손을 잡아 살짝 들어주고 다른 한 손으로 환자의 전완 전체를 부드럽게 3-5분 유법(揉法)을 시행한다.

## 미용

상지비만, 여드름, 변비, 불면증

## 치료

손가락과 손목의 마비 및 통증

## 혈자리

手三里(수삼리), 陽谿(양계), 三陽絡(삼양락), 外關(외관), 孔最(공최), 列缺(열결), 太淵(태연), 郄門(극문), 內關(내관)

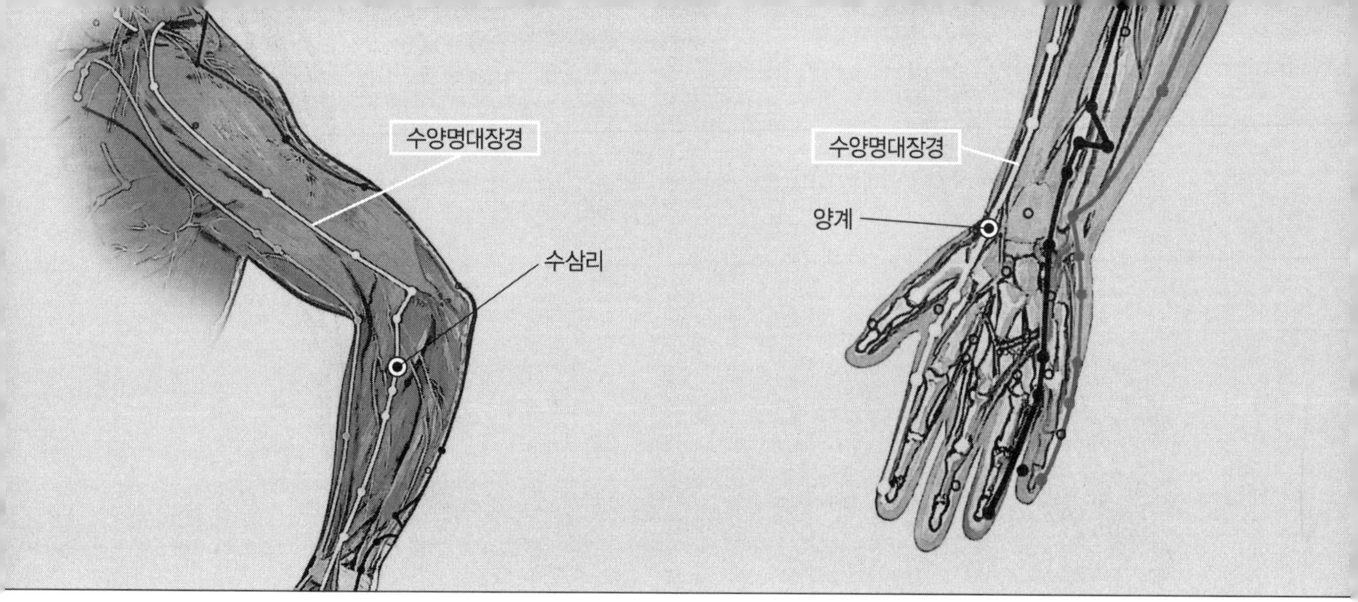


【 그림 4-32. 수삼리 (手三里) 】 【 그림 4-33. 양계 (陽谿) 】

- **수삼리** 手三里 **– 수양명대장경(LI10)**

① **의의** : 수(手)는 상지(上肢)를, 삼리(三里)는 길의 수치로서, 소위 삼리(三里)는 팔꿈치 아래 삼(三) 촌(寸)이라 하여 수삼리(手三里)라 이름 하였다.

② **해부학적 위치** : 손목을 측면으로 팔꿈치를 굽히고 양계(陽谿)혈과 곡지(曲池)혈을 잇는 선에서 곡지(曲池)혈 아래 2촌 되는 곳에서 위치한다.

③ **주치** : 복통, 설사, 치통, 얼굴 부종, 어깨와 팔의 통증, 요통

④ **미용** : 얼굴 부종, 여드름

- **양계** 陽谿 **– 수양명대장경(LI5)**

① **의의** : 양(陽)은 양경(陽經)과 인체의 수배(手背)를 가리키고, 계(谿)는 고기(肉)의 작은 모임(小會)을 의미한다. 본 혈자리는 손목의 배측(背側)에 위치하며, 두 힘줄 사이 오목한 곳이 형태가 마치 작은 시냇물 같기 때문에 양계(陽谿)라 이름 하였다.

② **해부학적 위치** : 수근배 횡문 요측 끝으로 무지를 위로 펴서 장단무지 신근건 사이의 오목한 곳에 위치한다.

③ **주치** : 두통, 안과 질환, 이명(耳鳴), 치통, 인후통, 손목관절염

④ **미용** : 여드름

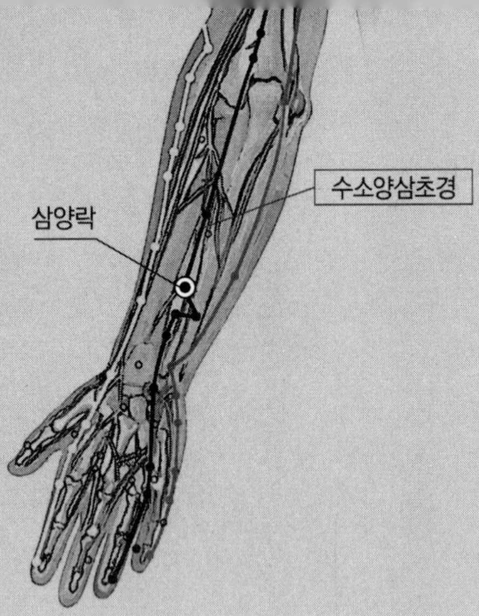


【 그림 4-34. 삼양락 (三陽絡) 】

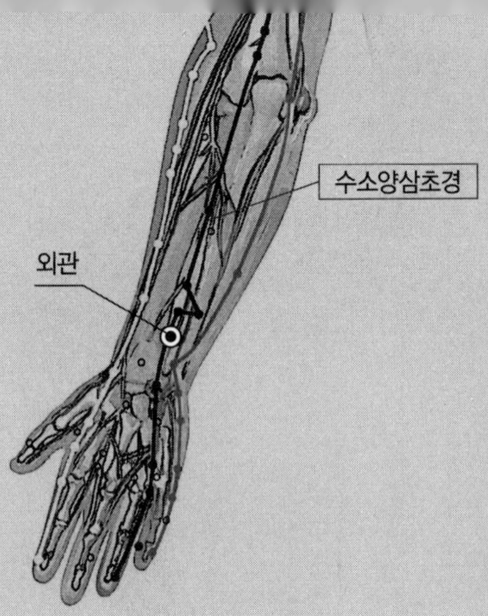


【 그림 4-35. 외관 (外關) 】

- **삼양락** 三陽絡 **– 수소양삼초경(TE8)**

  ① **의의** : 수삼양경(手三陽經)이 이 곳에서 서로 만나고 다시 나눠는 곳이기에 삼양락(三陽絡)이라 이름 하였다.

  ② **해부학적 위치** : 주두와 양지(陽池)혈의 선상으로 전완 외측 지구(支溝)혈 위 1촌이며 척·요골 사이에서 위치한다.

  ③ **주치** : 이명(耳鳴), 말을 못함, 치통, 팔 마비

  ④ **미용** : 여드름, 상지 비만

- **외관** 外關 **– 수소양삼초경(TE5)**

  ① **의의** : 외(外)는 전완(前腕) 외측(外側)을 가리키고, 관(關)은 요충지를 의미한다. 본 혈자리는 내관(內關)혈과 상대가 되기 때문에 외관(外關)혈이라 이름 하였다.

  ② **해부학적 위치** : 전완 외측 척, 요골 사이 양지(陽池)혈 위 2촌에서 위치한다.

  ③ **주치** : 열병, 기침, 감기, 두통, 이명, 코피, 치통, 눈의 충혈과 통증. 흉협통(胸脇痛), 상지 통증, 관절 굴신불리(屈伸不利)

  ④ **미용** : 안면근육 경련, 안구 충혈 및 통증, 신경성 피부염, 편두통

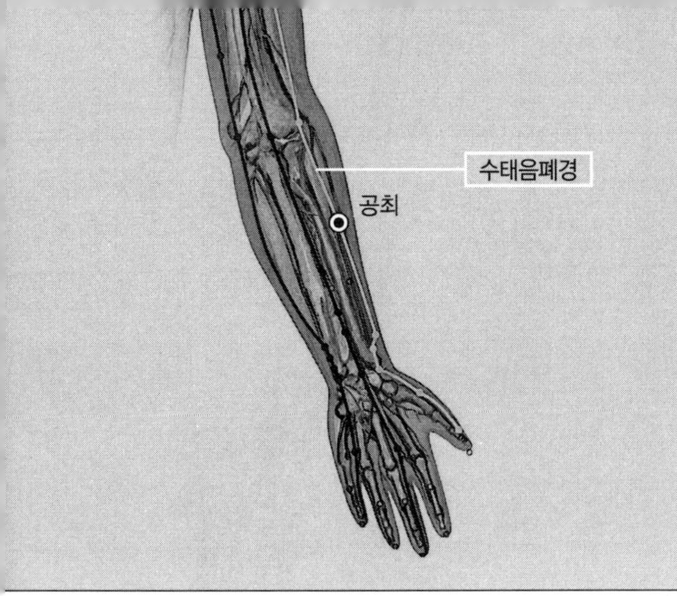


【 그림 4-36. 공최 (孔最) 】

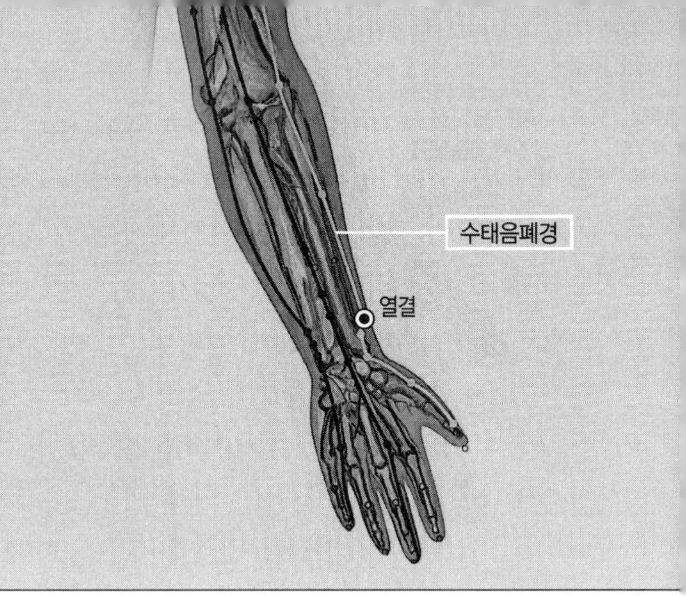


【 그림 4-37. 열결 (列缺) 】

### • 공최 孔最 – 수태음폐경(LU6)

① **의의** : 공(孔)은 통(通)을 의미하는데, 간극(間隙), 공혈(孔穴)을 가리킨다. 최(最)는 심(甚)을 의미하는데 모인다는 뜻으로 공최(孔最)라 이름 하였다.

② **해부학적 위치** : 척택(尺澤)혈과 태연(太淵)혈을 잇는 선상에 있으며 손목 횡문에서 위로 7촌, 척택(尺澤)혈 아래 5촌 되는 곳에서 위치한다.

③ **주치** : 각혈, 코피, 기침, 천식, 인후통, 팔꿈치 및 팔의 통증, 치질(※대장경과 표리)

④ **미용** : 상지 비만

### • 열결 列缺 – 수태음폐경(LU7)

① **의의** : 열(列)은 진열(陳列) 즉 벌림을 의미하고 결(缺)은 결구(缺口), 공극(孔隙)를 가리키므로 열결(列缺)이라 이름 하였다.

② **해부학적 위치** : 요골 경상돌기 위 완횡문 위 1촌 5푼에서 위치한다.

③ **주치** : 기침, 천식, 인후종통, 목이 뻣뻣함, 두통, 구안와사, 손목관절 통증

④ **미용** : 상반신 비만

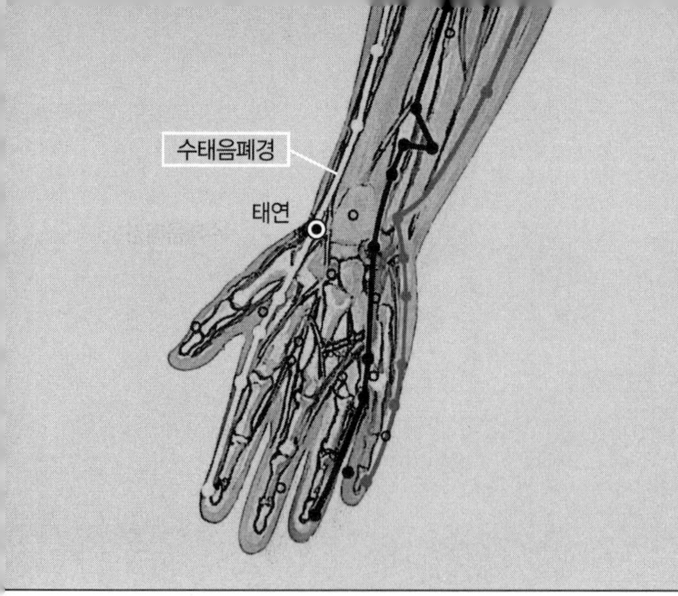


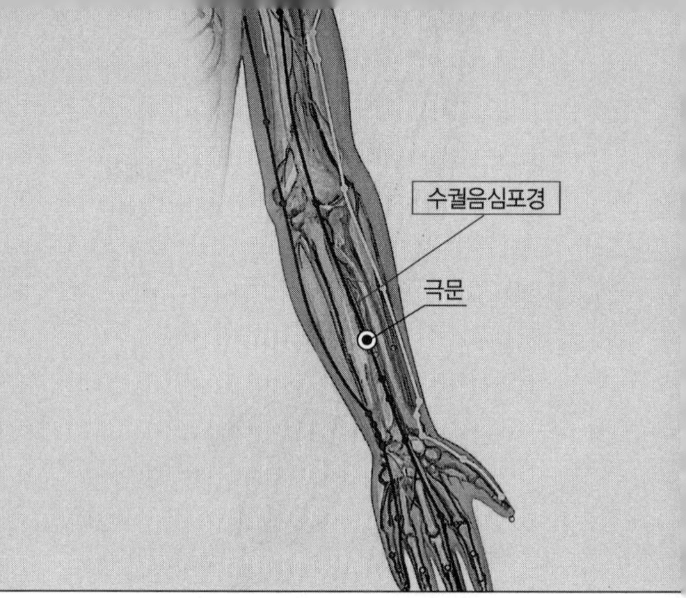


【 그림 4-38. 태연 (太淵) 】

【 그림 4-39. 극문 (郄門) 】

- **태연** 太淵 **– 수태음폐경(LU9)**

① **의의** : 태(太)는 높고 크며 존귀한 것을 의미하고, 연(淵)은 넓고 깊은 것을 의미하는데 태연(太淵)이라 이름 하였다.

② **해부학적 위치** : 수근 장측횡문 요측, 요골동맥 요측의 오목한 곳에서 위치한다.

③ **주치** : 기침, 천식, 인후 건조와 통증, 팔목관절 통증, 무맥증(無脈症)

④ **미용** : 피부 건조증, 알레르기, 피부 창백 증상, 손발이 갈라지는 증상

- **극문** 郄門 **– 수궐음심포경(PC4)**

① **의의** : 극(郄)은 간격을 가리키고, 문(門)은 나들이 문을 가리킨다. 본 혈자리는 심포경(心包經)의 각 혈의 문호(門戶)이기 때문에 극문(郄穴)이라 이름 하였다.

② **해부학적 위치** : 수근 횡문 장측 정중앙 직상 5촌에 위치한다.

③ **주치** : 가슴 아픔, 가슴이 두근거림, 각혈, 기침, 종기

④ **미용** : 상지 비만, 여드름

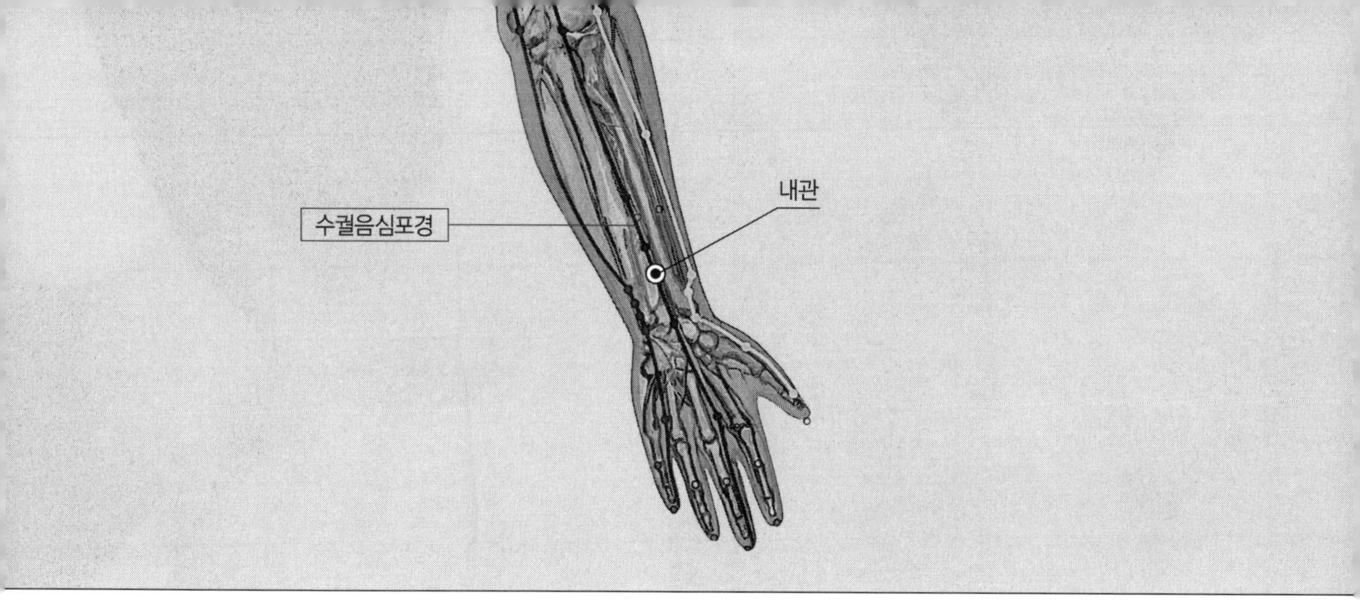


【 그림 4-40. 내관 (內關) 】

- **내관** 內關 **– 수궐음심포경(PC6)**

① **의의** : 내(內)는 흉격(胸膈)의 안 또는 전완(前腕)의 내측(內側)을, 관(關)은 요새를 의미한다. 본 혈자리는 아래팔 내측에 위치되어 외관(外關)혈과 상대되어 속으로 심포(心包)와 통하고 심(心)이 음혈(陰血)을 주관하는 요새와 같으며 겉으로는 수태양소장경과 연결되어 있기에 내관(內關)이라 이름 하였다.

② **해부학적 위치** : 손목 가로 무늬 중앙에서 위로 2촌 부위에 위치한다.

③ **주치** : 심통(心痛), 심계(心悸), 심번(心煩), 불면증, 히스테리, 우울증, 편두통, 신경쇠약, 위통, 구토, 딸꾹질

④ **비용** : 대상포진, 얼굴이 검붉은 경우, 여드름

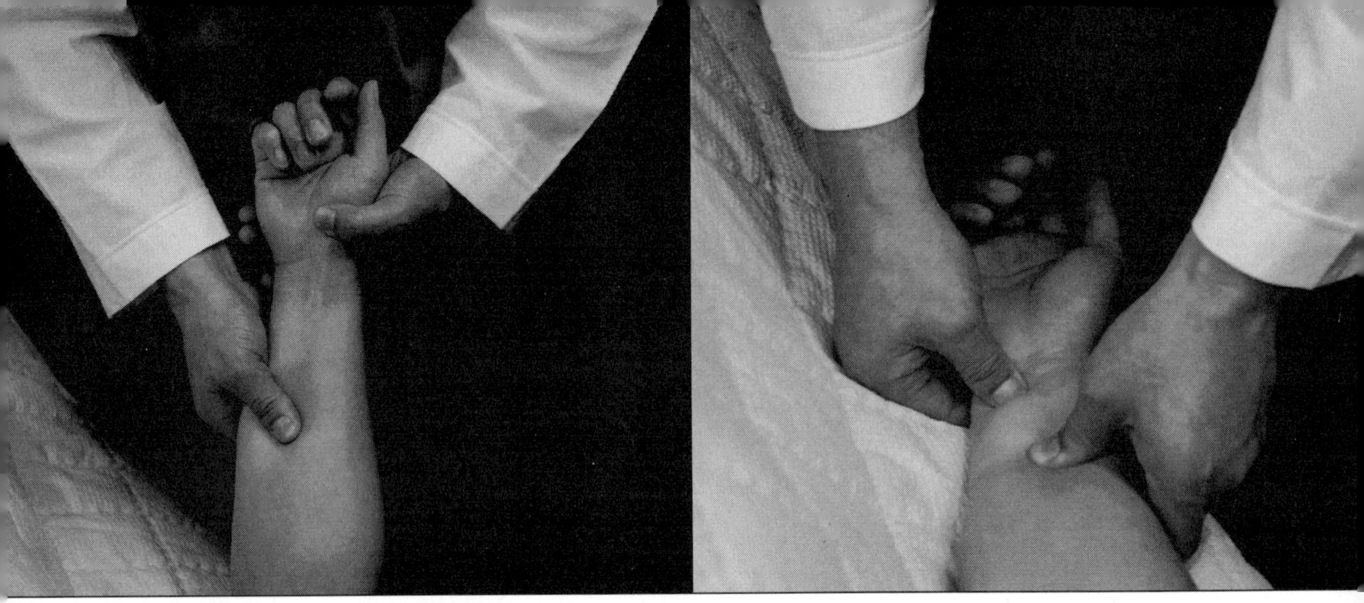

【 그림 4-41. 안신문법 (按神門法) 】

## 제 ⑬ 식 : 안신문법 按神門法

按神門法
누를/귀신/문/법칙

### 치료사의 위치

立式(입식:선 자세)

### 환자의 자세

仰臥位(앙와위:누운 자세)

### 수법

摩法(마법), 揉法(유법), 按法(안법)

### 실기법

1) 엄지를 곡택(曲澤)혈 자리에 두고 위로부터 아래로 내관(內關)혈 자리를 지나 노궁(勞宮)혈 자리까지 반복적으로 마법(摩法)과 유법(揉法), 안유(按揉)법을 5-7번 시행한다.
2) 한 손의 엄지를 내관(內關)혈 자리에 두고 다른 한 손의 엄지를 신문(神門)혈 자리에 두고 5-7번 반복적으로 안법(按法)과 유법(揉法)을 시행한다.

### 미용

정서불안, 상지 비만

### 치료

심통(心痛), 구토, 불면증 등

### 혈자리

曲澤(곡택), 內關(내관), 勞宮(노궁), 神門(신문)

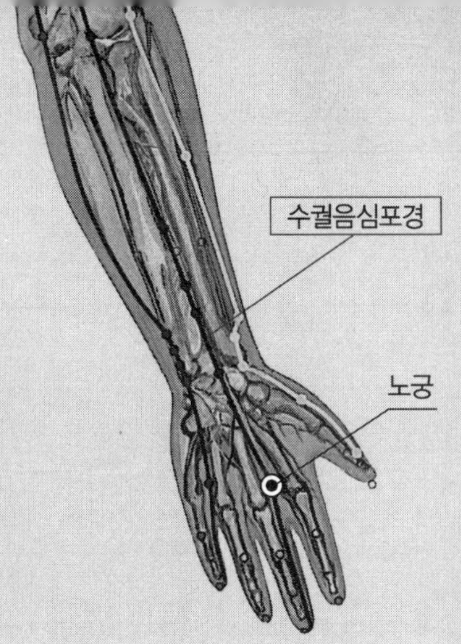


【 그림 4-42. 노궁 (勞宮) 】

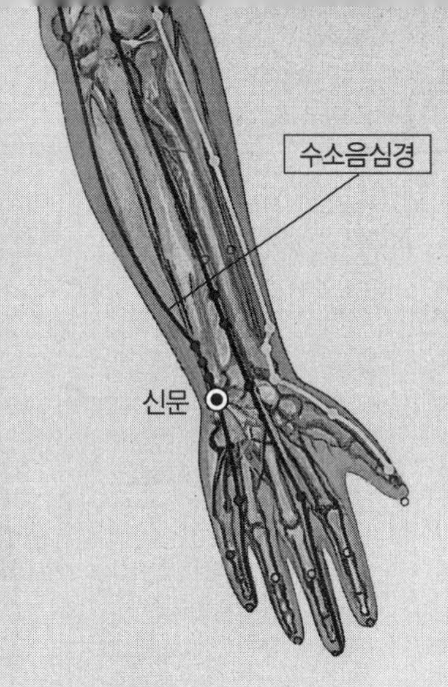


【 그림 4-43. 신문 (神門) 】

## • 노궁 勞宮 – 수궐음심포경(PC8)

① **의의** : 노(勞)는 노작(勞作), 노고(勞苦), 노동(勞動)을 의미하고, 궁(宮)은 요소(要所), 중앙(中央)을 의미한다. 손바닥은 노동(勞動)을 맡고 본 혈자리는 손바닥 중앙에 있기 때문에 노궁(勞宮)이라 이름 하였다.

② **해부학적 위치** : 손바닥 횡문 중 제2,3번 중수골 사이이며 주먹을 쥐면 중지 끝이 손바닥에 닿는 곳에 위치한다.

③ **주치** : 심통(心痛), 구토, 간질병

④ **미용** : 구강염, 구취

## • 신문 神門 – 수소음심경(HT7)

① **의의** : 신(神)은 심신(心神) 또는 인체의 양위(陽位)를 의미한다. 문(門)은 신기(神氣)가 출입하는 곳이기 때문에 신문(神門)라 이름 하였다.

② **해부학적 위치** : 손바닥을 위로 향하여, 손목 가로무늬에서 척측 완요굴건의 요측의 오목한 곳에 위치한다.

③ **주치** : 심번(心煩), 심계(心悸), 치매, 고혈압, 정서불안, 신경쇠약, 흉통(胸痛), 손목관절 통증

④ **미용** : 불면증, 상지 비만

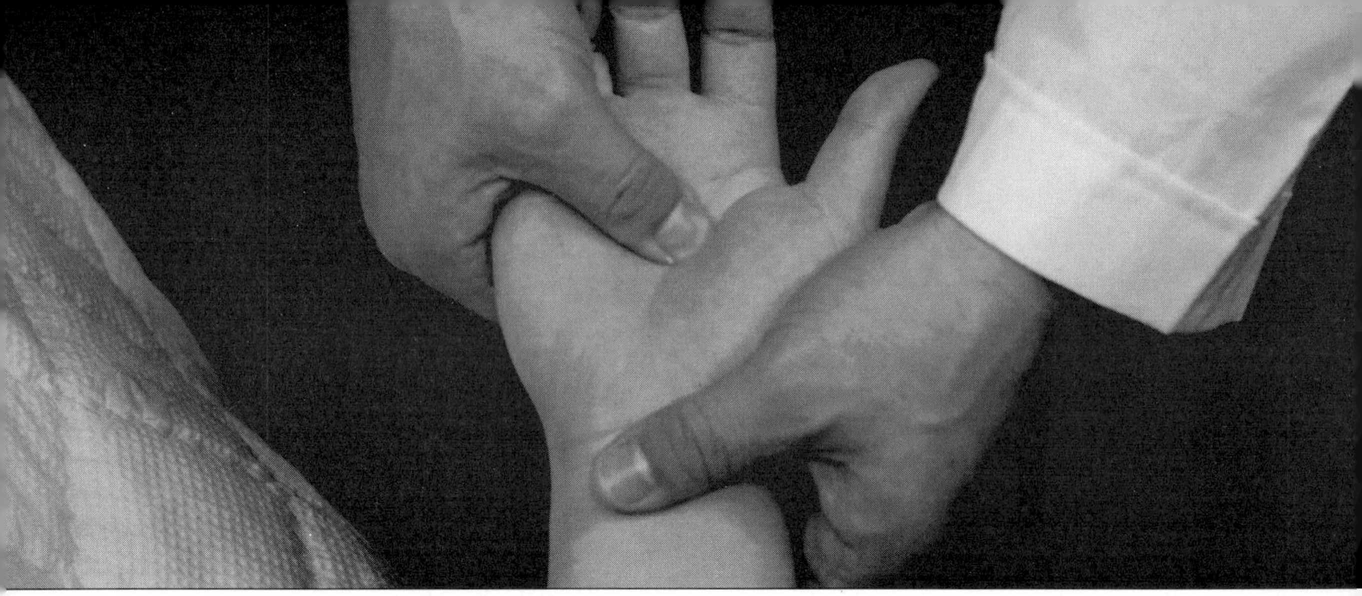

【 그림 4-44. 유노궁 (揉勞宮) 】

# 제 14 식 : 유노궁 揉勞宮

揉勞宮
문지를/일할/집

## 치료사의 위치

立式(입식:선 자세)

## 환자의 자세

仰臥位(앙와위:누운 자세)

## 수법

揉法(유법), 推法(추법), 摩法(마법)

## 실기법

1) 엄지 지복을 대능(大陵)혈에 두고 위로부터 아래로 노궁(勞宮)혈을 지나 중지의 제1지관절 뼈까지 추법(推法)과 마법(摩法)을 반복하여 5-7번 시행한다.
2) 엄지를 손바닥의 내노궁(內勞宮)혈에 두고 식지를 손등의 외노궁(外勞宮)혈에 두며 시계 바늘 도는 방향과 시계 바늘 도는 반대 방향으로 2-3분 유법(揉法)을 시행한다.

## 미용

구강염, 구취

## 치료

전광증, 간질 등

## 혈자리

勞宮(노궁), 大陵(대릉)

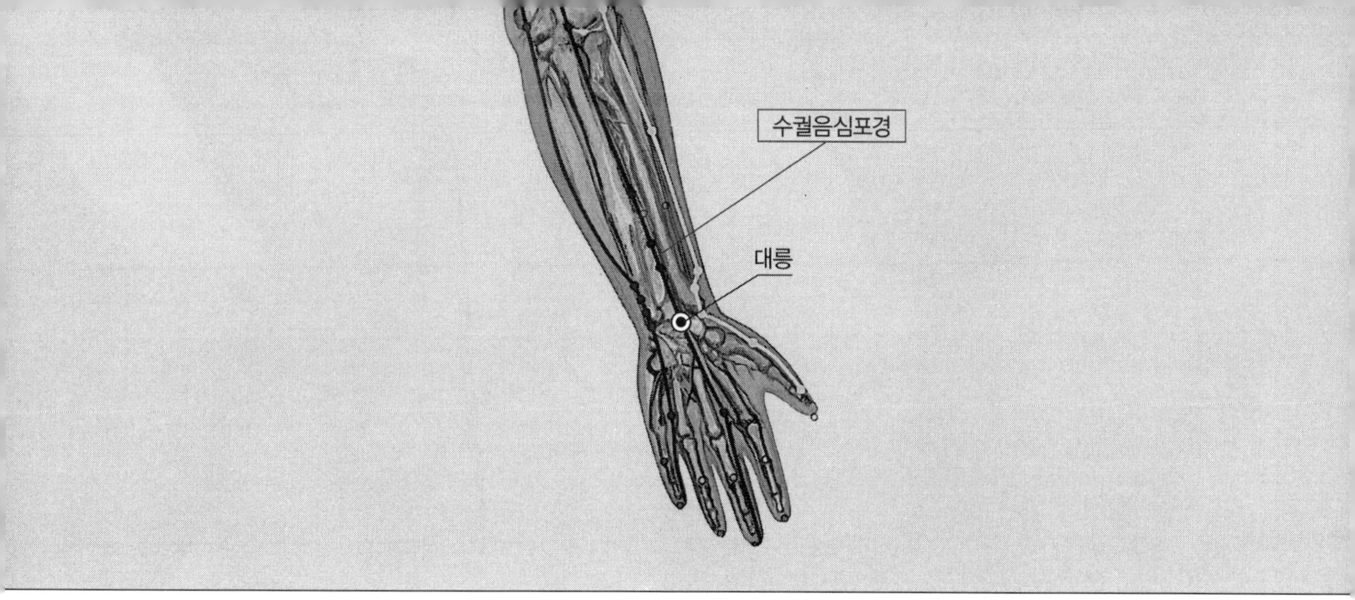


【 그림 4-45. 대릉 (大陵) 】

## • 대릉 大陵 – 수궐음심포경(PC7)

① **의의** : 큰 언덕을 릉(陵)이라 하는데, 손목의 언덕에 위치하여 릉(陵)의 형상을 하고 있으므로 대릉(大陵)이라 이름 하였다.

② **해부학적 위치** : 장측 수근횡문 중앙으로 장장근건과 요측 수근굴근건 사이 오목한 곳에 위치한다.

③ **주치** : 심계(心悸), 심통(心痛), 흉통(胸痛), 히스테리, 전광증, 위통, 구토

④ **미용** : 구취, 구강 궤양, 얼굴색이 어두운 것, 습진

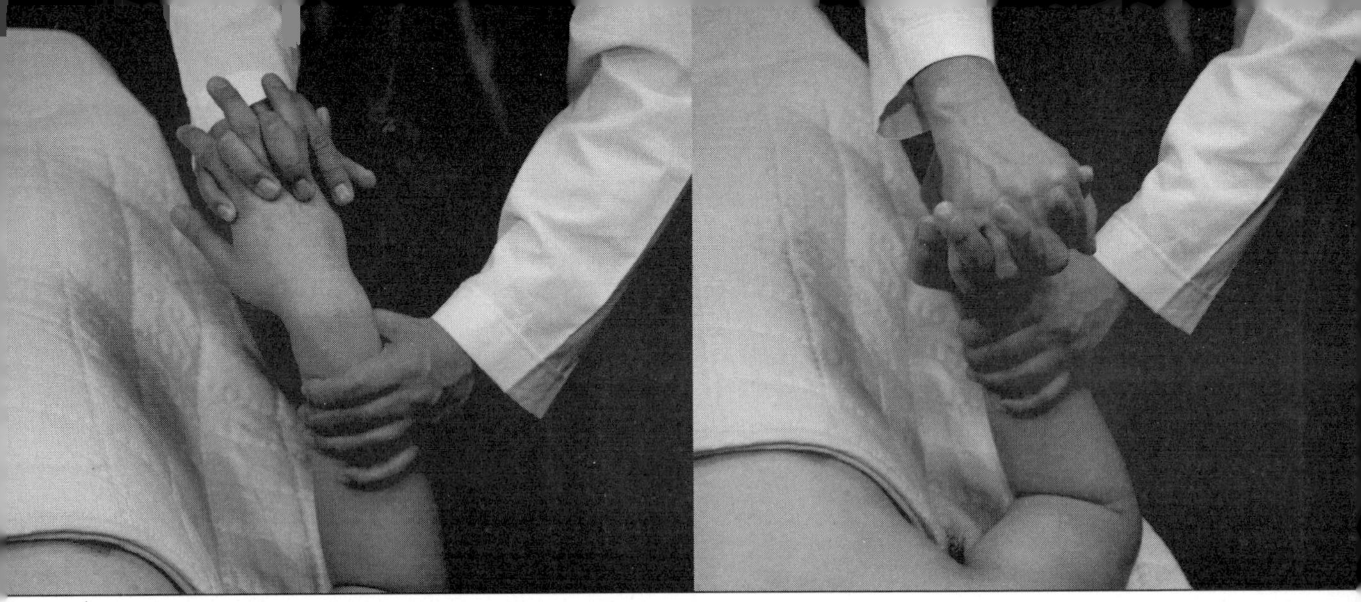

【 그림 4-46. 요완관절 (搖腕關節) 】

## 제 ⑮ 식 : 요완관절 搖腕關節

搖腕關節
돌릴/손목/기관/마디

### 치료사의 위치

立式(입식:선 자세)

### 환자의 자세

仰臥位(앙와위:누운 자세)

### 수법

搖法(요법)

### 실기법

1) 한 손으로 환자의 전완을 잡고 다른 손은 환자의 손을 깍지를 껴서 잡은 후, 환자의 손목관절을 부드럽게 5-10번 돌려주고 손바닥을 쳐준다.
2) 양손으로 환자의 손목을 잡고 팔 전체를 편 상태에서 손목 부위를 축으로 시계 방향과 반대 방향으로 5-10번 요법(搖法)을 시행한다.

### 미용

불면증, 여드름

### 치료

손목관절 통증

### 혈자리

수삼음경, 수삼양경

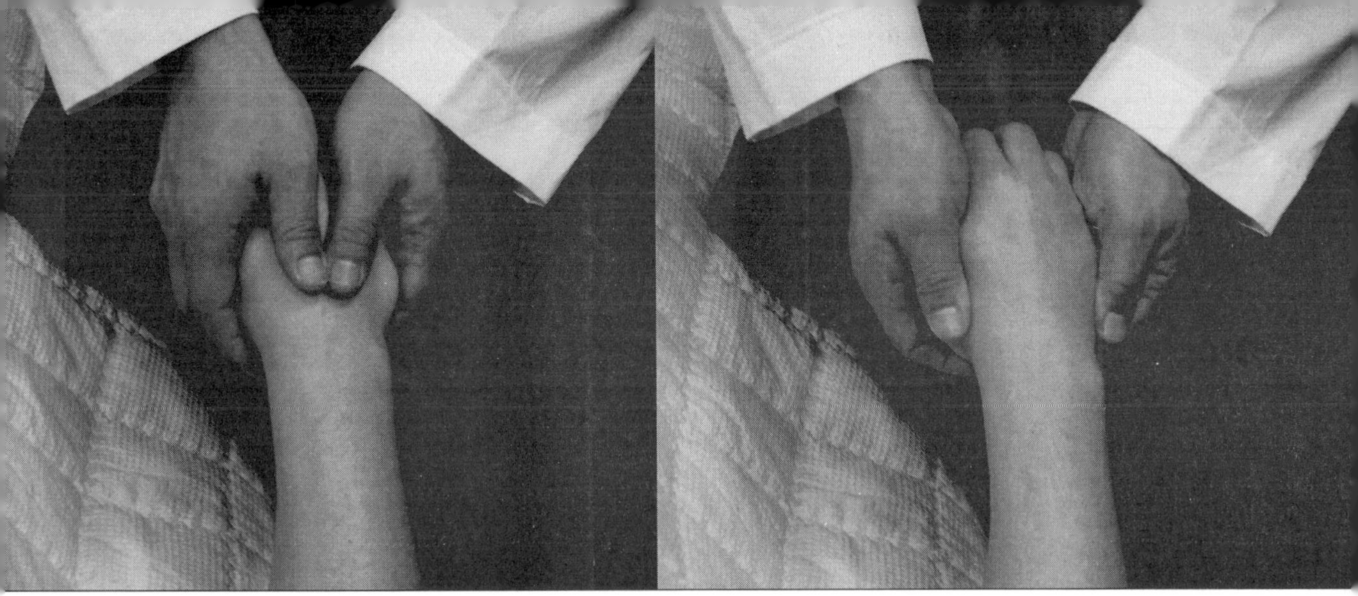

【 그림 4-47. 분말장지 (分抹掌指) 】

分抹掌指
나눌/펴바를/손바닥/손가락

# 제 16 식 : 분말장지 分抹掌指

## 치료사의 위치
立式(입식:선 자세)

## 환자의 자세
仰臥位(앙와위:누운 자세)

## 수법
分抹法(분말법)

## 실기법
양 손의 엄지 손가락의 볼록한 면으로 환자의 한쪽 손의 손등에서 각 손가락을 향해 나눠서 밀어 움직여 5-7번 분말법(分抹法)을 시행한다.

## 미용
여드름, 구취, 구강궤양, 검버섯

## 치료
고혈압, 반신불수, 현기증, 손가락 인대손상

## 혈자리
陽谿(양계), 陽谷(양곡), 合谷(합곡), 中渚(중저), 液門(액문), 三間(삼간)

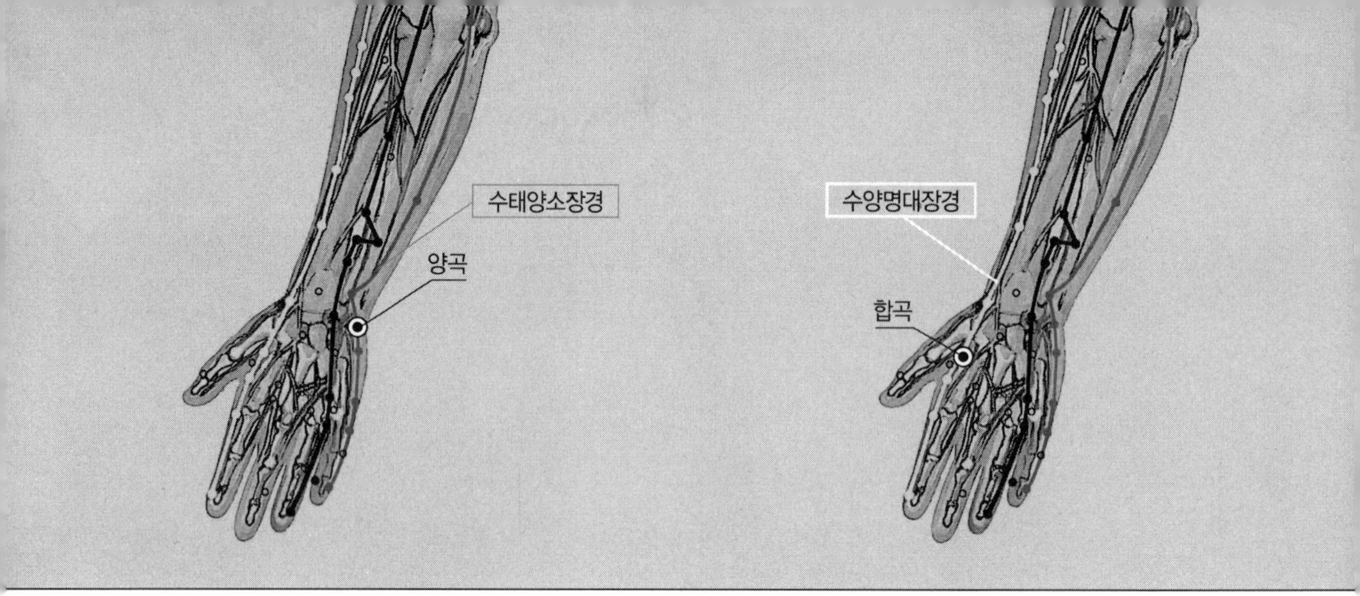


【 그림 4-48. 양곡 (陽谷) 】 【 그림 4-49. 합곡 (合谷) 】

- **양곡** 陽谷 **– 수태양소장경(SI5)**

① **의의** : 수태양경(手太陽經)의 수근배(手根背)에 양(陽)에 속하고, 오목한 곳은 골짜기(谷)를 형상하고 있기 때문에 양곡(陽谷)이라 이름 하였다.

② **해부학적 위치** : 수근관절 척측 적백육제에서 척골 경상돌기와 삼각골 사이 오목한 곳에 위치한다.

③ **주치** : 두통, 현기증, 이명(耳鳴), 열병, 간질병, 손목 통증

④ **미용** : 치통, 국부 미용

- **합곡** 合谷 **– 수양명대장경(LI4)**

① **의의** : 합(合)은 모임을 의미하고, 곡(谷)은 육(肉)이 크게 모이는 곳으로 산이 굽고 물이 없는 땅을 합곡(合谷)이라 이름 하였다.

② **해부학적 위치** : 수배의 제1,2번 중수골 사이인데 제2번 중수골 중간에 상당하는 곳에 위치한다.

③ **주치** : 열병, 기침, 천식, 두통, 치통, 코피, 인후종통, 이명, 구안와사

④ **미용** : 피부 가려움증, 여드름, 다한증, 얼굴 색소침착, 얼굴 주름, 안검하수, 얼굴 부종, 입 냄새

- **중저** 中渚 **– 수소양삼초경(TE3)**

① **의의** : 수기(水岐) 또는 사주(沙洲)를 저(渚)라 하고, 수삼양맥(手三陽脈)은 수배(手背)를 순행하는데, 본 경락은 이 수

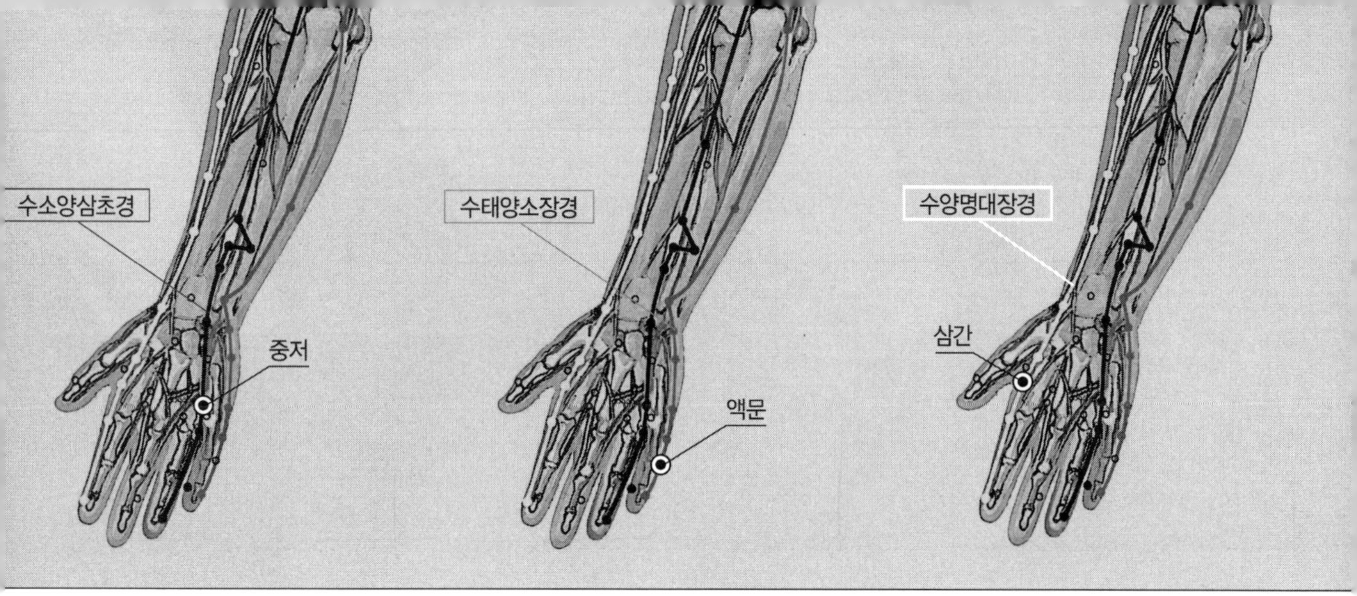


【 그림 4-50. 중저 (中渚) 】 【 그림 4-51. 액문 (液門) 】 【 그림 4-52. 삼간 (三間) 】

삼양경의 중간에 있으므로 중저(中渚)라 이름 하였다.

② **해부학적 위치** : 수배 제4,5번 중수골 사이 중수지절관절 후방 오목한 곳에 위치한다.

③ **주치** : 상지 통증, 손가락의 관절 활동 제한, 두통, 현기증, 눈의 통증. 충혈, 이명(耳鳴)

④ **미용** : 근시, 눈 주름 예방

## • 액문 液門 – 수소양삼초경(TE2)

① **의의** : 삼초(三焦)는 수도(水道)를 소통(疏通)하는 기관이고, 액(液)은 수(水)의 정(精)을 가리킨다. 그리하여 액문(液門)이라 이름 하였다.

② **해부학적 위치** : 수배 제4,5지 사이이고, 지장관절 앞의 오목한 곳에 위치한다.

③ **주치** : 두통, 눈병, 이명(耳鳴), 인후통, 학질

④ **미용** : 산후관리(유습 분비 촉진)

## • 삼간 三間 – 수양명대장경(LI3)

① **의의** : 본 혈사리는 식시(食指) 본설(本節)뒤의 내측(內側) 오목한 곳이고, 수양명경 (手陽明經)의 세 번째 혈이므로 삼간(三間)이라 이름 하였다.

② **해부학적 위치** : 제2번 중수지절관절 뒤, 제2번 중수골두 요측의 오목한 곳에서 위치한다.

③ **주치** : 눈병, 치통, 목 통증, 전신 발열, 소화불량

④ **미용** : 손 부종, 변비, 검버섯

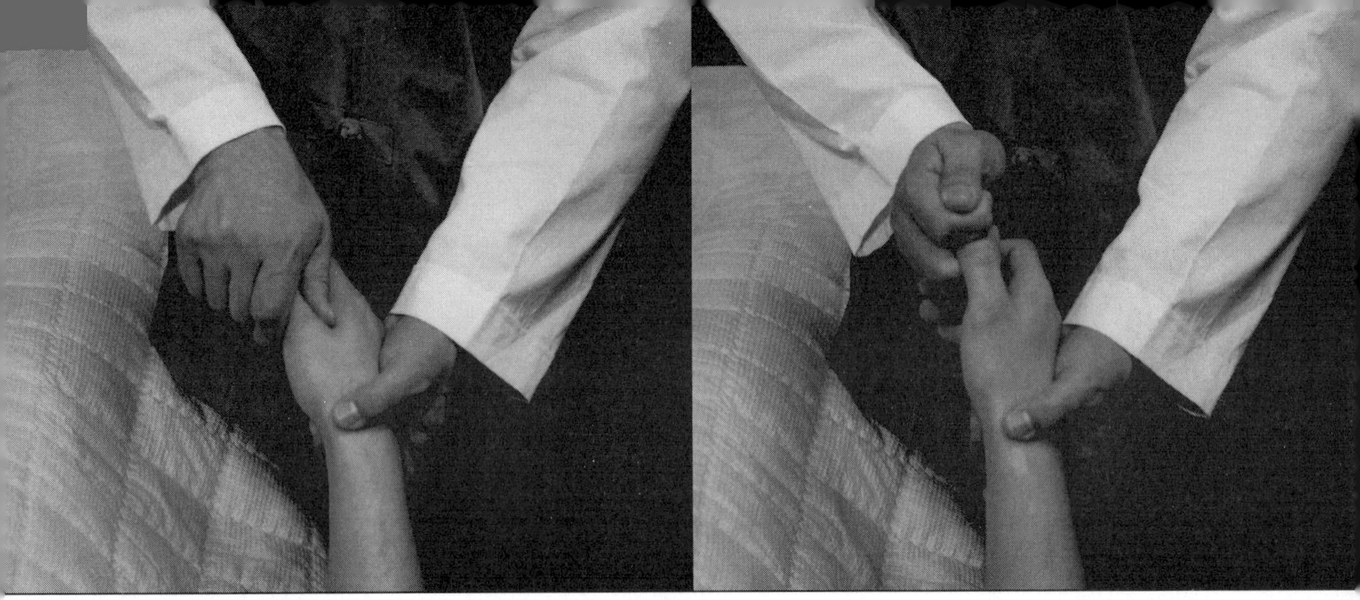

【 그림 4-53. 날두십지 (捋抖十指) 】

# 제 ⑰ 식 : 날두십지 捋抖十指

捋抖十指
뽑다/흔들/열/손가락

## 치료사의 위치

立式(입식:선 자세)

## 환자의 자세

仰臥位(앙와위:누운 자세)

## 수법

捻法(염법), 抖法(두법), 推法(추법), 날법(捏法)

## 실기법

식지와 중지를 굽히고 환자의 손가락의 지관절(指關節)에 힘을 주어 추날(推捏)하고 위로부터 아래로 지단까지 염법(捻法)과 두법(抖法)을 한다. 염법(捻法)은 빠르고 두법(抖法)은 소리가 나야하며 매 손가락에 대고 한 번씩 한다.

## 미용

여드름, 튼살, 검버섯

## 치료

손가락 마비, 반신불수 후유증

## 혈자리

商陽(상양), 關衝(관충), 少衝(소충), 少商(소상), 少澤(소택), 中衝(중충)

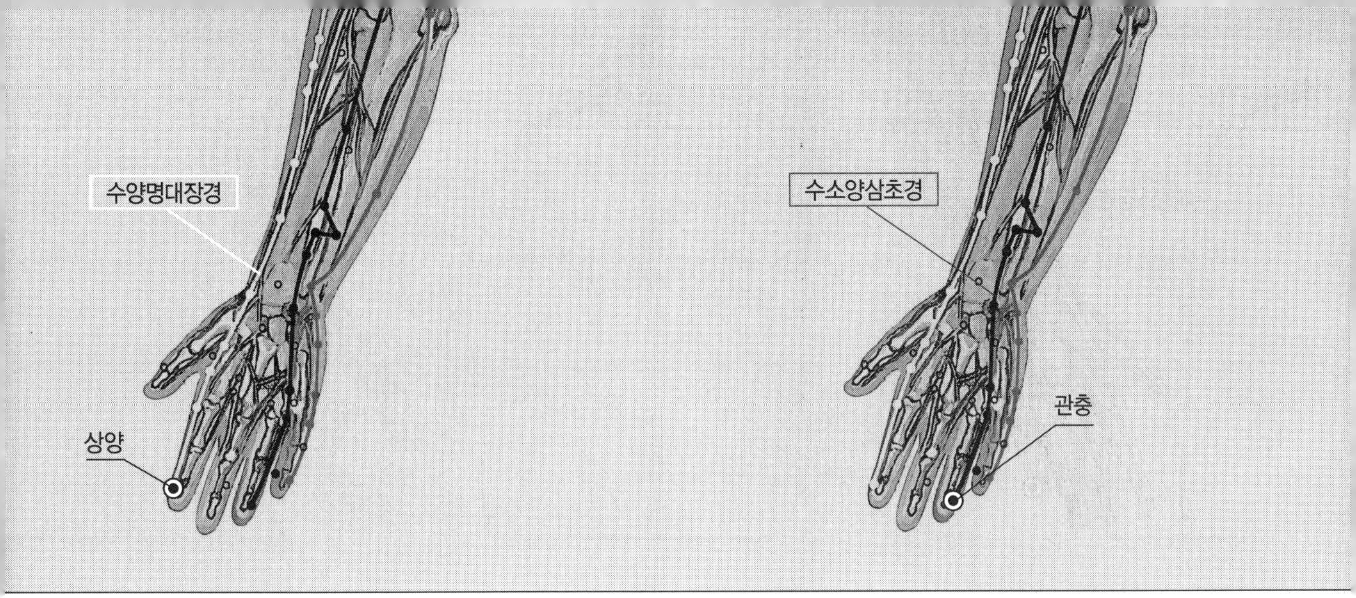


【 그림 4-54. 상양 (商陽) 】 【 그림 4-55. 관충 (關衝) 】

- **상양** 商陽 **– 수양명대장경(LI1)**

① **의의** : 상(商)은 금(金)에 속하고 폐(肺)를 의미하며, 양(陽)은 양금(陽金)을 가리키므로 상양(商陽)이라 이름 하였다.

② **해부학적 위치** : 제2지 요측 손톱 뿌리각 상방 1푼에서 위치한다.

③ **주치** : 이명(耳鳴), 치통, 목 아플 때, 턱의 종기, 시신경 위축염, 손가락 마비, 열병, 의식불명

④ **미용** : 여드름, 변비

- **관충** 關衝 **– 수소양삼초경(TE1)**

① **의의** : 소충(少衝)혈과 중충(中衝)혈의 가운데 있어 이를 충(衝)이라 하고 관충(關衝)이라 이름 하였으니, 내관(內關)혈과 외관(外關)혈에 다 통한다는 뜻이다.

② **해부학적 위치** : 제4지 척측으로 손톱 뿌리각 옆 1푼 되는 곳에서 위치한다.

③ **주치** : 두통, 눈병, 이명(耳鳴), 목 통증, 열병, 쇼크

④ **미용** : 여드름, 이명

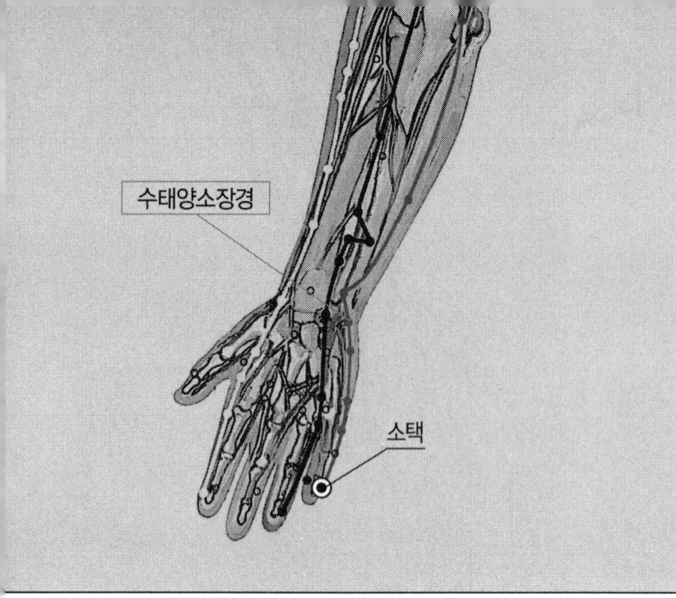


【 그림 4-56. 소택 (少澤) 】

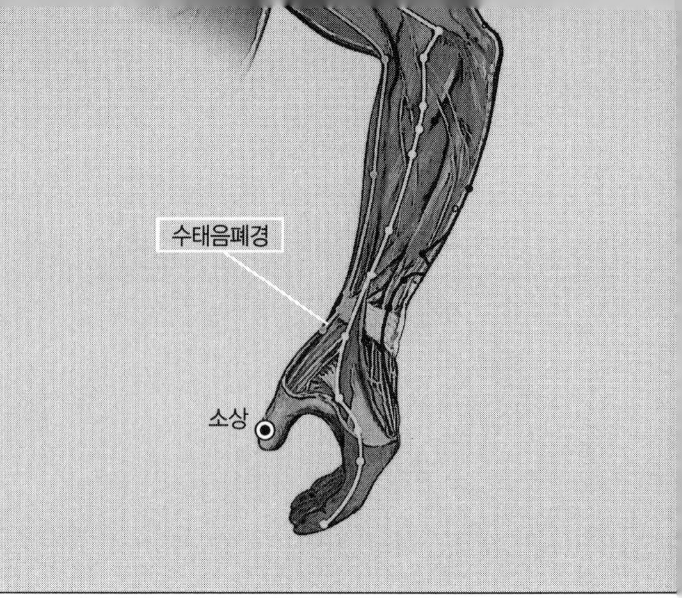


【 그림 4-57. 소상 (少商) 】

- **소택** 少澤 **– 수태양소장경(SI1)**

  ① **의의** : 소(少)는 새끼 손가락 또는 유소(幼少)를, 택(澤)은 광택(光澤), 윤활(潤滑), 수택(水澤)을 의미한다. 그리하여 소택(少澤)이라 이름 하였다.

  ② **해부학적 위치** : 소지(小指) 척측 손톱 뿌리각 옆 1푼 되는 곳에서 위치한다.

  ③ **주치** : 열병으로 인한 혼미, 어깨 통증, 두통, 이명, 인후종통, 눈의 충혈과 통증

  ④ **미용** : 유방 질환, 손의 국부 미용

- **소상** 少商 **– 수태음폐경(LU11)**

  ① **의의** : 소(少)는 끝. 소(少)는 유소(幼少), 미소(微小)의 뜻을 의미한다. 상(商)은 고대 오음(五音)의 하나로 즉 금(金)에 속하고 폐(肺)를 의미한다. 상(商)의 초령(初令)은 아직 기(生氣)를 포함하고 있기 때문에 소상(少商)이라 이름 하였다.

  ② **해부학적 위치** : 무지(拇指)의 요측 손톱 뿌리 옆의 1촌에서 위치한다.

  ③ **주치** : 인후종통의 중요한 혈자리, 코피, 고열, 중풍으로 인한 혼미 "응급 혈자리"

  ④ **미용** : 여드름, 히스테리

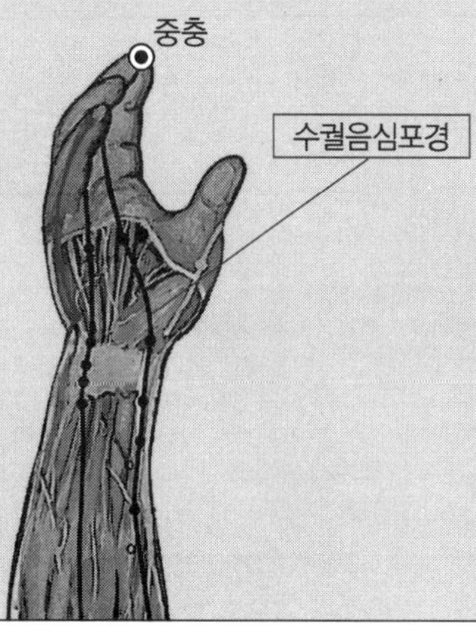


【 그림 4-58. 중충 (中衝) 】

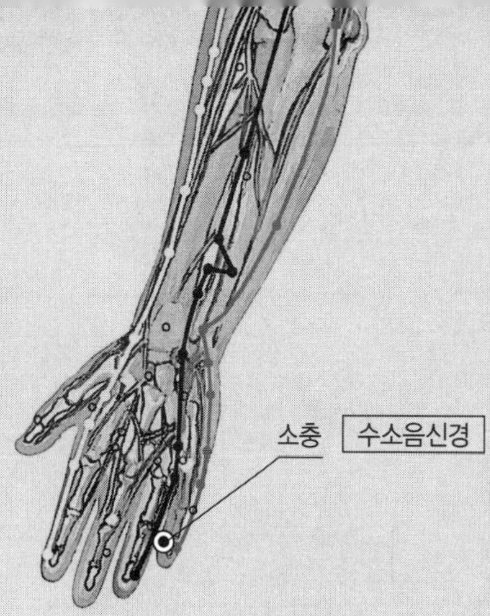


【 그림 4-59. 소충 (少衝) 】

- **중충** 中衝 **– 수궐음심포경(PC9)**

  ① **의의** : 본 혈이 중지(中指) 끝 중앙에 있으며, 심맥(心脈)이 중지에서 충출(衝出)된다는 뜻이기에 중충(中衝)이라 이름 하였다.

  ② **해부학적 위치** : 중지(中指) 요측 손톱 뿌리각 외측 위 1푼에 위치한다.

  ③ **주치** : 심통(心痛), 심번(心煩), 혀가 뻣뻣하고 붓고 통증, 열병

  ④ **미용** : 정서불안, 손 미용

- **소충** 少衝 **– 수소음심경(HT9)**

  ① **의의** : 소(少)는 수소음(手小陰)경락을, 충(衝)은 요충(要衝)지를 의미한다. 마치 물이 샘솟는 현상과 같이 수소음(手小陰)의 경락의 기(經氣)가 초기(初期)에 생기는 혈이기 때문에 소충(少衝)이라 이름 하였다.

  ② **해부학적 위치** : 소지(小指) 요측이며 손톱 뿌리가에서 1푼 되는 곳에서 위치한다.

  ③ **주치** : 전광증, 열병, 혼미, 흉통(胸痛), 심계(心悸)

  ④ **미용** : 여드름, 손 미용, 구내염

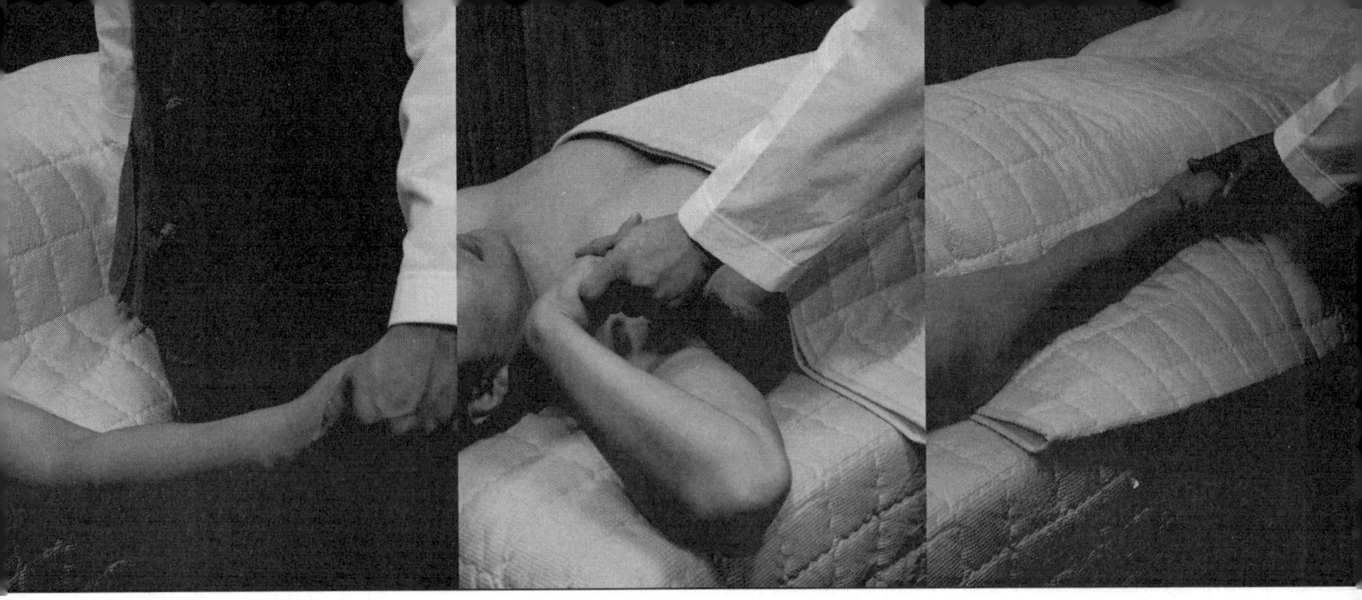

【 그림 4-60. 요비신두 (搖臂抻抖) 】

# 제 ⑱ 식 : 요비신두 搖臂抻抖

搖臂抻抖
돌릴/팔/늘일/흔들

### 치료사의 위치
立式(입식:선 자세)

### 환자의 자세
仰臥位(앙와위:누운 자세)

### 수법
抖法(두법)

### 실기법
한 손으로 환자의 손가락을 잡고 외측으로 외전하여 펴고 다시 환자의 팔꿈치관절을 굽히고 상완을 안으로 밀어주며 밑으로 빨리 내려 팔을 신전시키며 두법(抖法)을 시행한다.

### 미용
상지 비만, 다모증(多毛症)

### 치료
상지 근육통(酸痛), 상지 무기력(乏力)

### 혈자리
수삼음경, 수삼양경

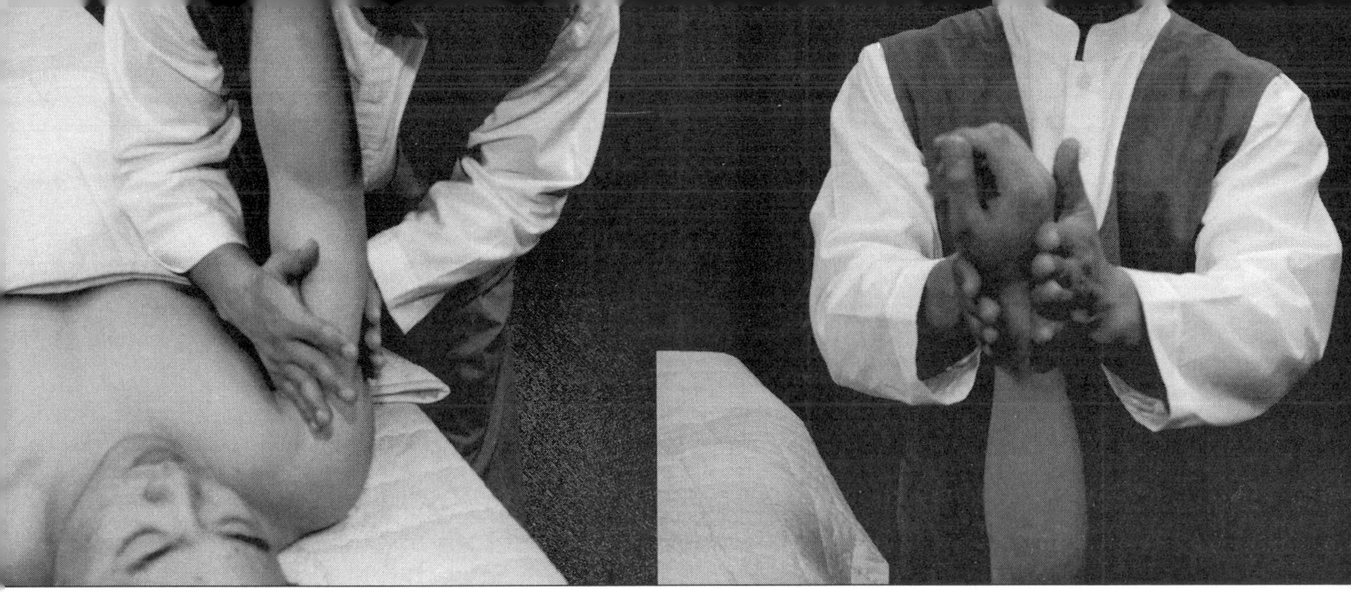

【 그림 4-61. 차동상지 (搓動上肢) 】

搓動上肢
비빌/움직일/위/사지

# 제 ⑲ 식 : 차동상지 搓動上肢

## 치료사의 위치

立式(입식:선 자세)

## 환자의 자세

仰臥位(앙와위:누운 자세)

## 수법

搓法(차법)

## 실기법

양손을 펴고 한 손을 상지의 삼각근 위에 대고 다른 한 손은 액하(腋下)에 대며 어깨로부터 손목까지 5 7 번 왕복 차법(搓法)을 시행한다.

## 미용

상지 비만, 다모증(多毛症)

## 치료

상지 근육통, 상지 무기력(乏力) 등

## 혈자리

수삼음경, 수삼양경

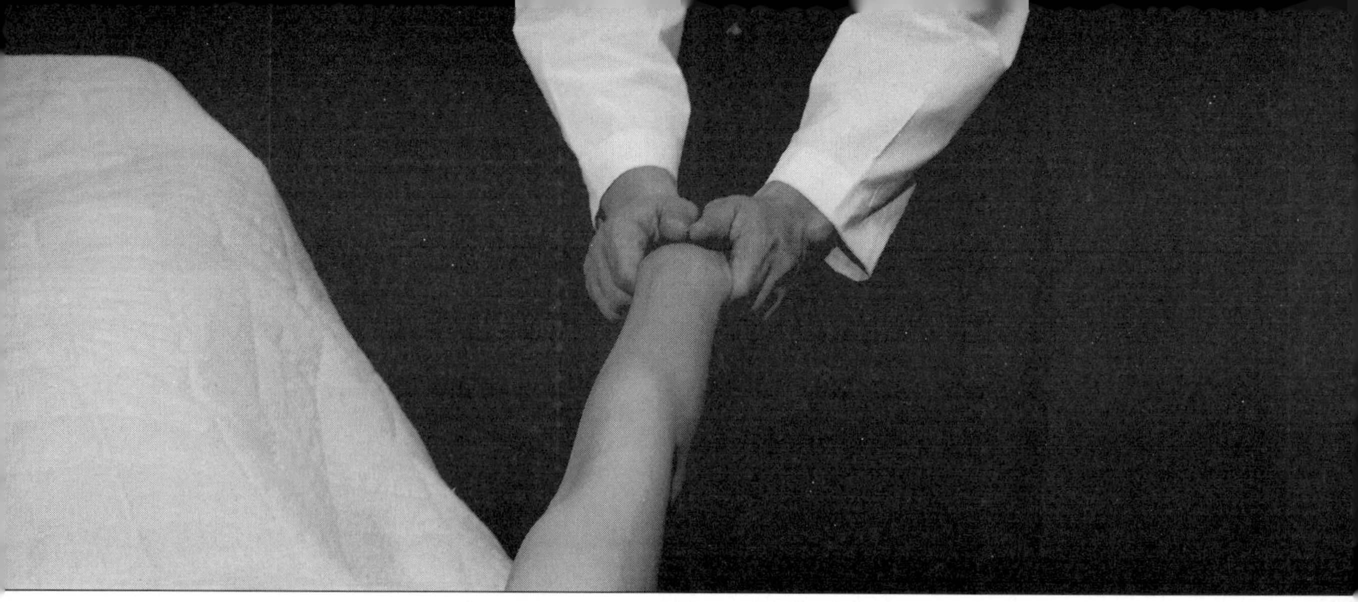

【 그림 4-62. 두동상비 (抖動上臂) 】

# 제 ⑳ 식 : 두동상비 抖動上臂

抖動上臂
흔들/움직일/위/팔

## 치료사의 위치

立式(입식:선 자세)

## 환자의 자세

仰臥位(앙와위:누운 자세)

## 수법

抖法(두법)

## 실기법

양손으로 환자의 손목을 감싸 잡고 빠르게 위로 아래로 20-30번 두법(抖法)을 시행한다.

## 미용

어깨, 상지 비만

## 치료

어깨와 상지의 통증, 관절의 활동 제한(活動不利) 등

## 혈자리

수삼음경, 수삼양경

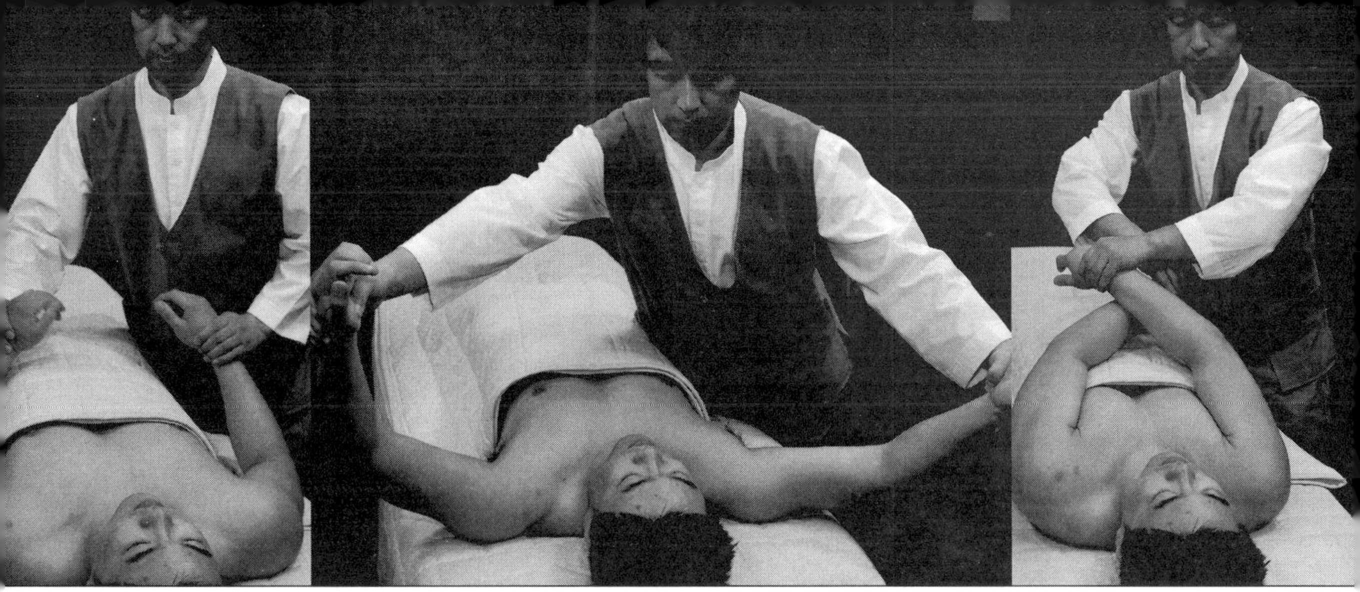

【 그림 4-63. 대붕전시 (大鵬展翅) 】

大鵬展翅
큰/대붕새/펼/날개

# 제 21 식 : 대붕전시 大鵬展翅

## 치료사의 위치

立式(입식:선 자세)

## 환자의 자세

仰臥位(앙와위:누운 자세)

## 수법

搖法(요법)

## 실기법

두 손으로 환자의 두 팔을 잡고 위로 들게 한 후, 돌린다. 두 팔을 천천히 벌린 후, 다시 돌려 가슴 앞에서 교차하게 한다. 이 실기법은 양쪽의 팔의 실기법이 다 끝난 다음 양팔을 같이 시행해준다. 보통 5-10회를 반복하여 시행한다.

## 미용

어깨, 상지 비만

## 치료

상지 근육통, 상지 무기력증(乏力) 등

## 혈자리

수삼음경, 수삼양경

## 학/습/정/리

- 미용추나 상지부 21식을 시행할 때, 치료사의 위치는 입식(선 자세)을 취한다.
- 미용추나 상지부 21식을 시행할 때, 환자의 자세는 앙와위(누운 자세)를 취한다.
- 각 수법에 사용되는 혈자리와 경락에 따라서 미용 및 치료 효과에 영향을 준다.
- 미용추나 상지부 21식에서는 수삼음경(수태음폐경, 수소음심경, 수궐음심포경), 수삼양경(수소양삼초경, 수태양소장경, 수양명대장경)에 따라 시행한다.
- 미용추나 상지부 21식에서는 揉法(유법), 捏法(날법), 按法(안법), 点法(점법)을 위주로 사용한다.

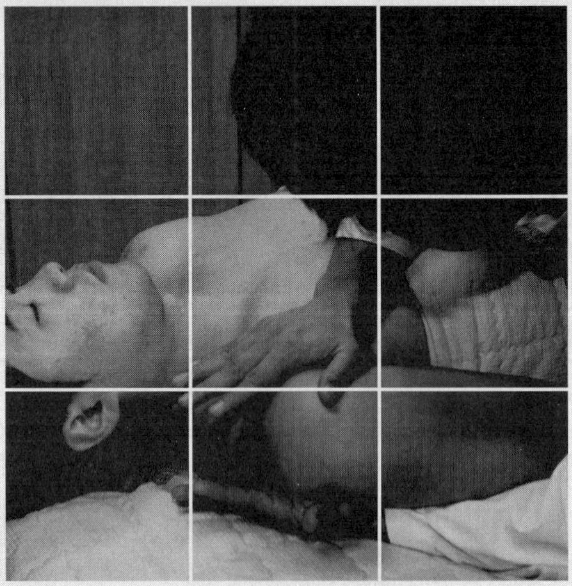

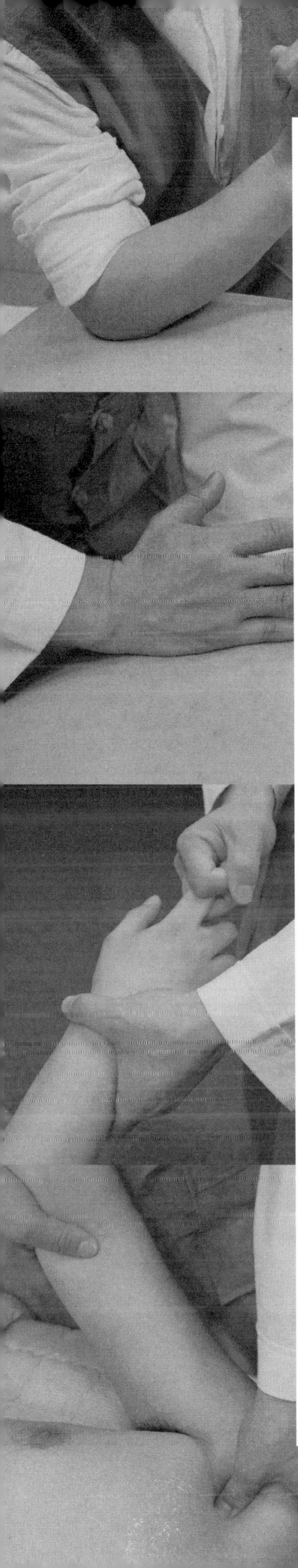

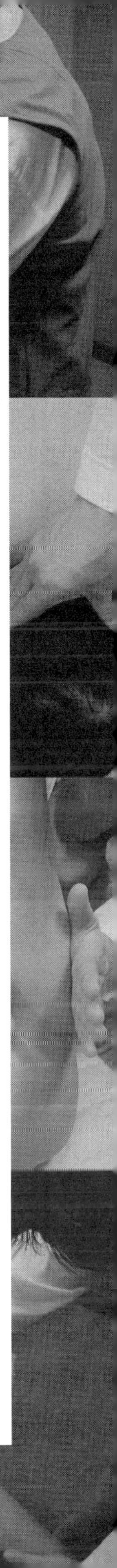

# 5장. 흉부(가슴) 10식

## 胸部 10式

### 학습목표

- 미용추나 흉부 10식의 수법 순서에 대하여 구분할 수 있도록 학습한다.
- 각 수법의 개념을 이해하고 실기법에 대하여 학습한다.
- 각 수법의 치료 작용에 대하여 이해하고 설명할 수 있도록 학습한다.
- 각 수법의 미용 효과에 대하여 이해하고 설명할 수 있도록 학습한다.
- 각 수법마다 사용되는 혈자리의 의의, 해부학적 위치, 주치 및 미용에 대하여 학습한다.

### 학습개요

1. 추늑법 推肋法
2. 단중유미 膻中揉摩
3. 개흉순기 開胸順氣
4. 평추흉골 平推胸骨
5. 점안흉골법 点按胸骨法
6. 안유흉혈 按揉胸穴
7. 신농해조법 晨龍解罩法
8. 안압중부운문 按壓中府云門
9. 용봉정상 龍鳳呈祥
10. 관흉법 寬胸法

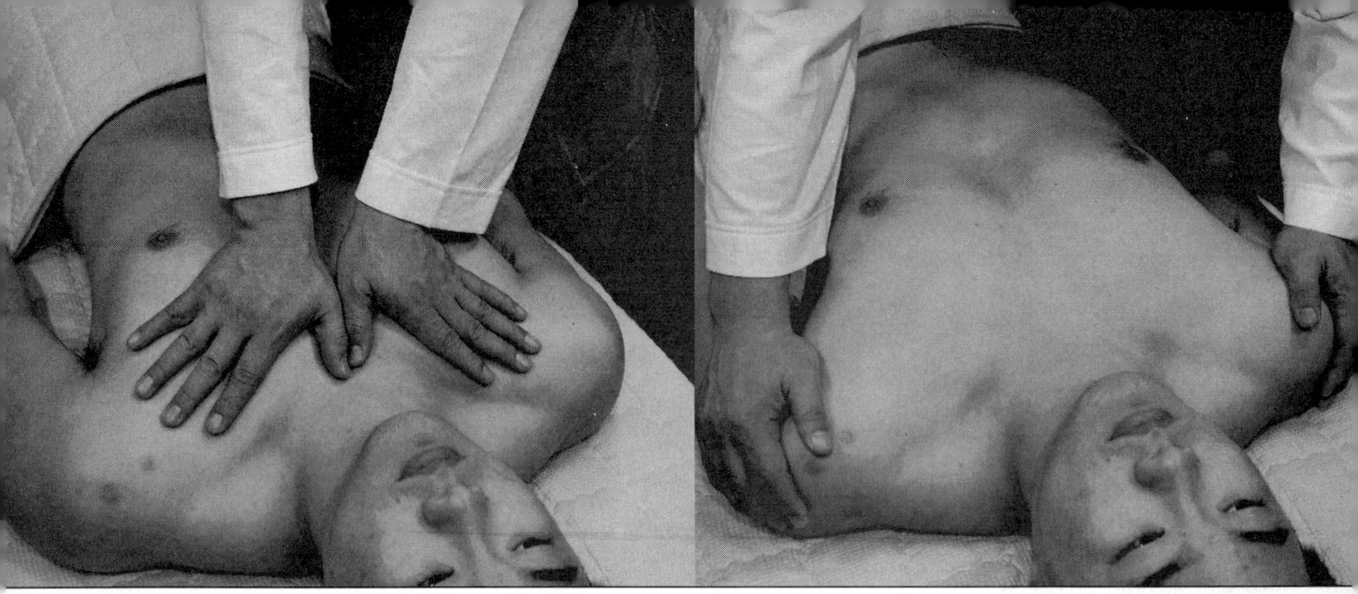

【 그림 5-1. 추늑법 (推肋法) 】

# 제 ❶ 식 : 추늑법 推肋法

推肋法
밀/갈비/법칙

## 치료사의 위치

立式(입식:선 자세)

## 환자의 자세

仰臥位(앙와위:누운 자세)

## 수법

分推法(분추법)

## 실기법

두 엄지를 흉골병 양측의 수부(兪府)혈에 대고 나머지 네 손가락은 가슴 양 옆에 대고 늑간을 따라 액중선까지 3-5분 동안 반복적으로 분추(分推)법을 시행한다.

※ 주의: 여성은 제3번 늑간까지 남성은 제5번 늑간까지 시행한다.

## 미용

풍만한 가슴, 겨드랑이 암내, 가슴 부위 비만, 다모증(多毛症)

## 치료

기침, 천식 등

## 혈자리

兪府(수부)

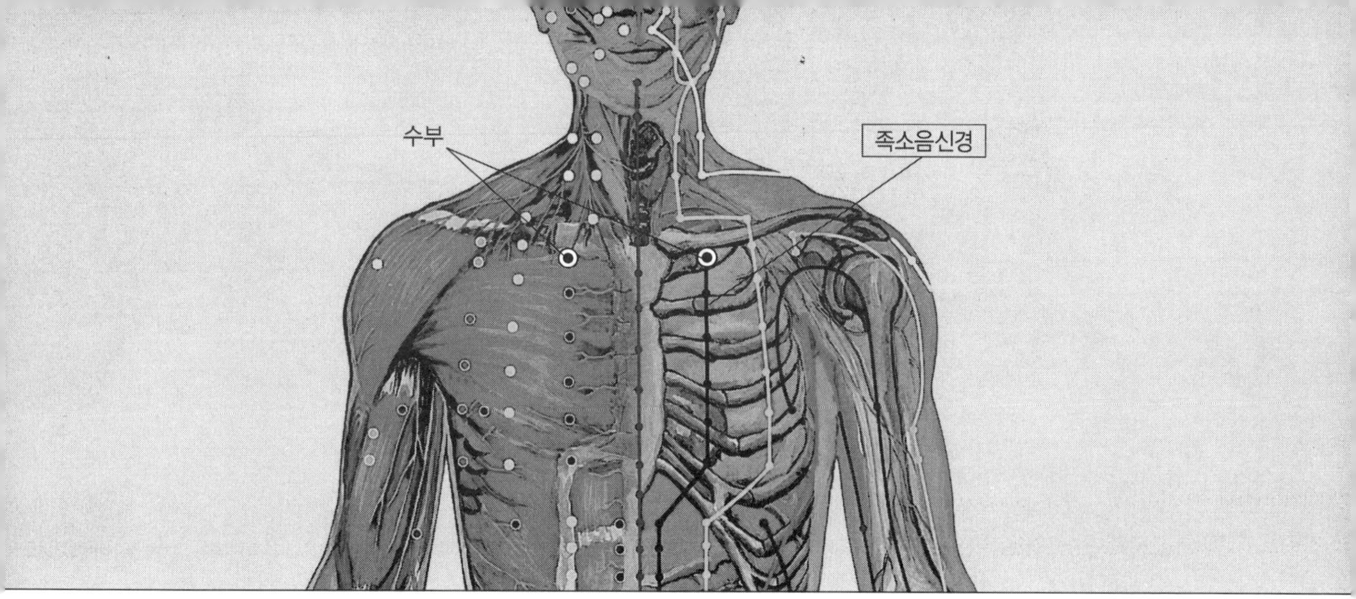


【 그림 5-2. 수부 (兪府) 】

• 수부 兪府 – 족소음신경(KI27)

① **의의** : 수(兪)는 수혈(腧穴)을 가리키고, 부(府)는 신기(神氣)를 소집하여 신경(腎經)의 기(氣)가 발로부터 가슴의 본 혈자리에 모여서 집합하기 때문에 수부(兪府)라 이름 하였다.

② **해부학적 위치** : 쇄골 하연 흉골 정중선에서 바깥쪽으로 2촌이며 제1번 늑골의 직상 오목한 가운데에 위치한다.

③ **주치** : 기침, 천식, 흉통(胸痛), 구토

④ **미용** : 가슴 부위 비만, 풍만한 가슴

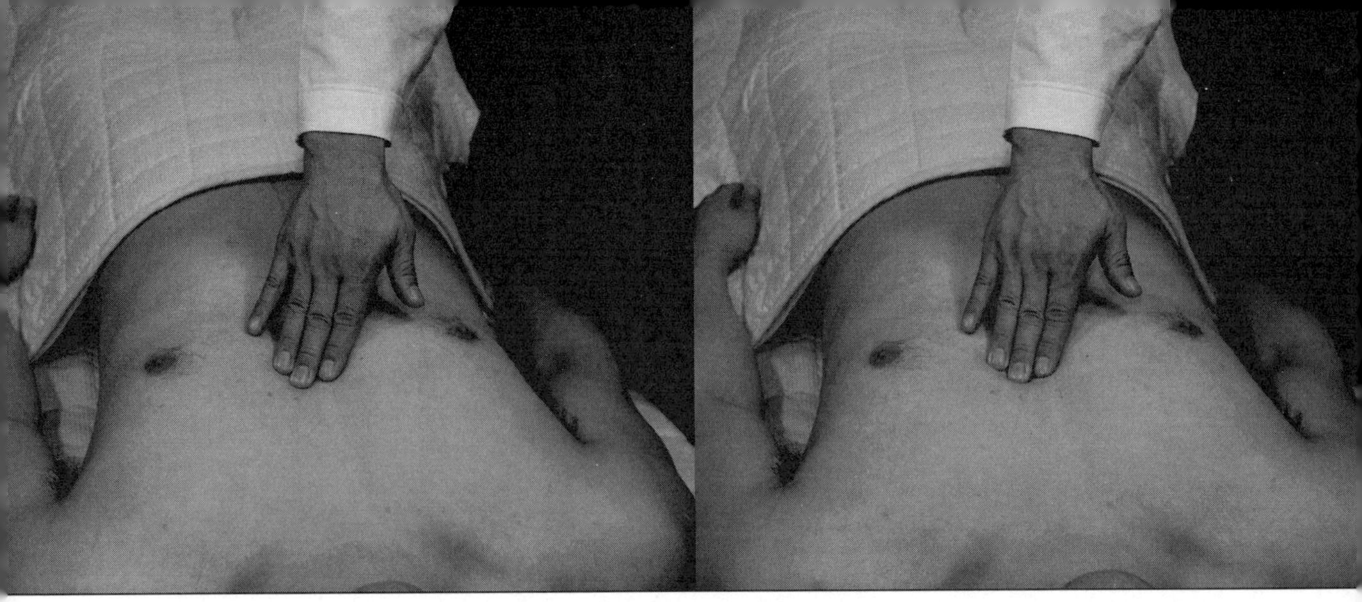

【 그림 5-3. 단중유마 (膻中揉摩) 】

## 제 ❷ 식 : 단중유마 膻中揉摩

膻中揉摩 : 젖가슴/가운데/문지를/쓰다듬을

### 치료사의 위치

立式(입식:선 자세)

### 환자의 자세

仰臥位(앙와위:누운 자세)

### 수법

揉法(유법), 摩法(마법)

### 실기법

한 손의 식지(食指) 지복으로 단중(膻中) 혈자리에 대고 먼저 시계 바늘 도는 방향을 따라 30번 유마(揉摩)법을 시행하고 다시 시계 바늘 도는 반대 방향을 따라 30번 유마(揉摩)법을 시행한다.

### 미용

가슴 부위 탄력, 가슴 부위 비만

### 치료

기관지염, 늑간 신경통

### 혈자리

膻中(단중)

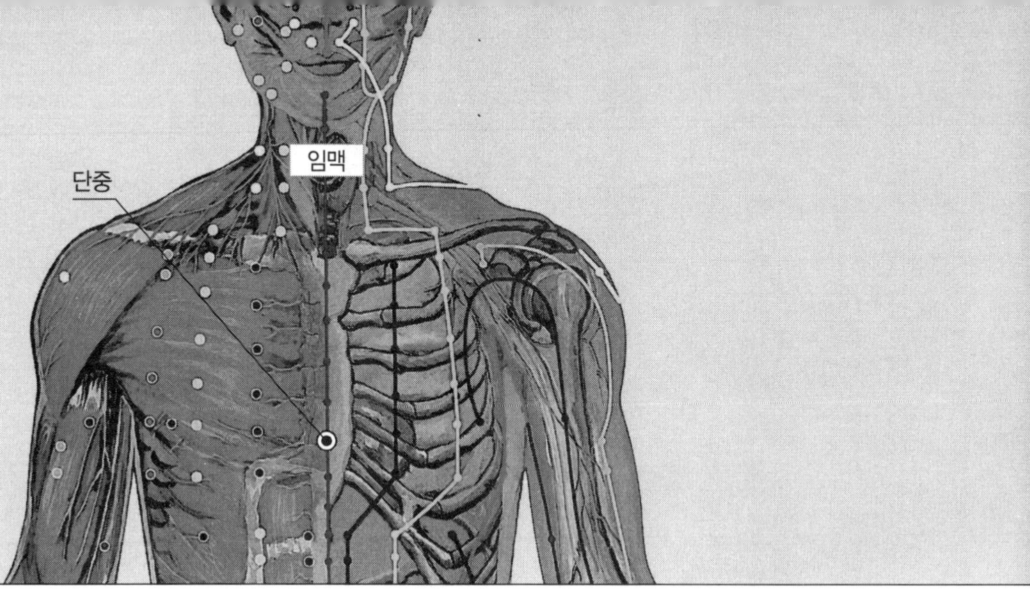


【 그림 5-4. 단중 (膻中) 】

• 단중 膻中 – 임맥(CV17)

① **의의** : 단(膻)은 벗다, 드러내다를 의미하고, 중(中)은 가운데를 가리킨다. 고대에서는 가슴을 드러내고 한 가운데 즉 두 유두 사이에 위치하기 때문에 단중(膻中)이라 이름 하였다.

② **해부학적 위치** : 흉부의 정중선에 있으며 제4번 늑간극과 수평을 이루는 곳으로 양쪽 유두를 이은 선의 중점에 위치한다.

③ **주치** : 가슴이 답답함, 기침, 천식, 심계(心悸), 심교통(心絞痛)

④ **미용** : 황갈반, 유선염, 산후 모유 분비 촉진, 풍만한 가슴, 기미, 주름, 우울증

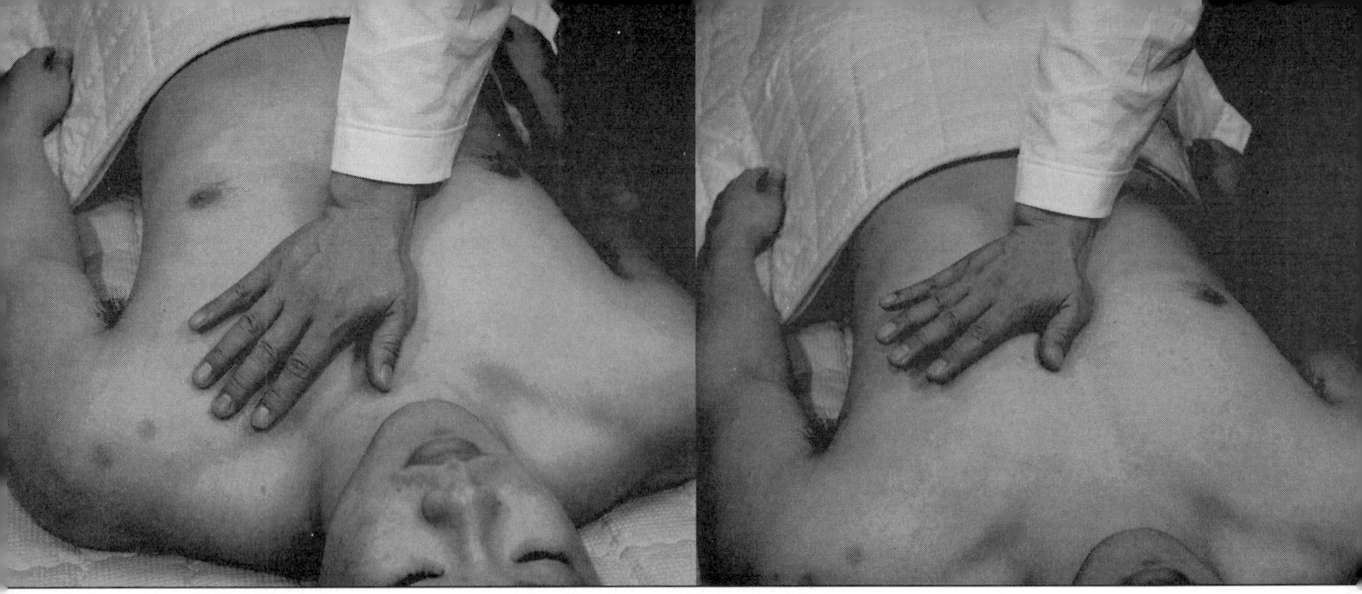

【 그림 5-5. 개흉순기 (開胸順氣) 】

# 제 ❸ 식 : 개흉순기 開胸順氣

開胸順氣
열/가슴/순할/기운

## 치료사의 위치

立式(입식:선 자세)

## 환자의 자세

仰臥位(앙와위:누운 자세)

## 수법

按法(안법), 揉法(유법)

## 실기법

두 손바닥을 각각 가슴의 선기(旋璣)혈과 등 부위의 대추(大椎)혈에 대고 앞의 정중선과 뒤의 정중선을 따라 위로부터 아래로 중정(中庭)혈과 지양(至陽)혈까지 5-7번 안유(按揉)법을 시행한다.

## 미용

가슴 부위 비만, 풍만한 가슴, 여드름

## 치료

헛구역질(惡心), 구토(嘔吐)

## 혈자리

旋璣(선기), 大椎(대추), 中庭(중정), 至陽(지양)

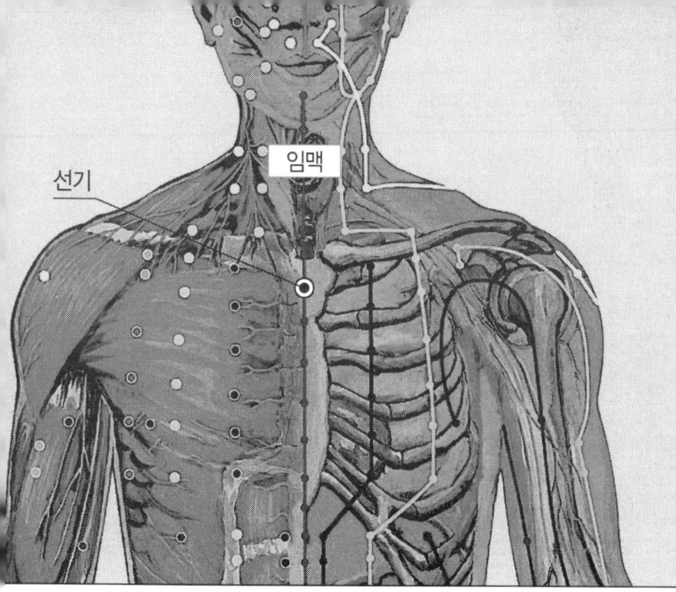


【 그림 5-6. 선기 (璇璣) 】

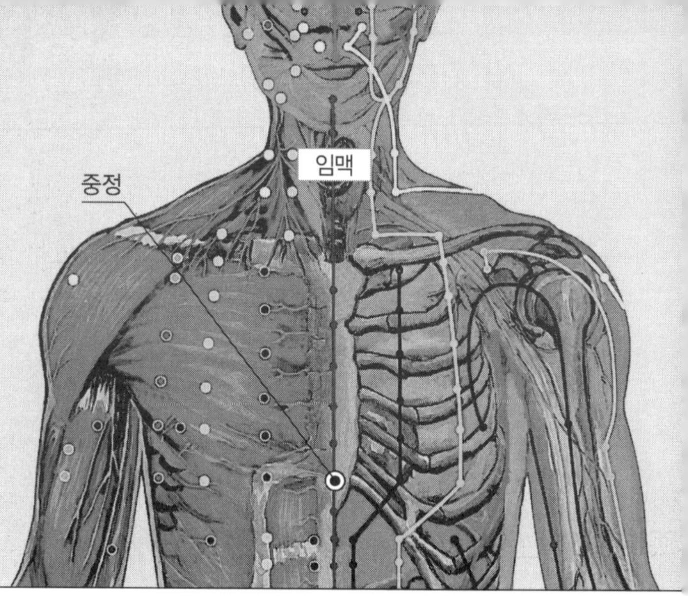


【 그림 5-7. 중정 (中庭) 】

- **선기** 璇璣 **– 임맥(CV21)**

① **의의** : 흉강(胸腔)의 상부에 위치하여 천문(天文)을 측정하는 기구가 균형을 지키고 있는 것과 같기 때문에 선기(璇璣)라 이름 하였다.

② **해부학적 위치** : 가슴 정중선상 흉골병 중앙 함요부로 천돌(天突)혈 아래 1촌에 위치한다.

③ **주치** : 기침, 천식, 흉통(胸痛), 인후통

④ **미용** : 풍만한 가슴, 가슴 부위 비만

- **중정** 中庭 **– 임맥(CV16)**

① **의의** : 궁전(宮殿) 앞의 뜰을 정(庭)이라 하고, 심(心)은 군주(君主)의 궁(宮)이다. 본 혈자리는 흉중(胸中)에 있어 심장(心臟) 앞쪽에 위치하므로 중정(中庭)이라 이름 하였다.

② **해부화적 위치** : 정중선 제5번 늑간극에 평행되며 단중(膻中)혈 아래 1촌 6푼에 위치한다.

③ **주치** : 늑간 신경통, 흉통(胸痛), 구토, 모유를 먹고 토할 때

④ **미용** : 풍만한 가슴, 산후관리

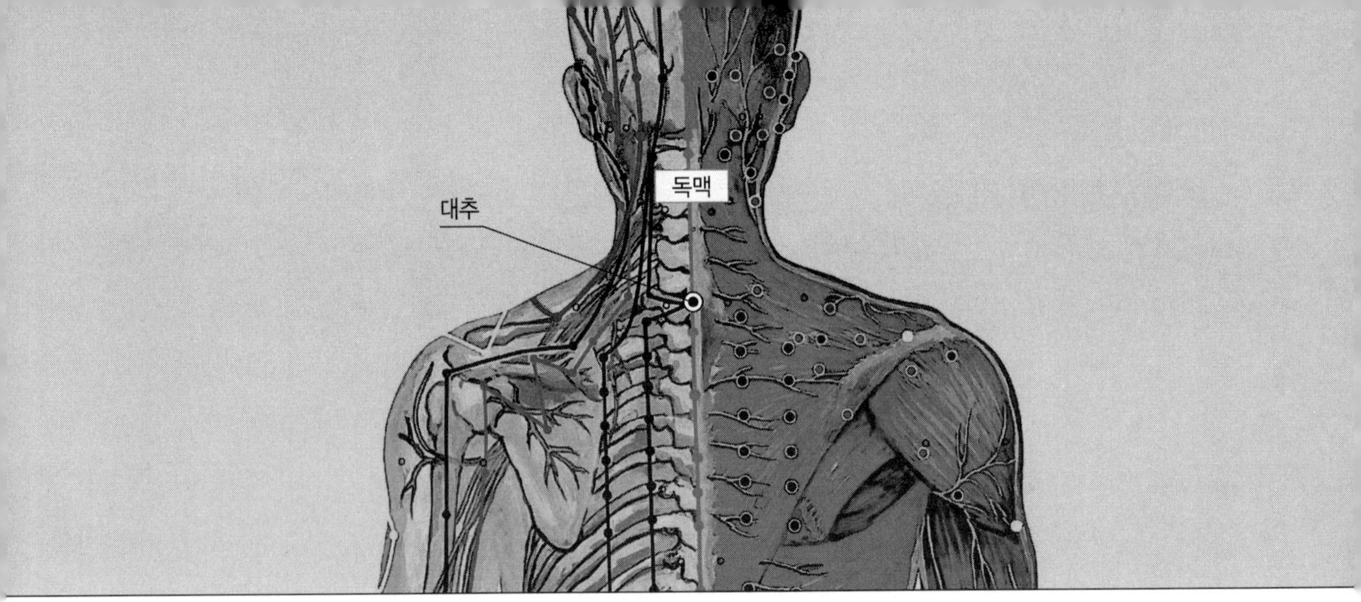


【 그림 5-8. 대추 (大椎) 】

• 대추 大椎 – 독맥(GV14)

① **의의** : 제7번 경추 극돌기의 튀어 나온 모습이 다른 척추 뼈에 비하여 높고 크고, 본 혈자리가 그 아래에 위치하기 때문에 대추(大椎)라 이름 하였다.

② **해부학적 위치** : 제7번 경추 극돌기 아래 오목한 곳에 위치한다.

③ **주치** : 오한발열, 기침, 뒷목이 뻣뻣한 증상(경추 디스크), 어깨 통증, 광증(狂症), 소아 경풍(驚風)

④ **미용** : 여드름, 기미, 탈모, 황갈반, 뾰루지, 목 뒤 비만

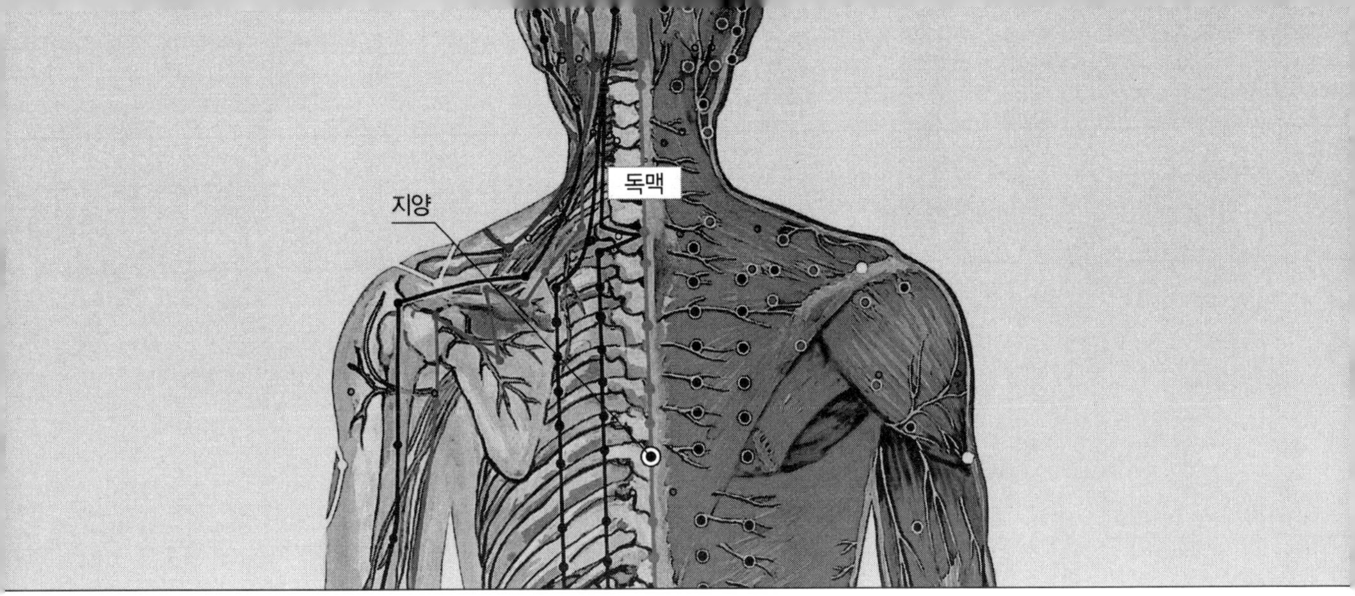


【 그림 5-9. 지양 (至陽) 】

- **지양** 至陽 **– 독맥(GV9)**

① **의의** : 지(至)는 다다르다의 뜻으로, 양(陽)은 음양(陰陽)의 양(陽)을 가리킨다. 인체의 등(背)은 양(陽)에 속한다. 등에서 횡격막의 윗부분을 가리켜 양중의 양(陽中之陽)이라 하고, 횡경막의 아랫부분은 음중의 음(陽中至陰)이라고 한다. 독맥은 양맥(陽脈)에 속하고, 독맥의 기(氣)가 아래에서 위로 순환하기 때문에 본 혈자리에 이르면 즉 양중의 양(陽中之陽)에 이르기 때문에 지양(至陽)이라 이름 하였다.

② **해부학적 위치** : 척추 정중선 제7,8번 흉추 극돌기 사이 오목한 곳에서 견갑골 양 하각을 연결하는 선상에 위치한다.

③ **주치** : 황달, 늑간 신경통, 기침, 척추와 등 부위 통증

④ **미용** : 체형관리, 비만, 여드름

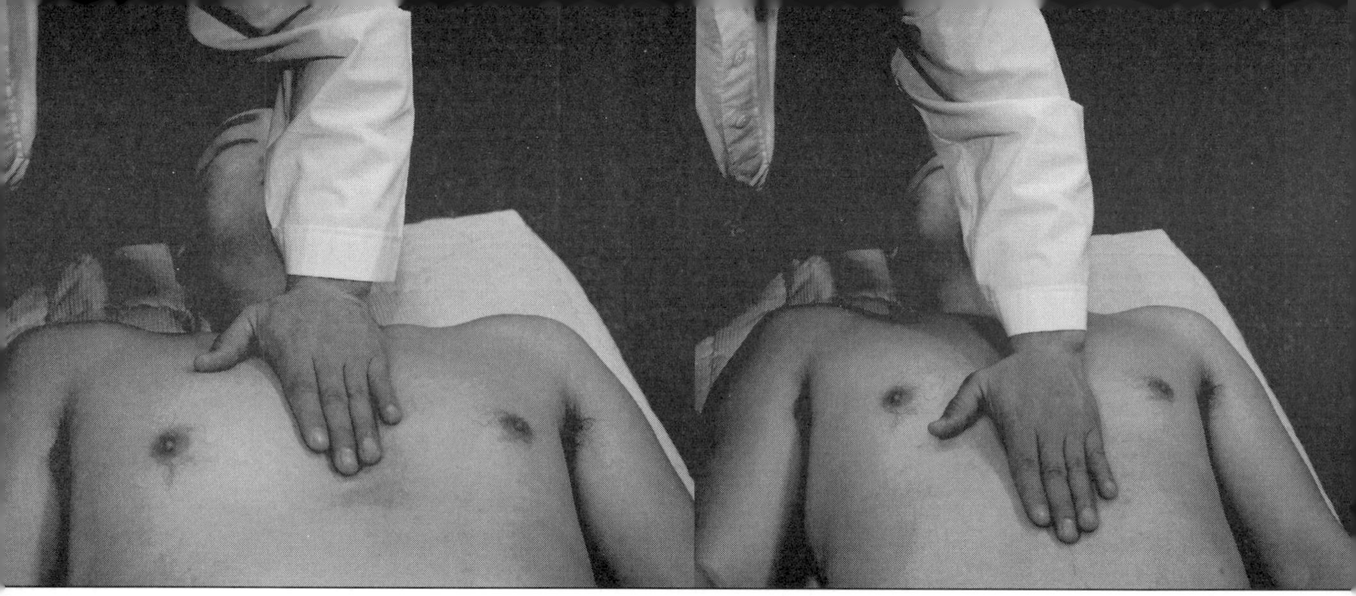

【 그림 5-10. 평추흉골 (平推胸骨) 】

# 제 ❹ 식 : 평추흉골 平推胸骨

平推胸骨
평평할/밀/가슴/뼈

### 치료사의 위치

立式(입식:선 자세)

### 환자의 자세

仰臥位(앙와위:누운 자세)

### 수법

推法(추법)

### 실기법

한 손의 수장(手掌) 부위로 환자의 흉골 위의 화개(華蓋)혈에서 구미(鳩尾)혈까지 복부 부위를 밀어 움직여서 평추(平推)법을 2-3분 시행한다.

### 미용

가슴 부위 비만, 풍만한 가슴, 다모증(多毛症)

### 치료

감기, 폐기종, 만성 기관지염, 만성 기관지 천식, 자율신경 부조화

### 혈자리

華蓋(화개), 紫宮(자궁), 玉堂(옥당), 膻中(단중), 中庭(중정), 鳩尾(구미)

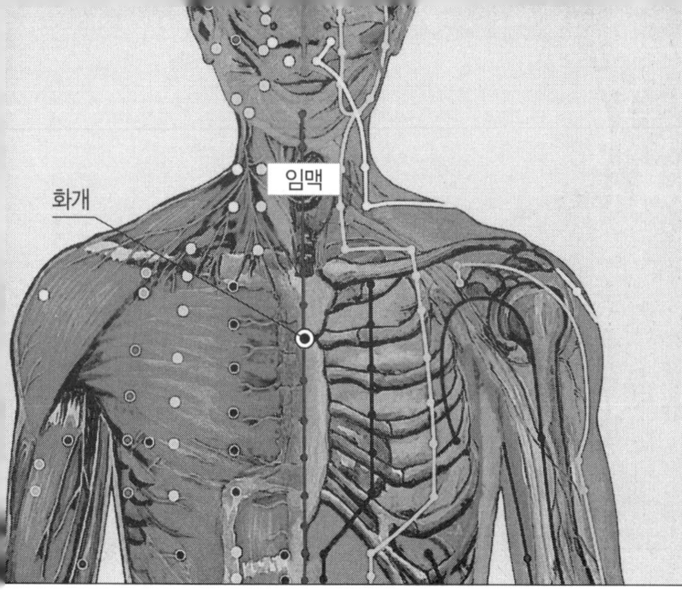


【 그림 5-11. 화개 (華蓋) 】

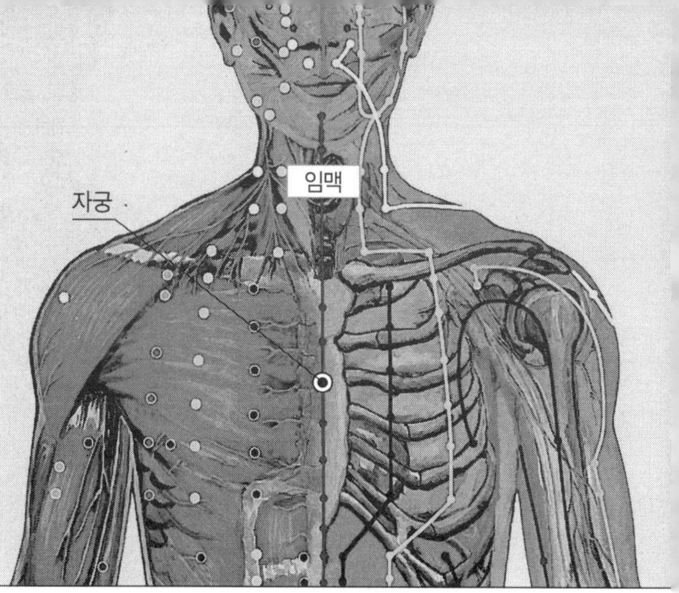


【 그림 5-12. 자궁 (紫宮) 】

## • 화개 華蓋 – 임맥(CV20)

① **의의** : 화개(華蓋)는 고대 군주가 쓰던 양산처럼 생긴 덮개를 의미하고, 폐(肺)는 오장(五臟)의 덮개로서 흉강(胸腔)의 맨 위에 위치하고 있어 이를 비유하여 화개(華蓋)라 이름 하였다.

② **해부학적 위치** : 가슴 정중선상 흉골각의 중점으로 제1번 늑간극과 평행하며, 선기(璇璣)혈 아래 1촌에 위치한다.

③ **주치** : 기침, 천식, 늑간 신경통

④ **미용** : 체형관리, 풍만한 가슴

## • 자궁 紫宮 – 임맥(CV19)

① **의의** : 지(紫)는 자주색을 가리키며, 궁(宮)은 궁전을 가리킨다. 고대에서 천궁(天宮)을 자궁(紫宮)이라고 하였으며, 또 제왕이 거처하는 곳을 자궁(紫宮)이라고 하였다. 본 혈자리는 오장의 군주인 심(心)과 상대되어 비유하고 있기 때문에 자궁(紫宮)이라 이름하였다.

② **해부학적 위치** : 가슴 정중선상 제2번 늑간극과 평행이며 옥당(玉堂)혈 위 1촌 6푼에 위치한다.

③ **주치** : 기침, 천식, 흉통(胸痛)

④ **미용** : 풍만한 가슴, 산후관리

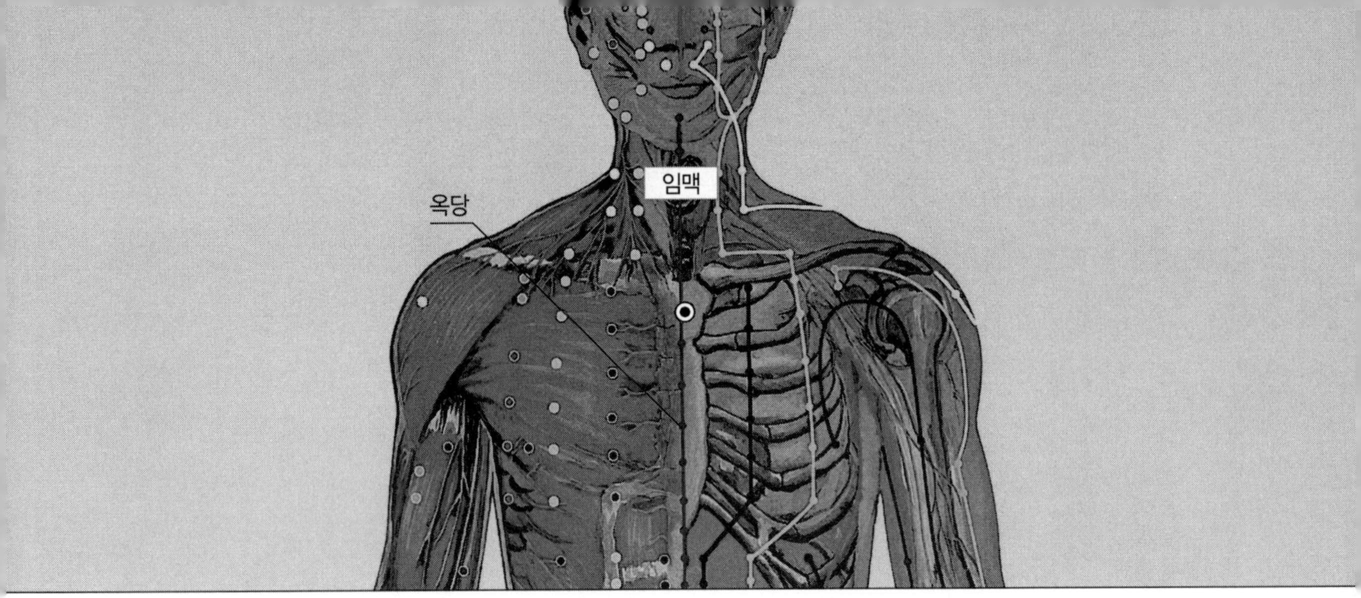


【 그림 5-13. 옥당 (玉堂) 】

- **옥당** 玉堂 **– 임맥(CV18)**

① **의의** : 옥(玉)은 보물로, 귀중하다란 뜻을 가지고 있으며, 당(堂)은 궁전(宮殿)을 가리킨다. 본 혈자리는 마치 군주(君主)의 거처와 같이 심(心)이 거처하는 곳이기 때문에 옥당(玉堂)이라 이름 하였다.

② **해부학적 위치** : 가슴 정중선상 제3번 늑간극과 평행되며 단중(膻中)혈 위에 1촌 6푼에 위치한다.

③ **주치** : 기침, 천식, 흉통(胸痛), 구토

④ **미용** : 풍만한 가슴, 산후관리

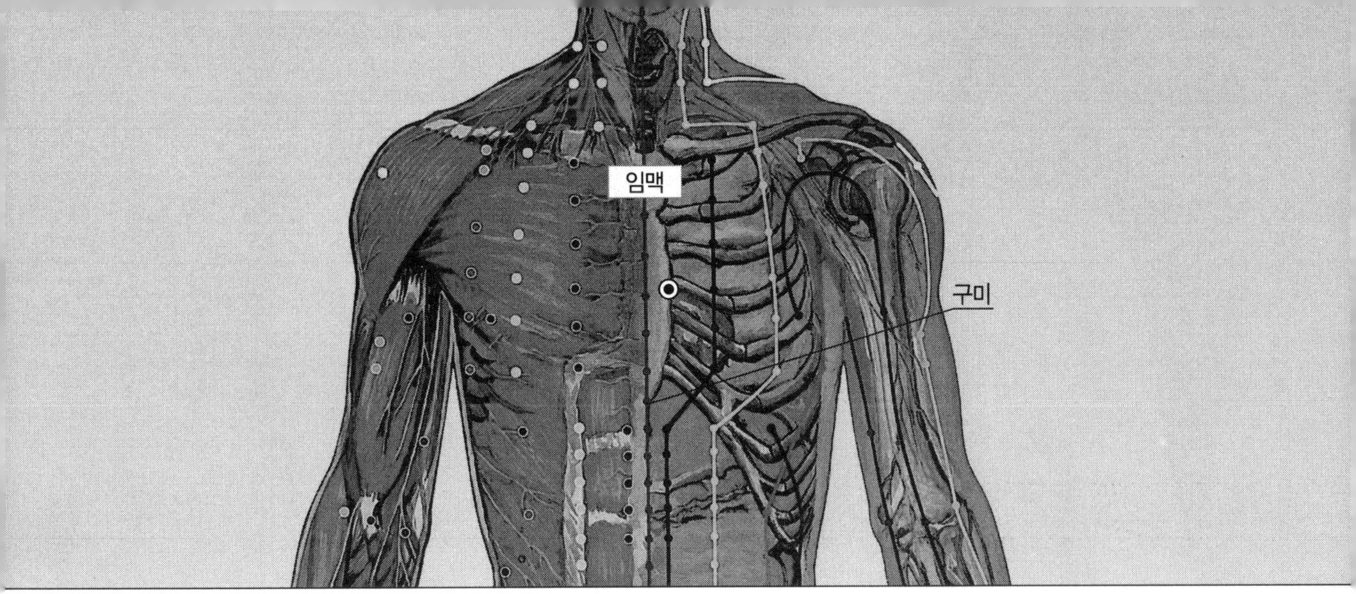


【 그림 5-14. 구미 (鳩尾) 】

• 구미 鳩尾 – 임맥(CV15)

① **의의** : 구(鳩)는 비둘기를 가리키고, 미(尾)는 꼬리를 가리킨다. 흉골 검상돌기의 모양이 마치 비둘기 꼬리 모양처럼 생겼고, 본 혈자리가 그 아래에 위치되었기 때문에 구미(鳩尾)라 이름 하였다.

② **해부학적 위치** : 정중선 배꼽 위 7촌이며 중정(中庭)혈 아래 1촌, 검상돌기 하방에서 위치한다.

③ **주치** : 흉통(胸痛), 헛배가 부름, 간질병

④ **미용** : 풍만한 가슴, 산후관리, 여드름, 두드러기, 불면증, 정서불안

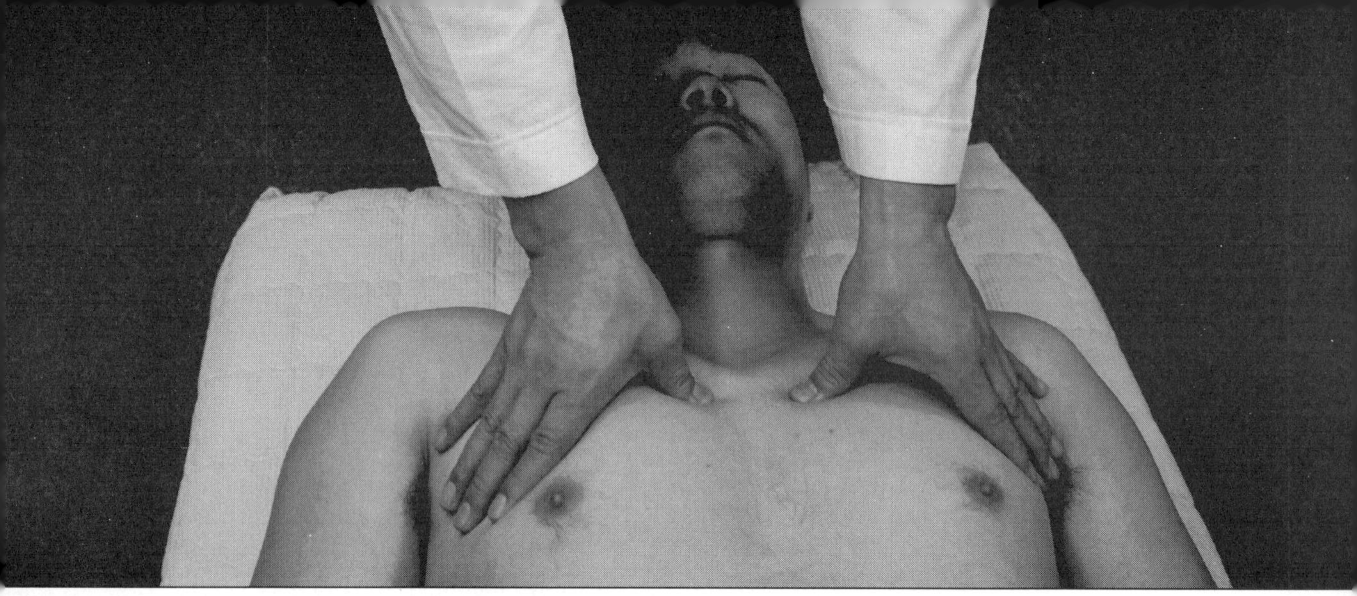

【 그림 5-15. 점안흉골법 (点按胸骨法) 】

# 제 ❺ 식 : 점안흉골법 点按胸骨法

点按胸骨法
누를/누를/가슴/뼈/법칙

## 치료사의 위치

立式(입식:선 자세)

## 환자의 자세

仰臥位(앙와위:누운 자세)

## 수법

按法(안법)

## 실기법

환자가 호흡을 내뱉을 때 엄지 또는 네 손가락의 지단(지복)으로 선기(璇璣)혈로부터 중정(中庭)혈까지의 모든 혈 자리들에 대해 반복으로 5-7번 안법(按法)을 시행한다.

## 미용

다모증(多毛症), 가슴 부위 비만, 풍만한 가슴

## 치료

기침, 천식

## 혈자리

璇璣(선기), 華蓋(화개), 紫宮(자궁), 玉堂(옥당), 膻中(단중), 中庭(중정)

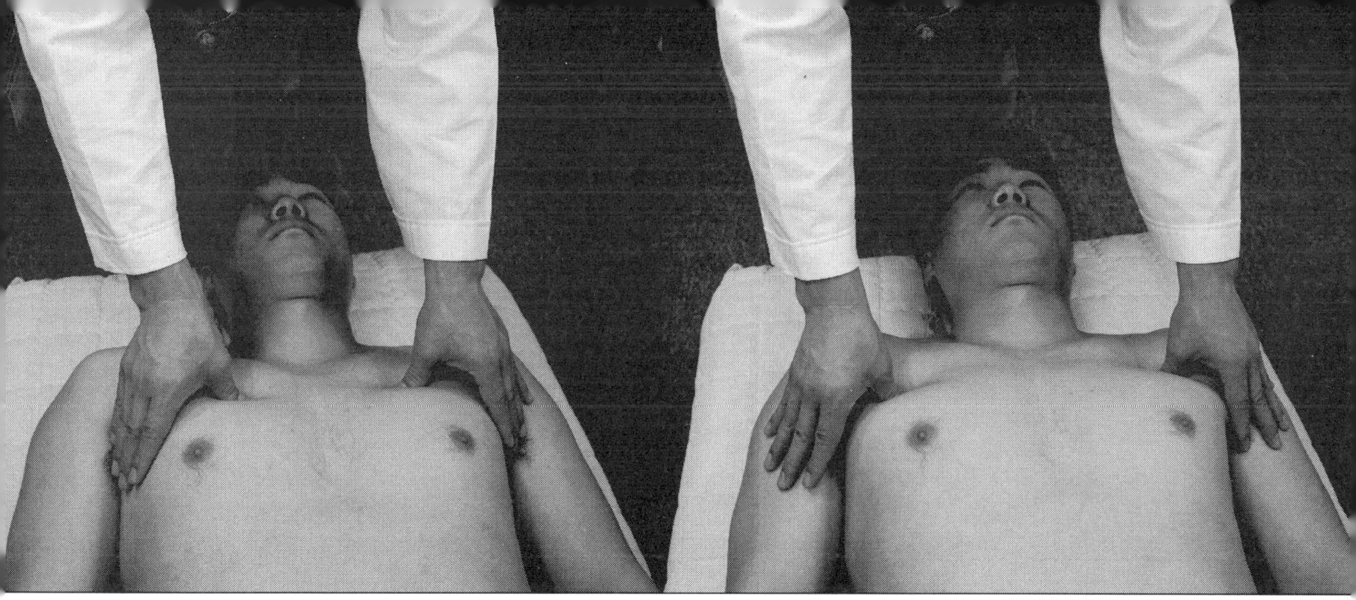

【 그림 5-16. 안유흉혈 (按揉胸穴) 】

按揉胸穴
누를/문지를/가슴/구멍

# 제 6 식 : 안유흉혈 按揉胸穴

## 치료사의 위치

立式(입식:선 자세)

## 환자의 자세

仰臥位(앙와위:누운 자세)

## 수법

按法(안법), 揉法(유법)

## 실기법

양손 엄지의 볼록한 면으로 환자의 가슴의 양쪽 혈 위를 누르면서 문질러 무지(拇指) 안유(按揉)법을 3-7회 시행한다.

## 미용

산후관리(유즙 분비 부족), 풍만한 가슴

## 치료

감기, 천식, 폐기종, 급성 유선염, 어깨 뭉침

## 혈자리

兪府(수부), 氣戶(기호), 云門(운문), 彧中(욱중), 庫房(고방), 中府(중부), 神藏(신장), 屋翳(옥예), 周榮(주영), 靈墟(영허), 膺窓(응창), 胸鄕(흉향)

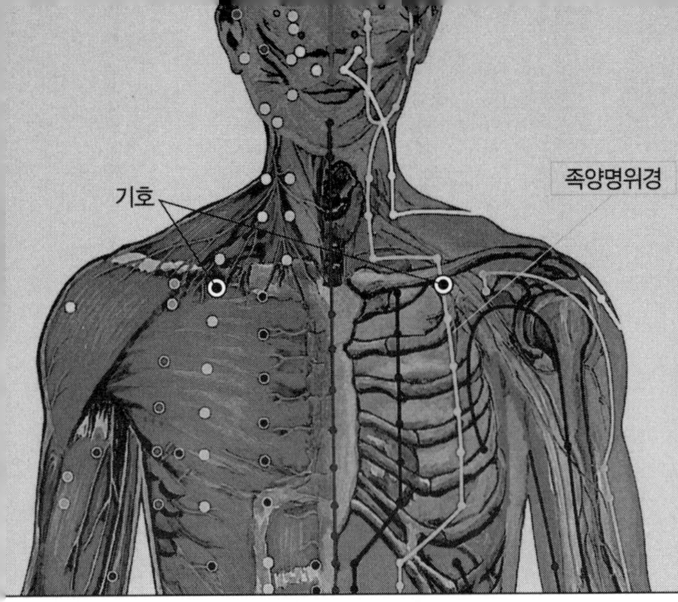


【 그림 5-17. 기호 (氣戶) 】

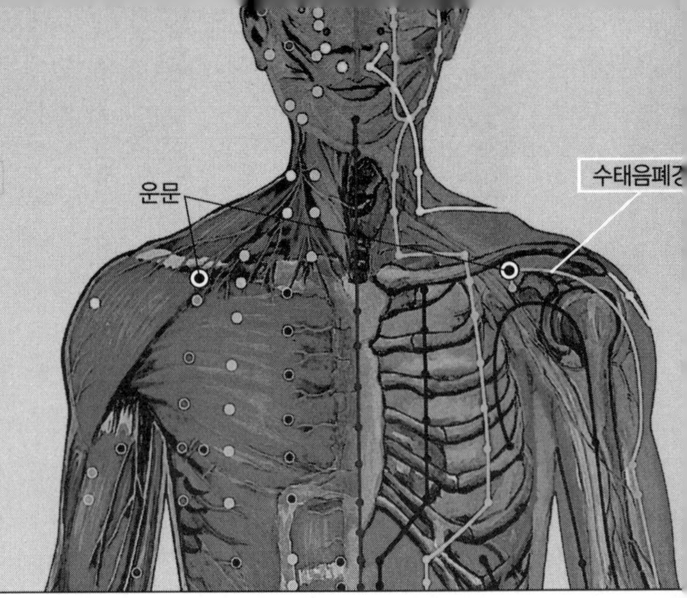


【 그림 5-18. 운문 (雲門) 】

## • 기호 氣戶 – 족양명위경(ST13)

① **의의** : 기(氣)는 공기란 뜻으로 여기서는 폐기(肺氣)를 의미하고, 호(戶)는 출입하고, 거주하는 장소를 의미한다. 그리하여 호흡(呼吸)의 기(氣)가 본 혈을 지나 출입하고 머무르는 문호(門戶)이기 때문에 기호(氣戶)라 이름 하였다.

② **해부학적 위치** : 유두선상 쇄골의 하연, 흉골 정중선에서 옆으로 4촌 되는 곳에서 위치한다.

③ **주치** : 기침, 천식, 흉통(胸痛), 딸꾹질, 흉민(胸悶)

④ **미용** : 풍만한 가슴, 비만

## • 운문 雲門 – 수태음폐경(LU2)

① **의의** : 운(雲)은 하늘과 땅의 기(氣)와 같으며. 출입하는 곳은 문(門)이라 가리킨다. 폐기(肺氣)가 인체에서 마치 구름처럼 나오는 것을 비유하였기에 운문(雲門)이라 이름 하였다.

② **해부학적 위치** : 흉골 정중선에서 옆으로 6촌, 쇄골 외측단 하방에 있는 견갑골 오훼돌기 내측 오목한 곳의 중간에 위치한다.

③ **주치** : 기침, 천식, 흉통(胸痛), 어깨와 등 부위 통증

④ **미용** : 어깨 및 가슴 부위 비만

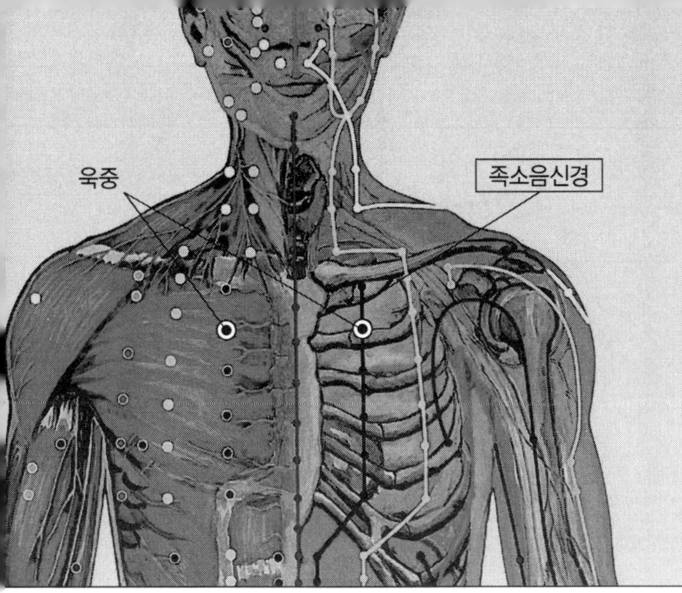


【 그림 5-19. 욱중 (彧中) 】

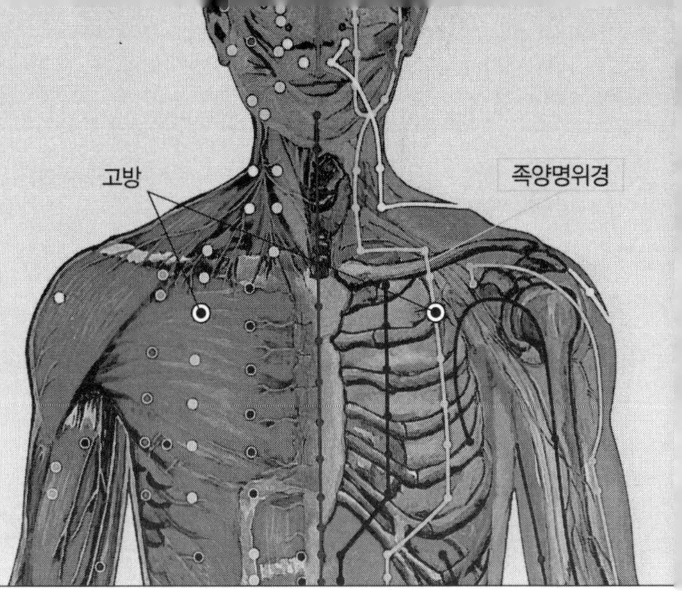


【 그림 5-20. 고방 (庫房) 】

## • 욱중 彧中 – 족소음신경(KI26)

① **의의** : 욱(彧)은 번화(繁華)하고 무성(茂盛)하다는 뜻으로, 중(中)은 가운데로 여기서는 흉중(胸中)을 가리킨다. 본 혈자리는 신경(腎經)의 기(氣)가 흉중(胸中)에서 가장 왕성한 곳이라 하여 욱중(彧中)이라 이름 하였다.

② **해부학적 위치** : 제1번 늑간극 흉골 정중선에서 바깥쪽으로 2촌에 위치한다.

③ **주치** : 기침, 천식, 늑간 신경통

④ **미용** : 풍만한 가슴, 체형관리

## • 고방 庫房 족양명위경(ST14)

① **의의** : 고(庫)는 창고를 의미하고, 방(房)은 화물을 쌓아두는 장소를 가리킨다. 본 혈자리가 가슴 옆에 위치하고, 폐기(肺氣)의 창고이기 때문에 고방(庫房)이라 이름 하였다.

② **해부학적 위치** : 쇄골 하방 제1번 늑간극으로 기호(氣戶)혈 아래 1촌이고, 앞 정중선에서 옆으로 4촌 되는 곳에 위치한다.

③ **주치** : 기침, 천식, 폐렴, 늑간 신경통

④ **미용** : 풍만한 가슴, 체형관리

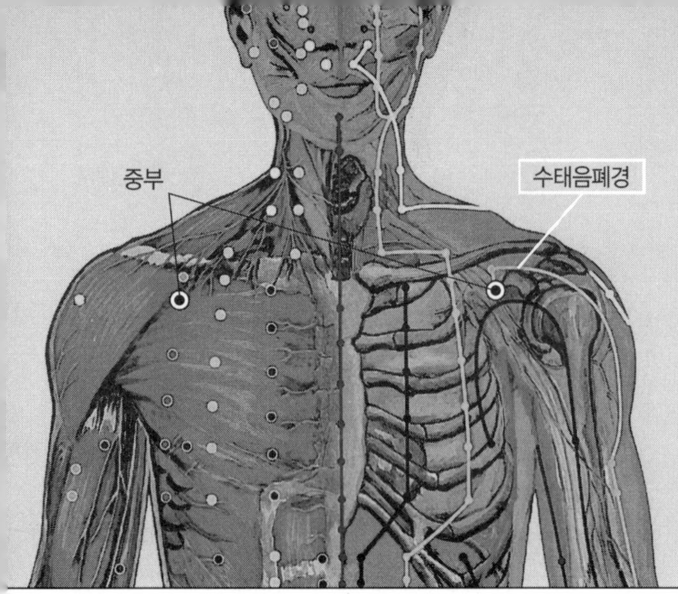


【 그림 5-21. 중부 (中府) 】

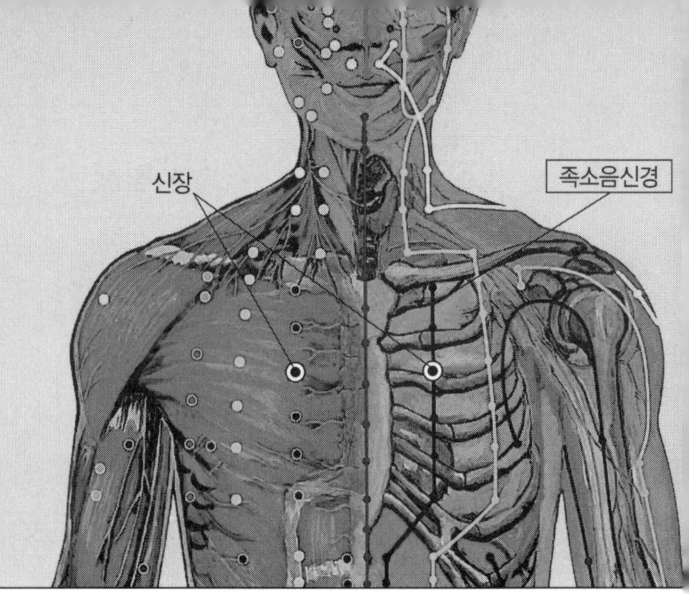


【 그림 5-22. 신장 (神藏) 】

## • 중부 中府 – 수태음폐경(LU1)

① **의의** : 중초(中焦)에서 생성된 수곡(收穀)의 기(氣)를 폐경(肺經)에서 받은 다음, 본 혈자리에서부터 시작하여 인체표면에 수송된다. 그러므로 중(中)은 중초(中焦)를 가리키며, 부(府)는 경락의 기(經氣)가 모이는 곳으로 수태음폐경과 족태음비경이 서로 교접하는 곳이기 때문에 중부(中府)라 이름 하였다.

② **해부학적 위치** : 흉부 정중앙선에서 옆으로 6촌 부위이며 제1번 늑간극과 수평을 이루는 곳으로 운문(雲門)혈 아래로 1촌 부위에 위치한다.

③ **주치** : 기침, 천식, 흉통(胸痛), 어깨 등 부위 통증

④ **미용** : 가슴이 답답하고 가슴부위 비만

## • 신장 神藏 – 족소음신경(KI25)

① **의의** : 신(神)은 신명(神明)을 의미하고, 장(藏)은 저장한다는 뜻이다. 본 혈자리는 심신(心神)이 저장되는 장소로, 안으로 심(心)과 상응하기 때문에 신장(神藏)이라 이름 하였다.

② **해부학적 위치** : 제2번 늑간극 앞 정중선에서 바깥쪽으로 2촌에 위치한다.

③ **주치** : 기침, 천식, 흉통(胸痛), 구토

④ **미용** : 풍만한 가슴, 산후관리

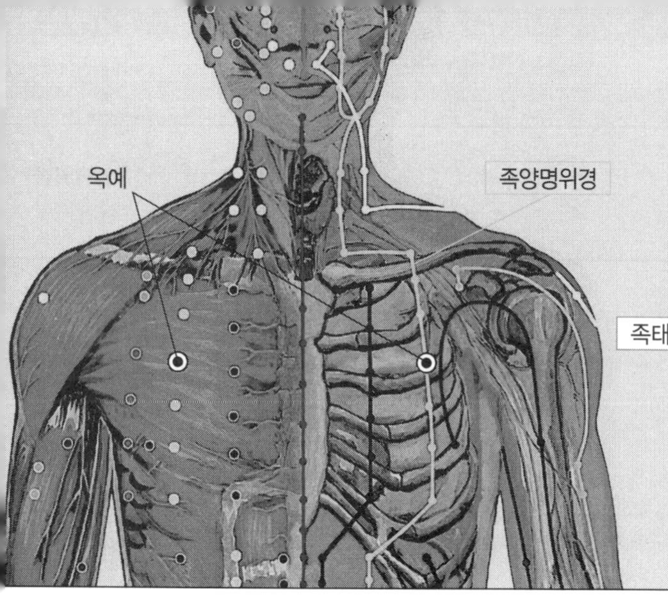


【 그림 5-23. 옥예 (屋翳) 】

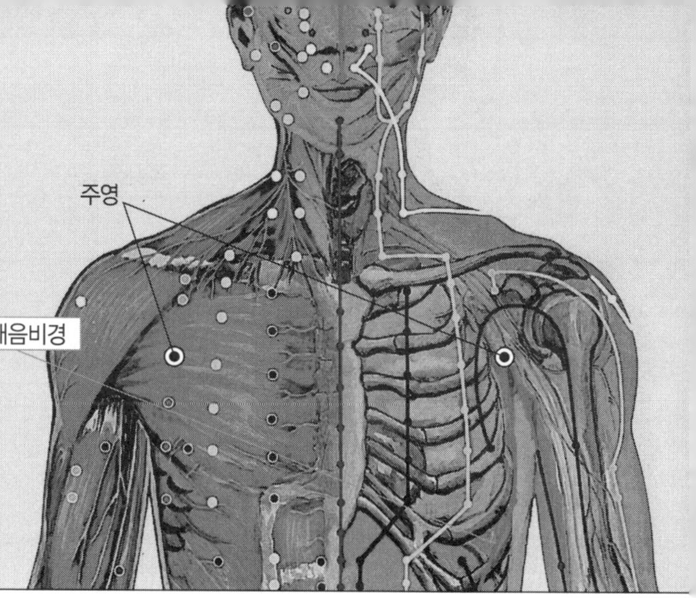


【 그림 5-24. 주영 (周榮) 】

## • 옥예 屋翳 – 족양명위경(ST15)

① **의의** : 옥(屋)은 집, 내실을 가리키거나 지붕을 가리킨다. 예(翳)는 가리다, 은폐되다란 뜻으로 옥예(屋翳)는 곧 지붕을 이은 것을 말한다. 본 혈자리는 폐의 윗부분에 위치하여 기호(氣戶)혈과 고방(庫房)혈 아래에 있고, 응창(膺窓)혈의 위에 위치하여 집 처마의 차양과 같이 깊고 은폐된 것을 비유하기 때문에 옥예(屋翳)라 이름 하였다.

② **해부학적 위치** : 고방(庫房)혈 직하 제2번 늑간극에 있으며 정중선에서 옆으로 4촌 되는 곳에 위치한다.

③ **주치** : 기침, 천식, 폐렴, 늑간 신경통, 유선염

④ **미용** : 산후관리, 풍만한 가슴

## • 주영 周榮 – 족태음비경(SP20)

① **의의** : 주(周)는 전신을 가리키고, 영(榮)은 영양을 공급한다는 의미한다. 본 혈자리는 비(脾)가 혈(血)을 다스리고 전신에 영양을 공급하는 것을 돕기 때문에 주영(周榮)이라 이름 하였다.

② **해부학적 위치** : 제2번 늑간극에 있으며 정중선에서 옆으로 6촌, 옥예(屋翳)혈 외측 2촌 되는 곳에 위치한다.

③ **주치** : 늑간 신경통, 기침, 구역질, 협통(脇痛)

④ **미용** : 체형관리, 가슴 부위 비만

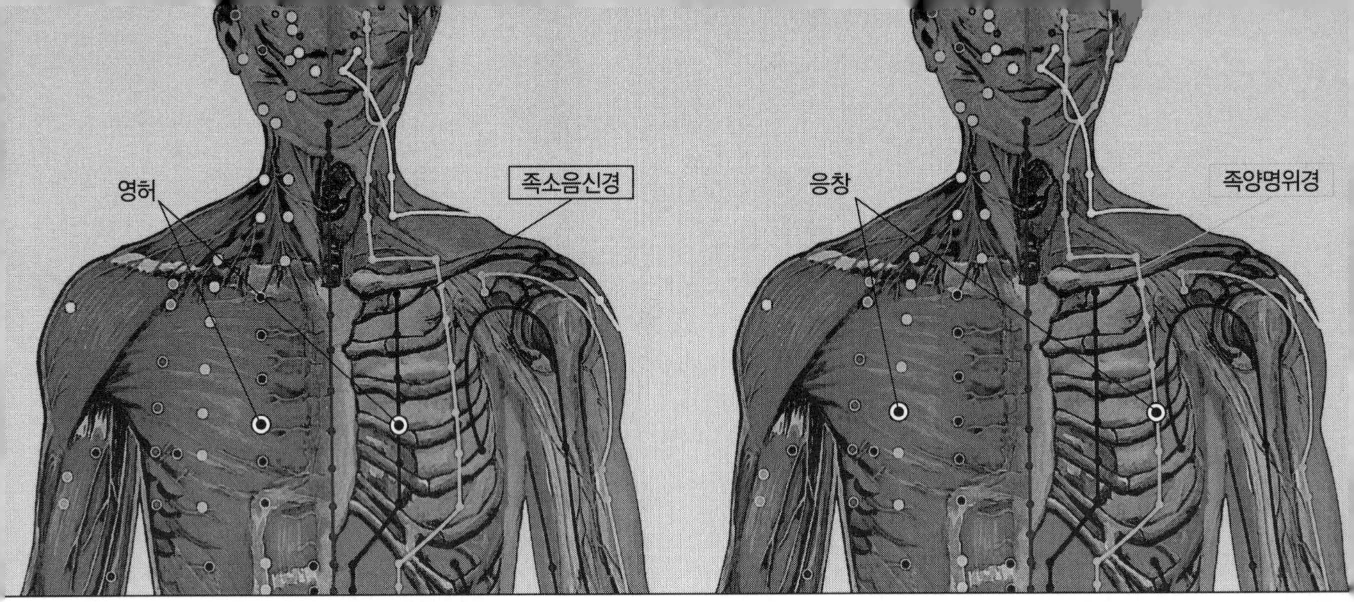


【 그림 5-25. 영허 (靈墟) 】 【 그림 5-26. 응창 (膺窓) 】

- **영허** 靈墟 **– 족소음신경(KI24)**

① **의의** : 영(靈)은 심(心)에 저장되어 있는 신(神)을 가리키고, 허(墟)는 흙으로 쌓은 담을 의미한다. 본 혈자리는 흉부(胸部)에 위치하여 마치 언덕 같기에 영허(靈墟)라 이름 하였다.

② **해부학적 위치** : 제3번 늑간극 정중선에서 바깥쪽으로 2촌에 위치한다.

③ **주치** : 기침, 천식, 늑간 신경통, 구토, 유선염

④ **미용** : 산후관리, 체형관리

- **응창** 膺窓 **– 족양명위경(ST16)**

① **의의** : 창(窓)은 옥상의 통풍과 채광하는 구멍을 가리키고, 응(膺)은 앞가슴, 처마 밑에 창문(窓)을 열어 통기(通氣)하는 것과 같음을 비유한다. 그리하여 응창(膺窓)이라 이름 하였다.

② **해부학적 위치** : 제3번 늑간극에 있으며 정중선에서 옆으로 4촌 되는 곳에 위치한다.

③ **주치** : 기침, 천식, 늑간 신경통, 유선염

④ **미용** : 체형관리, 가슴 부위 비만

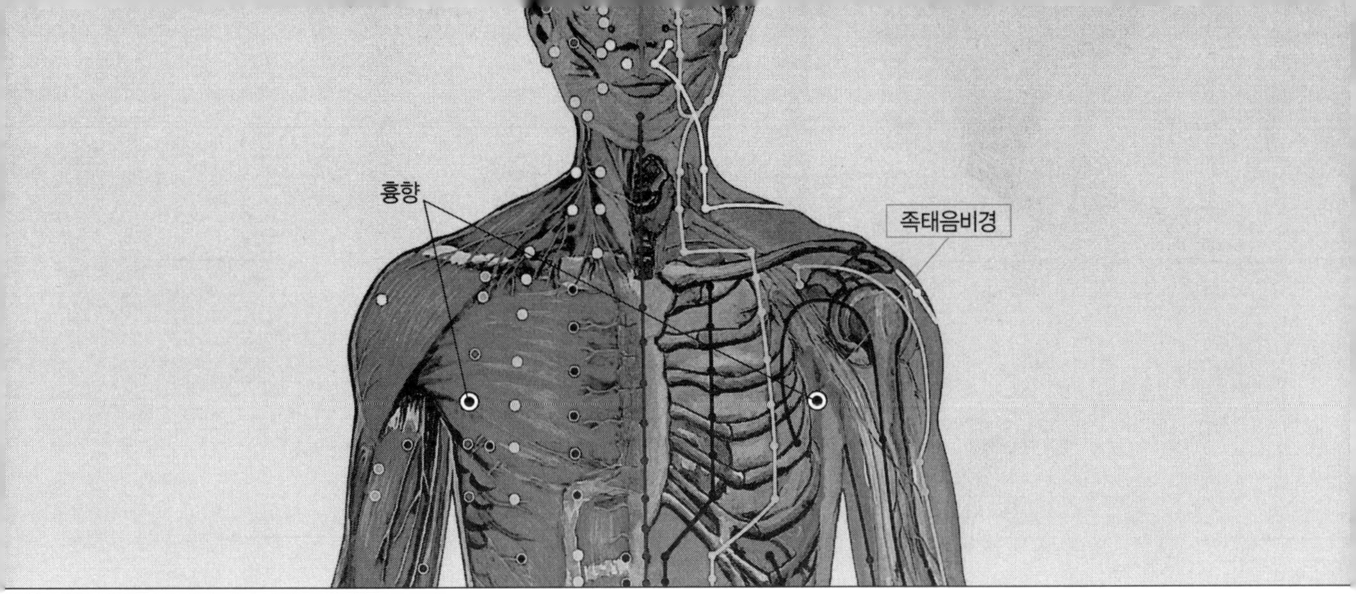


【 그림 5-27. 흉향 (胸鄕) 】

- **흉향** 胸鄕 **– 족태음비경(SP19)**

  ① **의의** : 양쪽 늑골 사이 흉곽을 마치 넓은 들과 같다하여 향(鄕)이라 가리키고, 기(氣)가 흉곽(胸廓)으로 가서 확장되기 때문에 흉향(胸鄕)이라 이름 하였다.

  ② **해부학적 위치** : 제3번 늑간극에 있으며 정중선에서 옆으로 6촌, 응창(膺窓)혈 외측 2촌 되는 곳에 위치한다.

  ③ **주치** : 흉민(胸悶)

  ④ **미용** : 가슴 부위 비만, 풍만한 가슴, 산후관리

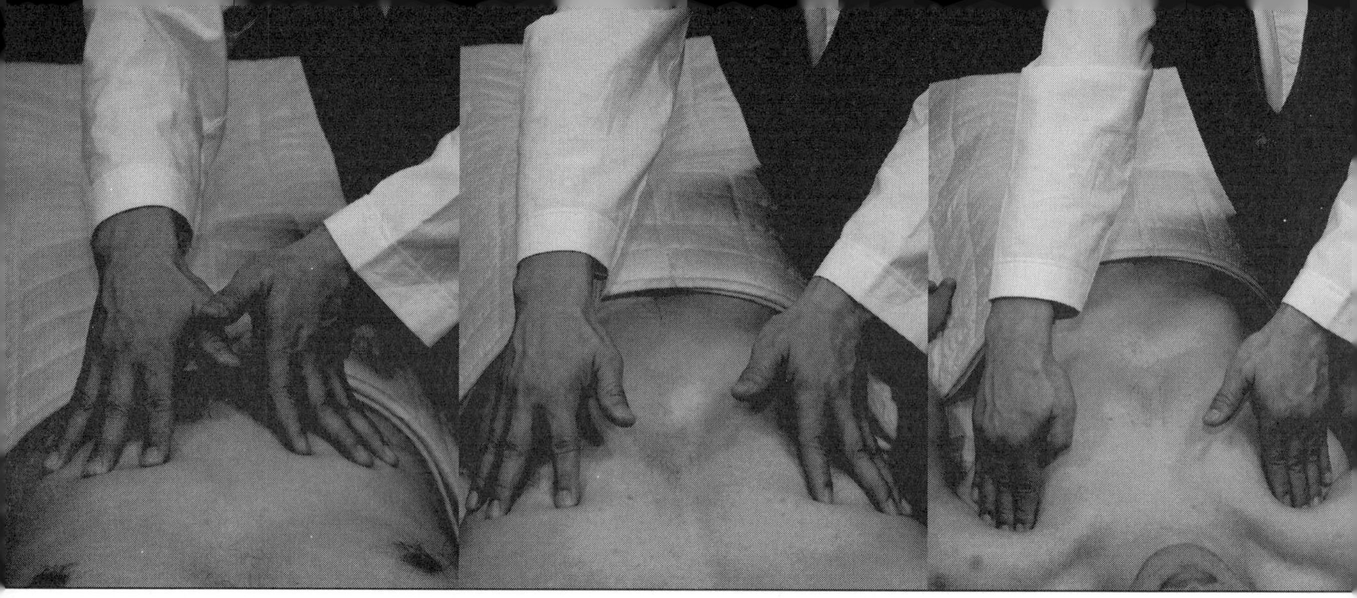

【 그림 5-28. 신농해조법 (晨籠解罩法) 】

## 제 7 식 : 신농해조법 晨籠解罩法

晨籠解罩法
새벽/대그릇/풀/끼다/법칙

### 치료사의 위치

立式(입식:선 자세)

### 환자의 자세

仰臥位(앙와위:누운 자세)

### 수법

分推法(분추법)

### 실기법

1) 두 손의 4지 지복을 양쪽 유근혈 자리와 주변에 두고 어깨 앞쪽 오목한 위치(운문혈과 중부혈)까지 반복적으로 5-7번 분추법을 시행한다.

2) 한쪽 가슴만 시행시 반대편에서 한손은 유근혈 자리에 한손은 수부혈자리에 사지복을 두고 운문혈과 중부혈로 추법을 시행한다.

### 미용

산후관리, 가슴 부위 비만, 풍만한 가슴

### 치료

헛구역질(惡心), 구토(嘔吐)

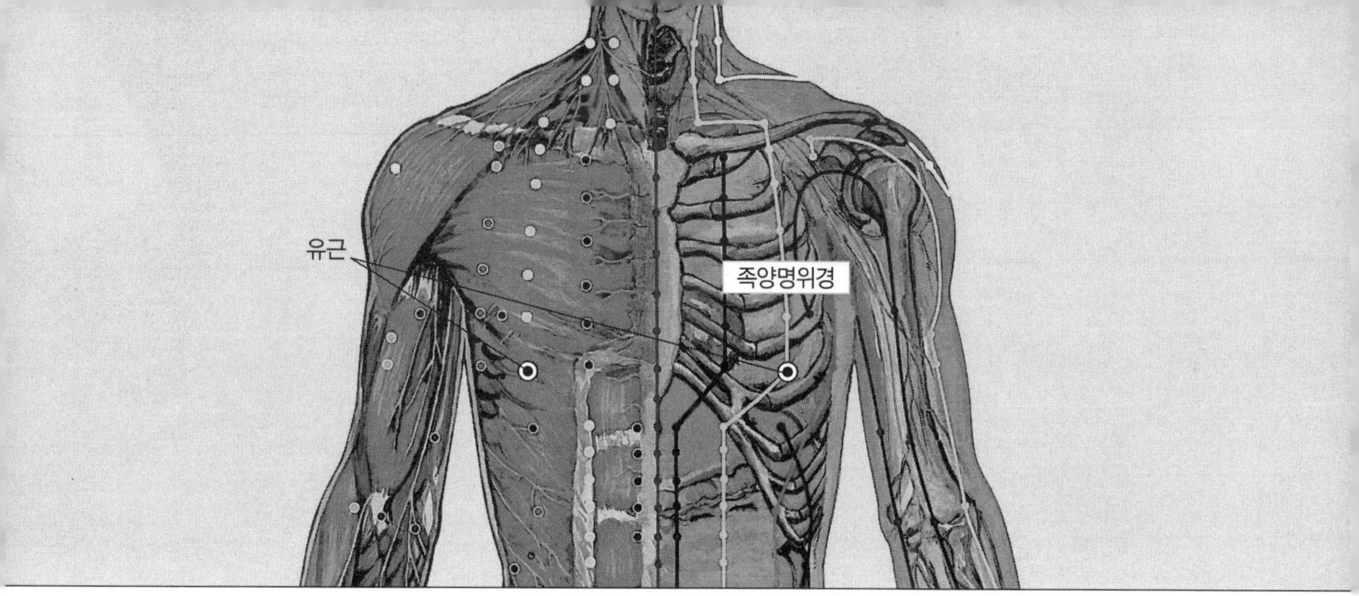


【 그림 5-29. 유근 (乳根) 】

## 혈자리

兪府(수부), 乳根(유근), 雲門(운문), 中府(중부)

### • 유근 乳根 – 족양명위경(ST18)

① **의의** : 유(乳)는 유방을 가리키며, 근(根)은 뿌리를 가리킨다. 본 혈자리가 유방(乳房)의 근부(根部)에 있기 때문에 유근(乳根)이라 이름 하였다.

② **해부학적 위치** : 제5번 늑간극에 있으며 전 정중선 옆으로 4촌 부위로 유방의 아랫부분에 위치한다.

③ **주치** : 흉민(胸悶), 산후관리

④ **미용** : 유방 질환의 중요한 혈

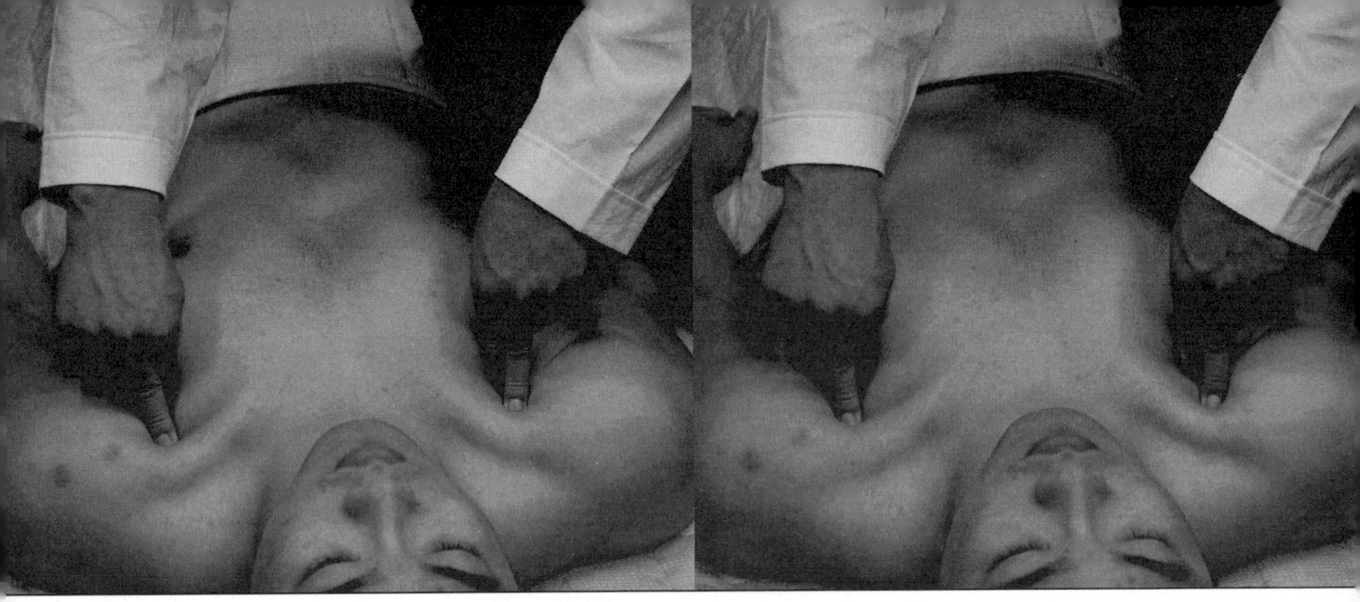

【 그림 5-30. 안압중부운문 (按壓中府云門) 】

# 제 8 식 : 안압중부운문 按壓中府云門

按壓中府云門
누를/누를/가운데/관청/이를/문

## 치료사의 위치

立式(입식:선 자세)

## 환자의 자세

仰臥位(앙와위:누운 자세)

## 수법

揉摩法(유마법), 按法(안법)

## 실기법

1) 양손의 시지와 중지를 중부(中府)혈과 운문(雲門)혈 자리에 대고 반복하여 유마(揉摩)법을 시행한다.
2) 양손의 시지와 중지를 중부(中府)혈과 운문(雲門)혈 자리에 대고 3~5분 동안 눌러 안법(按法)을 시행한다.

## 미용

체형 관리, 풍만한 가슴

## 치료

기침, 천식

## 혈자리

中府(중부), 雲門(운문)

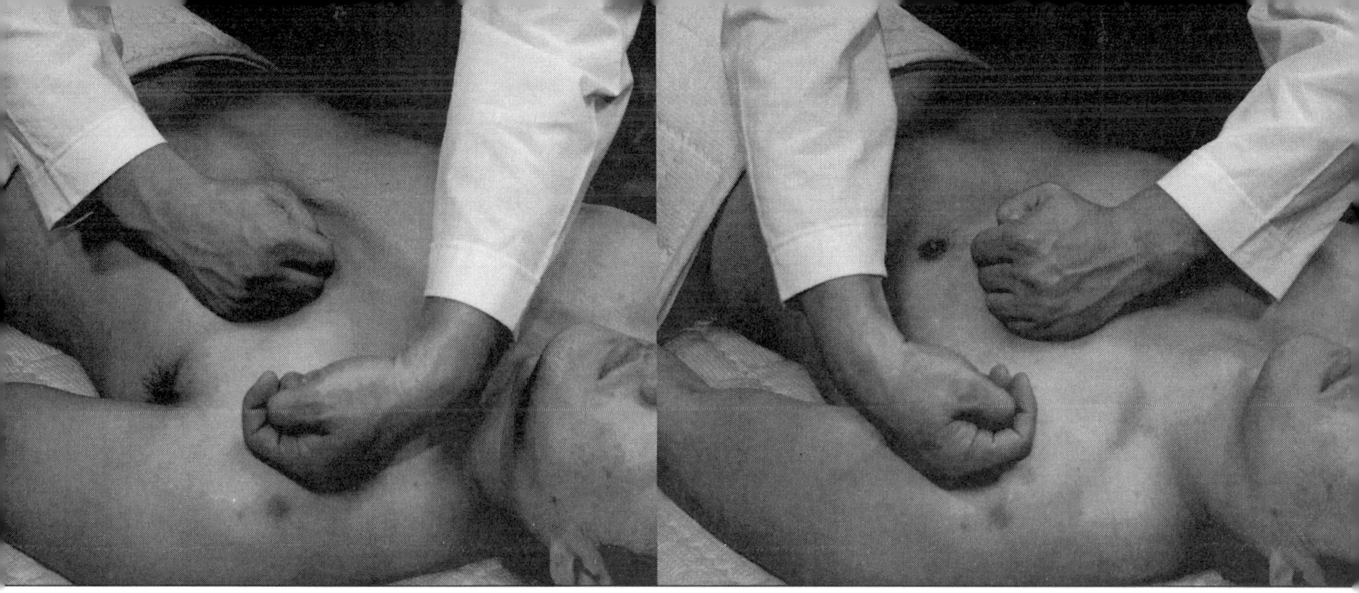

【 그림 5-31. 용봉정상 (龍鳳呈祥) 】

龍鳳呈祥
용/봉황/드릴/상서로울

# 제 9 식 : 용봉정상 龍鳳呈祥

## 치료사의 위치

立式(입식:선 자세)

## 환자의 자세

仰臥位(앙와위:누운 자세)

## 수법

滾法(곤법)

## 실기법

어깨를 내리우고 팔을 굽히며 손목을 들고 빈 주먹(空拳)을 쥐며 소어제(小魚際)와 손등을 환자의 어깨에 대고 힘을 주고 팔을 굽혔다 펴면서 손목으로 주먹을 돌리며 손등을 착력점으로 하고 양 측의 늑골 변두리를 따라 위로부터 아래로 한 손은 앞에 두고 다른 한 손은 뒤에 두고 반복적으로 굴리며 이동하여 3-5분 곤법(滾法)을 시행한다.

## 미용

산후관리, 여드름, 습진, 풍만한 가슴

## 치료

헛구역질(惡心), 구토(嘔吐)

## 혈자리

견흉부(肩胸部) 주위 경혈

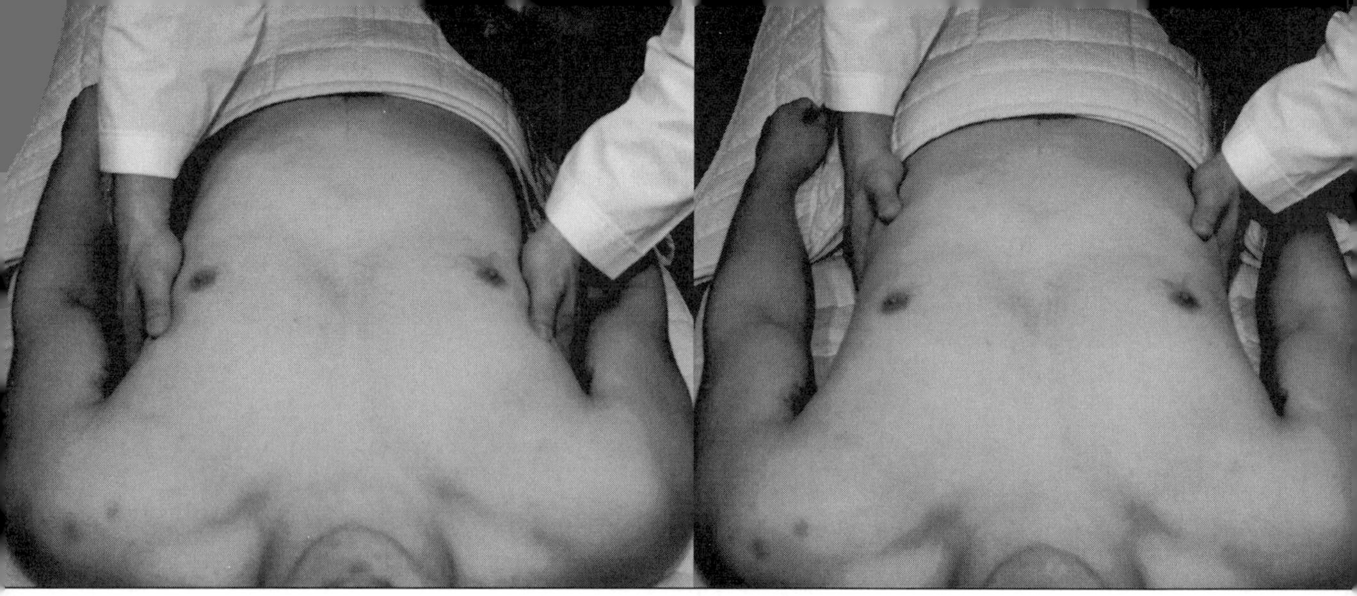

【 그림 5-32. 관흉법 (寬胸法) 】

# 제 ⑩ 식 : 관흉법 寬胸法

寬胸法
너그러울/가슴/법칙

## 치료사의 위치

立式(입식:선 자세)

## 환자의 자세

仰臥位(앙와위:누운 자세)

## 수법

推摩法(추마법), 点揉法(점유법)

## 실기법

장근(掌根)으로 연액(淵腋)혈 자리로부터 대포(大包)혈 자리까지 추마(推摩)법을 한다. 환자의 호흡에 따라 숨을 내뱉을 때 천지(天池)혈과 식두(食竇)혈에 대해 점유(点揉)법을 한다.

## 미용

체형관리, 산후관리

## 치료

기침, 천식

## 혈자리

淵腋(연액), 大包(대포), 食竇(식두), 天池(천지)

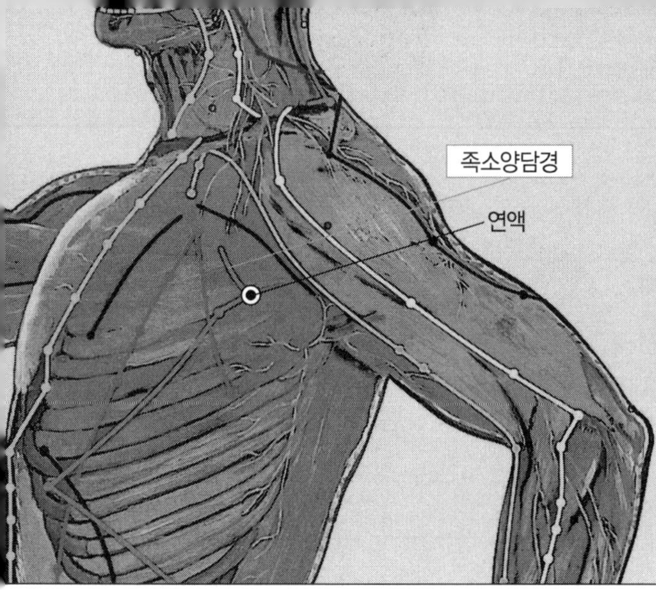


【 그림 5-33. 연액 (淵腋) 】

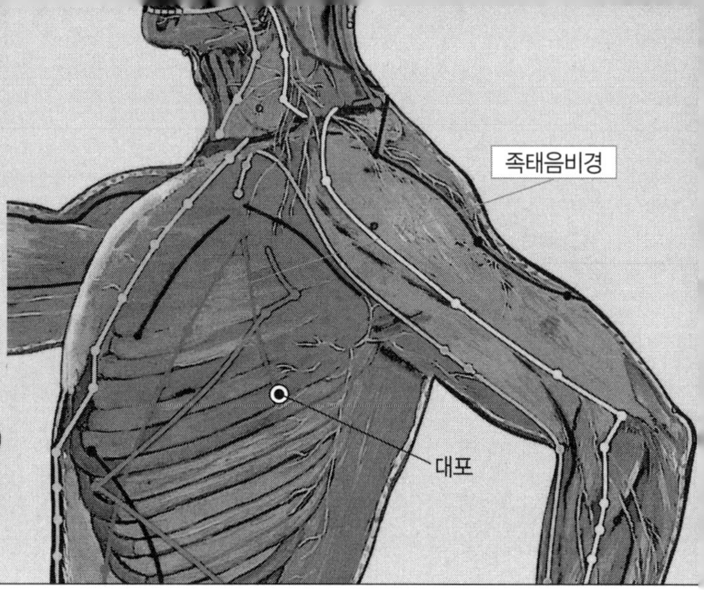


【 그림 5-34. 대포 (大包) 】

- **연액** 淵腋 **– 족소양담경(GB22)**

① **의의** : 연(淵)은 깊은 연못을 가리키며, 액(腋)은 겨드랑이를 가리킨다. 본 혈자리는 겨드랑이 속에 있는 연천(淵泉)이라 하여 연액(淵腋)이라 이름 하였다.

② **해부학적 위치** : 겨드랑이 중간 아래 3촌으로 액와 중간선상 제4번 늑간극에 있는데 극천(極泉)혈과 대포(大包)혈의 중간에 위치한다.

③ **주치** : 흉민(胸悶), 협통(脇痛), 팔 마비 및 통증

④ **미용** : 여드름, 비만, 습진

- **대포** 大包 **– 족태음비경(SP21)**

① **의의** : 족태음비경의 대락(大絡)이며 그 대락(大絡)의 마지막 혈로서 오장육부(五臟六腑)를 관개(灌漑)하며 넓게 포용하여 두루 퍼지게 한다는 뜻으로 대포(大包)라 이름 하였다.

② **해부학적 위치** : 연액(淵腋)혈 아래 3촌, 액와 중간선 아래 6촌이며 제6번 늑간극에 위치한다.

③ **주치** : 늑간 신경통, 천식, 사지 무기력증, 전신 통증

④ **미용** : 피부 가려움증, 습진, 여드름, 체형관리

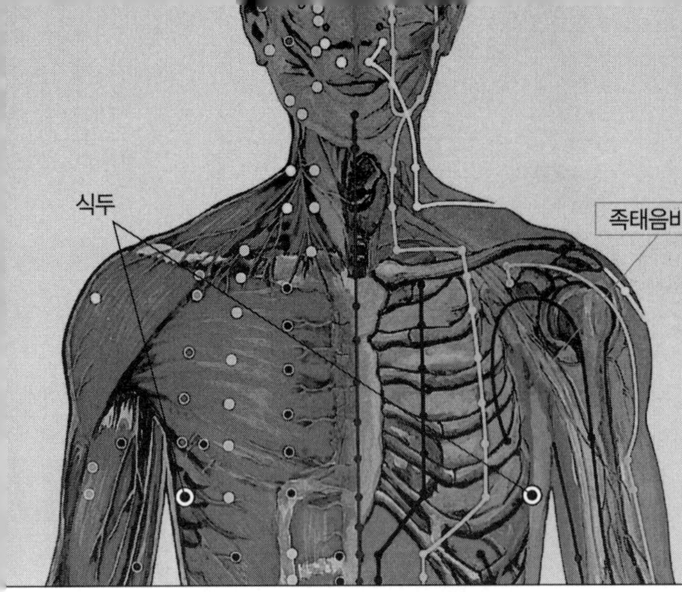


【 그림 5-35. 식두 (食竇) 】

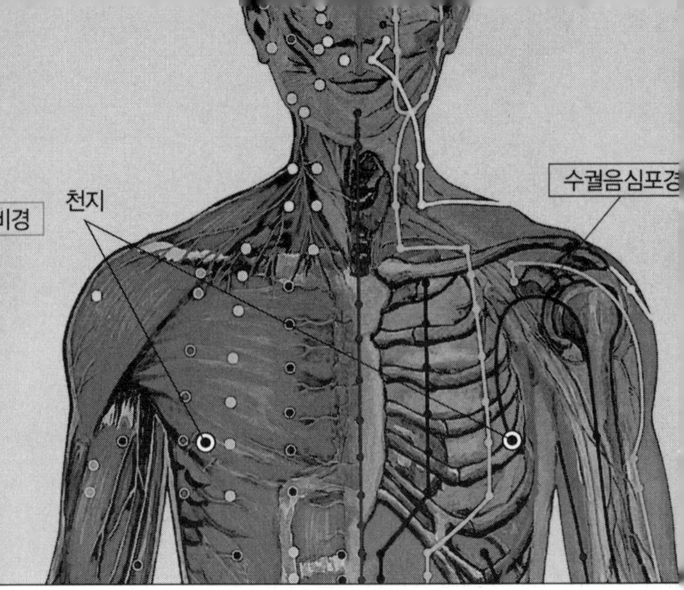


【 그림 5-36. 천지 (天池) 】

## • 식두 食竇 – 족태음비경(SP17)

① **의의** : 식(食)은 음식물을 가리키고, 두(竇)는 구멍, 수도(水道)를 가리킨다. 식두(食竇)는 음식물의 영양 물질이 나와서 영양을 공급해주는 구멍이란 뜻이다. 본 혈자리는 유두 외측의 아래쪽에 있으며 심층에는 유즙을 저장하는 구멍이 있기 때문에 식두(食竇)라 이름 하였다.

② **해부학적 위치** : 제5번 늑간극에 천계(天溪)혈 아래 1촌 6푼 유근(乳根)혈 외측 2촌, 정중선에서 옆으로 6촌 되는 곳에 위치한다.

③ **주치** : 늑간 신경통, 트름, 위염, 헛배가 부름, 부종

④ **미용** : 체형관리, 비만

## • 천지 天池 – 수궐음심포경

① **의의** : 천(天)은 하늘을 가리키며, 인체에서는 상반신을 의미한다. 지(池)는 큰 연못을 가리킨다. 유방에서 유즙을 분비하는 모양을 천지에서 흘러내리는 물에 비유하여 천지(天池)라 이름 하였다.

② **해부학적 위치** : 제4번 늑간극 정중선에서 옆으로 5촌이며 유두 외측 1촌으로 유중(乳中)혈과 천계(天谿)혈 사이에 위치한다.

③ **주치** : 기침, 천식, 가슴이 답답할 때, 늑간 신경통, 임파선염, 유선염

④ **미용** : 산후관리, 풍만한 가슴

# 학/습/정/리

- 미용추나 흉부 10식을 시행할 때, 치료사의 위치는 입식(선 자세)을 취한다.

- 미용추나 흉부 10식을 시행할 때, 환자의 자세는 앙와위(누운 자세)를 취한다.

- 각 수법에 사용되는 혈자리와 경락에 따라서 미용 및 치료 효과에 영향을 준다.

- 미용추나 흉부 10식에서는 견흉부(肩胸部) 주위 경혈들을 중심으로 시행한다.

- 미용추나 흉부 10식에서는 推法(추법), 点法(점법), 揉法(유법), 按法(안법)을 위주로 사용한다.

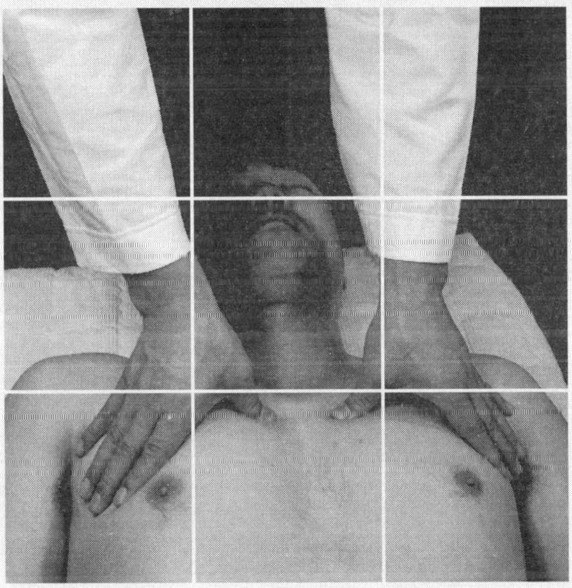

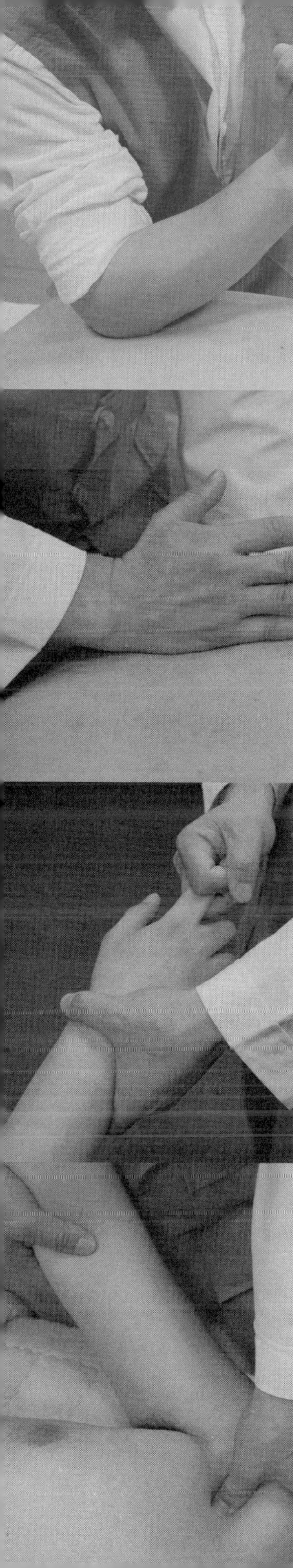

# 6장. 복부(배) 16식

## 腹部 16式

### 학습목표

- 미용추나 복부 16식 수법 순서에 대하여 구분할 수 있도록 학습한다.
- 각 수법의 개념을 이해하고 실기법에 대하여 학습한다.
- 각 수법의 치료 작용에 대하여 이해하고 설명할 수 있도록 학습한다.
- 각 수법의 미용 효과에 대하여 이해하고 설명할 수 있도록 학습한다.
- 각 수법마다 사용되는 혈자리의 의의, 해부학적 위치, 주치 및 미용에 대하여 학습한다.

### 학습개요

1. 상복횡마 上腹橫摩
2. 하복횡마 下腹橫摩
3. 복부사추 腹部斜推
4. 제방횡마 臍旁橫摩
5. 복부제나 腹部提拿
6. 제주단마 臍周團摩
7. 추랍복부 推拉腹部
8. 시지곤수구 獅子滾繡球
9. 평추복부 平推腹部
10. 안복중법 按腹中法
11. 안상복 按上腹
12. 안하복 按下腹
13. 점안천추기충 点按天樞氣衝
14. 진동복부 振動腹部
15. 차유협부 搓揉脇部
16. 소기법 消氣法

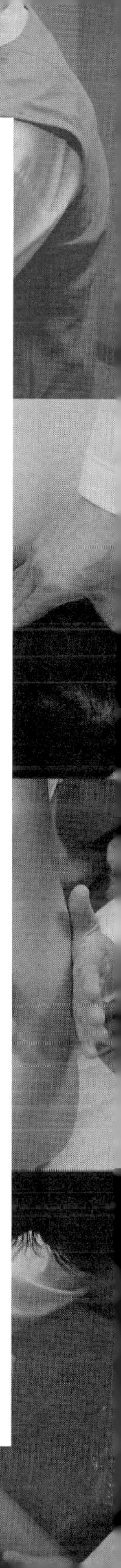

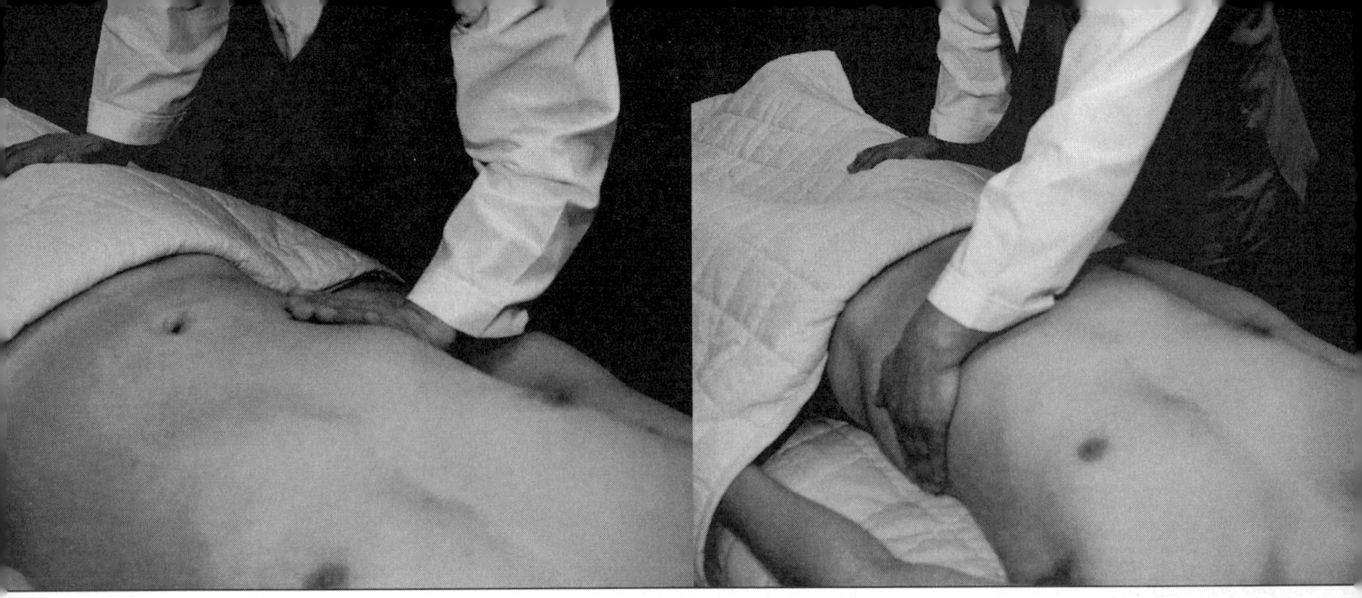

【 그림 6-1. 상복횡마 (上腹橫摩) 】

# 제 1 식 : 상복횡마 上腹橫摩

上腹橫摩
위/배/가로/쓰다듬을

## 치료사의 위치

立式(입식:선 자세)

## 환자의 자세

仰臥位(앙와위:누운 자세)

## 수법

摩法(마법), 擦法(찰법)

## 실기법

한 손의 손바닥을 한쪽의 장문(章門)혈에 대고 손가락은 횡마찰(橫摩擦)을 할 방향을 향하여 반대쪽의 장문(章門)혈까지 반복적으로 2-3분 동안 횡마(橫摩)법을 시행한다.

## 미용

복부 지방 축적, 비만, 튼살, 여성 생식기(난소) 보건

## 치료

소화와 흡수를 촉진시키며 복부 질환

## 혈자리

章門(장문)

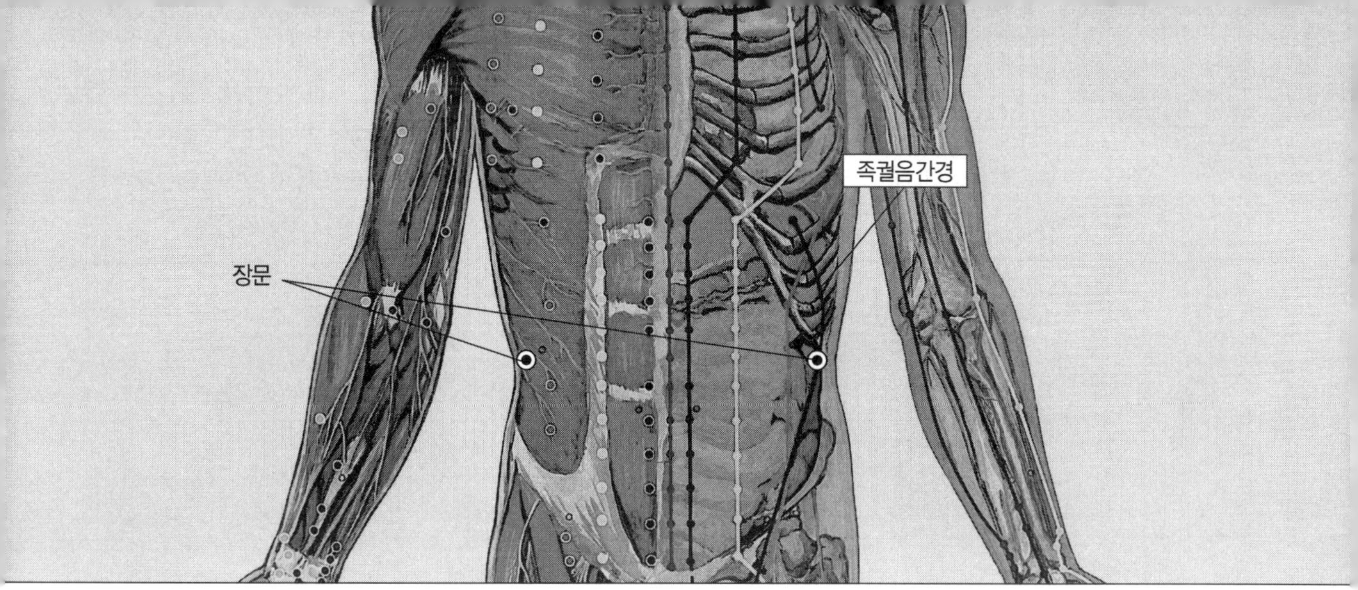


【 그림 6-2. 장문 (章門) 】

- **장문** 章門 – 족궐음간경(LR13)

① **의의** : 오장(五臟)의 기(氣)가 출입하고 교회(交會)하는 문호(門戶)이기 때문에 장문(章門)이라 이름 하였다.

② **해부학적 위치** : 반듯이 누워서 제11번 늑골 앞쪽 끝 아래에 위치한다.

③ **주치** : 헛배가 부름, 설사, 협통(脇痛), 생리통, 월경불순

④ **미용** : 복부 지방 축적, 비만, 튼살, 여성 생식기(난소) 보건

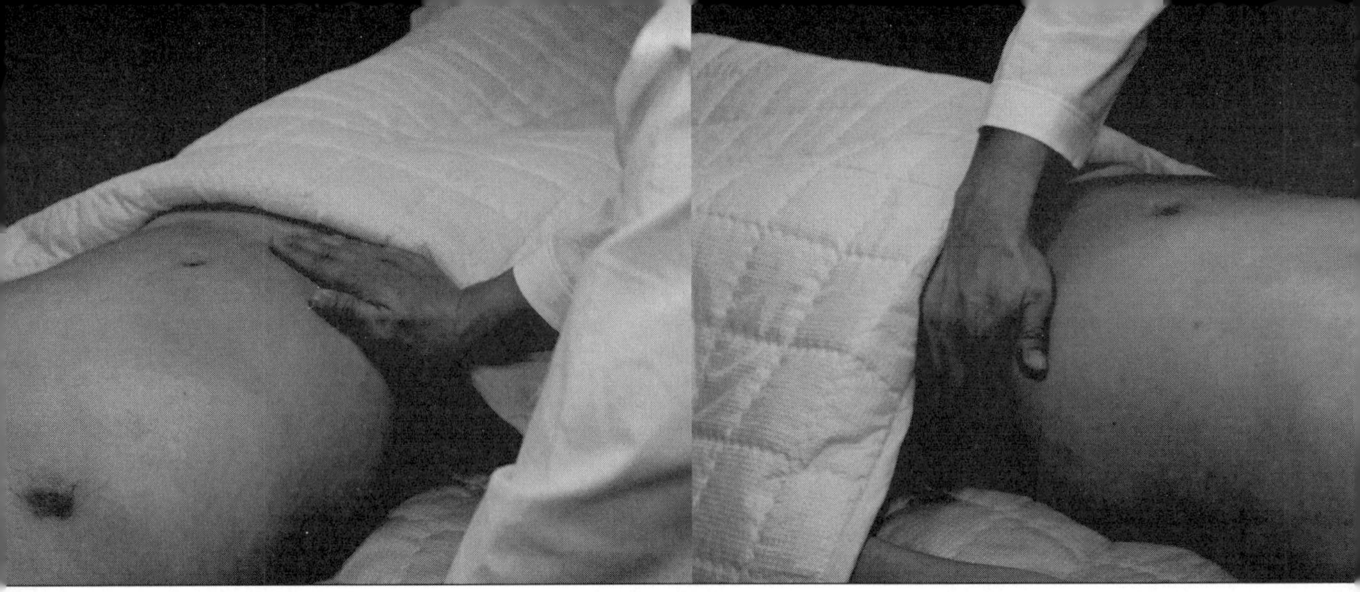

【 그림 6-3. 하복횡마 (下腹橫摩) 】

# 제 ❷ 식 : 하복횡마 下腹橫摩

下腹橫摩
아래/배/가로/쓰다듬을

### 치료사의 위치
立式(입식:선 자세)

### 환자의 자세
仰臥位(앙와위:누운 자세)

### 수법
摩法(마법), 擦法(찰법)

### 실기법
한 손의 손바닥을 한쪽의 오추(五樞)혈에 대고 손가락은 횡마찰(橫摩擦)할 방향을 향하여 반대쪽의 오추(五樞)혈까지 반복적으로 2-3분 동안 횡마(橫摩)법을 시행한다.

### 미용
복부 지방 축적, 비만, 튼살, 여성 생식기(난소) 보건

### 치료
소화와 흡수를 촉진시키며 복부 질환

### 혈자리
五樞(오추)

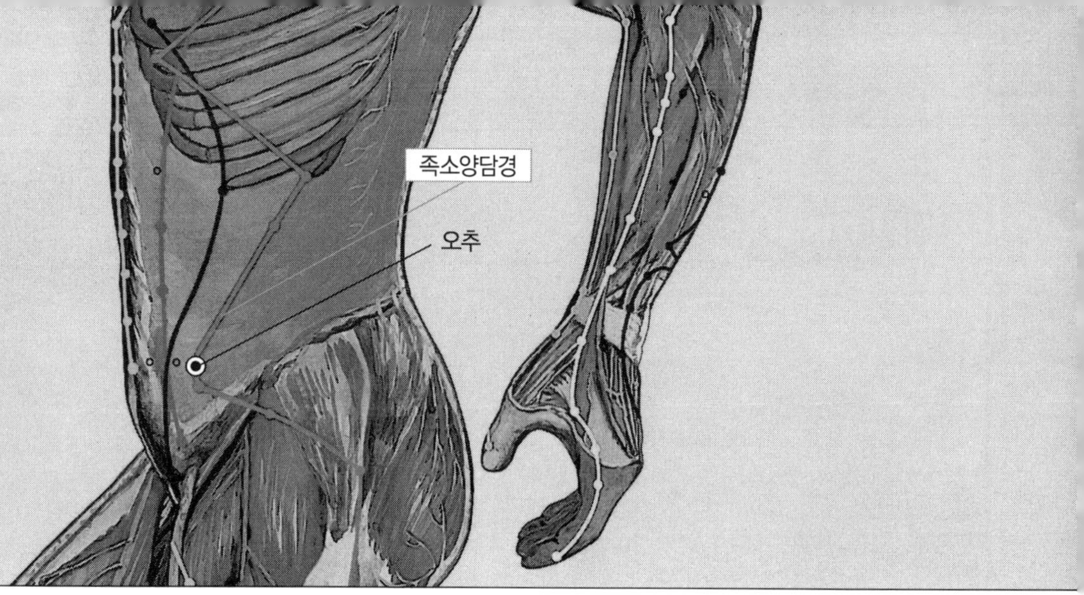


【 그림 6-4. 오추 (五樞) 】

## • 오추 五樞 – 족소양담경(GB27)

① **의의** : 오(五)는 숫자(數)의 중간을 뜻하며, 추(樞)는 문지도리를 가리킨다. 숫자 오(五)가 십(十)까지 수 중에 가운데에 위치하고 소양경도 수삼양경 중에서 가운데에 위치한다. 본 혈자리도 인체의 중간에 위치하여 마치 숫자 오(五)와 문지도리와 같다하여 오추(五樞)라 이름 하였다.

② **해부학적 위치** : 상전장골극 앞 배꼽 아래 3촌[관원(關元)혈]과 평행인 곳에서 위치한다.

③ **주치** : 복통, 탈장, 대하증, 변비, 자궁하수

④ **미용** : 복부 지방 축적, 비만, 튼살, 여성 생식기(난소) 보건

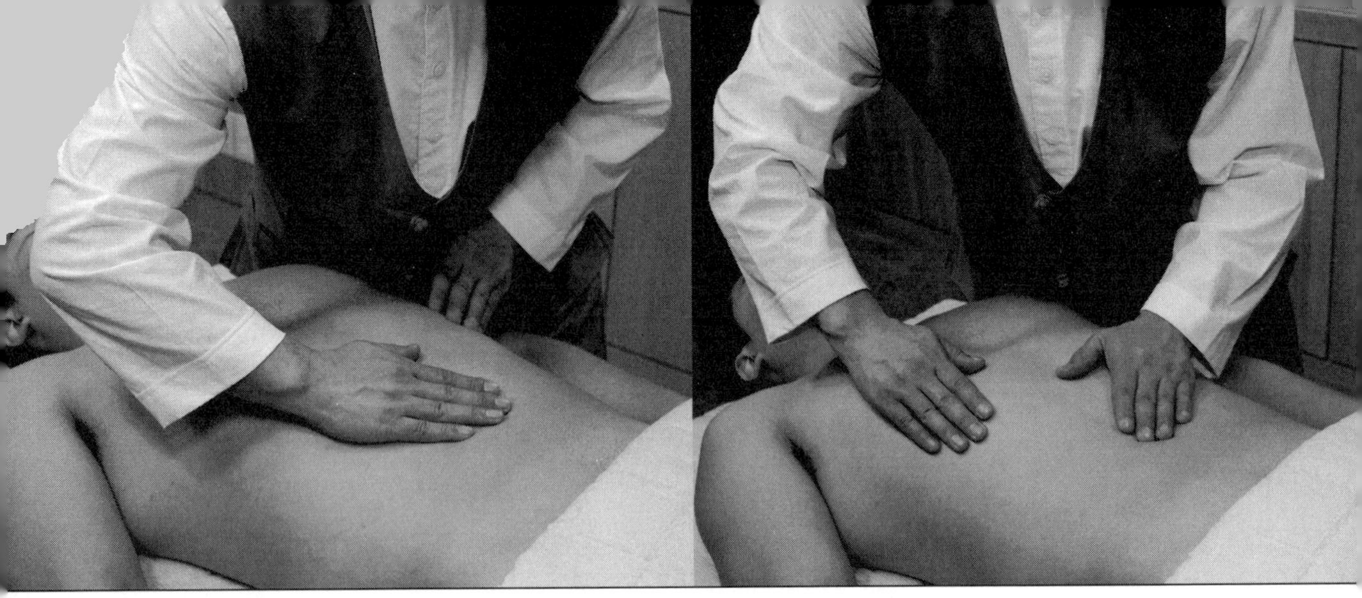

【 그림 6-5. 복부사추 (腹部斜推) 】

# 제 ③ 식 : 복부사추 腹部斜推

腹部斜推
배/부위/비스듬할/밀

## 치료사의 위치
立式(입식:선 자세)

## 환자의 자세
仰臥位(앙와위:누운 자세)

## 수법
推法(추법)

## 실기법
한 손의 손바닥을 한쪽의 장문(章門)혈에 대고 손가락은 비스듬하게 밀 방향을 향하여 수도(水道)혈을 지나 귀래(歸來)혈까지 두 손으로 교차하여 반복적으로 2-3분 동안 사추(斜推)법을 시행한다.

## 미용
복부 지방 축적, 비만, 튼살, 여성 생식기(난소) 보건

## 치료
복창, 복통 등 소화계통 질환 및 여성 생식기 계통 질환

## 혈자리
章門(장문), 水道(수도), 歸來(귀래)

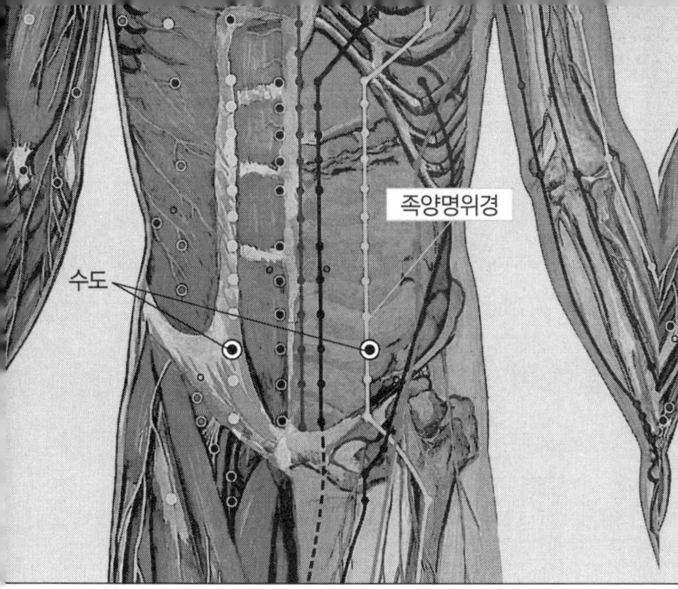


【 그림 6-6. 수도 (水道) 】

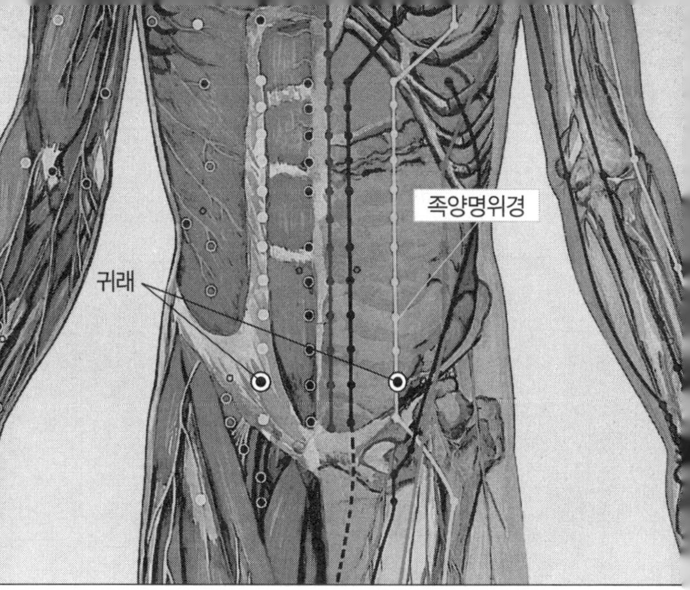


【 그림 6-7. 귀래 (歸來) 】

## • 수도 水道 – 족양명위경(ST28)

① **의의** : 수(水)는 수액(水液)이며, 도(道)는 도리(道理), 도로(道路)이다. 본 혈자리는 물길을 통하게 하여 이뇨(利尿) 작용이 있기에 수도(水道)라 이름 하였다.

② **해부학적 위치** : 배꼽 아래 3촌, [관원(關元)혈]에서 옆으로 2촌 되는 곳에서 위치한다.

③ **주치** : 아랫배가 부를 때, 소변을 잘 보지 못할 때, 생리통, 불임, 탈장

④ **미용** : 복부 지방 축적, 비만, 튼살, 여성 생식기(난소) 보건

## • 귀래 歸來 – 족양명위경(ST29)

① **의의** : 귀(歸)는 돌아온다는 뜻이고, 래(來)는 온다는 뜻이다. 본 혈자리는 복기(腹氣)가 하강할 때 다시 본 위치로 되돌리는 근본이 되기 때문에 귀래(歸來)라 이름 하였다.

② **해부학적 위치** : 배꼽 아래 4촌의 수평선과 전 정중선 옆으로 1촌 부위 수직선이 만나는 곳에 위치한다.

③ **주치** : 고환 통증, 자궁하수, 생리불순, 폐경, 백대(냉)

④ **미용** : 복부 지방 축적, 비만, 튼살, 여성 생식기(난소) 보건

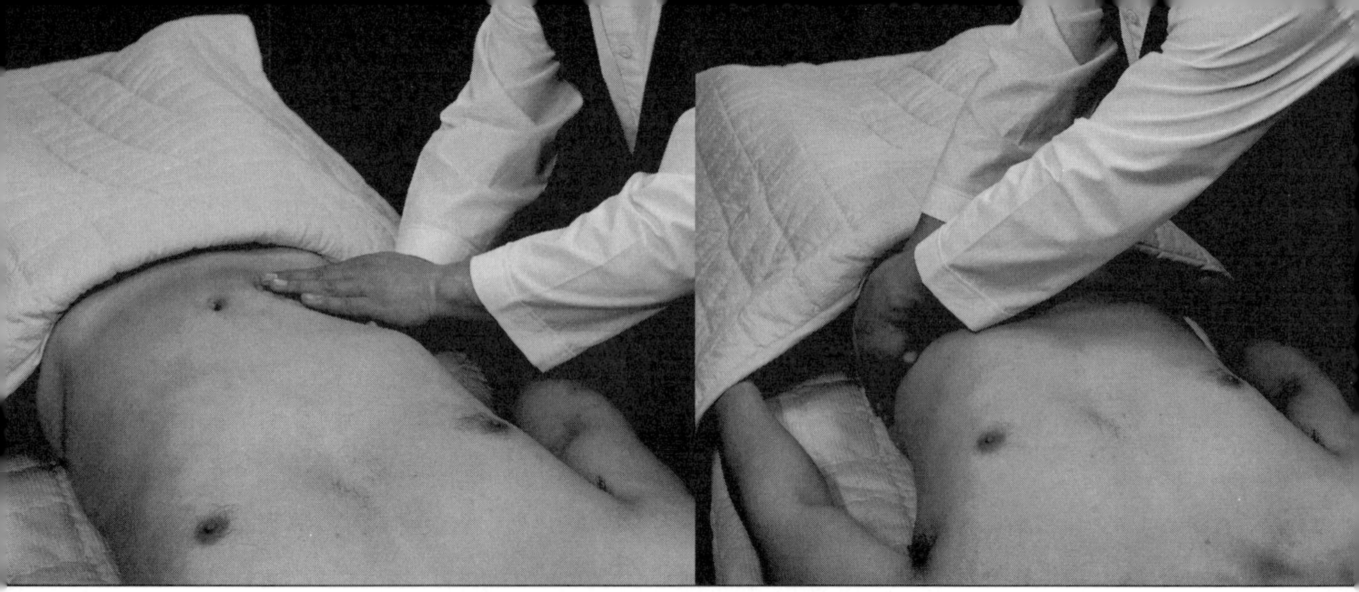

【 그림 6-8. 제방횡마 (臍旁橫摩) 】

## 제 ❹ 식 : 제방횡마 臍旁橫摩

臍旁橫摩
배꼽/두루/가로/쓰다듬을

### 치료사의 위치

立式(입식:선 자세)

### 환자의 자세

仰臥位(앙와위:누운 자세)

### 수법

摩法(마법), 擦法(찰법)

### 실기법

손바닥을 한쪽의 대횡(大橫)혈에 대고 반대쪽의 대횡(大橫)혈까지 반복적으로 5-7번 횡마찰(橫摩擦)법을 시행한다.

### 미용

복부 지방 축적, 비만, 튼살, 여성 생식기(난소) 보건

### 치료

복창(腹脹), 장명(腸鳴), 식욕부진, 현기증, 대하증

### 혈자리

大橫(대횡)

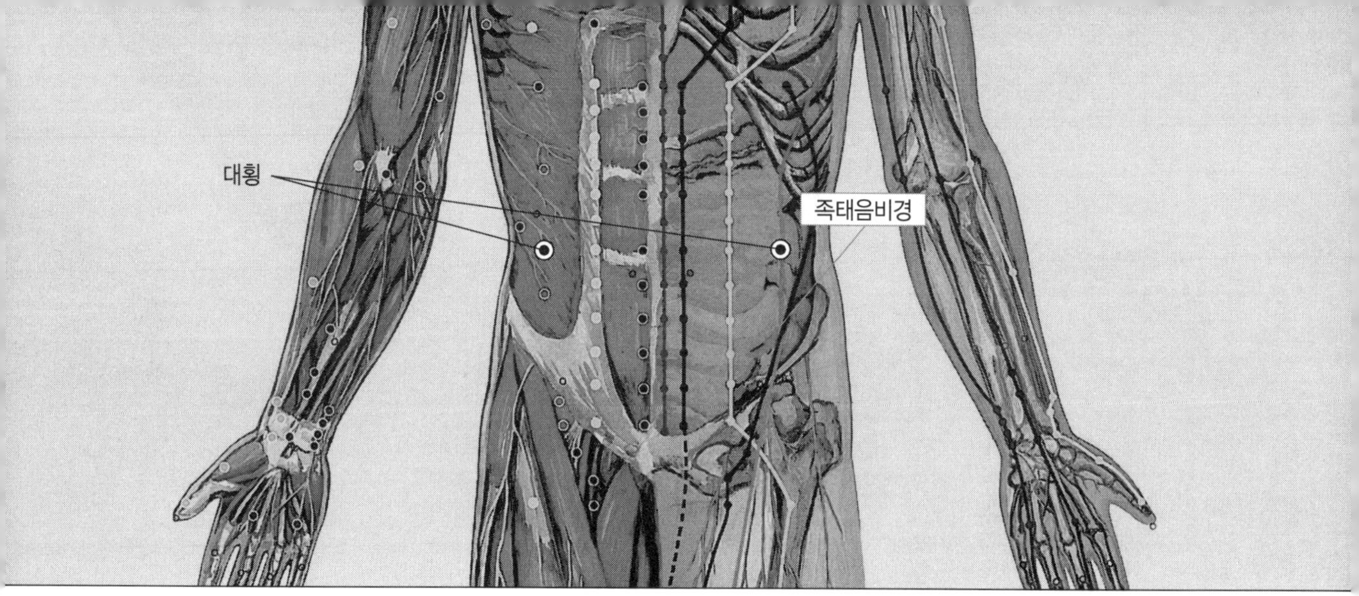


【 그림 6-9. 대횡 (大橫) 】

- **대횡** 大橫 **– 족태음비경(SP15)**

① **의의** : 횡(橫)은 평행으로 일치한다는 뜻이며, 배꼽을 가리킨다. 본 혈자리는 배꼽과 수평선상에 있으며 횡행결장과 내외하기 때문에 대횡(大橫)이라 이름 하였다.

② **해부학적 위치** : 복부에 있으며 배꼽에서 옆으로 4촌 부위에 위치한다.

③ **주치** : 복통, 설사, 변비, 회충

④ **미용** : 복부 지방 축적, 체형관리

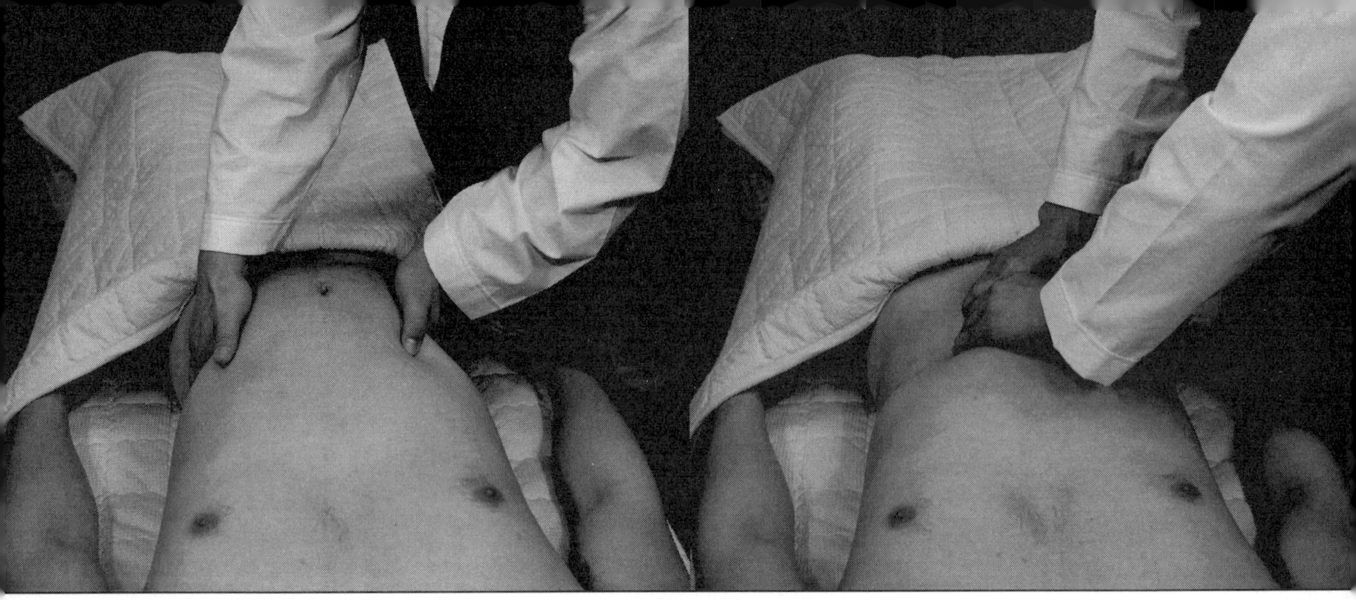

【 그림 6-10. 복부제나 (腹部提拿) 】

# 제 ❺ 식 : 복부제나 腹部提拿

腹部提拿
배/부위/들어올릴/당길

## 치료사의 위치

立式(입식:선 자세)

## 환자의 자세

仰臥位(앙와위:누운 자세)

## 수법

拿法(나법)

## 실기법

1) 두 손의 수장(手掌)부위의 네 손가락을 양측의 장문(章門)혈에 대고 안쪽을 향하여 복근을 올려준다.
2) 두 손을 교차하여 모은 후, 두 손의 엄지를 복근의 한쪽에 대고 복근을 제나(提拿)하여 관문(關門)혈로부터 귀래(歸來)혈까지 아래로 순서 있게 이동한다. 이 동작을 3-7번 반복적으로 시행한다.

## 미용

복부 지방 축적, 비만, 튼살, 여성 생식기(난소) 보건

## 치료

복창, 복통, 복근의 긴장감.

## 혈자리

章門(장문), 歸來(귀래), 關門(관문)

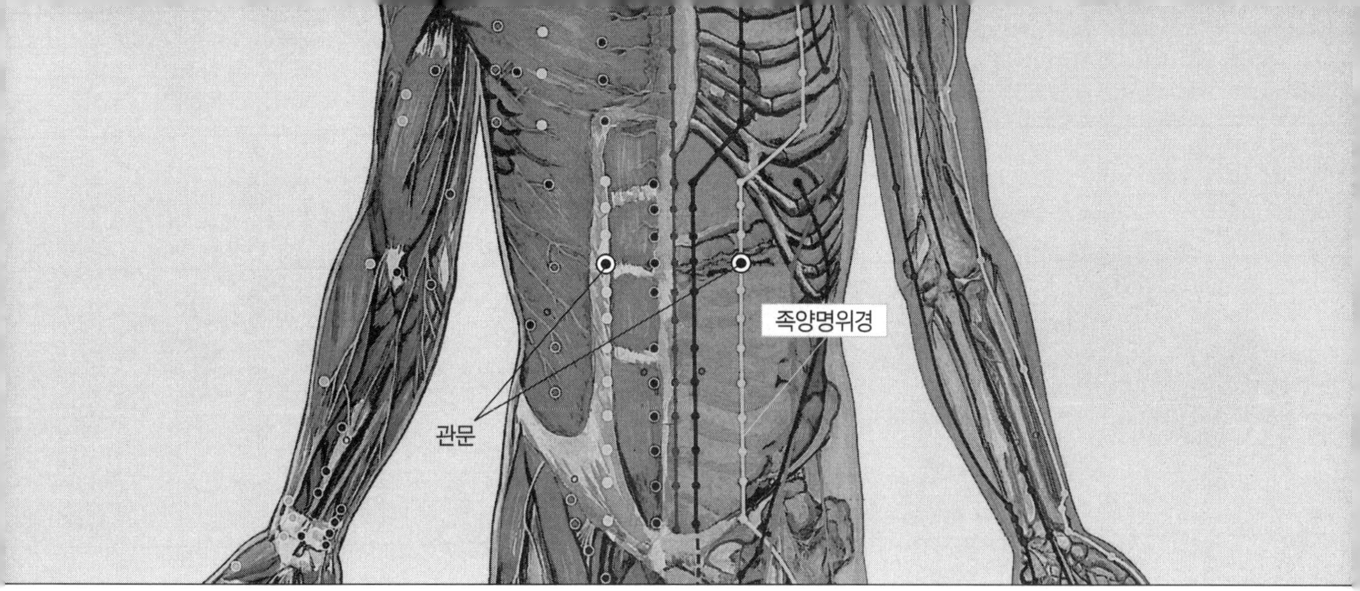


【 그림 6-11. 관문 (關門) 】

- **관문** 關門 **– 족양명위경(ST22)**
  - ① **의의** : 수곡(水穀)을 받아 저장하는 문호(門戶)이기에 관문(關門)이라 이름 하였다.
  - ② **해부학적 위치** : 배꼽 위 3촌, 정중선[건리(建里)혈]에서 옆으로 2촌 되는 곳에 위치한다.
  - ③ **주치** : 복통, 헛배가 부름, 장명(腸鳴), 설사
  - ④ **미용** : 복부 지방 축적, 체형관리

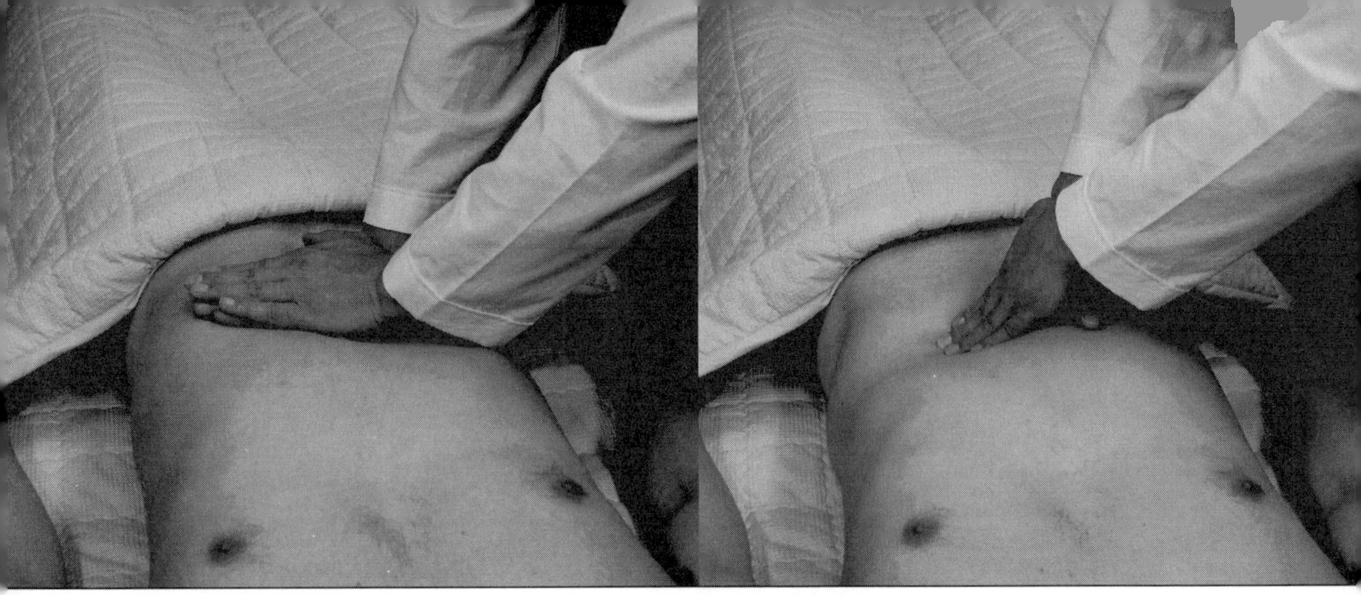

【 그림 6-12. 제주단마 (臍周團摩) 】

# 제 ❻ 식 : 제주단마 臍周團摩

臍周團摩
배꼽/주위/둥글/쓰다듬을

## 치료사의 위치
立式(입식:선 자세)

## 환자의 자세
仰臥位(앙와위:누운 자세)

## 수법
摩法(마법)

## 실기법
손바닥을 배꼽에 대고 배꼽을 중심으로 먼저 시계 바늘이 도는 방향으로 20-30번 단마(團摩)법을 시행하고 다시 시계 바늘이 도는 반대 방향으로 20-30번 단마(團摩)법을 시행한다.

## 미용
복부 체형관리, 노화방지, 윤기 없는 얼굴

## 치료
복창(腹脹), 복통, 장명(腸鳴), 설사, 소화 불량, 변비

## 혈자리
神闕(신궐), 天樞(천추)

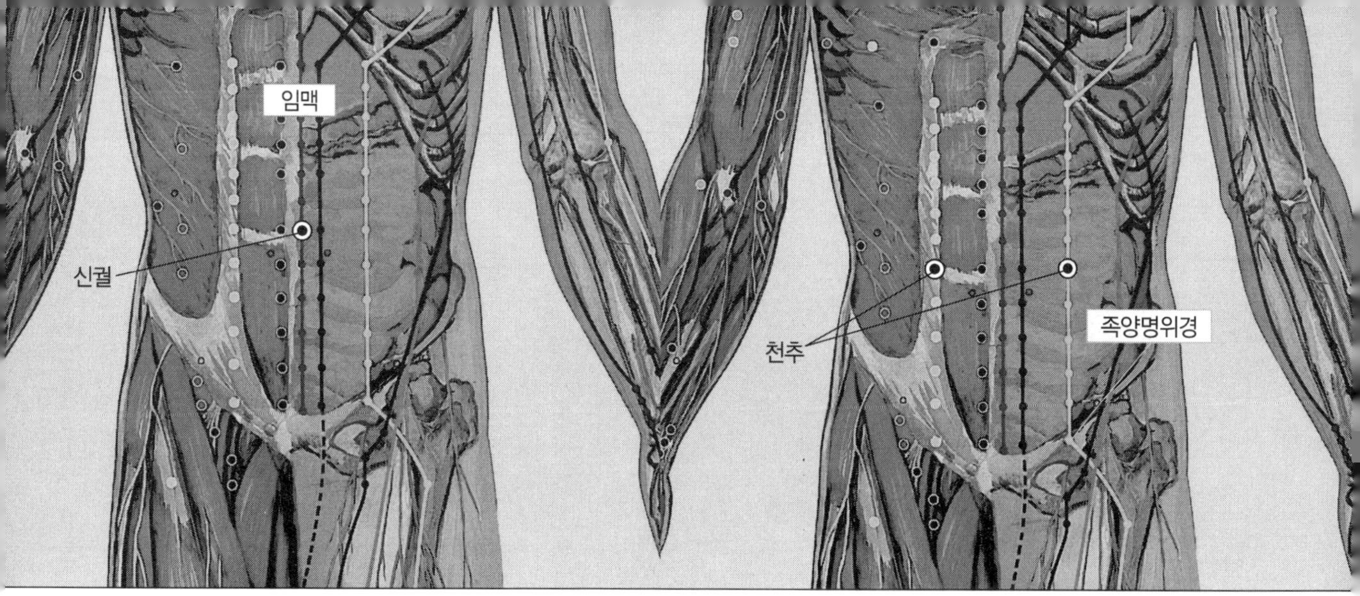


【 그림 6-13. 신궐 (神闕) 】 【 그림 6-14. 천추 (天樞) 】

- **신궐** 神闕 **– 임맥(CV8)**

  ① **의의** : 인체에서 신지(神志)가 가장 귀한데, 신지(神志)를 저장(藏)하는 심신(心腎)이 교통하는 문(門)이므로 신궐(神闕)이라 이름 하였다.

  ② **해부학적 위치** : 배꼽의 정중앙에 위치한다.

  ③ **주치** : 중풍 후유증, 허한(虛寒)으로 인한 수족냉증, 생리불순, 월경과다출혈, 불임증, 요실금, 복통, 설사, 소화불량

  ④ **미용** : 윤기 없는 얼굴, 우울증, 비만 또는 몸이 야윔, 노화방지, 얼굴 부종, 황갈반

- **천추** 天樞 **– 족양명위경(ST25)**

  ① **의의** : 천(天)은 하늘을 가리키며, 추(樞)는 문지도리를 가리킨다. 체간에서 배꼽을 기준으로 하여 배꼽의 윗부분을 천(天)이라 하는데 양(陽)에 속하며, 배꼽의 아랫부분은 지(地)라고 하며 음(陰)에 속한다. 본 혈자리는 바로 배꼽과 수평선상에 있기 때문에 하늘과 땅 사이의 문지도리 같다고 하여 천추(天樞)라 이름 하였다.

  ② **해부학적 위치** : 배꼽 중앙에서 양쪽으로 2촌 부위에 위치한다.

  ③ **주치** : 복통, 변비, 설사, 급·만성 위염, 급·만성 장염, 생리불순, 생리통, 배뇨장애

  ④ **미용** : 복부비만, 여드름, 구강궤양, 두드러기

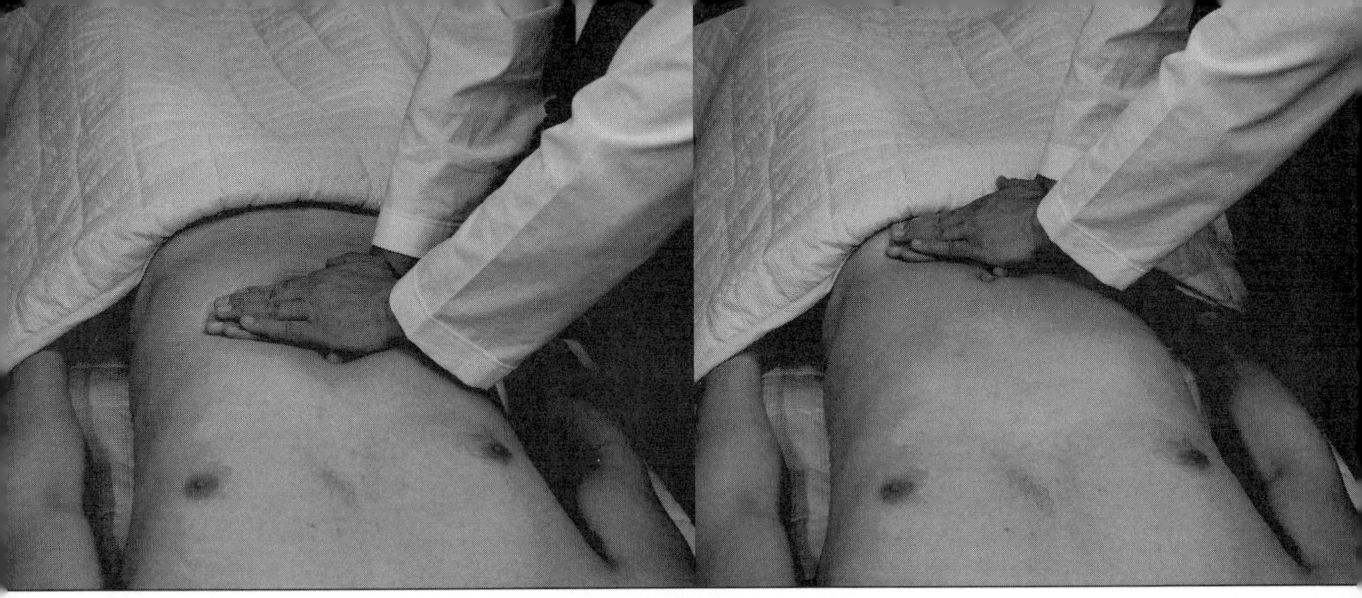

【 그림 6-15. 추랍복부 (推拉腹部) 】

# 제 7 식 : 추랍복부 推拉腹部

推拉腹部
밀/꺾을/배/부위

## 치료사의 위치

立式(입식:선 자세)

## 환자의 자세

仰臥位(앙와위:누운 자세)

## 수법

推法(추법)

## 실기법

양손의 엄지 손가락과 다른 네 개의 손가락과의 사이를 넓혀 엄지 손가락을 가까운 위치에 네 손가락을 먼 위치로 해서 환자의 복부에 놓고 그 엄지 손가락의 모지복(母指腹)과 수근(手根) 부위로 환자의 복부를 앞을 향해 누른 뒤, 다른 네 손가락으로 환자의 배를 손 앞으로 끌어 되돌린다. 이 동작을 윗배에서 아랫배의 순으로 반복해서 3-7분 추랍(推拉)법을 시행한다.

## 미용

복부 비만, 노화방지, 윤기 없는 얼굴

## 치료

변비, 설사, 고혈압, 자율신경 부조화

## 혈자리

上脘(상완), 中脘(중완), 神厥(신궐), 氣海(기해), 關元(관원), 天樞(천추), 水道(수도), 大橫(대횡)

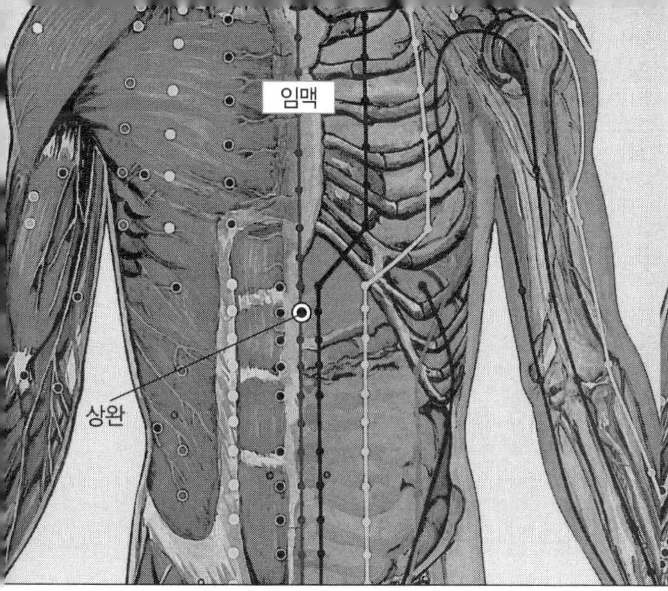


【 그림 6-16. 상완 (上脘) 】

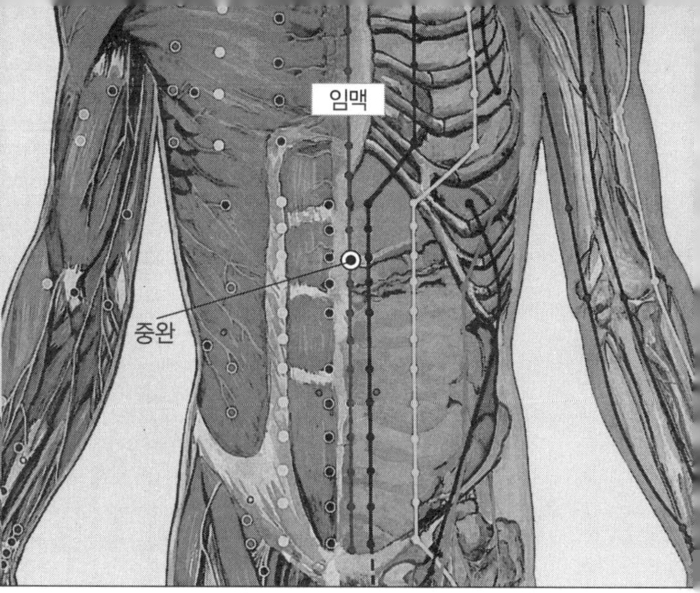


【 그림 6-17. 중완 (中脘) 】

### • 상완 上脘 – 임맥(CV13)

① **의의** : 상(上)은 윗쪽을 가리키고, 완(脘)은 위완부(胃脘部)를 가리킨다. 본 혈자리는 위(胃)의 상부(上部)에 위치하기 때문에 상완(上脘)이라 이름 하였다.

② **해부학적 위치** : 정중선 배꼽 위 5촌이며 거궐(巨闕)혈 아래 1촌에 위치한다.

③ **주치** : 위통(胃痛), 구토, 복창(腹脹), 간질

④ **미용** : 비만 또는 몸이 야윔, 불면증, 히스테리, 습진

### • 중완 中脘 – 임맥(CV12)

① **의의** : 본 혈자리는 위(胃)의 중간(中間) 부위에 위치하기 때문에 중완(中脘)이라 이름 하였다.

② **해부학적 위치** : 상복부의 전 정중선에 있으며 배꼽에서 위로 4촌 부위에 위치한다.

③ **주치** : 구토, 설사, 변비, 소화불량, 위염, 황달
※ 소화계통의 중요한 혈이다.

④ **미용** : 비만 또는 몸이 야윈 것, 불면증, 히스테리, 습진, 두드러기

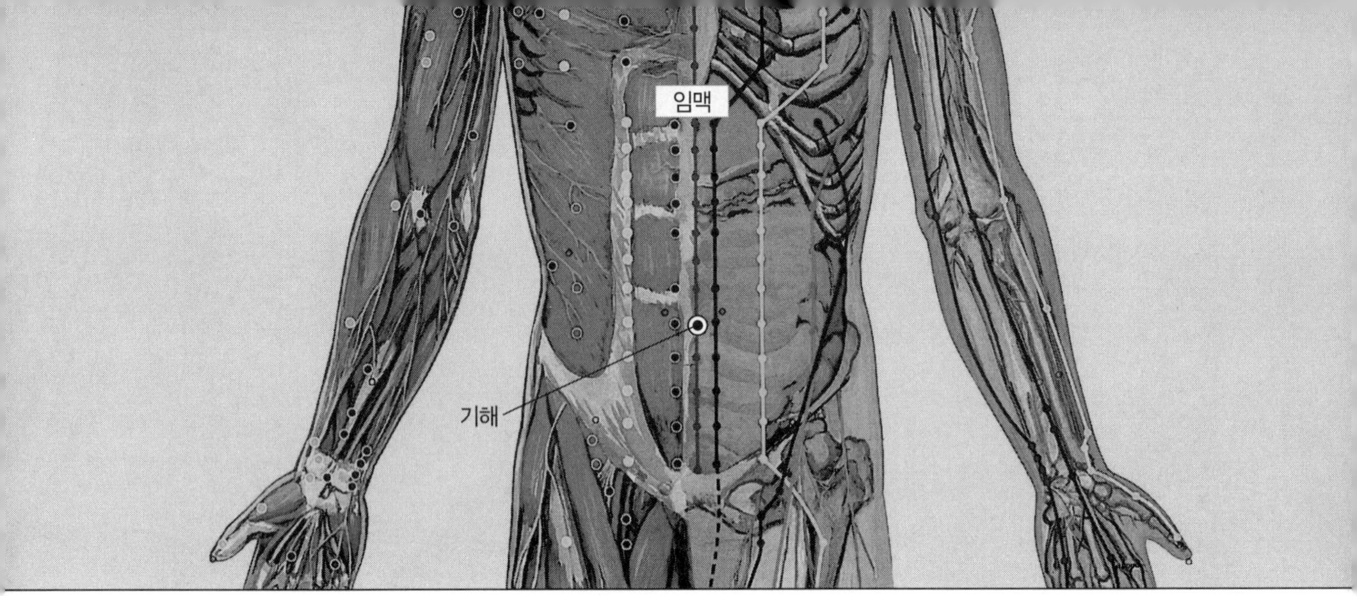


【 그림 6-18. 기해 (氣海) 】

- **기해** 氣海 **– 임맥(CV6)**

① **의의** : 기(氣)의 귀착(歸着) 부위로 모든 강이 바다(海)로 모여드는 것을 비유하여 기해(氣海)라 이름 하였다.

② **해부학적 위치** : 하복부의 전 정중선상에 있으며 배꼽에서 아래로 1.5촌에 위치한다.

③ **주치** : 탈항, 위하수, 자궁하수, 만성설사, 복통, 복창, 변비, 설사, 생리불순, 생리통, 월경과다출혈, 유정, 야뇨증

④ **미용** : 몸이 야위고 무기력한 경우, 윤기 없는 얼굴, 신경쇠약, 불면증, 비만, 탈모, 얼굴 부종, 얼굴 주름, 노화방지

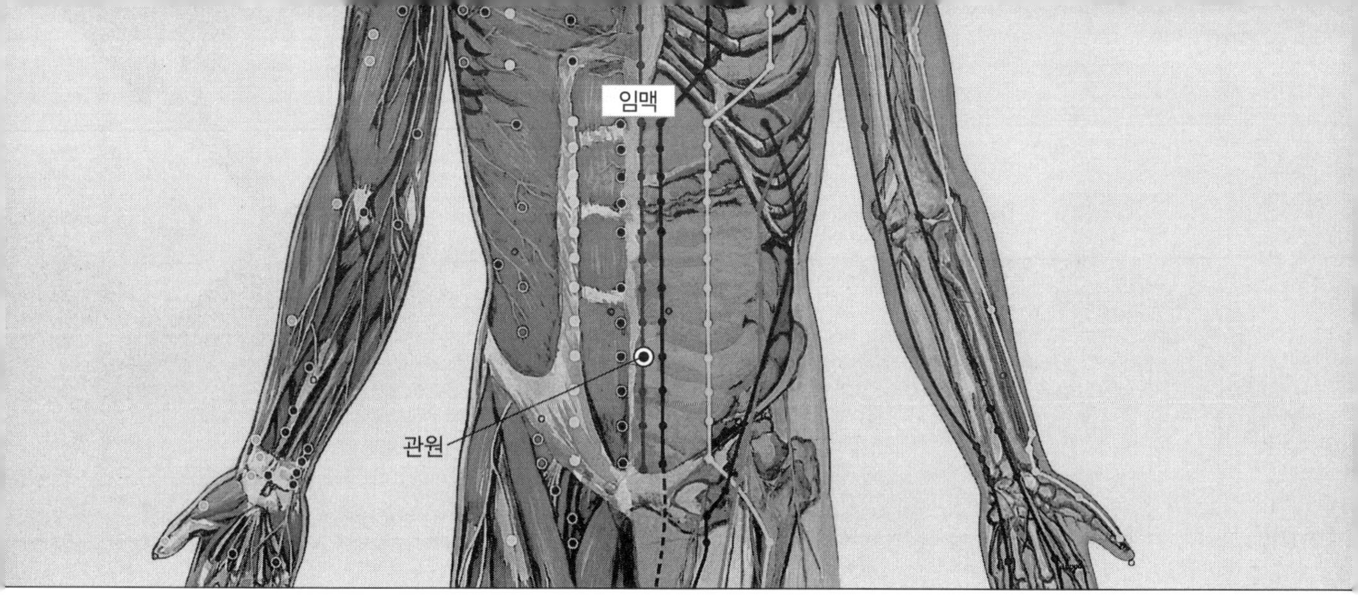


【 그림 6-19. 관원 (關元) 】

## • 관원 關元 – 임맥(CV4)

① **의의** : 관(關)은 닫아 저장한다는 뜻이고, 원(元)은 원기(元氣)를 가리킨다. 본 혈자리는 배꼽 아래로 3촌 내려가 있기 때문에 원기(元氣)를 저장하는 곳을 관원(關元)이라 이름 하였다.

② **해부학적 위치** : 하복부의 전 정중선상에 있으며 배꼽에서 아래로 3촌 부위에 위치한다.

③ **주치** : 야뇨증, 부종, 발기부전, 생리불순, 폐경, 월경과다출혈, 생리통, 냉증, 자궁하수, 복통, 설사, 소화불량, 탈항

④ **미용** : 윤기 없는 얼굴, 피부 색소와 탄력이 없는 경우, 피부 반점, 얼굴 주름, 신경쇠약, 피로감, 몸이 야윈 것, 또는 비만(체형관리)

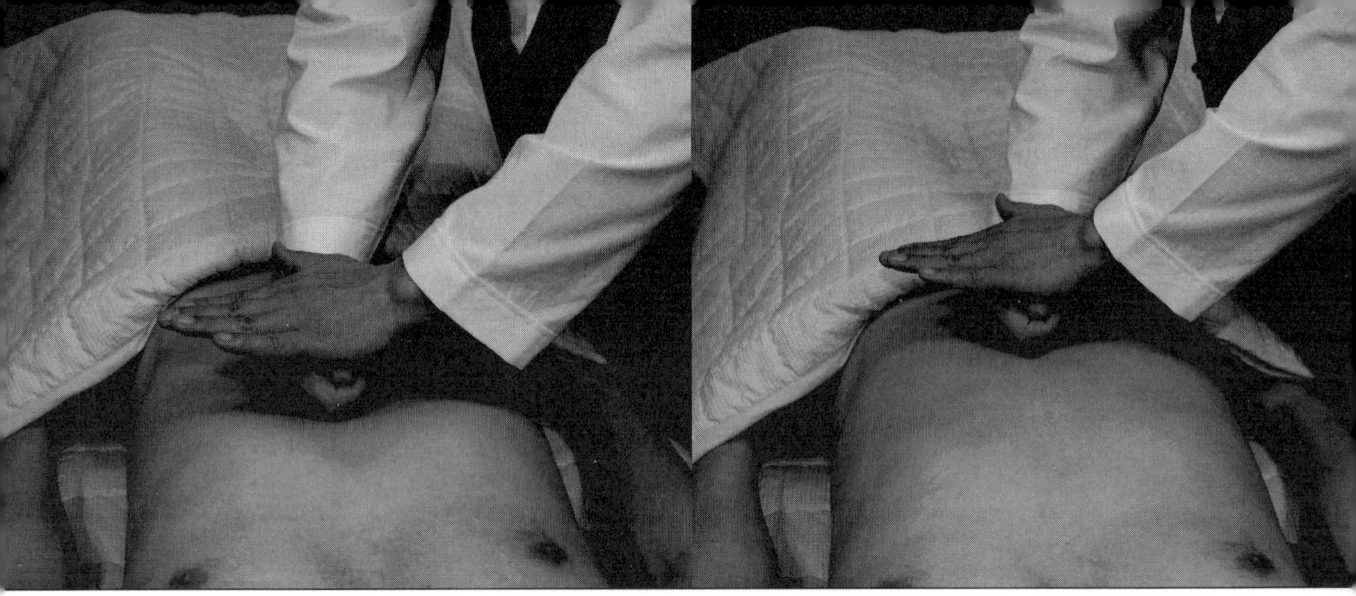

【 그림 6-20. 사자곤수구 (獅子滾綉球) 】

# 제 ⑧ 식 : 사자곤수구 獅子滾綉球

獅子滾綉球
사자/아들/굴릴/수놓을/공

### 치료사의 위치

立式(입식:선 자세)

### 환자의 자세

仰臥位(앙와위:누운 자세)

### 수법

滾法(곤법), 揉法(유법)

### 실기법

한 손은 엄지를 구부려 네 손가락 안으로 넣어 말아 쥐고 척측의 소어제(小魚際)와 장근(掌根)을 복부의 중심에 대고 힘을 주며, 다른 손은 수장(手掌)을 편 상태에서 말아 쥔 손 위에 올려놓고 시계 바늘이 도는 방향과 시계 바늘이 도는 반대 방향으로 범위를 확대하면서 복부 전체를 연속적으로 3-5분 동안 곤유(滾揉)법을 시행한다.

### 미용

복부 비만, 노화방지, 윤기 없는 얼굴

### 치료

복통, 설사, 변비, 소화불량 등

### 혈자리

임맥, 족소음신경, 족태음비경, 족양명위경

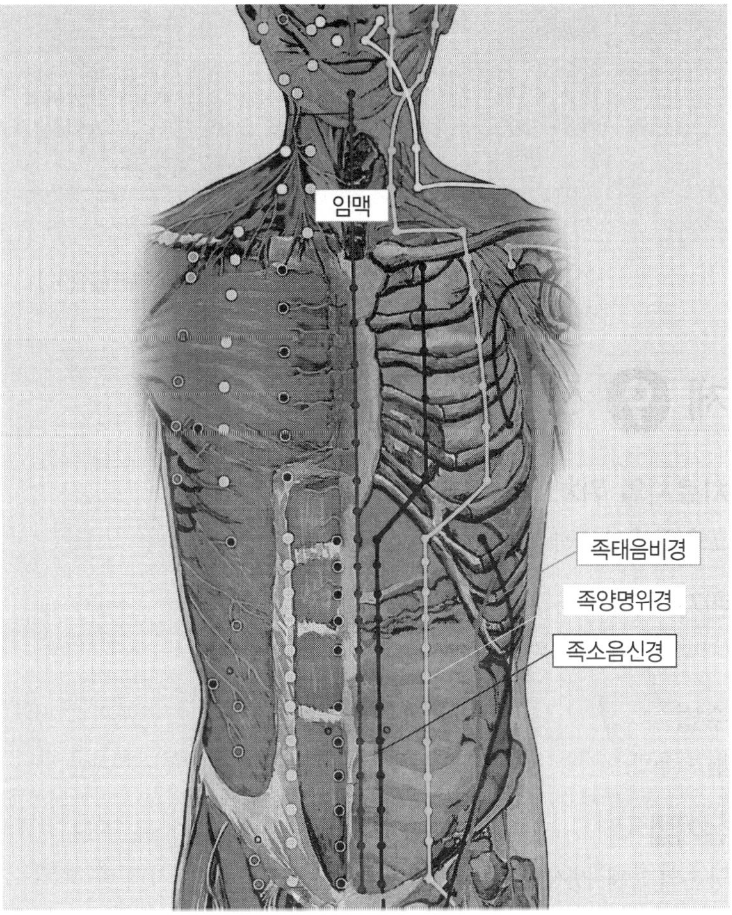


【 그림 6-21. 임맥, 족소음신경, 족태음비경, 족양명위경 】

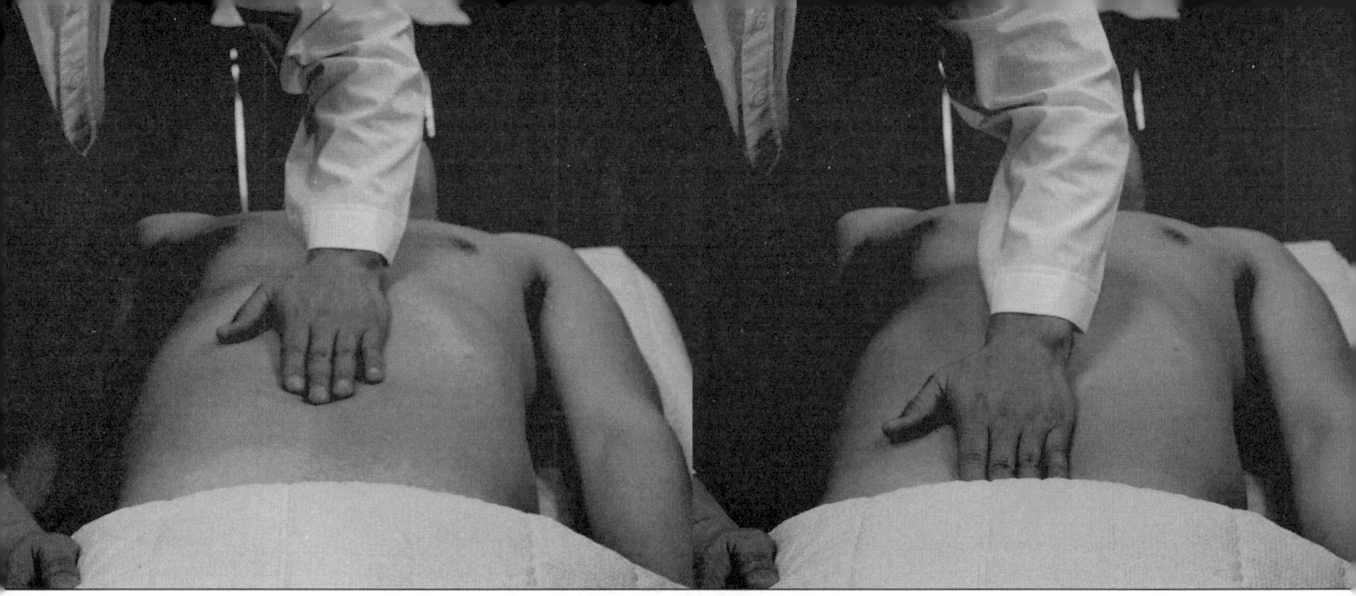

【 그림 6-22. 평추복부 (平推腹部) 】

# 제 9 식 : 평추복부 平推腹部

平推腹部
평평할/밀/배/부위

## 치료사의 위치

立式(입식:선 자세)

## 환자의 자세

仰臥位(앙와위:누운 자세)

## 수법

推法(추법)

## 실기법

양손의 둘째, 셋째. 넷째 손가락을 아래위로 겹쳐서 환자의 배 부분 오른쪽의 족태음비경, 족양명위경, 정중선의 임맥, 왼쪽의 족양명위경, 족태음비경을 각각 순서대로 아랫배를 향해 밀어 움직여서 3-7번 평추(平推)법을 시행한다.

## 미용

복부 지방 축적, 비만, 튼살, 여성 생식기(난소) 보건

## 치료

위염, 위궤양, 십이지장궤양, 위하수, 변비, 설사, 비만, 고혈압, 자율신경 부조화

## 혈자리

上脘(상완), 中脘(중완), 神厥(신궐), 氣海(기해), 關元(관원), 天樞 (천추), 水道(수도), 大橫(대횡)

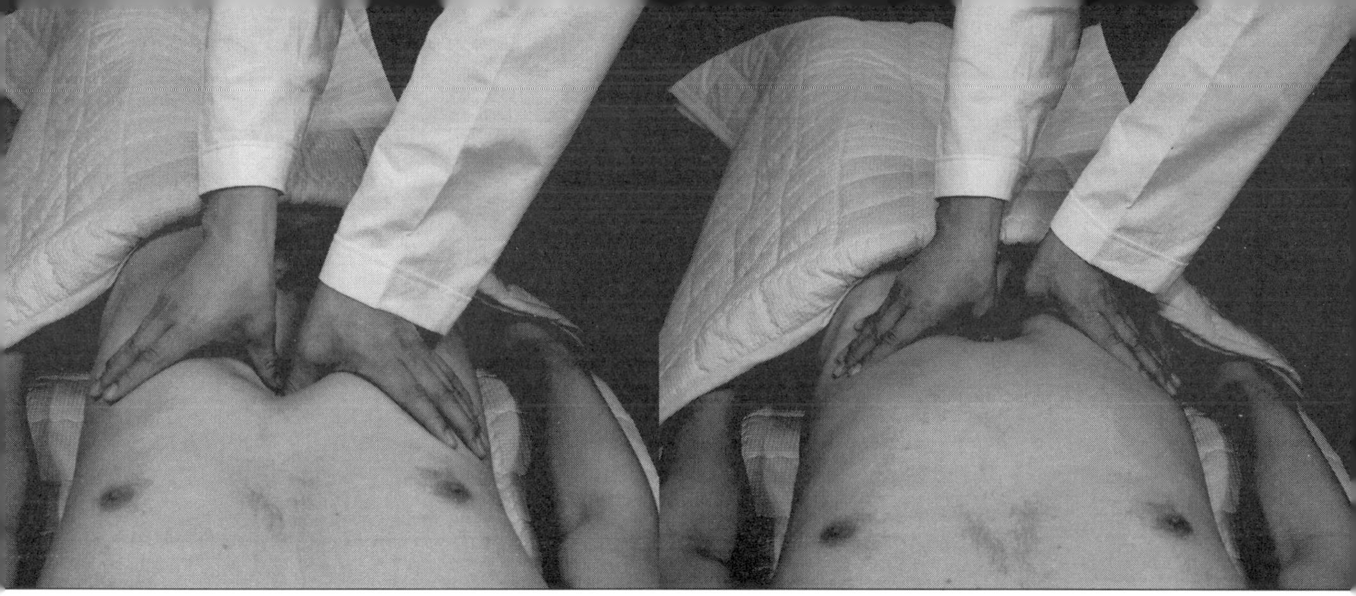

【 그림 6-23. 안복중법 (按腹中法) 】

按腹中法
누를/배/가운데/법칙

# 제 ⑩ 식 : 안복중법 按腹中法

## 치료사의 위치
立式(입식:선 자세)

## 환자의 자세
仰臥位(앙와위:누운 자세)

## 수법
点按法(점안법)

## 실기법
엄지로 상완(上脘)혈부터 아래로 앞의 정중선을 따라 중완(中脘), 하완(下脘), 수분(水分), 기해(氣海), 관원(關元)혈을 지나 곡골(曲骨)혈까지 반복적으로 5-7번 점안(点按)법을 시행한다.

## 미용
윤기 없는 얼굴, 복부 비민, 체형관리

## 치료
생리불순, 갱년기 증후군, 남성 생식기 질환 등

## 혈자리
上脘(상완), 中脘(중완), 下脘(하완), 水分(수분), 氣海(기해), 關元(관원), 曲骨(곡골)

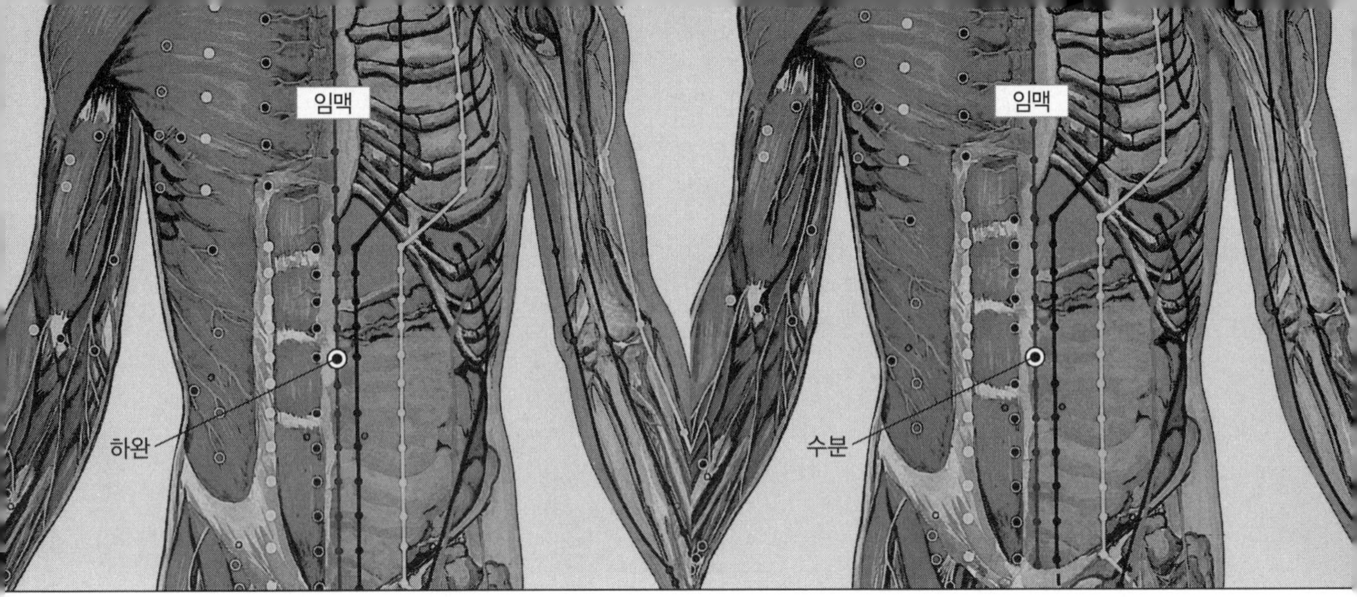


【 그림 6-24. 하완 (下脘) 】 【 그림 6-25. 수분 (水分) 】

## • 하완 下脘 – 임맥(CV10)

① **의의** : 본 혈자리는 위(胃)의 아래 부위에 위치하기 때문에 하완(下脘)이라 이름 하였다.

② **해부학적 위치** : 복부 정중선상 배꼽 위 2촌이며 건리(建里)혈 아래 1촌에 위치한다.

③ **주치** : 복통, 헛배가 부름, 설사, 구토, 소화불량 증상, 식욕부진

④ **미용** : 몸이 마르고 얼굴색이 어둡고 전신 무력감, 복부 비만

## • 수분 水分 – 임맥(CV9)

① **의의** : 수(水)는 음식물을 가리키며, 분(分)은 가르다, 분별한다는 뜻이다. 본 혈자리는 배꼽 위로 1촌 되는 곳에 위치되고, 속으로는 소장(小腸)과 연결된다. 음식물이 본 혈자리에 이르면 청탁(淸濁)을 분별하게 된다고 하여 수분(水分)이라 이름 하였다.

② **해부학적 위치** : 복부 정중선 배꼽 위 1촌으로 하완(下脘)혈 아래 1촌에 위치한다.

③ **주치** : 부종, 소변 요실금, 복통, 설사, 구토

④ **미용** : 비만, 얼굴 및 다리 부종, 체형관리

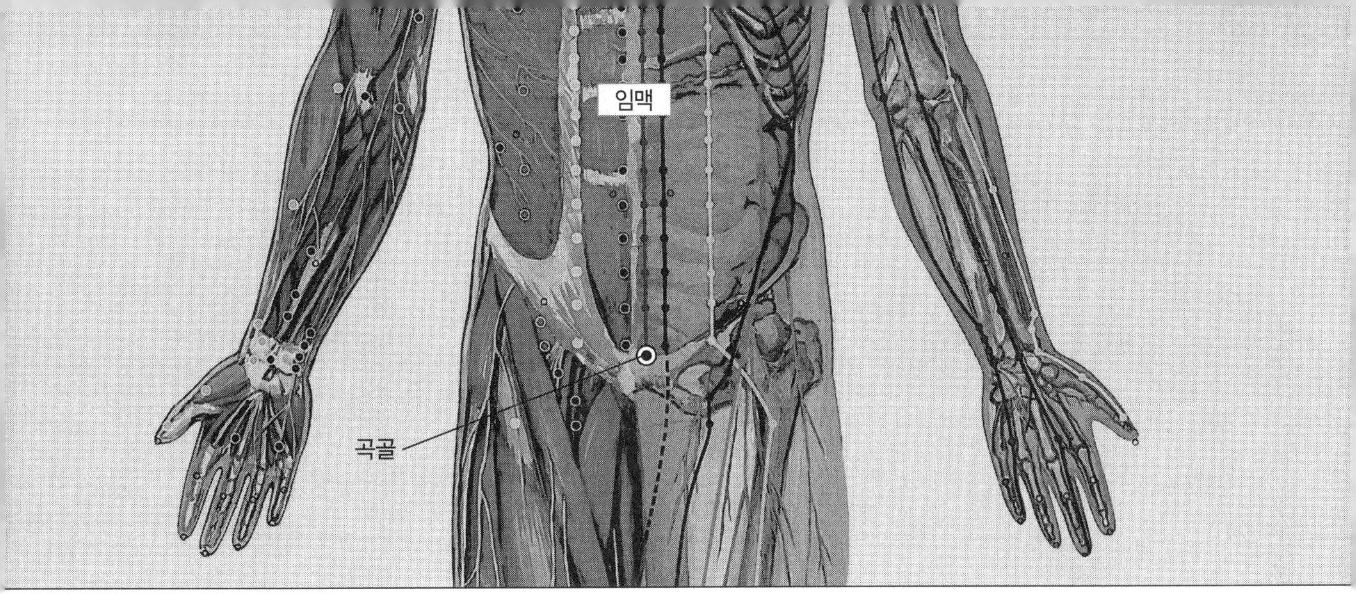


【 그림 6-26. 곡골 (曲骨) 】

- 곡골 曲骨 – 임맥(CV2)

① **의의** : 곡골(曲骨)은 횡골(橫骨). 즉, 치골을 뜻한다. 본 혈자리는 치골상연의 오목한 곳에 위치하기 때문에 곡골(曲骨)이라 이름 하였다.

② **해부학적 위치** : 복부 정중선상 배꼽 아래 5촌으로 치골결합 상연의 오목한 곳에 위치한다.

③ **주치** : 요실금, 야뇨증, 유정, 발기부전, 대하증

④ **미용** : 여성 생식기 보건 양생, 복부 및 하체 비만

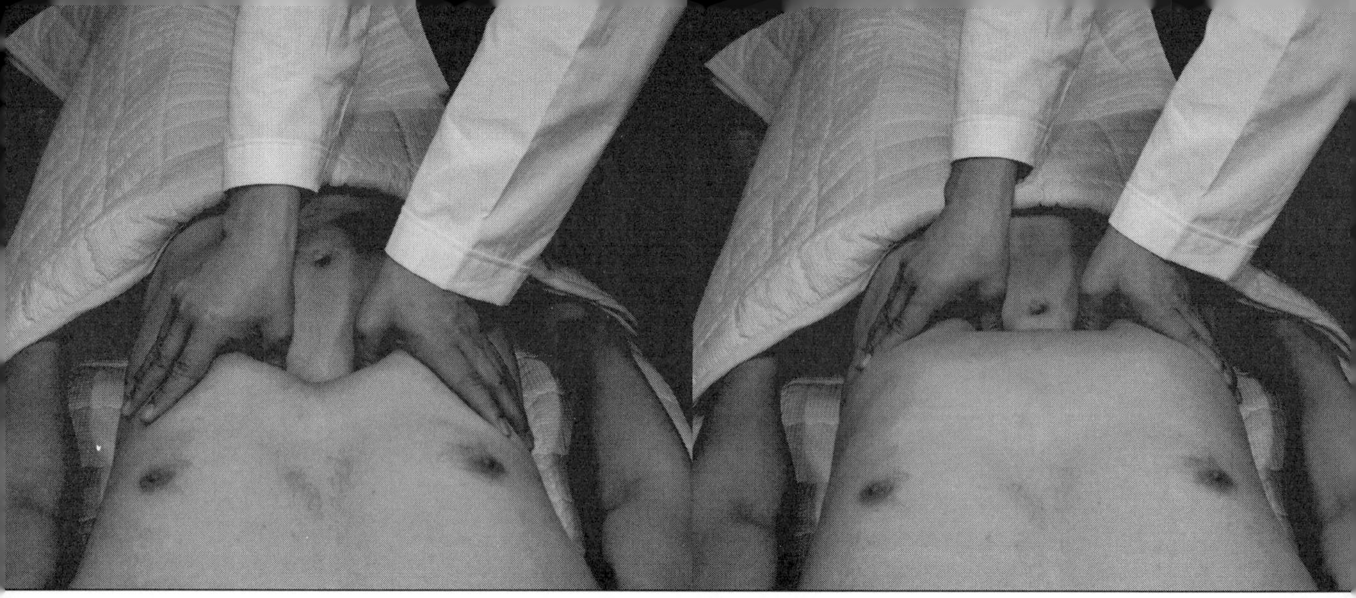

【 그림 6-27. 안상복 (按上腹) 】

# 제 ⓫ 식 : 안상복 按上腹

按上腹
누를/위/배

## 치료사의 위치

立式(입식:선 자세)

## 환자의 자세

仰臥位(앙와위:누운 자세)

## 수법

按法(안법)

## 실기법

양손의 모지복(母指腹)으로 양쪽의 유문(幽門)혈로부터 아래로 황유(肓俞)혈까지 반복적으로 5-7번 안법(按法)을 시행한다.

## 미용

복부 지방 축적, 비만, 튼살, 여성 생식기(난소) 보건

## 치료

소화기계 질환

## 혈자리

幽門(유문), 陰跳(음도), 石關(석관), 商曲(상곡), 肓俞(황유)

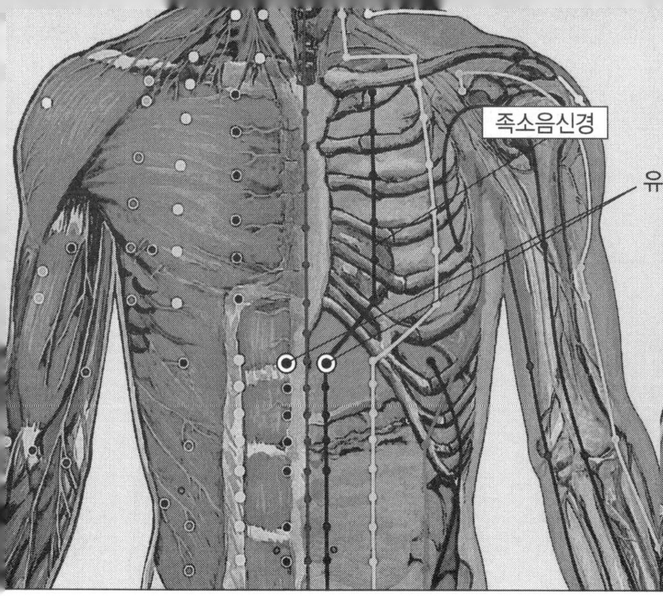


【 그림 6-28. 유문 (幽門) 】

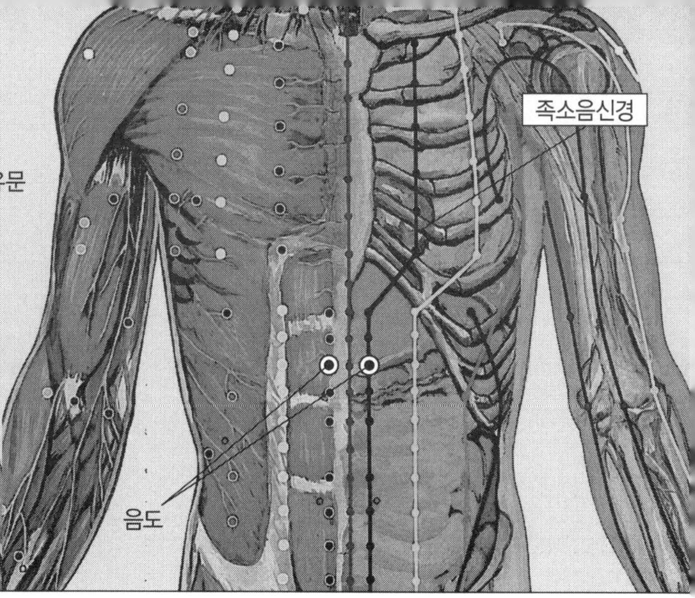


【 그림 6-29. 음도 (陰都) 】

## • 유문 幽門 – 족소음신경(KI21)

① **의의** : 유(幽)는 깊이 숨어있다란 뜻이고, 문(門)은 나들이 문을 가리킨다. 위(胃)의 아래쪽에 깔때기 모양으로 생긴 부분을 유문(幽門)이라고 한다. 본 혈자리의 심층은 유문(幽門)과 가깝기 때문에 유문(幽門)이라 이름 하였다.

② **해부학적 위치** : 배꼽 위 6촌, 정중선[거궐(巨闕)혈]에서 바깥쪽으로 5푼에 위치한다.

③ **주치** : 복통, 헛배가 부름, 구토, 설사

④ **미용** : 복부 지방 축적, 체형관리, 부종

## • 음도 陰都 – 족소음신경(KI19)

① **의의** : 음(陰)은 음양(陰陽)의 음(陰)을 가리키는데 여기서는 족소음신경을 의미한다. 도(都)는 도회지, 마을을 의미한다. 족소음신경이 위(胃)의 양쪽에서 족양명위경과 회합(會合)되는데 본 혈자리가 마을을 형용하고 있다하여 음도(陰都)라 이름 하였다.

② **해부학적 위치** : 배꼽 위 4촌, 정중선[중완(中脘)혈]에 바깥쪽으로 5푼에 위치한다.

③ **주치** : 헛배가 부름, 복통, 변비, 설사, 불임

④ **미용** : 복부 지방 축적, 체형관리, 부종

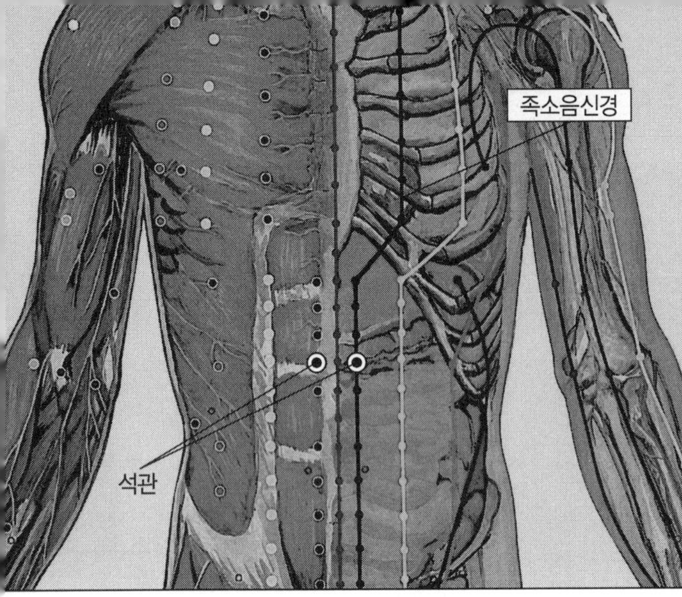


【 그림 6-30. 석관 (石關) 】

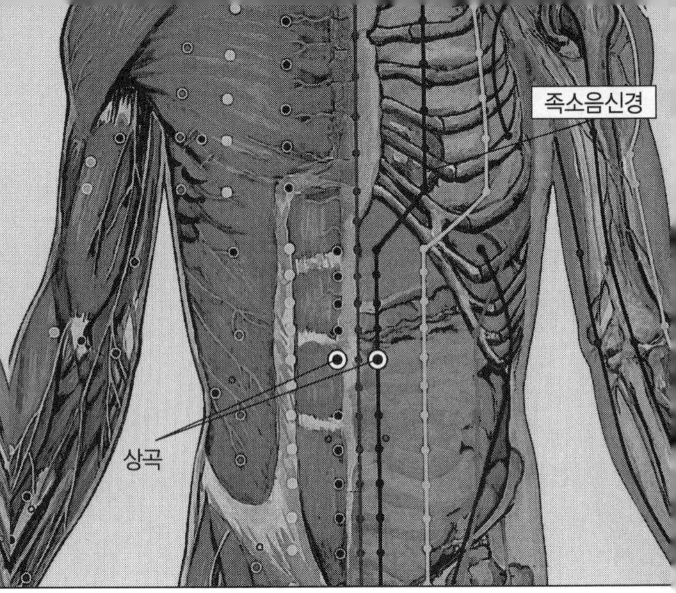


【 그림 6-31. 상곡 (商曲) 】

- **석관** 石關 **– 족소음신경(KI18)**

① **의의** : 석(石)은 돌을 가리키는데 그만큼 딴딴함을 의미한다. 관(關)은 요새, 관문을 의미한다. 본 혈자리는 충맥의 기능이 상실되고, 위(胃)의 기(氣)가 막혀 통하지 못해 나타나는 배가 딴딴하고 가득찬감이 나는 증상을 마치 관문을 열듯이 치료한다고 하여 석관(石關)이라 이름 하였다.

② **해부학적 위치** : 배꼽 위 3촌, 정중선[건리(建里)혈] 바깥쪽으로 5푼에 위치한다.

③ **주치** : 구토, 복통, 변비, 불임

④ **미용** : 복부 지방 축적, 체형관리, 부종

- **상곡** 商曲 **– 족소음신경(KI17)**

① **의의** : 대장(大腸)은 오행(五行)중에 금(金)에 속하고 그 음(音)은 상(商)에 속한다. 또한 곡(曲)은 굴곡의 뜻으로 본 혈자리가 상복부(上腹部)에 있어 안으로 대장의 횡곡부(橫曲部)에 해당하므로 상곡(商曲)이라 이름 하였다.

② **해부학적 위치** : 배꼽 위 2촌, 정중선[하완(下脘)혈]에서 바깥쪽으로 5푼에 위치한다.

③ **주치** : 복통, 설사, 변비

④ **미용** : 복부 지방 축적, 체형관리, 부종

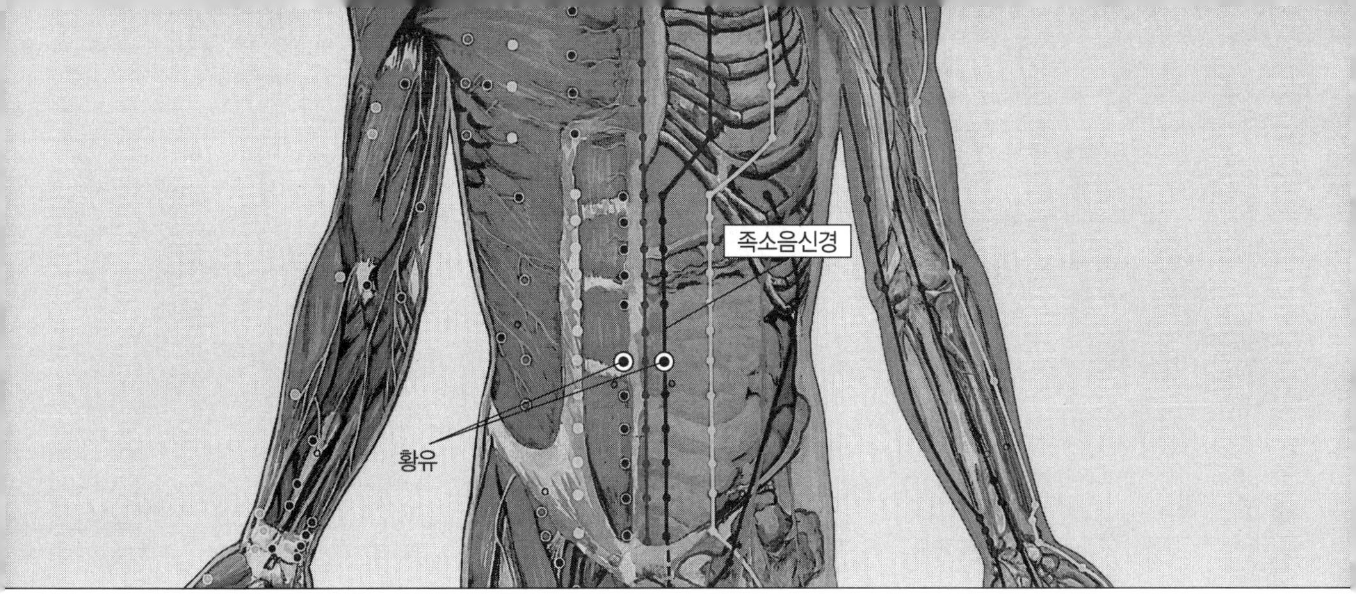


【 그림 6-32. 황유 (肓兪) 】

- **황유** 肓兪 **– 족소음신경(KI16)**

① **의의** : 황(肓)은 복막(腹膜)을 가리키며, 모든 복막(腹膜)의 기(氣)가 통하는 곳이기 때문에 황유(肓俞)라 이름 하였다.

② **해부학적 위치** : 배꼽[신궐(神闕)혈]에서 바깥쪽으로 5푼에 위치한다.

③ **주치** : 복통, 헛배가 부름, 구토, 변비, 설사

④ **미용** : 복부 지방 축적, 체형관리, 부종

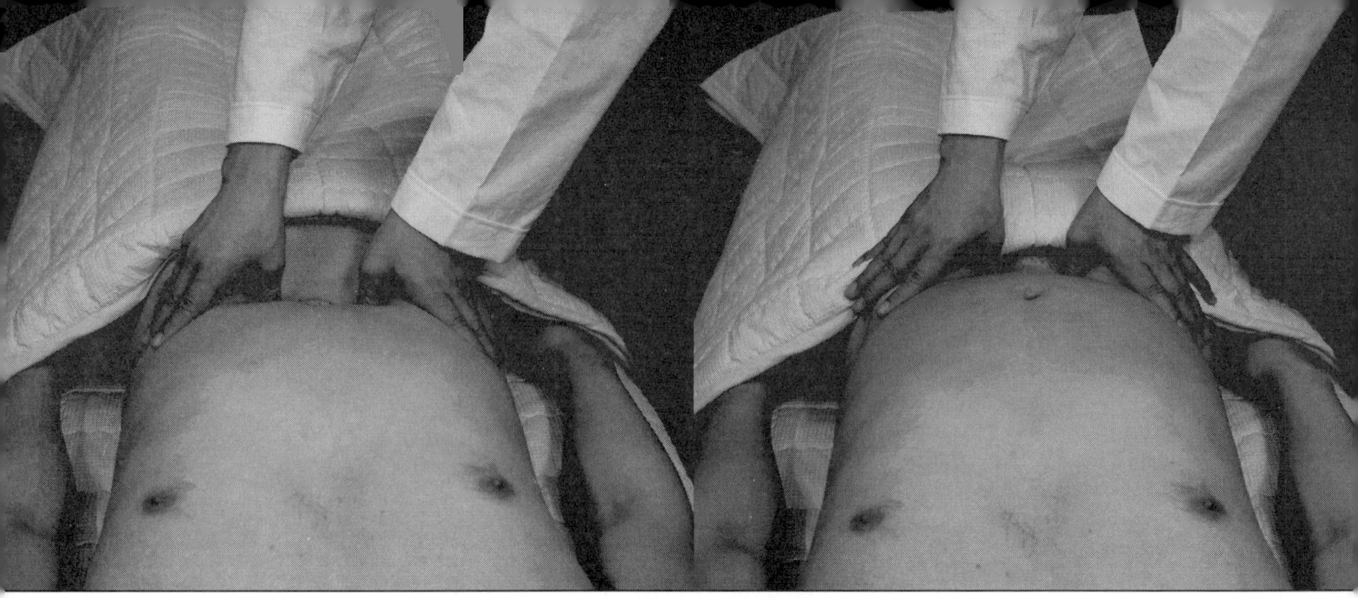

【 그림 6-33. 안하복 (按下腹) 】

## 제 ⑫ 식 : 안하복 按下腹

按下腹
누를/아래/배

### 치료사의 위치

立式(입식:선 자세)

### 환자의 자세

仰臥位(앙와위:누운 자세)

### 수법

点按法(점안법)

### 실기법

양손의 모지복(母指腹)으로 양쪽의 황유(肓俞)혈로부터 아래로 사만(四滿)혈, 대혁(大赫)혈을 지나 횡골(橫骨)혈까지 반복적으로 5-7번 점안(点按)법을 시행한다.

### 미용

피부 건조, 복부 및 하체 비만, 부종

### 치료

하복부 및 허리 통증과 여성 및 남성 생식기 질환

### 혈자리

황유(肓俞), 中注(중주), 四滿(사만), 氣穴(기혈), 大赫(대혁), 橫骨(횡골)

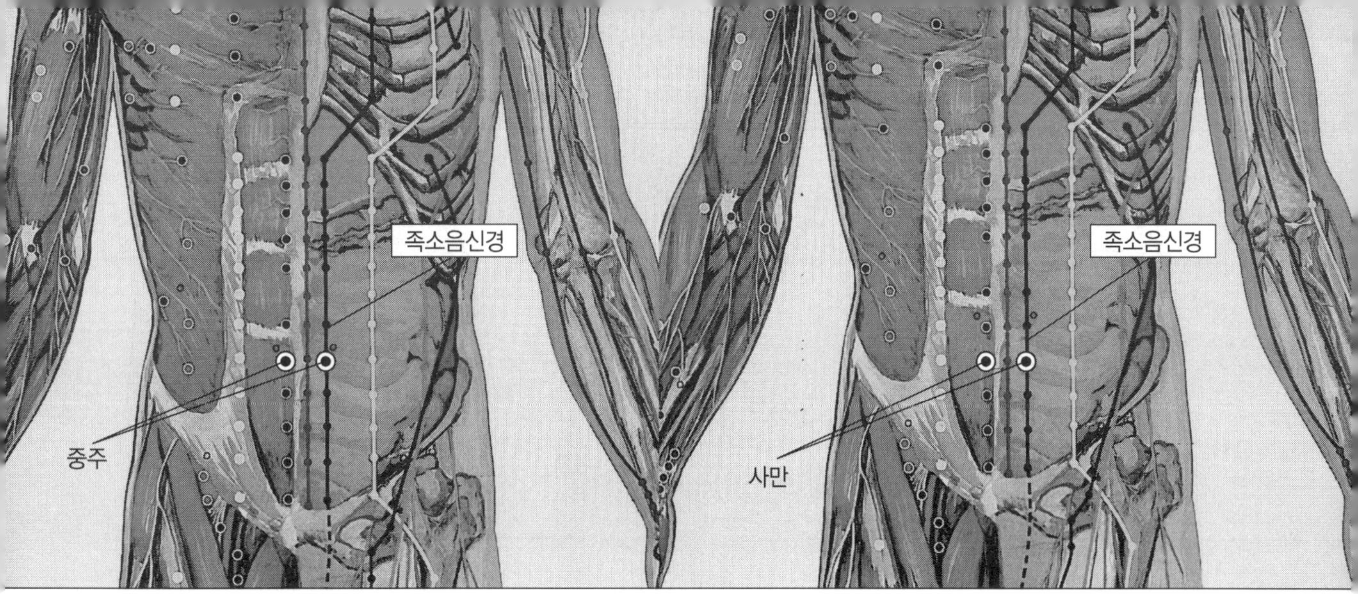


【 그림 6-34. 중주 (中注) 】 【 그림 6-35. 음도 (陰都) 】

## • 중주 中注 – 족소음신경(KI15)

① **의의** : 신(腎)의 정기(精氣)는 본 혈자리에 의지하여 포중(胞中:자궁)에 도달되기 때문에 중주(中注)라 이름 하였다.

② **해부학적 위치** : 배꼽 아래 1촌, 정중선[음교(陰交)혈]에서 바깥쪽으로 5푼에 위치한다.

③ **주치** : 월경불순, 복통, 설사, 변비

④ **미용** : 피부 건조, 복부 및 하체 비만, 부종

## • 사만 四滿 – 족소음신경(KI14)

① **의의** : 전신(全身)의 기가 모이는 곳으로 대장(大腸), 소장(小腸), 방광(膀胱), 정실(精室) 등이 이곳의 엄밀한 포옹을 받는다고 해서 사만(四滿)이라 이름 하였다.

② **해부학적 위치** : 배꼽 아래 2촌, 정중선[석문(石門)혈]에서 바깥쪽으로 5푼에 위치한다.

③ **주치** : 월경불순, 대하증, 야뇨증, 유정, 탈장, 변비, 복통, 부종

④ **미용** : 피부 건조, 복부 및 하체 비만, 부종

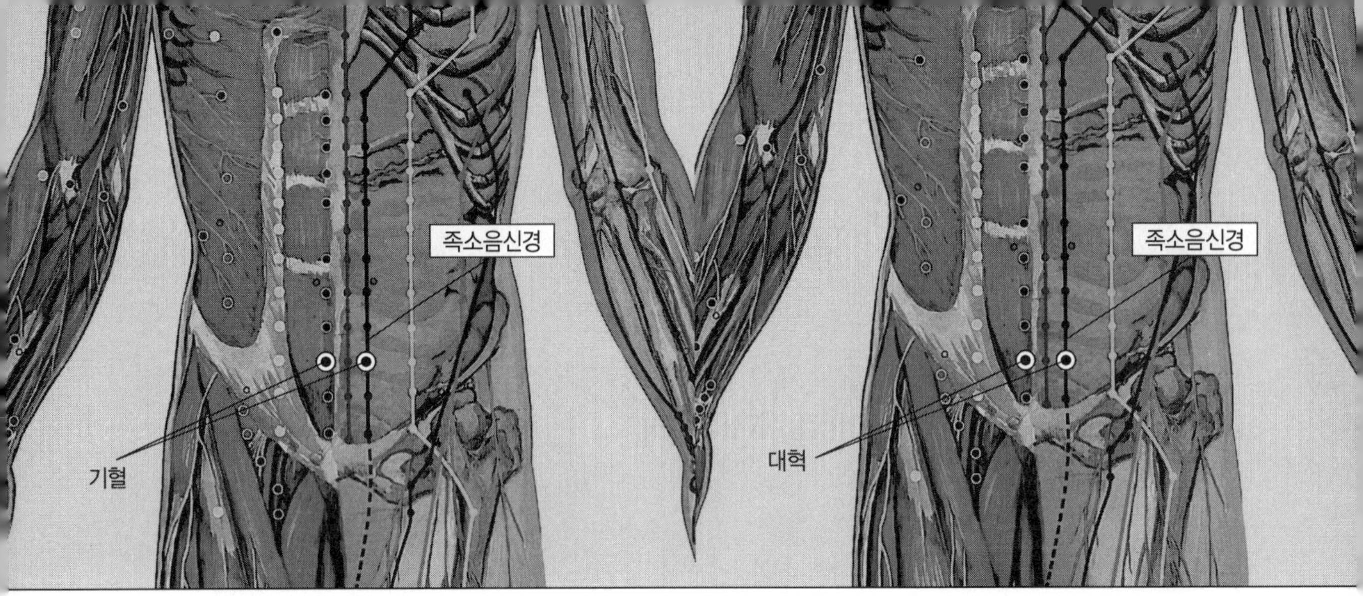


【 그림 6-36. 기혈 (氣穴) 】 【 그림 6-37. 대혁 (大赫) 】

- **기혈** 氣穴 **– 족소음신경(KI13)**

① **의의** : 기(氣)는 하초(下焦)의 원기(原氣)를 가리키는데, 하초(下焦) 원기가 저장된 곳이기에 기혈(氣穴)이라 이름 하였다.

② **해부학적 위치** : 배꼽 아래 3촌, 정중선[관원(關元)혈]에서 옆으로 5푼에 위치한다.

③ **주치** : 월경불순, 대하증, 소변을 시원하게 잘 보지 못할 때, 설사, 불임, 갱년기 증후군

④ **미용** : 하복부 비만 및 체형관리

- **대혁** 大赫 **– 족소음신경(KI12)**

① **의의** : 대(大)는 성대(盛大)한 것이며, 혁(赫)은 성(盛), 명(明), 현혁(顯赫)하다는 뜻이다. 하초(下焦)의 원기가 현혁(顯赫)한 곳이기 때문에 대혁(大赫)이라 이름 하였다.

② **해부학적 위치** : 배꼽 아래 4촌, 정중선[중극(中極)혈]에서 바깥쪽으로 5푼에 위치한다.

③ **주치** : 자기도 모르게 정액을 배설할 때, 발기부전, 자궁하수, 대하증, 생리통

④ **미용** : 하복부 비만 및 체형관리

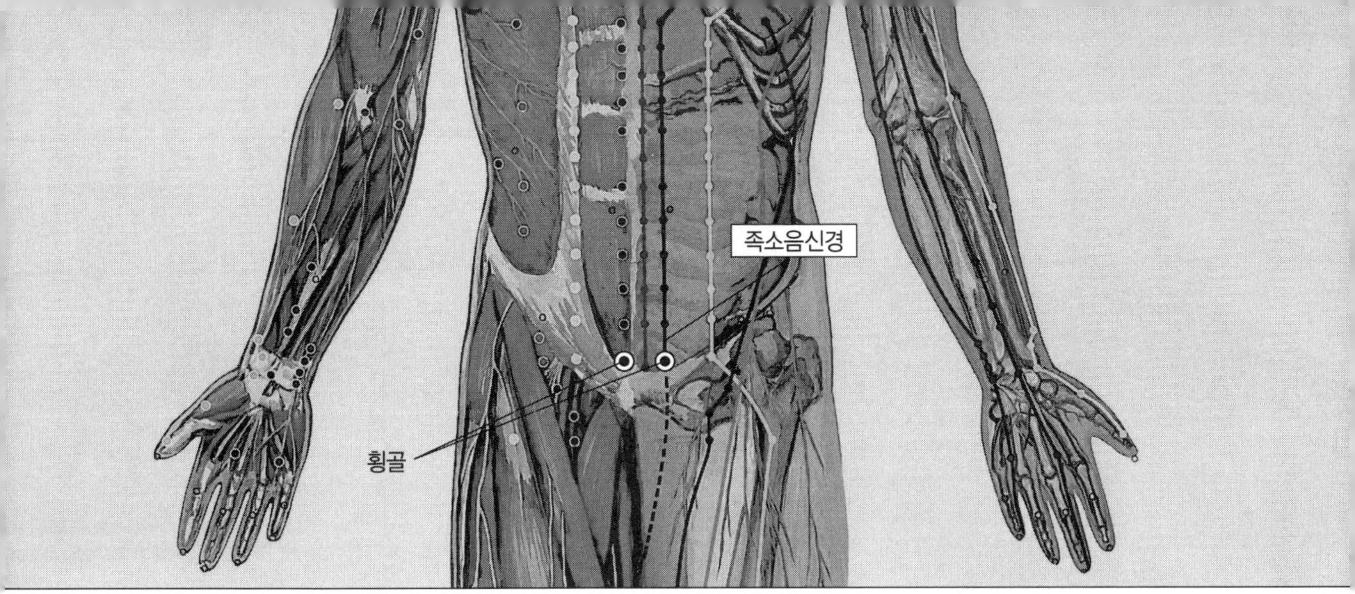


【 그림 6-38. 횡골 (橫骨) 】

• **횡골** 橫骨 **– 족소음신경(KI11)**

① **의의** : 치골(恥骨)을 고대에 횡골(橫骨)이라 불렀고, 혈(穴)이 치골지(恥骨枝) 위에 있기에 횡골(橫骨)이라 이름 하였다.

② **해부학적 위치** : 배꼽 아래 5촌, 치골결합 위로 곡골(曲骨)혈에서 바깥쪽으로 5푼에 위치한다.

③ **주치** : 아랫배가 아플 때, 소변을 시원하게 잘 보지 못할 때, 야뇨증, 자기도 모르게 정액을 배설 할 때, 발기부전, 탈장

④ **미용** : 하복부 비만 및 탈모, 피부 건조

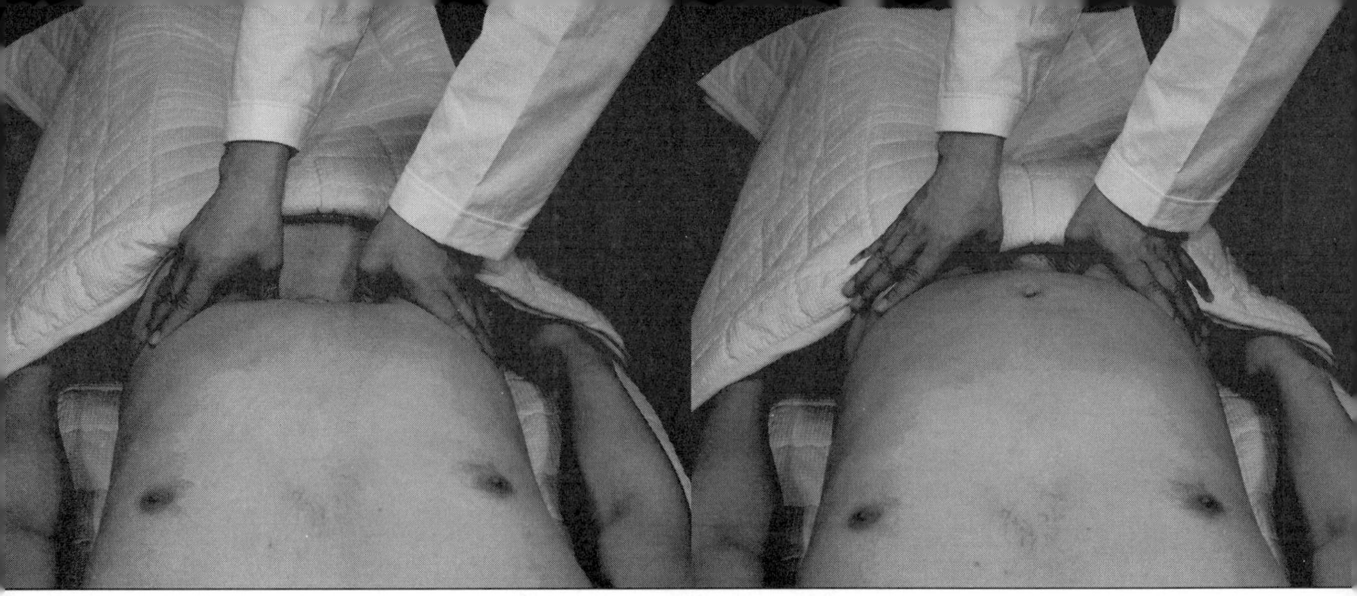

【 그림 6-39. 점안천추기충 (点按天樞氣衝) 】

# 제 ⑬ 식 : 점안천추기충 点按天樞氣衝

点按天樞氣衝
점/누를/하늘/지도리/기운/찌를

### 치료사의 위치
立式(입식:선 자세)

### 환자의 자세
仰臥位(앙와위:누운 자세)

### 수법
点按法(점안법)

### 실기법
두 엄지 손가락으로 양측의 천추(天樞)혈과 기충(氣衝)혈에 1-2분 동안 눌러 점안법(点按法)을 시행한다.

### 미용
복부 비만, 여드름, 두드러기

### 치료
설사, 변비, 장명(腸鳴), 탈장, 헛배가 부를 때

### 혈자리
天樞(천추), 氣衝(기충)

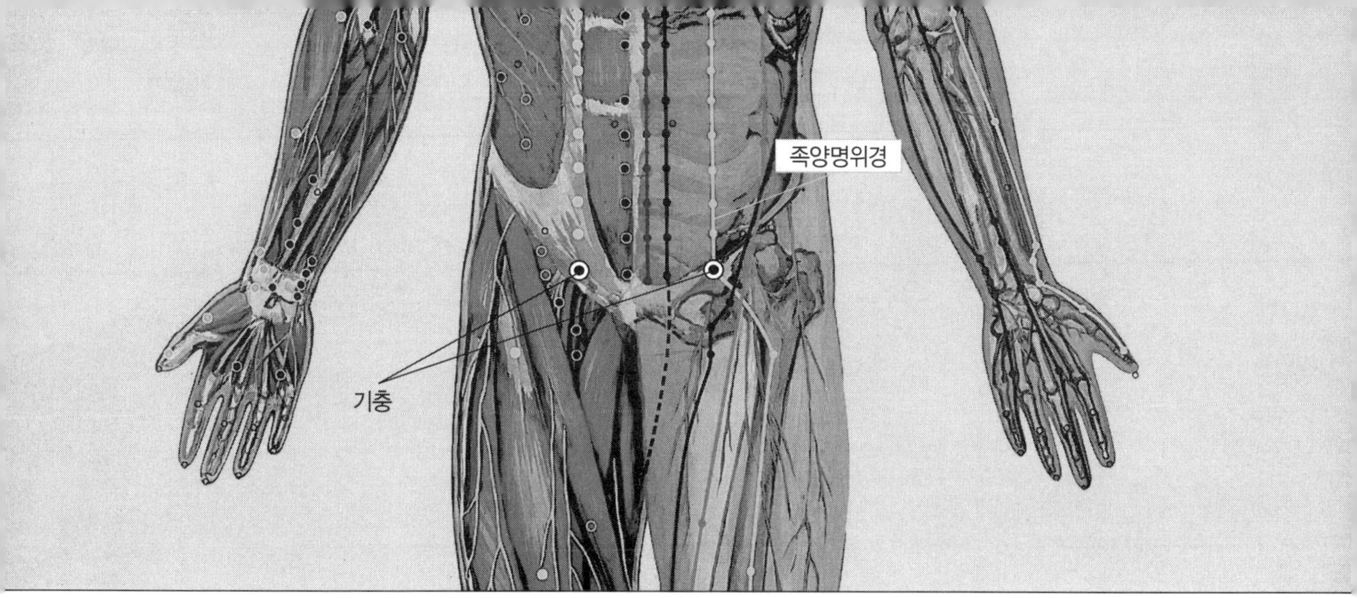


【 그림 6-40. 기충 (氣衝) 】

• 기충 氣衝 – 족양명위경(ST30)

① **의의** : 기(氣)는 하복조창지기(下腹阻脹之氣)이며, 충(衝)은 충동(衝動)을 가리킨다. 배에 역기(逆氣)가 있어 위로 상충하며, 임신(姙娠)했을 때 기(氣)가 상공(上攻)하는 병을 다스리기에 기충(氣衝)이라 이름 하였다.

② **해부학적 위치** : 배꼽 아래 5촌, 정중선[곡골(曲骨)혈]에서 옆으로 2촌 되는 곳에 위치한다.

③ **주치** : 배에서 소리가 나면서 아플 때, 탈장, 월경불순, 불임, 발기부전, 자궁내막염

④ **미용** : 복부 비만 및 체형관리

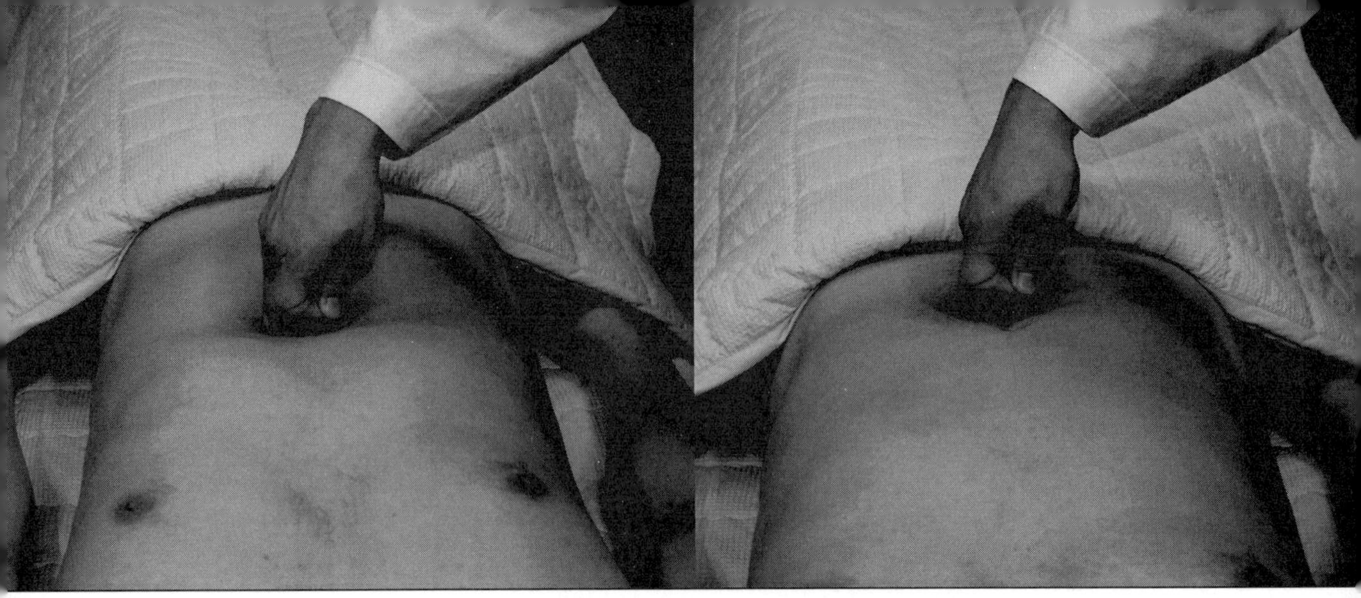

【 그림 6-41. 진동복부 (振動腹部) 】

# 제 ⑭ 식 : 진동복부 振動腹部

振動腹部
떨다/움직일/배/부위

## 치료사의 위치

立式(입식:선 자세)

## 환자의 자세

仰臥位(앙와위:누운 자세)

## 수법

振法(진법)

## 실기법

오른손 중지(中指) 또는 손바닥을 복부의 혈이 있는 위치에 꽉 눌러 붙이고 연속적으로 세심하게 1분간 500~600회 빈도로 진동시켜 진법(振法)을 시행한다.

## 미용

복부 비만, 얼굴 건조 및 탄력 저하, 부종, 정서불안

## 치료

위염, 위궤양, 십이지장궤양, 위하수, 변비, 설사, 비만, 고혈압, 자율신경 부조화

## 혈자리

中脘(중완), 神厥(신궐), 氣海(기해), 關元(관원)

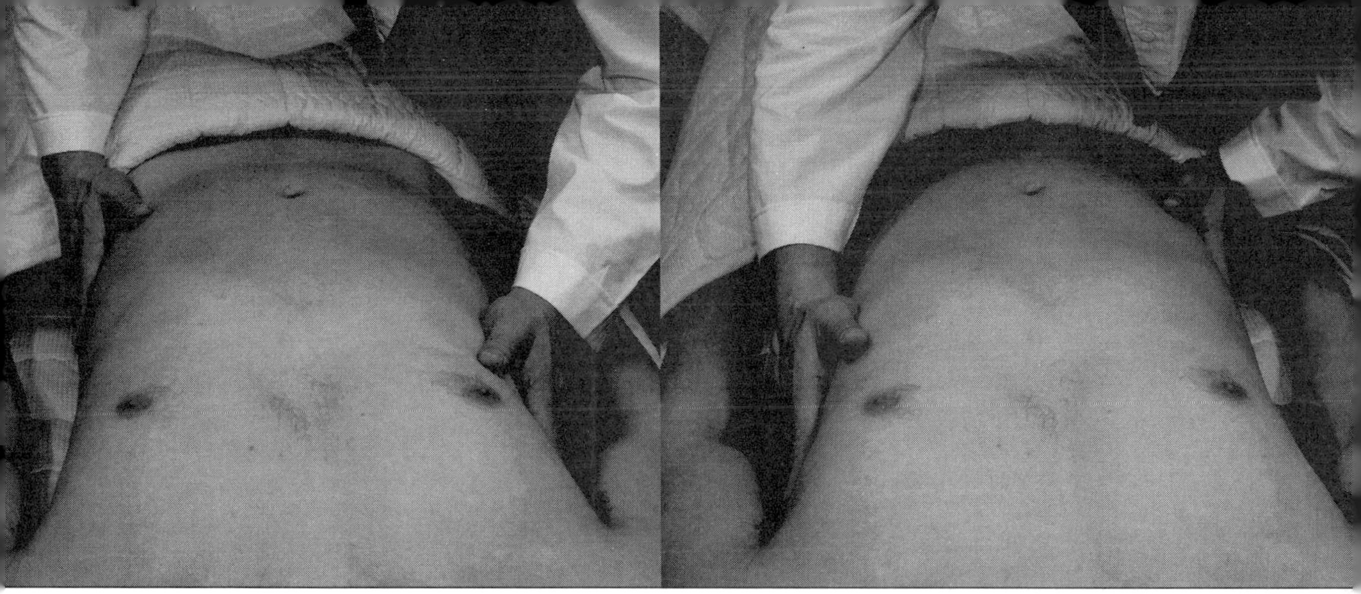

【 그림 6-42. 차유협부 (搓揉脇部) 】

搓揉脇部
비빌/문지를/옆구리/경계

# 제 15 식 : 차유협부 搓揉脇部

## 치료사의 위치

立式(입식:선 자세)

## 환자의 자세

仰臥位(앙와위:누운 자세)

## 수법

搓揉法(차유법)

## 실기법

양손의 손바닥으로 환자의 양쪽 옆구리에 마주 대고 힘을 넣어서 서로 나르게 위에서 아래로 향하면서 분질러 5~10번 차유법(搓揉法)을 시행한다.

## 미용

옆구리 비만, 체형관리

## 치료

위염, 위궤양, 십이지장궤양, 위하수, 고혈압증, 자율신경 부조화, 갱년기 증후군, 생리불순, 만성 간염, 담낭염

## 혈자리

淵腋(연액), 箕門(기문), 京門(경문), 章門(장문)

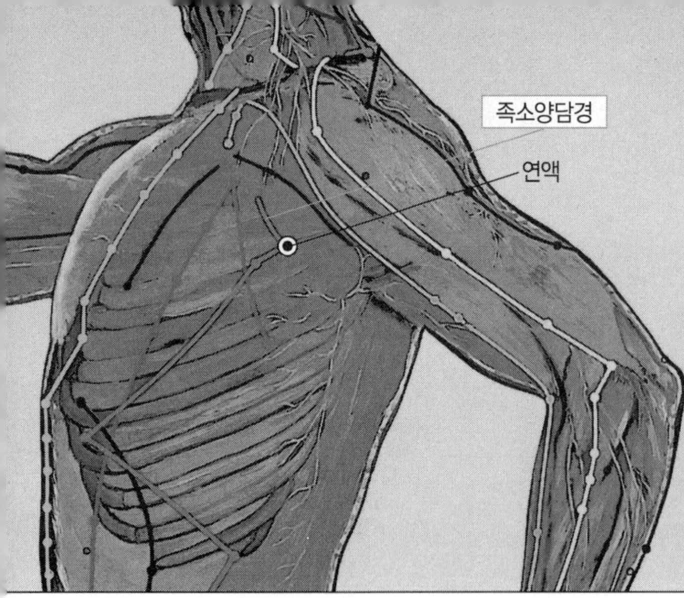


【 그림 6-43. 연액 (淵腋) 】

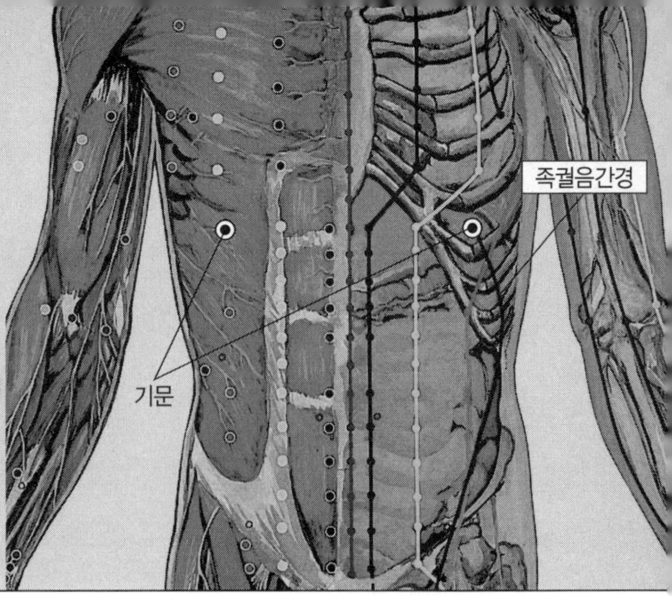


【 그림 6-44. 기문 (箕門) 】

- **연액** 淵腋 **– 족소양담경(GB22)**

① **의의** : 연(淵)은 깊다는 뜻이며, 액(腋)은 겨드랑이를 가리킨다. 혈이 겨드랑이 속에 있는 연천(淵泉)이라 해서 연액(淵腋)이라 이름 하였다.

② **해부학적 위치** : 겨드랑이 중간 아래 3촌으로 액와 중간선상 제4번 늑간극에 있는데 극천(極泉)혈과 대포(大包)혈의 중간에서 위치한다.

③ **주치** : 가슴이 답답할 때, 옆구리 통증, 팔 마비증상 및 통증

④ **미용** : 옆구리 비만, 풍만한 가슴, 체형관리

- **기문** 箕門 **– 족궐음간경(LR14)**

① **의의** : 기(期)는 기대(期待), 주기(週期)를 가리키며, 인체의 기혈운행(氣血運行)이 폐경(肺經)의 운문(雲門)에서 시작하여 간경(肝經)의 기문(箕門)에서 끝나고 기혈(氣血)이 주기적으로 출입하는 문이기에 기문(箕門)이라 이름 하였다.

② **해부학적 위치** : 흉부의 유두아래 제6,7번 늑간 사이로, 전 정중선 옆으로 4촌 부위에 위치한다.

③ **주치** : 소화불량, 구토, 설사, 늑간 신경통, 유방 통증

④ **미용** : 황갈반, 습진, 기미

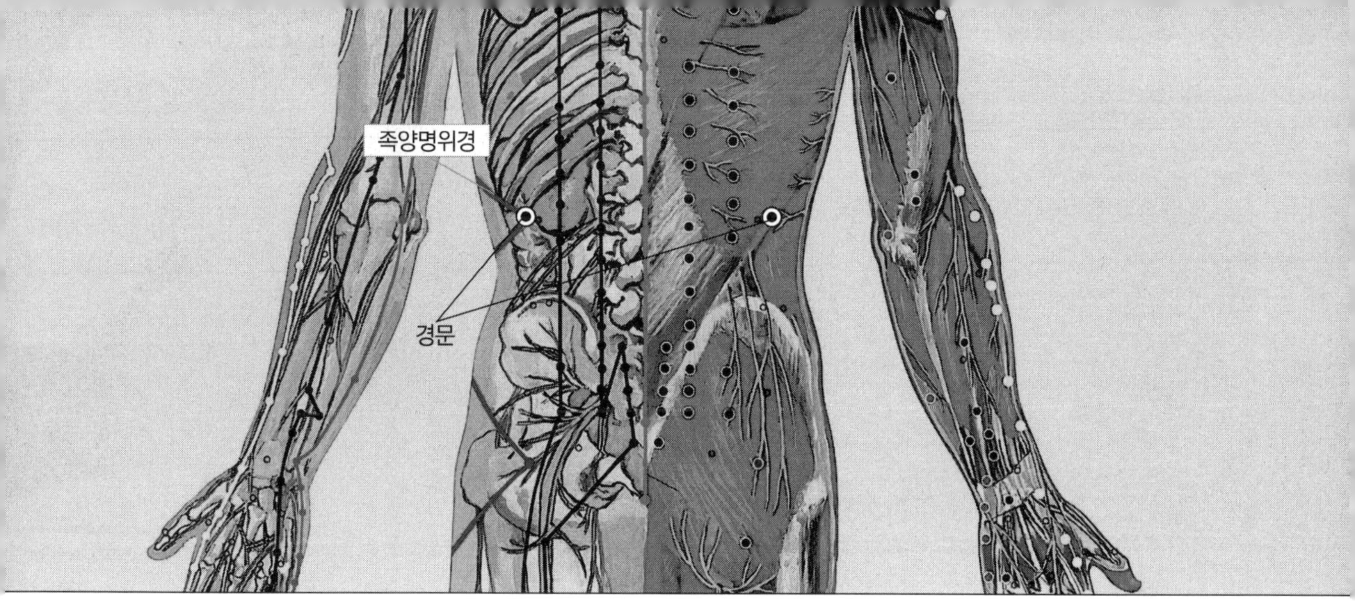


【 그림 6-45. 경문 (京門) 】

- **경문** 京門 **– 족소양담경(GB25)**

  ① **의의** : 경(京)은 군주(君主)가 거처(居處)하는 성(城), 도회(都會)이며, 도회(都會)는 일신(一身)의 원기가 모이는 곳이다. 그 도회(都會)의 문을 경문(京門)이라 이름 하였다.

  ② **해부학적 위치** : 옆으로 누운 후복의 측면 제12번 늑골 양쪽 끝 아래서 위치한다.

  ③ **주치** : 구토, 위산 역류, 옆구리가 아플 때, 속이 메스꺼울 때, 황달

  ④ **미용** : 옆구리 비만, 체형관리, 정서불안, 히스테리

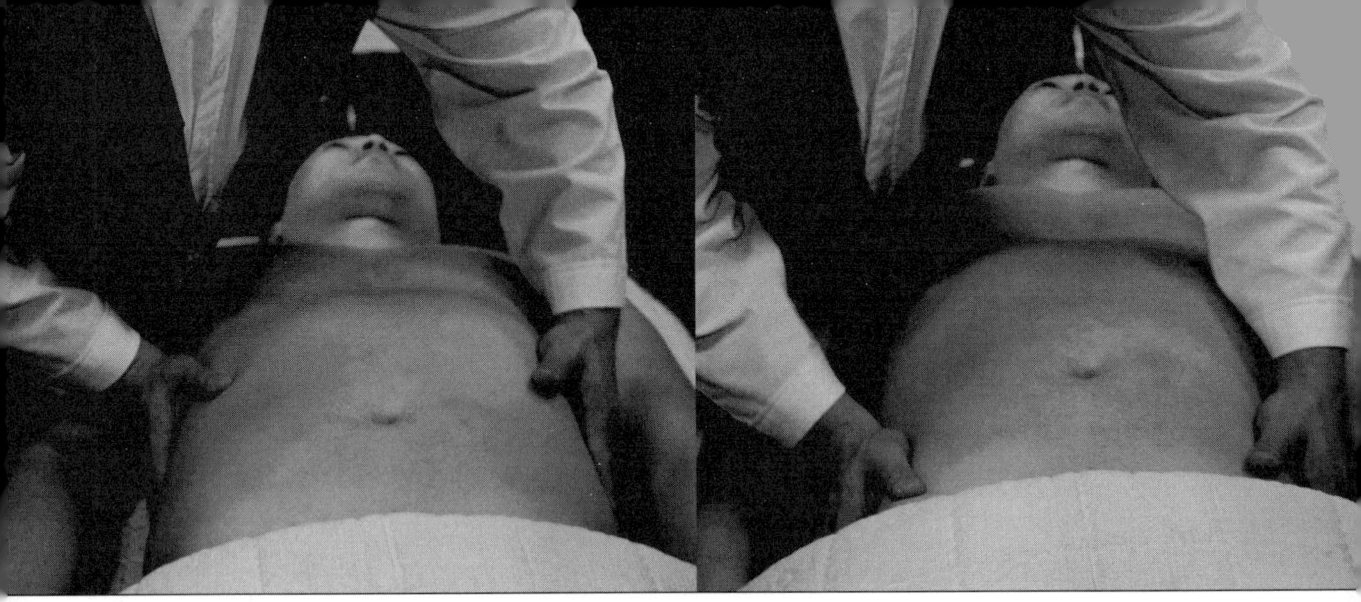

【 그림 6-46. 소기법 (消氣法) 】

# 제 16 식 : 소기법 消氣法

消氣法
사라질/기운/법칙

## 치료사의 위치

立式(입식:선 자세)

## 환자의 자세

仰臥位(앙와위:누운 자세)

## 수법

推法(추법), 点按法(점안법)

## 실기법

양손의 네 손가락을 장골내연을 따라 기충(氣衝)혈까지 밀어주고 귀래(歸來)혈과 기충(氣衝)혈을 점안법(点按法)을 시행한다. 이 동작을 5-7번 반복한다.

## 미용

복부 지방 축적 및 체형관리, 정서불안

## 치료

복창(腹脹), 탈장, 생리불순, 불임, 남성 생식기 질환

## 혈자리

歸來(귀래), 氣衝(기충)

## 학/습/정/리

- 미용추나 복부 16식을 시행할 때, 치료사의 위치는 입식(선 자세)을 취한다.
- 미용추나 복부 16식을 시행할 때, 환자의 자세는 앙와위(누운 자세)를 취한다.
- 각 수법에 사용되는 혈자리와 경락에 따라서 미용 및 치료 효과에 영향을 준다.
- 미용추나 복부 16식에서는 배 주위 경혈들을 중심으로 시행한다.
- 미용추나 복부 16식에서는 摩法(마법), 찰법(擦法), 推法(추법), 按法(안법), 点法(점법)을 위주로 사용한다.

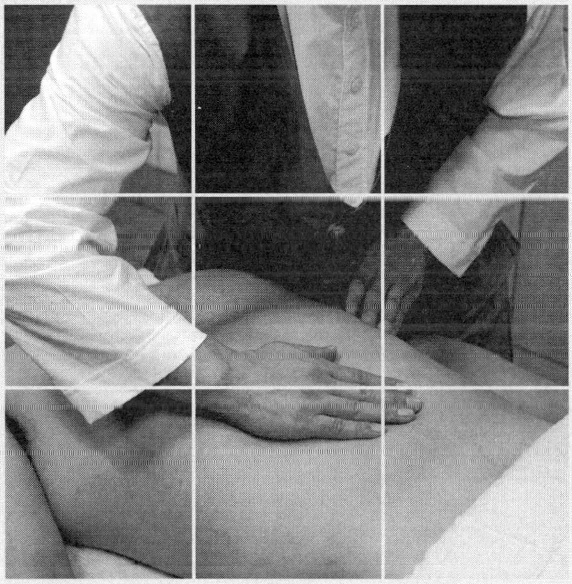

# 7장. 배부(등) Ⅰ 8식

## 背部 8式

### 학습목표

- ☑ 미용추나 배부 Ⅰ 8식 수법 순서에 대하여 구분할 수 있도록 학습한다.
- ☑ 각 수법의 개념을 이해하고 실기법에 대하여 학습한다.
- ☑ 각 수법의 치료 작용에 대하여 이해하고 설명할 수 있도록 학습한다.
- ☑ 각 수법의 미용 효과에 대하여 이해하고 설명할 수 있도록 학습한다.
- ☑ 각 수법마다 사용되는 혈자리의 의의, 해부학적 위치, 주치 및 미용에 대하여 학습한다.

### 학습개요

1. 나오경 拿五經
2. 간세두 干洗頭
3. 지침고격 指尖叩擊
4. 차후두부 搓後頭部
5. 안유독맥 按揉督脈
6. 지유풍지 指揉風池
7. 나유경부 拿揉頸部
8. 합장고경 合掌叩頸

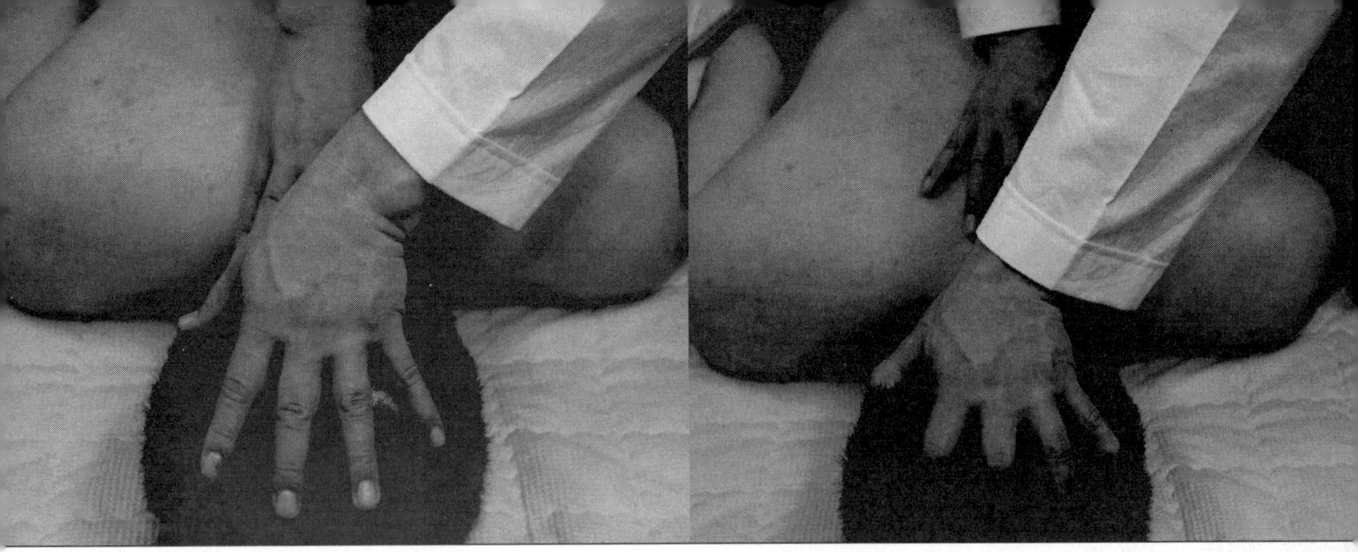

【 그림 7-1. 나오경 (拿五經) 】

# 제 1 식 : 나오경 拿五經

拿五經
당길/다섯/지날

## 치료사의 위치
立式(입식:선 자세)

## 환자의 자세
伏臥位(복와위:엎드린자세)

## 수법
拿法(나법)

## 실기법
머리의 정중선 후두 위쪽에서 아래쪽으로 오지복을 사용하여 오경(독맥, 족태양방광경, 족소양담경) 부위를 5-7번 나법(拿法)을 시행한다.

## 미용
원형성 탈모, 수발조백, 여드름, 다발성 모낭염

## 치료
현기증, 두통, 신경쇠약, 장기하수 등

## 혈자리
독맥, 족태양방광경, 족소양담경

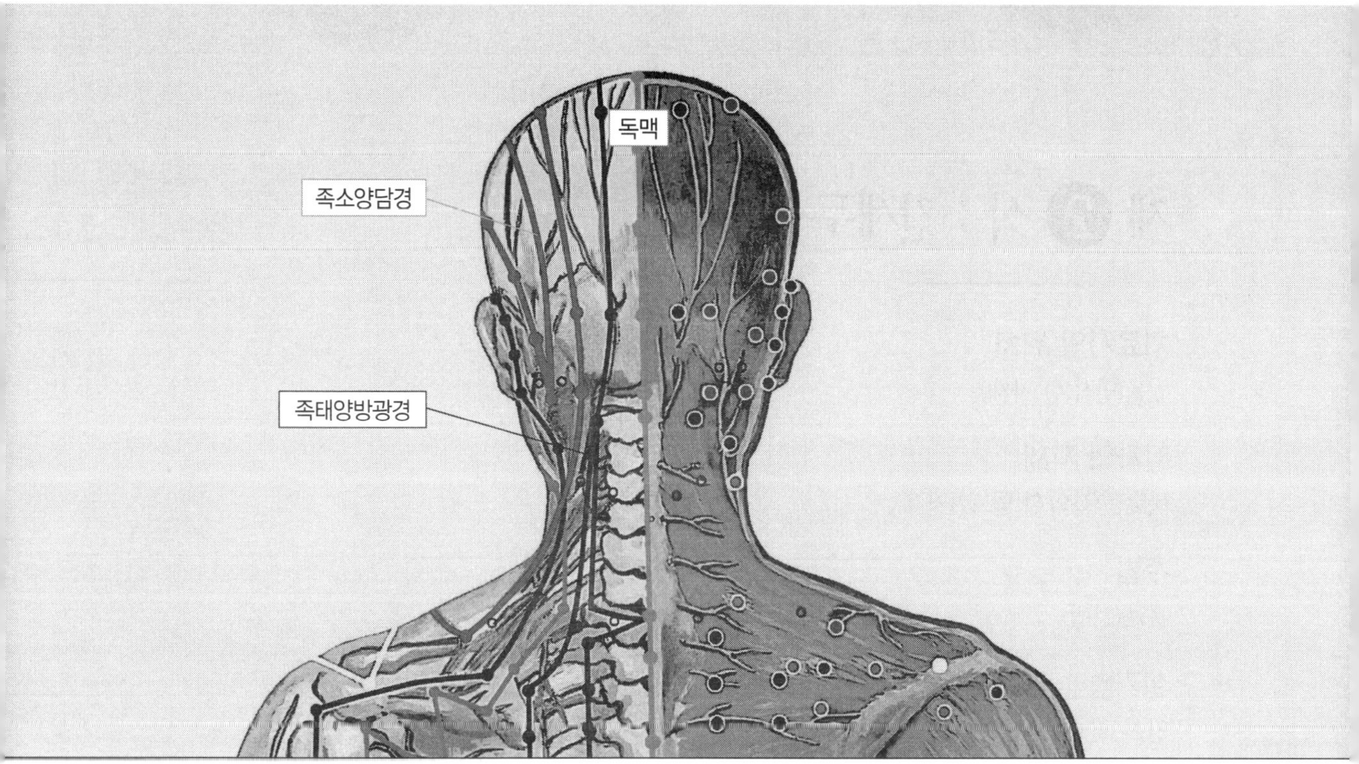


【 그림 7-2. 독맥, 족태양방광경, 족소양단경 】

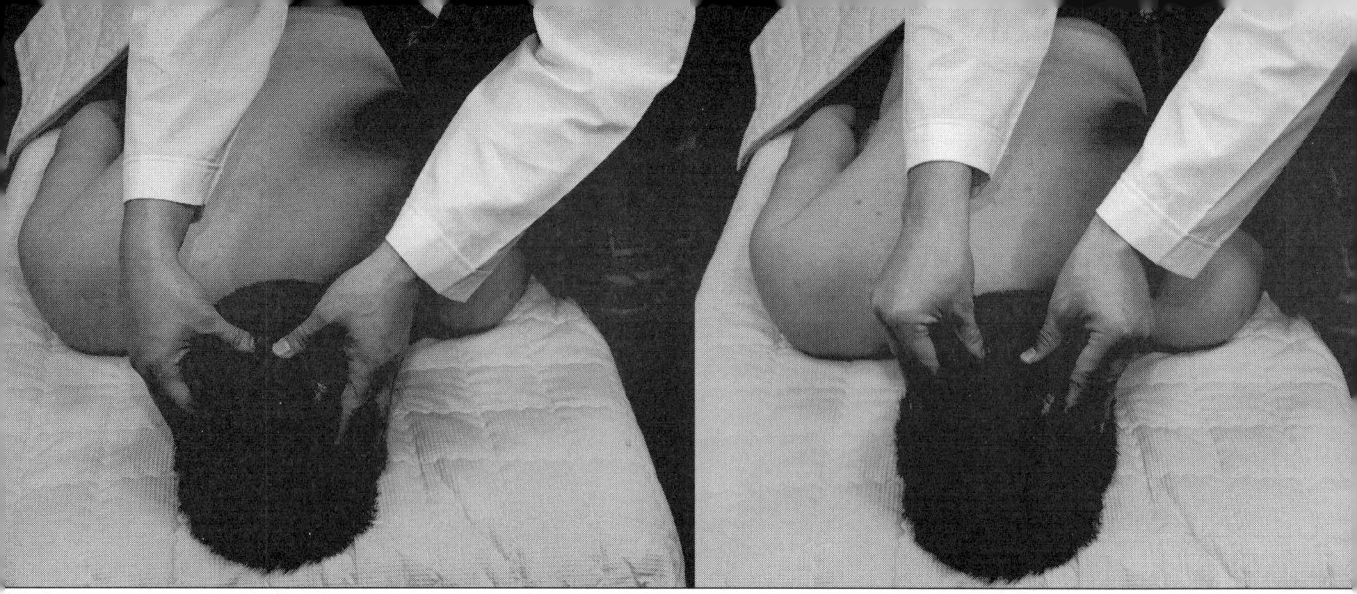

【 그림 7-3. 간세두 (干洗頭) 】

# 제 ❷ 식 : 간세두 干洗頭

干洗頭
방패/씻을/머리

### 치료사의 위치

立式(입식:선 자세)

### 환자의 자세

伏臥位(복와위:엎드린자세)

### 수법

搓法(차법)

### 실기법

양손 열 손가락을 벌린 후, 귀 뒤의 발제부터 후두 위 정중선으로 천천히 이동하면서 머리 감듯이 질서 있게 5-7번 반복하여 차법(搓法)을 시행한다.

### 미용

기미, 황갈반, 이마 주름, 탈모, 불면증, 수발조백, 여드름

### 치료

간신부족(肝腎不足)으로 인한 현기증, 이명, 신경쇠약

### 혈자리

독맥, 족태양방광경, 족소양담경

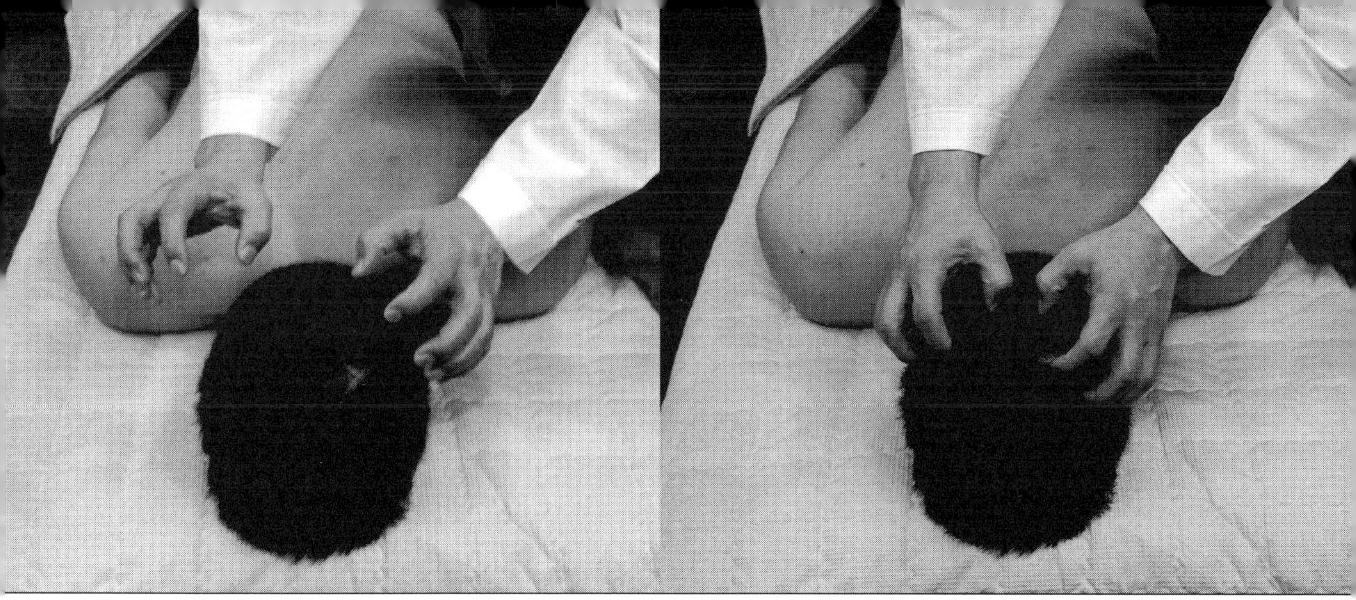

【 그림 7-4. 지첨고격 (指尖叩擊) 】

指尖叩擊
손가락/뾰족할/두드릴/칠

# 제 ❸ 식 : 지첨고격 指尖叩擊

## 치료사의 위치

立式(입식:선 자세)

## 환자의 자세

伏臥位(복와위:엎드린자세)

## 수법

叩擊法(고격법)

## 실기법

양손을 들어 손가락 끝으로 후두 위에 대고 후두 부위 전체를 수직으로 절도 있게 톡톡 5-7번 쳐준다.

## 미용

기미, 황갈반, 이마 주름, 탈모, 수발조백, 여드름

## 치료

현기증, 두통, 건망증 등

## 혈자리

독맥, 족태양방광경, 족소양담경

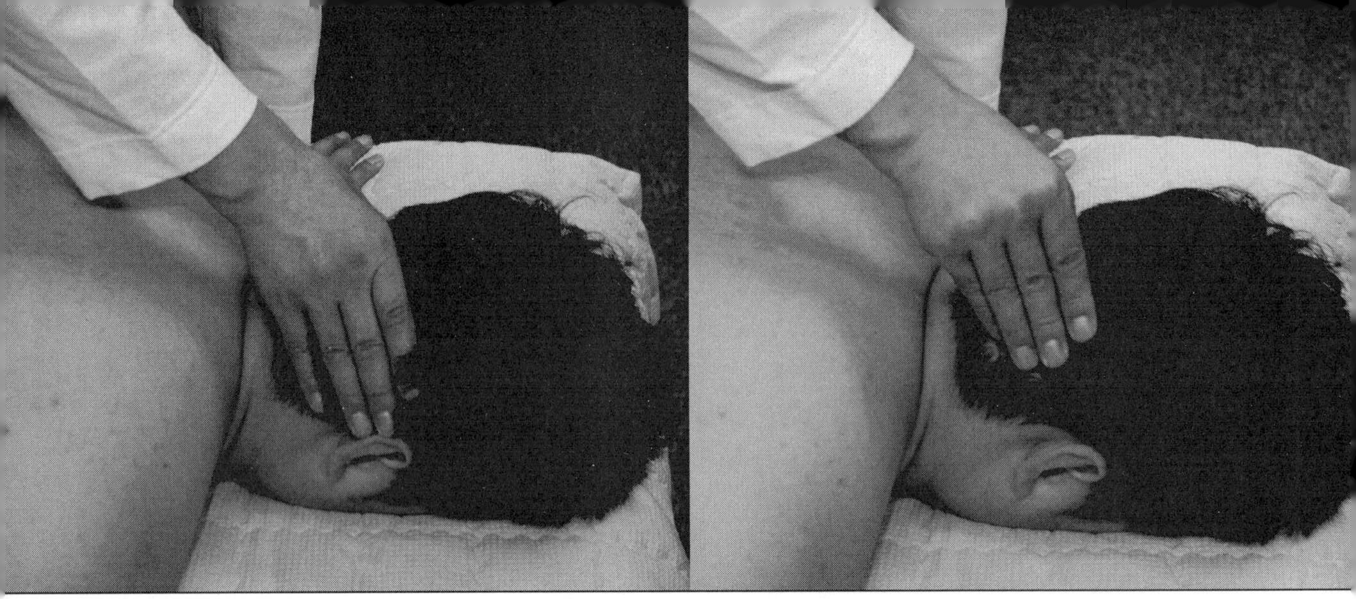

【 그림 7-5. 차후두부 (搓後盂部) 】

# 제 ❹ 식 : 차후두부 搓後頭部

搓後盂部
비빌/뒤/머리/부위

## 치료사의 위치

立式(입식:선 자세)

## 환자의 자세

伏臥位(복와위:엎드린자세)

## 수법

搓法(차법)

## 실기법

호구를 벌려 후두부에 대고 엄지 손가락과 나머지 네 손가락을 이용해 후두부 넓은 부위를 차법(搓法)을 해준다. 이때 차법(搓法)의 폭은 짧고 속도는 빨라야 한다.

## 미용

여드름, 기미, 황갈반, 이마 주름, 탈모, 수발조백, 불면증

## 치료

경추병으로 인한 뒷목 결림, 고혈압, 두통, 경추 디스크

## 혈자리

독맥, 족태양방광경, 족소양담경

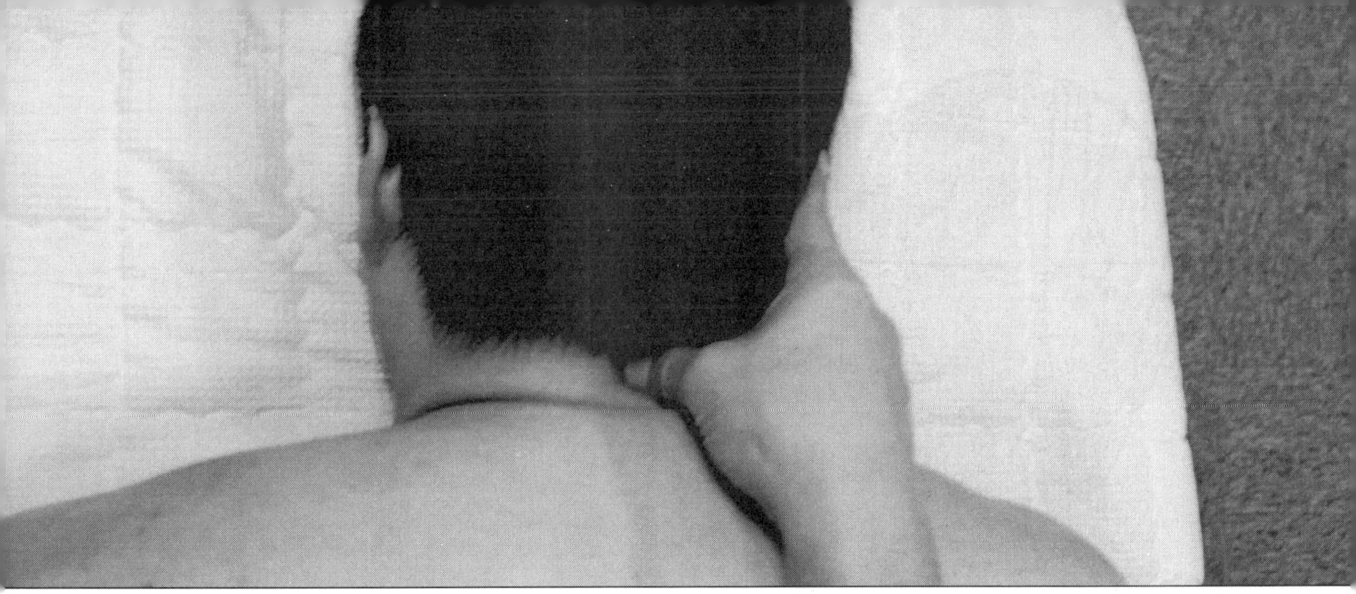

【 그림 7-6. 안유독맥 (按揉督脈) 】

按揉督脈
누를/문지를/감독할/줄기

# 제 5 식 : 안유독맥 按揉督脈

## 치료사의 위치

立式(입식:선 자세)

## 환자의 자세

伏臥位(복와위:엎드린자세)

## 수법

按法(안법), 揉法(유법)

## 실기법

한 손으로 환자의 옆머리 부분을 고정시키고 다른 한 손 엄지 손가락의 손가락 끝 또는 볼록한 면으로 뒷목 부분의 독맥을 따라 누르면서 무지(拇指) 안유법(按揉法)을 시행한다. 이 동작을 3번 반복한다.

## 미용

여드름, 목 주름, 기미, 탈모

## 치료

두통, 현기증, 고혈압, 부자연스러운 자세로 자고 난 후에 오는 목이나 어깨의 통증, 경추 디스크, 오십견, 목·어깨 부위 연부 조직손상, 근시

## 혈자리

風府(풍부), 瘂門(아문), 大椎(대추)

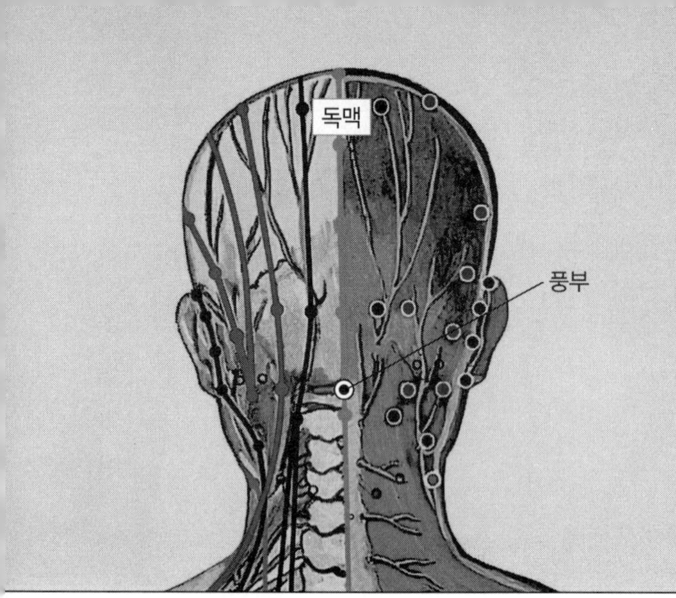


【 그림 7-7. 풍부 (風府) 】

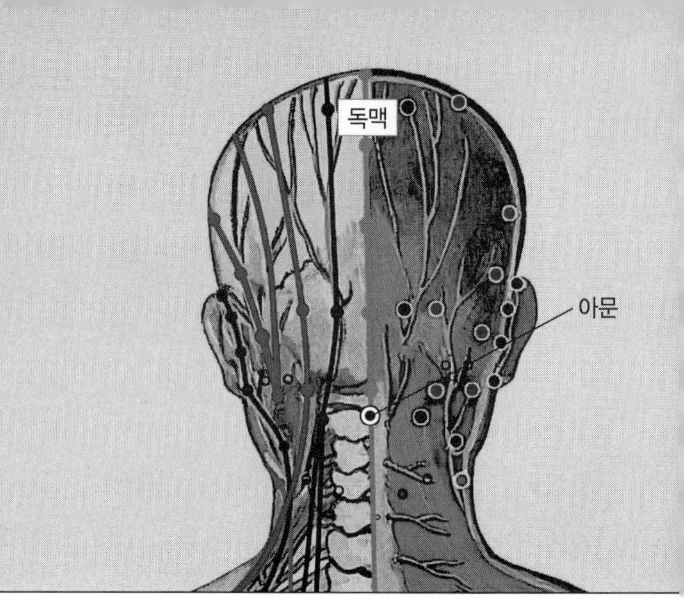


【 그림 7-8. 아문 (瘂門) 】

- **풍부** 風府 **– 독맥(GV16)**

① **의의** : 풍(風)은 풍사(風邪)를 가리키고, 부(府)는 모인 곳으로 풍부(風府)라 이름 하였다.

② **해부학적 위치** : 척추 정중선 뒤 머리 변두리 위 1촌으로 외후두 융기 아래 오목한 곳에서 위치한다.

③ **주치** : 감기, 두통, 목이 뻣뻣한 것, 현기증, 인후종통, 코피, 중풍 후유증으로 언어 장애

④ **미용** : 신경성 두통, 정서불안, 탈모, 가려움증, 알레르기

- **아문** 瘂門 **– 독맥(GV15)**

① **의의** : 본 혈자리는 설인(舌咽)에 내응하여 음병(瘖病)을 다스리므로 아문(瘂門)이라 이름 하였다.

② **해부학적 위치** : 제1,2번 경추 극돌기 사이로 똑바로 앉아서 머리를 약간 숙이고 척추 정중선 뒷머리 변두리 위 5푼 오목한 곳에서 위치한다.

③ **주치** : 언어장애, 혀가 굳어서 말을 못함, 간질병, 두통과 목이 뻣뻣한 증상

④ **미용** : 신경성 두통, 정서불안, 탈모, 알레르기

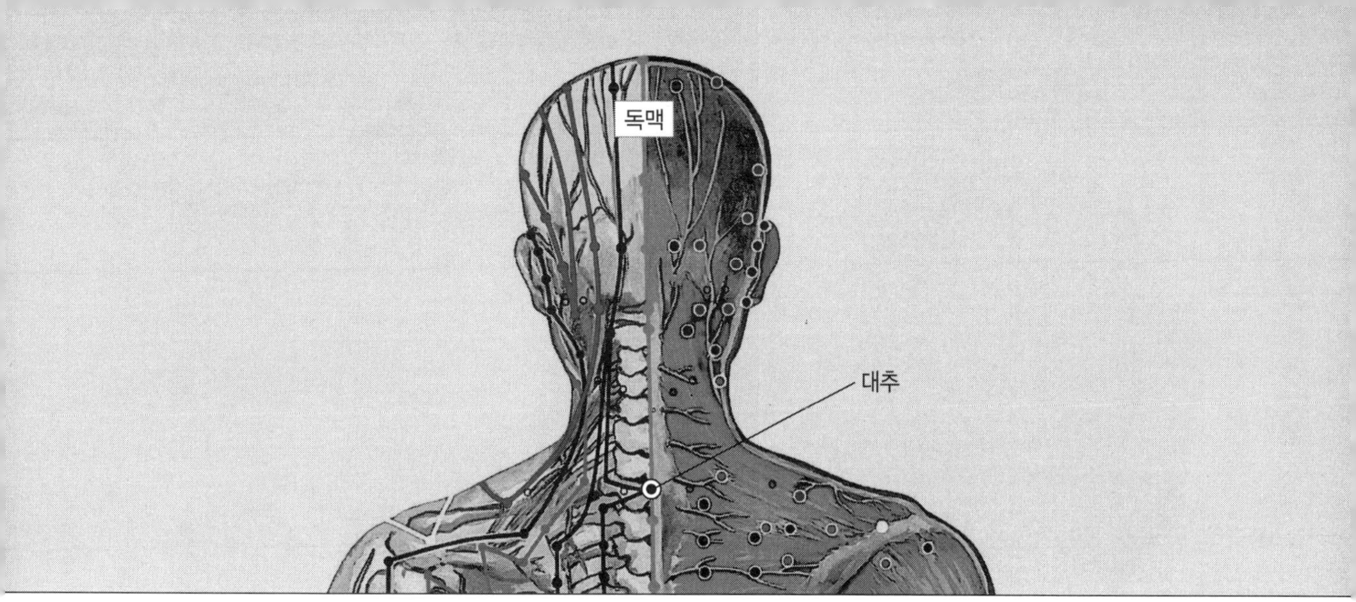


【 그림 7-9. 대추 (大椎) 】

- **대추** 大椎 **– 독맥(GV14)**

① **의의** : 제7번 경추 극돌기의 튀어 나온 모습이 다른 척추뼈에 비하여 높고 큰데, 본 혈자리는 그 아래에 있기에 대추(大椎)라 이름 하였다.

② **해부학적 위치** : 제7번 경추 극돌기 아래 오목한 곳에 위치한다.

③ **주치** : 오한발열, 기침, 뒷목이 뻣뻣한 증상(경추 디스크), 어깨통증, 전광증, 소아경풍

④ **미용** : 여드름, 기미, 탈모, 황갈반, 알레르기

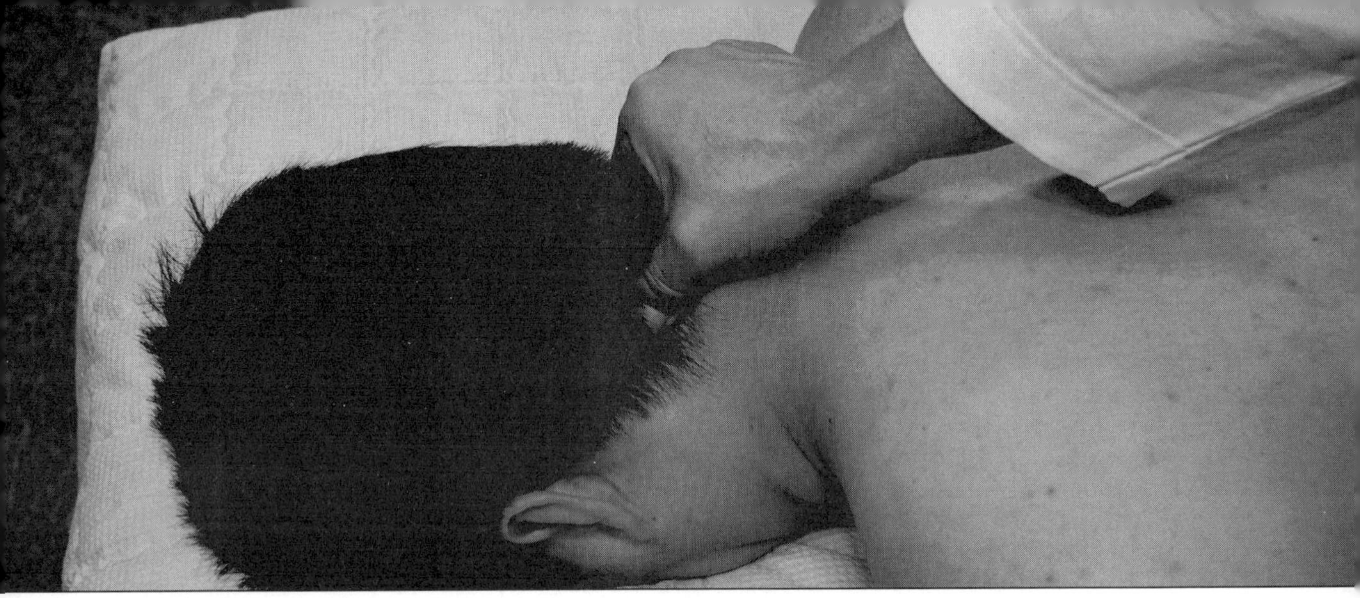

【 그림 7-10. 지유풍지 (指揉風池) 】

# 제 6 식 : 지유풍지 指揉風池

指揉風池
손가락/문지를/바람/연못

## 치료사의 위치

立式(입식:선 자세)

## 환자의 자세

伏臥位(복와위:엎드린자세)

## 수법

点揉法(점유법)

## 실기법

한 손으로 머리를 고정하고 다른 한 손의 엄지와 식지로 양쪽의 풍지(風池)혈을 1-2분 동안 점유법(点揉法)을 시행한다.

## 미용

기미, 황갈반, 이마 주름, 탈모, 다발성 모낭염, 피부 건조

## 치료

외감풍한(外感風寒)으로 인한 감기 증상, 경추 디스크, 두통, 목 통증, 이명(耳鳴)

## 혈자리

風池(풍지)

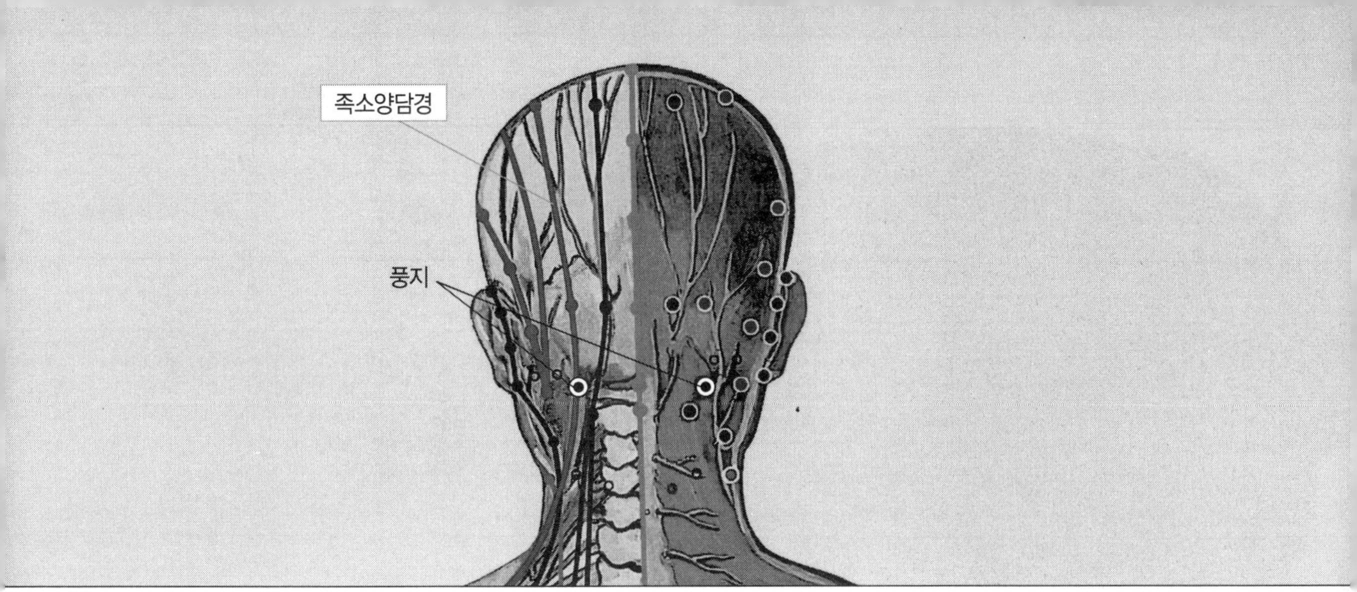


【 그림 7-11. 풍지 (風池) 】

• **풍지** 風池 **– 족소양담경(GB20)**

① **의의** : 혈이 목뒤의 오목한 곳에 있는데 마치 지(池)와 같고, 풍(風)을 치료하는 중요한 혈(要穴)이기에 풍지(風池)라 이름 하였다.

② **해부학적 위치** : 뇌공(腦空)아래 1촌 5푼이며 외후두 융기 아래 풍부(風府)혈과 완골(完骨)혈 사이로 승모근과 흉쇄유돌근 사이 오목한 곳에 위치한다.

③ **주치** : 두통, 어지러울 때, 눈병, 축농증, 코, 이명, 뒷목이 뻣뻣하면서 아픈 증상, 감기, 간질병, 중풍, 열병, 학질, 갑상선종

④ **미용** : 기미, 황갈반, 이마 주름, 탈모, 다발성 모낭염, 피부 건조

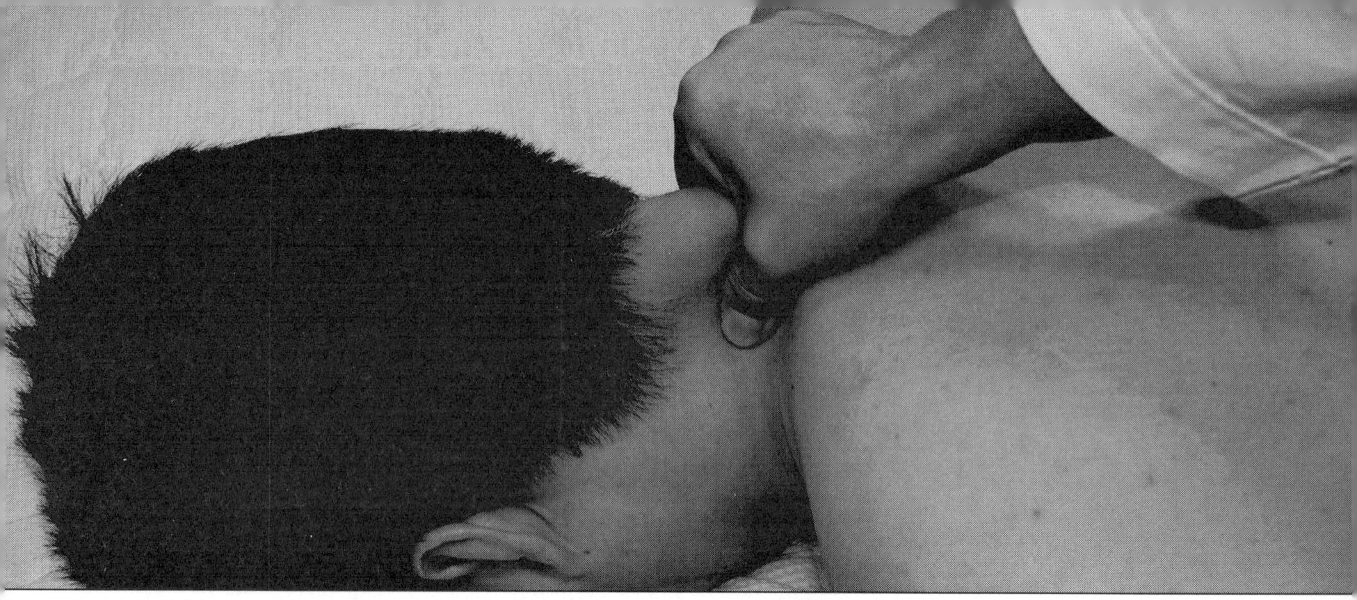

【 그림 7-12. 나유경부 (拿揉頸部) 】

# 제 7 식 : 나유경부 拿揉頸部

拿揉頸部
당길/문지를/목/부위

## 치료사의 위치

立式(입식:선 자세)

## 환자의 자세

伏臥位(복와위:엎드린자세)

## 수법

拿法(나법), 揉法(유법)

## 실기법

뒷 목의 근육을 모지와 식지, 장지의 볼록한 면을 이용하여 부드럽게 2-5분 나법(拿法)과 유법(揉法)을 시행한다.

## 미용

신경성 두통, 정서불안, 탈모, 알레르기, 여드름, 이마 주름

## 치료

두통, 현기증, 목 부위 근육의 긴장과 통증, 경추 디스크

## 혈자리

독맥, 족태양방광경

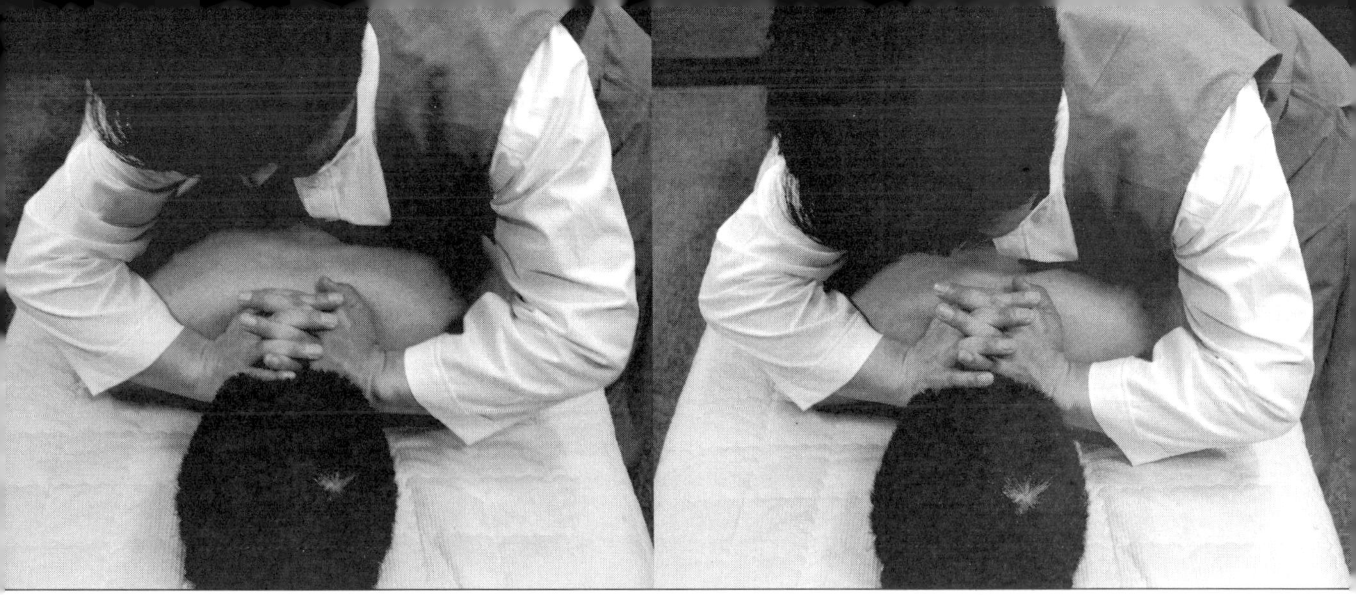

【 그림 7-13. 합장조경 (合掌刁頸) 】

合掌刁頸
합할/손바닥/조두/목

# 제 8 식 : 합장조경 合掌刁頸

## 치료사의 위치

立式(입식:선 자세)

## 환자의 자세

伏臥位(복와위:엎드린자세)

## 수법

拿法(나법), 按法(안법)

## 실기법

두 손의 열 손가락을 교차하고 손바닥을 목에 대고 합장하듯이 목의 근육을 5-7번 누르고 올려주며 안법(按法)과 나법(拿法)을 시행한다.

## 미용

신경성 두통, 정서불안, 탈모, 알레르기, 여드름, 이마 주름

## 치료

목이 뻣뻣하고 통증이 나타나며 활동 및 운동 제한, 두통, 현기증, 불면증

## 혈자리

독맥, 족태양방광경

## 학/습/정/리

- ☑ 미용추나 배부 Ⅰ 8식을 시행할 때, 치료사의 위치는 입식(선 자세)을 취한다.

- ☑ 미용추나 배부 Ⅰ 8식을 시행할 때, 환자의 자세는 복와위(엎드린 자세)를 취한다.

- ☑ 각 수법에 사용되는 혈자리와 경락에 따라서 미용 및 치료 효과에 영향을 준다.

- ☑ 미용추나 배부 Ⅰ 8식에서는 독맥, 족태양방광경, 족소양담경에 따라 시행한다.

- ☑ 미용추나 배부 Ⅰ 8식에서는 拿法(나법), 揉法(유법), 搓法(차법)을 위주로 사용한다.

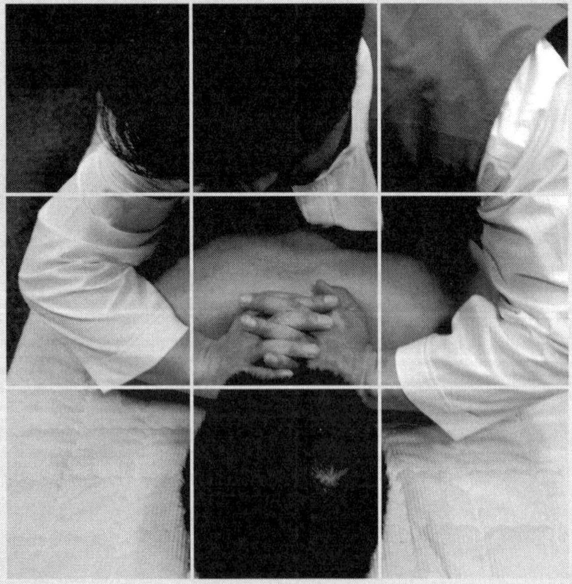

# 8장. 배부(등) Ⅱ 17식

## 背部 17式

### 학습목표

- ☑ 미용추나 배부 Ⅱ 17식 수법 순서에 대하여 구분할 수 있도록 학습한다.
- ☑ 각 수법의 개념을 이해하고 실기법에 대하여 학습한다.
- ☑ 각 수법의 치료 작용에 대하여 이해하고 설명할 수 있도록 학습한다.
- ☑ 각 수법의 미용 효과에 대하여 이해하고 설명할 수 있도록 학습한다.
- ☑ 각 수법마다 사용되는 혈자리의 의의, 해부학적 위치, 주치 및 미용에 대하여 학습한다.

### 학습개요

1. 나견정 拿肩井
2. 안유견정 按揉肩井
3. 배부분추 背部分推
4. 장추견갑 掌推肩胛
5. 안견갑내연 按肩胛內緣
6. 쌍곤견배 雙滾肩背
7. 마유척주 摩揉脊柱
8. 직추배부 直推背部
9. 유대추양관 揉大椎陽關
10. 안척중 按脊中
11. 점협척 点夾脊
12. 유방광경 揉膀胱經
13. 장안척주 掌按脊柱
14. 주압척주 肘壓脊柱
15. 제나협척 提拿夾脊
16. 순등모과 順藤摸瓜
17. 배부안유 背部按揉

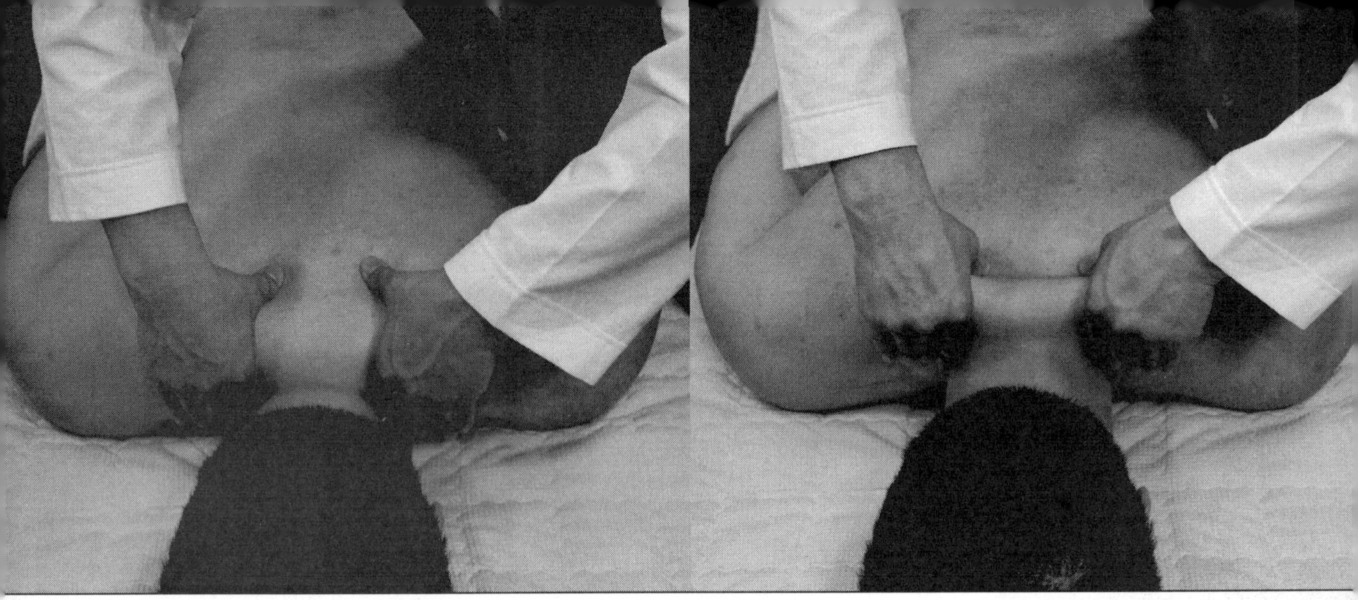

【 그림 8-1. 나견정 (拿肩井) 】

## 제 1 식 : 나견정 拿肩井

拿肩井
당길/어깨/우물

### 치료사의 위치

立式(입식:선 자세)

### 환자의 자세

伏臥位(복와위:엎드린자세)

### 수법

揉法(유법), 捏法(날법), 拿法(나법)

### 실기법

두 엄지 손가락을 두 견정(肩井)혈 뒤에 대고 다른 손가락은 모아서 견정(肩井)혈 앞에 마주대어 견정(肩井)혈 부위를 유법(揉法), 날법(捏法), 나법(拿法)을 반복하며 20-40번 시행한다.

### 미용

목과 등 부위 비만, 체형 교정, 여드름, 기미, 황갈반, 탈모

### 치료

목과 어깨 손상, 팔다리 무기력, 두통, 현기증 등

### 혈자리

肩井(견정)

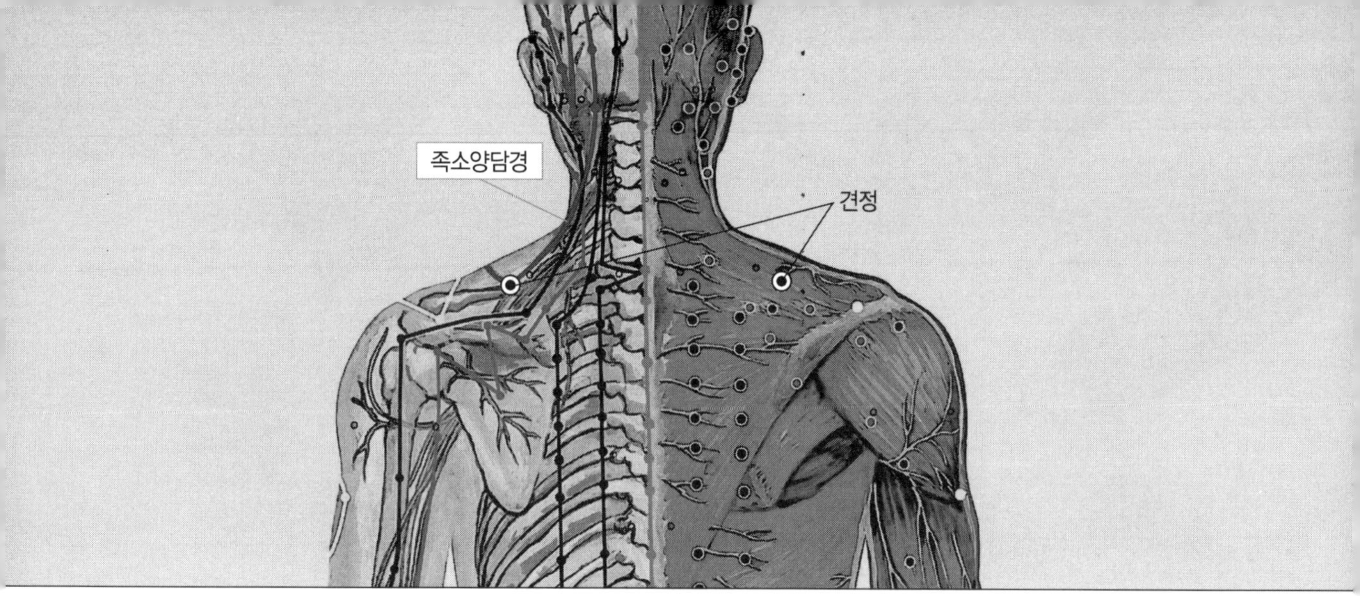


【 그림 8-2. 견정 (肩井) 】

## • 견정 肩井 – 족소양담경(GB21)

① **의의** : 어깨의 오목한 곳에 있기에 견정(肩井)이라 이름 하였다.

② **해부학적 위치** : 어깨 위에 있는데 대추(大椎)혈과 견봉을 이은선의 중점에서 위치한다.

③ **주치** : 뒷목이 뻣뻣하면서 아픈 증상, 어깨와 등 부위 통증, 팔 마비 통증 및 운동 제한, 출산하기 어려움, 유선염, 모유가 부족할 때, 임파선염

④ **미용** : 목과 등 부위 비만, 체형교정, 여드름, 기미, 황갈반, 탈모

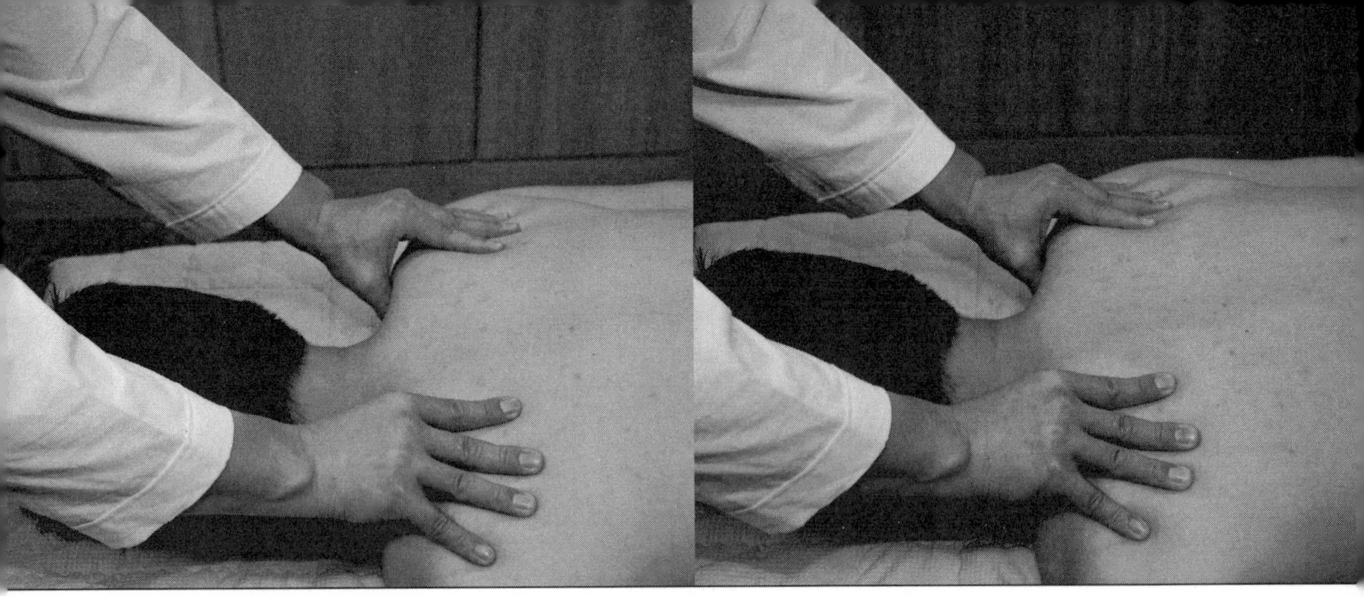

【 그림 8-3. 안유견정 (按揉肩井) 】

# 제 ❷ 식 : 안유견정 按揉肩井

按揉肩井
누를/문지를/어깨/우물

### 치료사의 위치

立式(입식:선 자세)

### 환자의 자세

伏臥位(복와위:엎드린자세)

### 수법

按揉法(안유법)

### 실기법

양손 엄지 손가락의 볼록한 면으로 환자의 양쪽 견정(肩井)혈에 있는 승모근과 극상근을 누르면서 문질러 2-3분 무지(拇指) 안유법(按揉法)을 시행한다.

### 미용

목과 등 부위 비만, 체형교정, 여드름, 기미, 황갈반, 탈모

### 치료

어깨 뭉침, 현기증, 고혈압, 경추 디스크, 근시, 전신 피로감, 유즙 분비 결핍, 대하증, 자율신경 부조화

### 혈자리

肩井(견정)

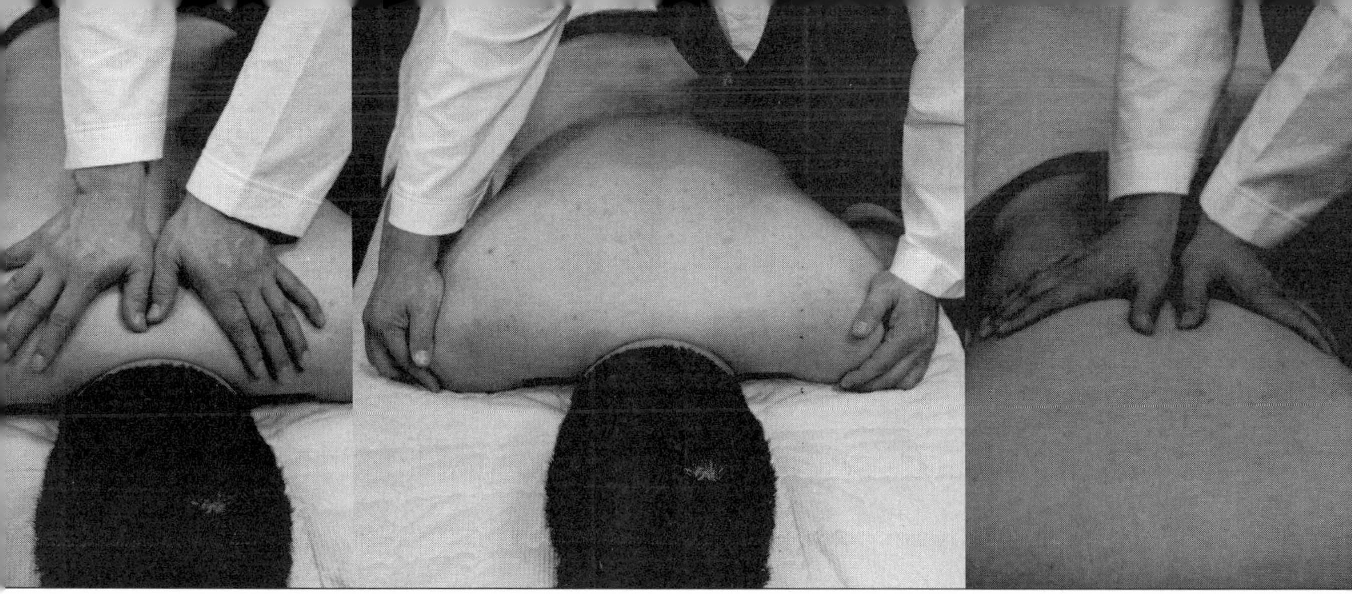

【 그림 8-4. 배부분추 (背部分推) 】

背部分推
등/부위/나눌/밀

# 제 3 식 : 배부분추 背部分推

### 치료사의 위치

立式(입식:선 자세)

### 환자의 자세

伏臥位(복와위:엎드린자세)

### 수법

推法(추법)

### 실기법

양손의 장근(掌根)을 양측의 대저(大杼)혈에 대고 양 옆으로 상지(上肢)의 외측까지 추법(推法)을 하며 아래로 위유(胃俞)혈까지 5-7번 시행한다.

### 미용

목과 등 부위 비만, 체형교정, 여드름, 어둡고 창백한 얼굴, 노화방지

### 치료

외감(外感)으로 인한 발열, 어깨 및 팔 통증, 활동 제한 등

### 혈자리

大杼대저), 風門(풍문), 肺俞(폐유), 厥陰俞(궐음유), 心俞(심유), 督俞(독유), 膈俞(격유), 肝俞(간유), 膽俞(담유), 脾俞(비유), 胃俞(위유)

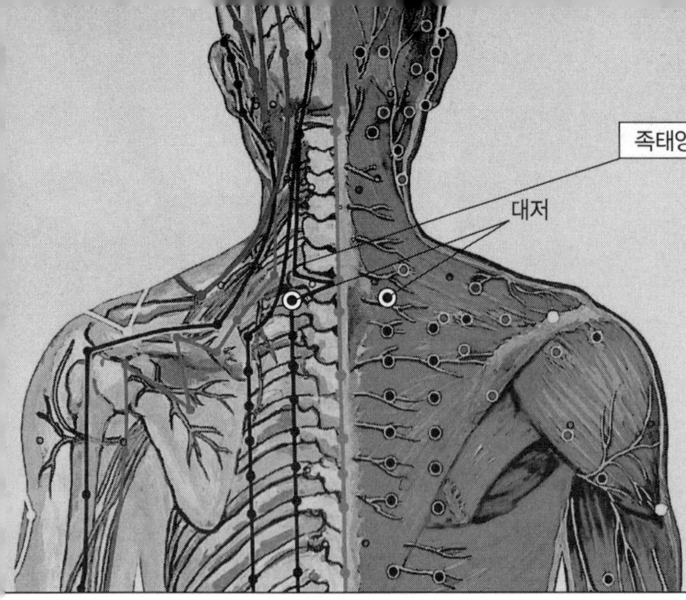


【 그림 8-5. 대저 (大杼) 】

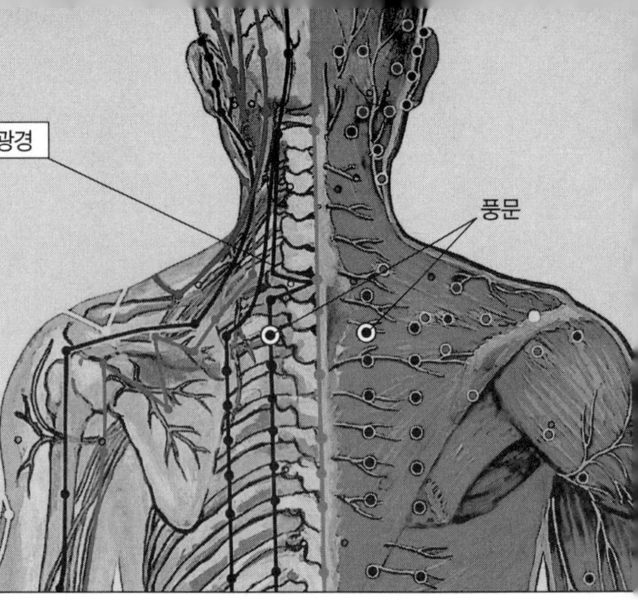


【 그림 8-6. 풍문 (風門) 】

- **대저** 大杼 **– 족태양방광경(BL11)**

  ① **의의** : 제1번 흉추의 뼈를 저골(杼骨)이라 이름 하였다. 또한 제1번 흉추 근육 끝에 위치하기에 대저(大杼)라 이름 하였다.

  ② **해부학적 위치** : 제1번 흉추 극돌기 아래[도도(陶道)혈]에서 바깥쪽으로 1촌 5푼에 위치한다.

  ③ **주치** : 기침, 발열, 두통, 어깨와 등 부위 통증

  ④ **미용** : 목과 등 부위 비만, 체형교정, 여드름, 어둡고 창백한 얼굴

- **풍문** 風門 **– 족태양방광경(BL12)**

  ① **의의** : 풍(風)은 풍사(風邪)이고 문(門)은 출입하는 곳이다. 풍사(風邪)가 침입하는 문(門)이기 때문에 풍문(風門)이라 이름 하였다.

  ② **해부학적 위치** : 제2번 흉추 극돌기 아래에서 바깥쪽으로 1촌 5푼에 위치한다.

  ③ **주치** : 감기(오한발열), 기침, 두통, 피부 트러블, 피부 가려움증

  ④ **미용** : 목과 등 부위 비만, 체형교정, 노화방지

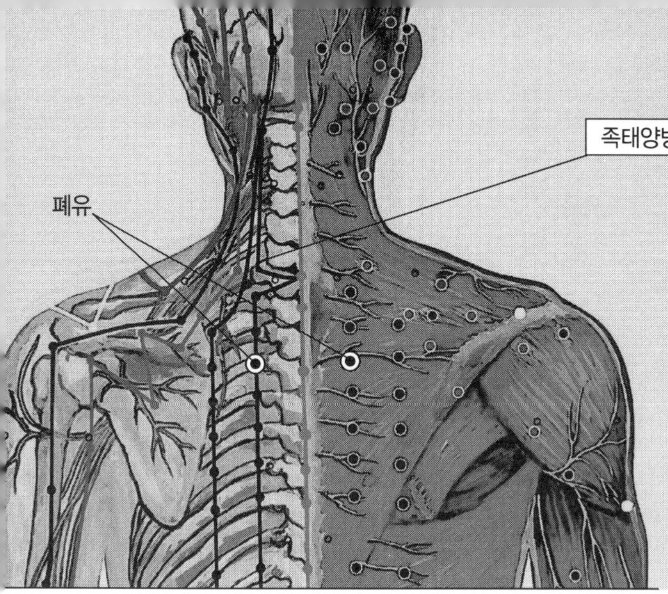


【 그림 8-7. 폐유 (肺俞) 】

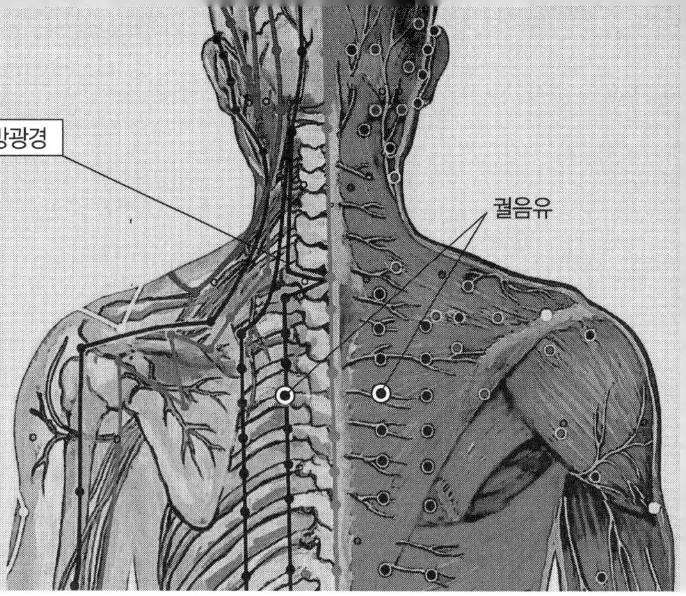


【 그림 8-8. 궐음유 (厥陰俞) 】

• **폐유** 肺俞 – **족태양방광경(BL13)**

① **의의** : 폐(肺)와 상통(相通)하므로 폐유(肺俞)라 이름 하였다.

② **해부학적 위치** : 제3번 흉추 극돌기 아래에서 바깥쪽으로 1촌 5푼에 위치한다.

③ **주치** : 기침, 천식, 자한(自汗), 도한(盜汗), 마른 기침, 피부 가려움증, 피부 건조, 피부 트러블, 여드름

④ **미용** : 모발 건조와 갈라짐, 피부 건조, 튼살, 여드름, 딸기코, 얼굴 색소침착

• **궐음유** 厥陰俞 – **족태양방광경(BL14)**

① **의의** : 궐음(厥陰)은 심포락(心包絡)을 가리킨다. 본 혈자리는 심포락(心包絡)과 통하므로 궐음유(厥陰俞)이라 이름 하였다.

② **해부학적 위치** : 제4번 흉추 극돌기 아래에서 바깥쪽으로 1촌 5푼에서 위치한다.

③ **주치** : 기침, 가슴이 아픈 증상, 가슴이 답답한 증상, 구토

④ **미용** : 정서불안, 불면증, 안면 홍조증, 여드름, 등 부위 비만, 체형교정, 노화방지

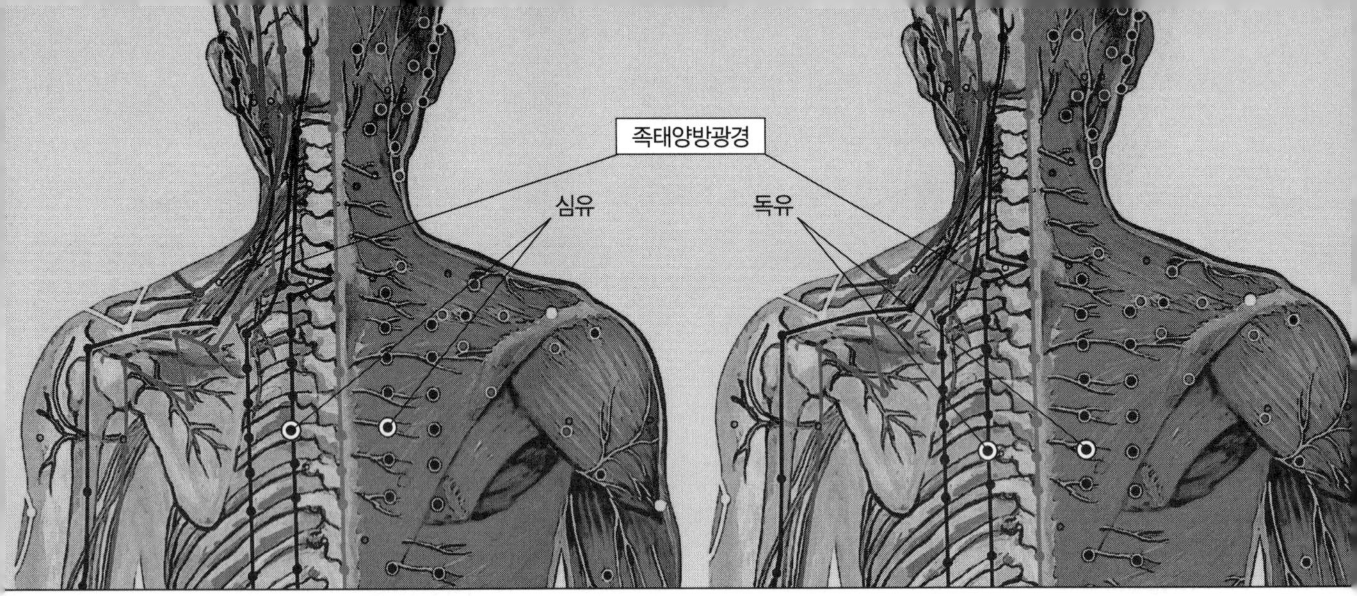


【 그림 8-9. 심유 (心俞) 】 【 그림 8-10. 독유 (督俞) 】

- **심유** 心兪 **– 족태양방광경(BL15)**

① **의의** : 심(心)과 상통(相通)하므로 심유(心俞)라 이름 하였다.
② **해부학적 위치** : 제5번 흉추 극돌기 아래에서 바깥쪽으로 1촌 5푼에서 위치한다.
③ **주치** : 가슴 통증, 심계, 불면증, 건망증, 신경쇠약
④ **미용** : 어둡거나 창백한 얼굴, 여드름, 검버섯, 기미, 노화방지

- **독유** 督兪 **– 족태양방광경(BL16)**

① **의의** : 독맥(督脈)과 상통하므로 독유(督俞)라 이름 하였다.
② **해부학적 위치** : 제6번 흉추 극돌기 아래에서 바깥쪽으로 1촌 5푼에서 위치한다.
③ **주치** : 가슴 통증, 가슴이 답답한 증상, 복통, 발열, 천식
④ **미용** : 정서불안, 불면증, 등 부위 비만, 체형교정, 노화방지

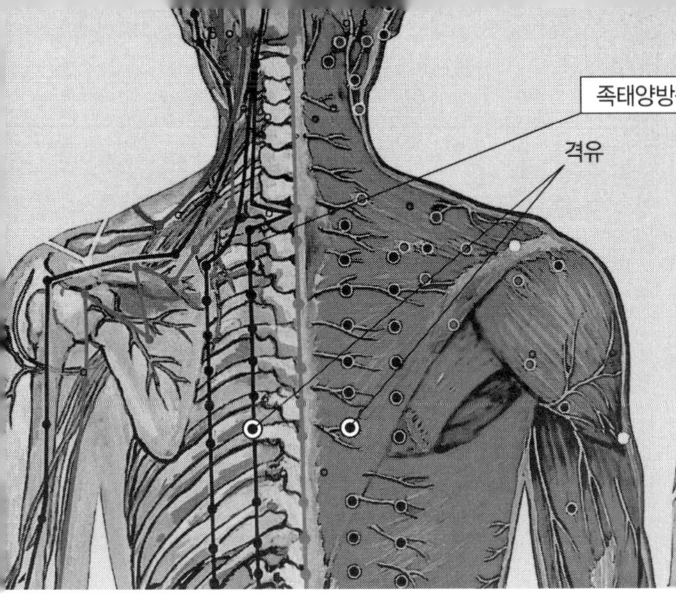


【 그림 8-11. 격유 (膈俞) 】

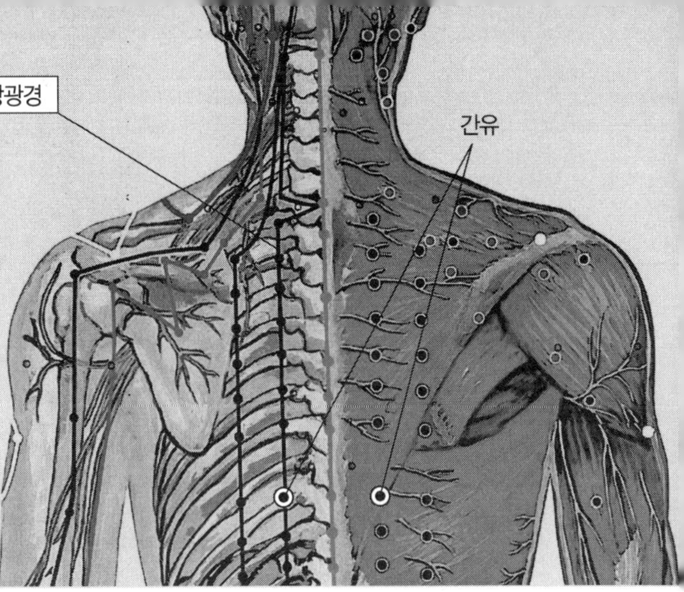


【 그림 8-12. 간유 (肝俞) 】

- **격유** 膈俞 **– 족태양방광경(BL17)**

① **의의** : 횡격막(橫隔膜)과 통하므로 격유(膈俞)라 이름 하였다.
② **해부학적 위치** : 제7번 흉추 극돌기 아래에서 바깥쪽으로 1촌 5푼에서 위치한다.
③ **주치** : 혈허(血虛)로 인한 증상, 출혈(出血)로 인한 증상, 구토, 딸꾹질, 소화불량 증상
④ **미용** : 얼굴에 화색이 없고 몸이 야윈 경우, 탈모, 모발이 건조한 경우, 피부 건조, 가려움증, 피부 트러블, 비만, 주근깨, 여드름

- **간유** 肝俞 **– 족태양방광경(BL18)**

① **의의** : 간(肝)과 상통(相通)하므로 간유(肝俞)라 이름 하였다.
② **해부학적 위치** : 제9번 흉추 극돌기 아래에서 바깥쪽으로 1촌 5푼에서 위치한다.
③ **주치** : 가슴 통증, 황달, 담낭염, 눈의 통증, 부종, 시력감퇴, 야맹증, 근시, 각혈, 토혈, 코피, 생리불순, 생리통, 폐결
④ **미용** : 색소침착, 탈모, 불면증, 신경쇠약, 지성 또는 건성 피부, 몸이 야윈 것, 손발톱이 연약해 쉽게 부러지는 경우, 기미, 주근깨, 임신반, 여드름

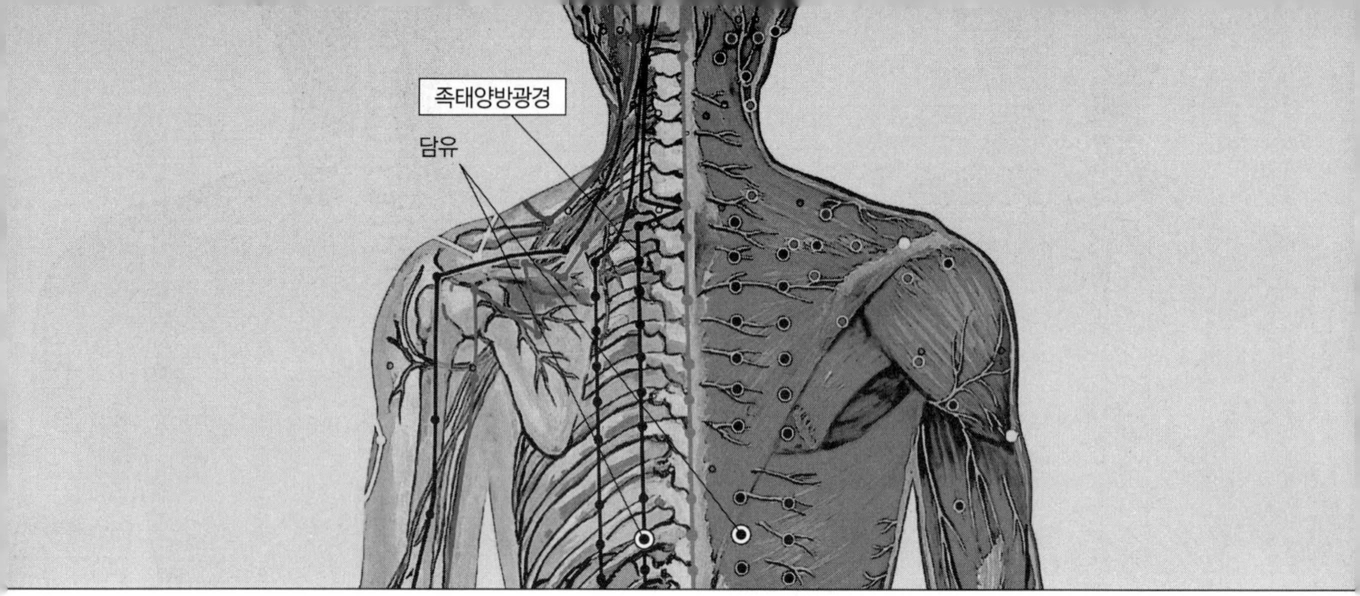


【 그림 8-13. 담유 (膽俞) 】

- **담유** 膽兪 **– 족태양방광경(BL19)**

  ① **의의** : 담(膽)과 상통(相通)하므로 담유(膽俞)라 이름 하였다.
  ② **해부학적 위치** : 제10번 흉추 극돌기 아래에서 바깥쪽으로 1촌 5푼 되는 곳에서 위치한다.
  ③ **주치** : 옆구리 통증, 황달, 입이 쓴 것, 위염, 담낭염, 담석증
  ④ **미용** : 비만, 정서불안

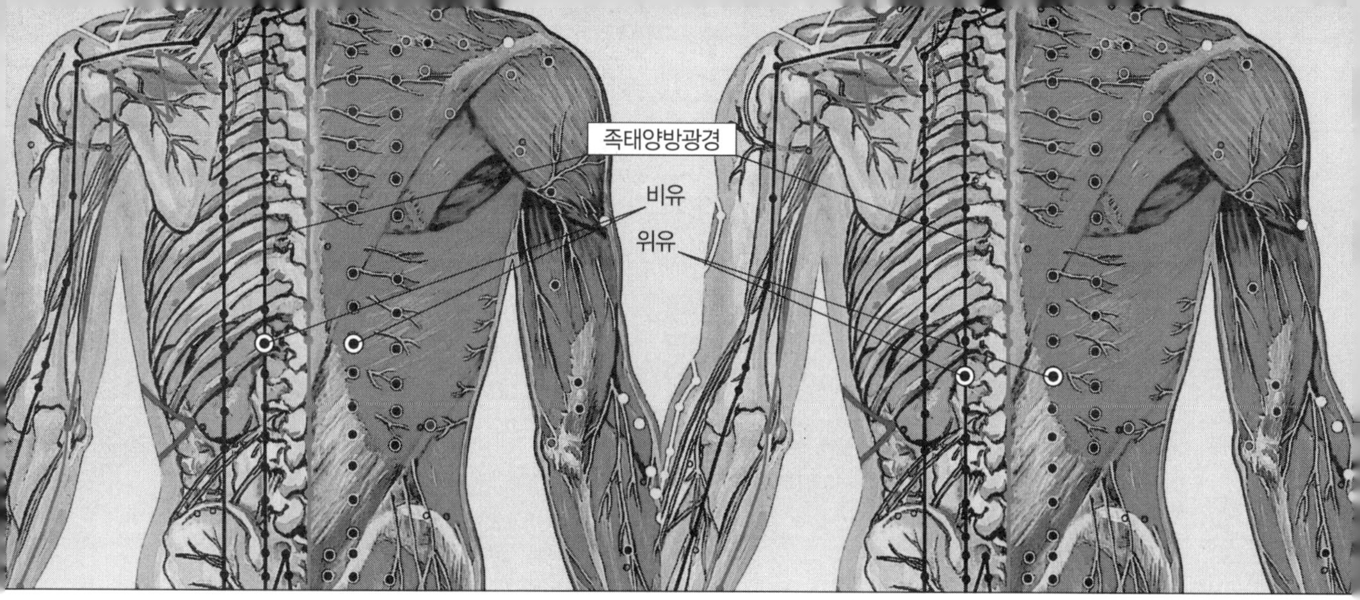


【 그림 8-14. 비유 (脾兪) 】 【 그림 8-15. 위유 (胃兪) 】

- **비유** 脾兪 **– 족태양방광경(BL20)**

  ① **의의** : 비(脾)와 상통(相通)하므로 비유(脾兪)라 이름 하였다.
  ② **해부학적 위치** : 제11번 흉추 극돌기 아래에서 바깥쪽으로 1촌 5푼에서 위치한다.
  ③ **주치** : 임신 중 태아의 위치가 바르지 않음, 산후관리, 두통, 눈의 통증
  ④ **미용** : 얼굴 부종, 윤기 없는 얼굴, 비만, 피부의 탄력 저하, 탈모, 주름

- **위유** 胃兪 **– 족태양방광경(BL21)**

  ① **의의** : 위(胃)와 상통(相通)하므로 위유(胃兪)라 이름 하였다.
  ② **해부학적 위치** : 제12번 흉추 극돌기 아래에서 바깥쪽으로 1촌 5푼에 위치한다.
  ③ **주치** : 위통, 구토, 소화불량, 변비
  ④ **미용** : 몸이 야윈 경우, 피부의 탄력 저하, 윤기 없는 얼굴

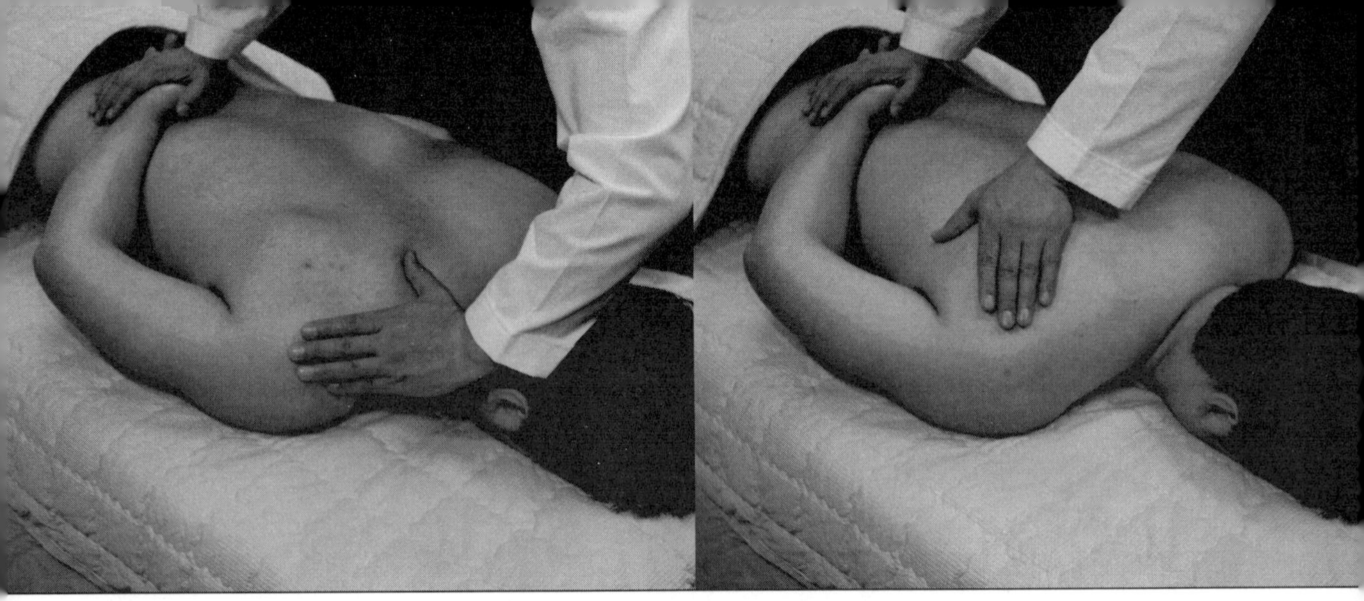

【 그림 8-16. 장추견갑 (掌推肩胛) 】

# 제 ❹ 식 : 장추견갑 掌推肩胛

掌推肩胛
손바닥/밀/어깨/어깨죽지

## 치료사의 위치

立式(입식:선 자세)

## 환자의 자세

伏臥位(복와위:엎드린자세)

## 수법

推法(추법)

## 실기법

한 손으로 어깨 앞을 받들고 다른 한 손의 손바닥을 척주 내측 근육에 대고 견갑 내안각을 따라 액중선까지 5-7번 추법(推法)을 시행한다.

## 미용

목과 등 부위 비만, 체형교정, 여드름, 어둡고 창백한 얼굴, 노화방지

## 치료

어깨와 등 부위 통증, 팔다리 피로 및 무기력, 현기증, 위하수 등

## 혈자리

魄戶(백호), 膏肓(고황)

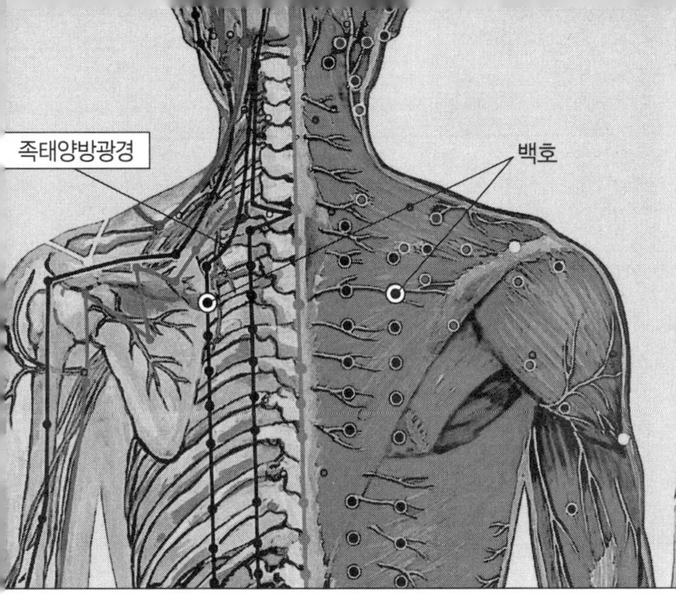


【 그림 8-17. 백호 (魄戶) 】

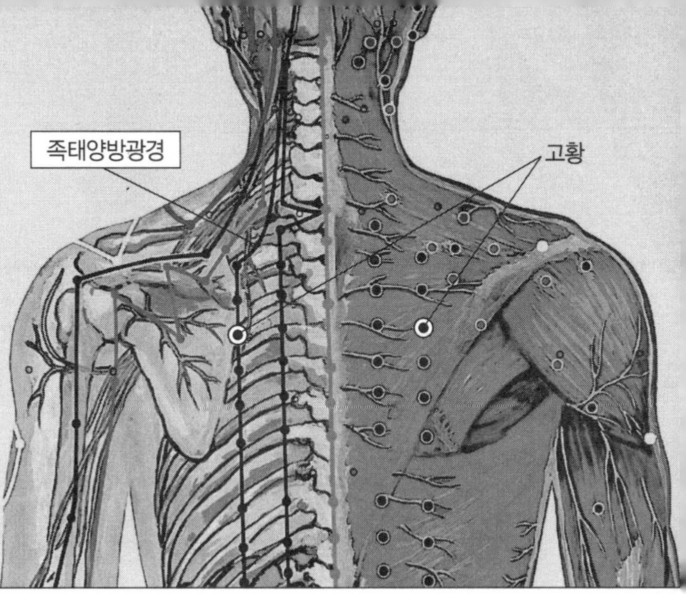


【 그림 8-18. 고황 (膏肓) 】

- **백호** 魄戶 – **족태양방광경(BL42)**

① **의의** : 폐(肺)는 백(魄)을 저장하고, 폐유(肺俞) 옆에 있으므로 백호(魄戶)라 이름 하였다.

② **해부학적 위치** : 제3번 흉추 극돌기 아래에서 바깥쪽으로 3촌, 견갑골 내측 모서리에 위치한다.

③ **주치** : 기침, 천식, 폐결핵, 어깨와 등 부위 통증

④ **미용** : 모발 건조와 갈라짐, 피부 건조, 튼살, 여드름, 딸기코, 얼굴 색소침착

- **고황** 膏肓 – **족태양방광경(BL43)**

① **의의** : 심장 아래는 고(膏)이고, 횡격막(橫膈膜) 위는 황(肓)이다. 본 혈자리는 심장과 횡격막 사이에 위치하므로 고황(膏肓)이라 이름 하였다.

② **해부학적 위치** : 제4번 흉추 극돌기 아래에서 양측으로 3촌 부위에 위치한다.

③ **주치** : 각종 만성 허약성 질병, 폐결핵, 오래된 기침, 도한(盜汗), 건망증, 신경쇠약, 체질 허약증

④ **미용** : 목과 등 부위 비만, 체형교정, 여드름, 어둡고 창백한 얼굴, 노화방지

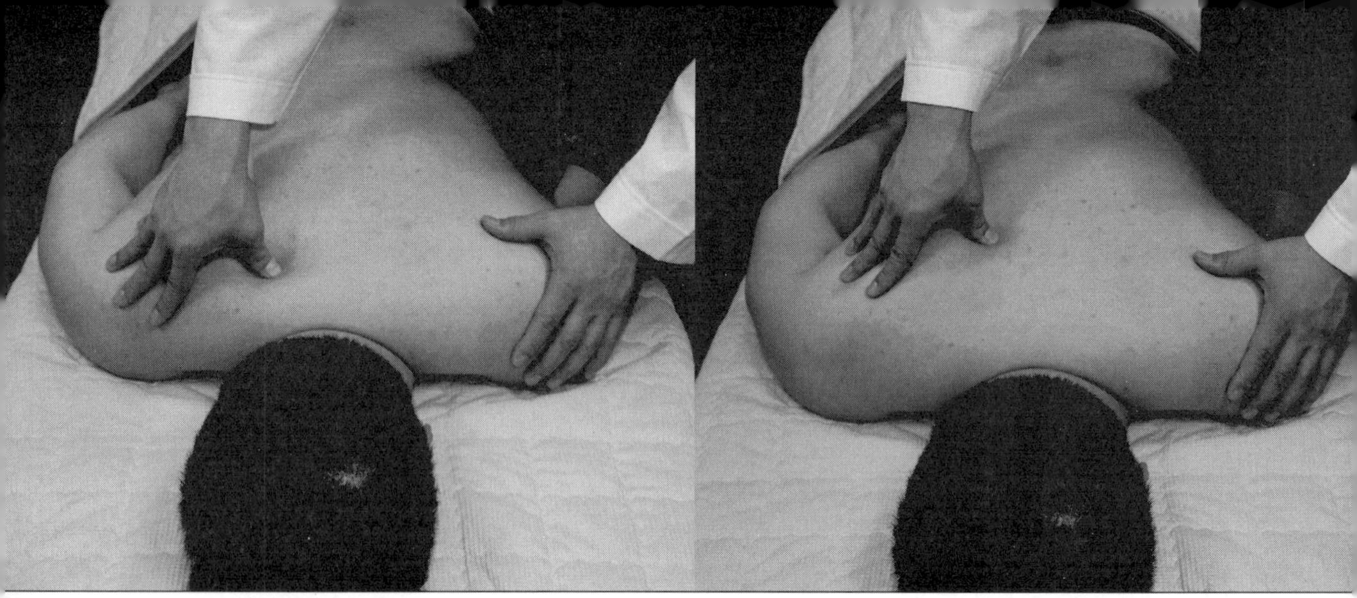

【 그림 8-19. 안견갑내연 (按肩胛內緣) 】

# 제 ❺ 식 : 안견갑내연 按肩胛內緣

按肩胛內緣
누를/어깨/어깨죽지/안/가장자리

### 치료사의 위치

立式(입식:선 자세)

### 환자의 자세

伏臥位(복와위:엎드린자세)

### 수법

点按法(점안법), 按揉(안유법)

### 실기법

엄지 지단(指段)을 견갑내상연 견중유(肩中俞)혈 자리에 두고 압을 가한다. 그리고 견갑내연을 따라 점차 아래로 백호(魄戶)혈 자리와 고황(膏肓)혈 자리를 지나 견갑하각까지 반복적으로 5-7번 점안법(点按法)을 시행한다.

### 미용

목과 등 부위 비만, 체형교정, 여드름, 어둡고 창백한 얼굴, 노화방지

### 치료

어깨와 등 부위 통증, 팔다리 피로 및 무기력 현기증, 위하수 등

### 혈자리

肩中俞(견중유), 魄戶(백호), 膏肓(고황)

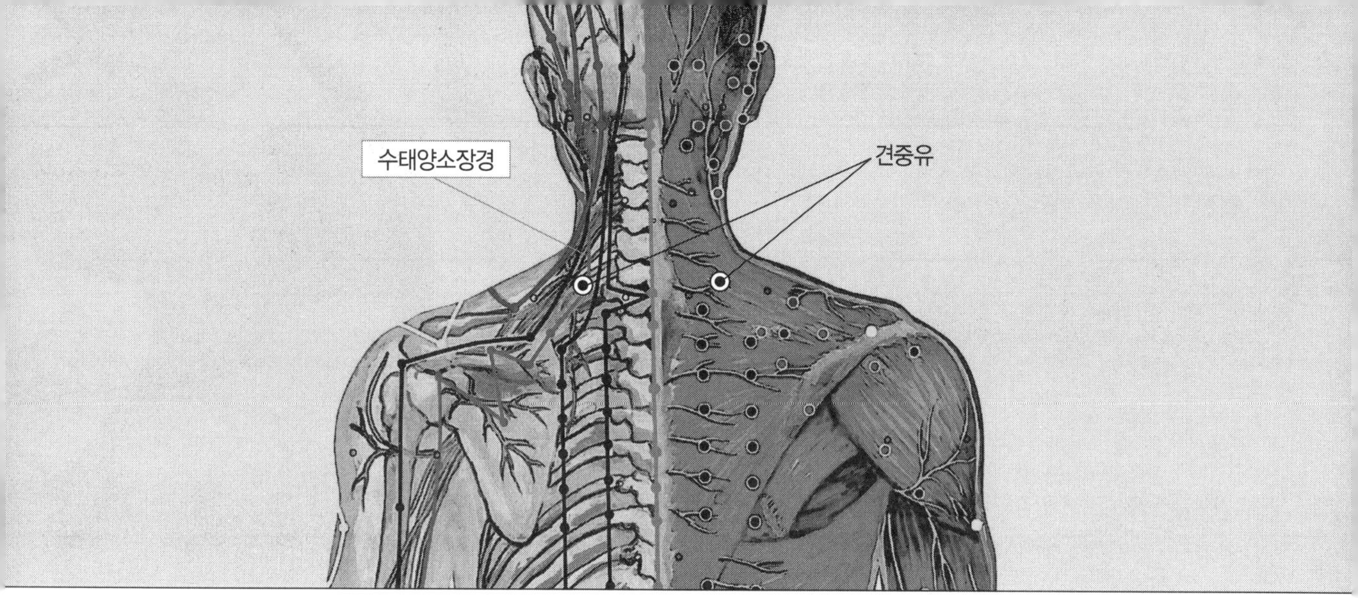


【 그림 8-20. 견중유 (肩中俞) 】

- **견중유** 肩中兪 **– 수태양소장경(SI15)**

① **의의** : 견(肩)은 어깨를 가리키고 중(中)은 중간을 뜻하며 유(俞)는 혈자리를 뜻한다. 본 혈자리는 양 어깨에서 봤을 때 그 위치가 양 어깨의 중간에 위치하기 때문에 견중유(肩中俞)라고 이름 하였다.

② **해부학적 위치** : 제7번 경추와 제1번 흉추의 극돌기 사이의 높이에서 정중선과 견갑골의 안쪽을 지나는 수직선 사이에서 외측으로 1/3지점에서 위치한다.

③ **주치** : 기침, 천식, 어깨와 등 부위 통증

④ **미용** : 목과 등 부위 비만, 체형교정, 여드름, 어둡고 창백한 얼굴, 노화방지

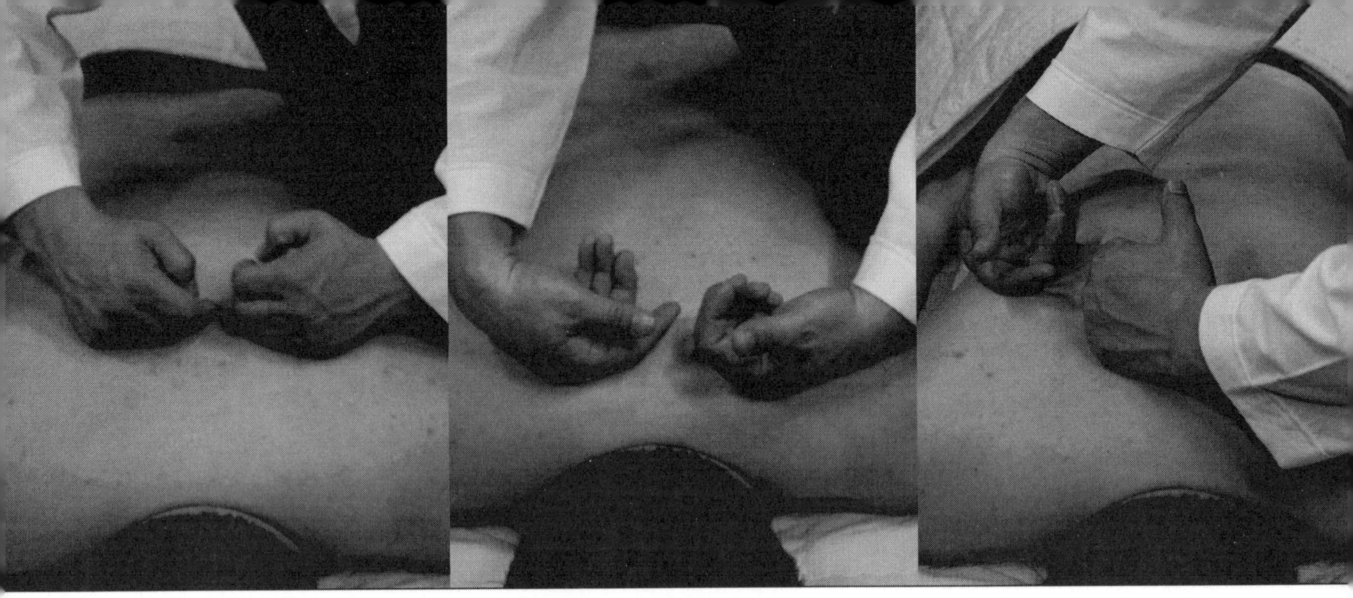

【 그림 8-21. 쌍곤견배 (雙滾肩背) 】

# 제 ❻ 식 : 쌍곤견배 雙滾肩背

雙滾肩背
두/굴릴/어깨/등

## 치료사의 위치

立式(입식:선 자세)

## 환자의 자세

伏臥位(복와위:엎드린자세)

## 수법

滾法(곤법)

## 실기법

어깨를 내리우고 팔을 굽히며 손목을 들고 빈 주먹(空拳)을 쥐며 소어제(小魚際)와 손등을 등에 대고 힘을 주고 팔을 굽혔다 펴면서 손목으로 주먹을 돌리며 3-5분 곤법(滾法)을 시행한다.

## 미용

등 부위 비만 및 체형교정, 여드름

## 치료

오한발열, 어깨와 등 부위 통증

## 혈자리

족태양방광경 제 1, 2선

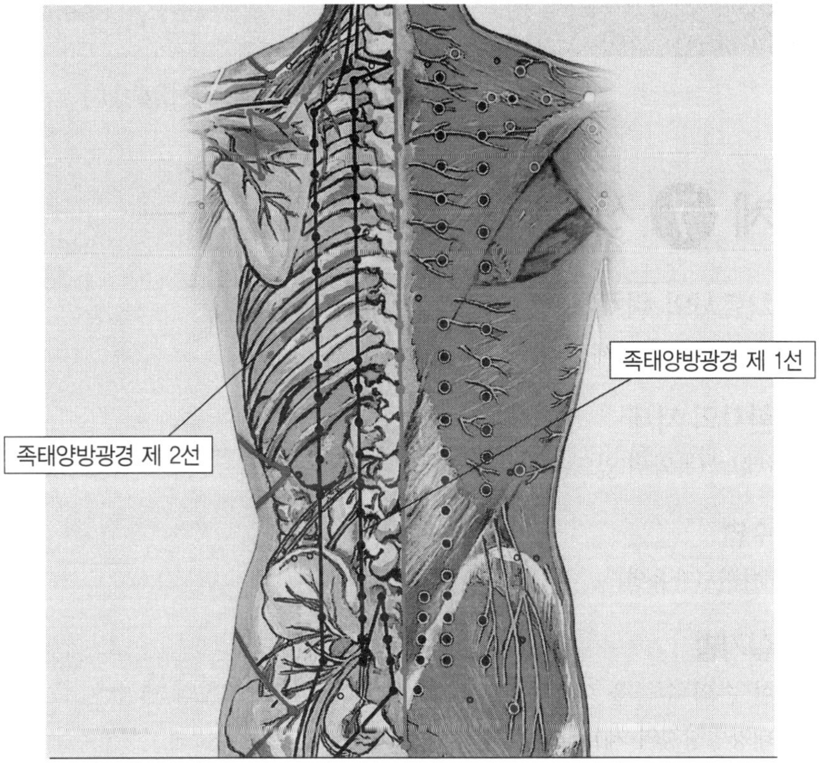


【 그림 8-22. 족태양방광경 제 1, 2선 】

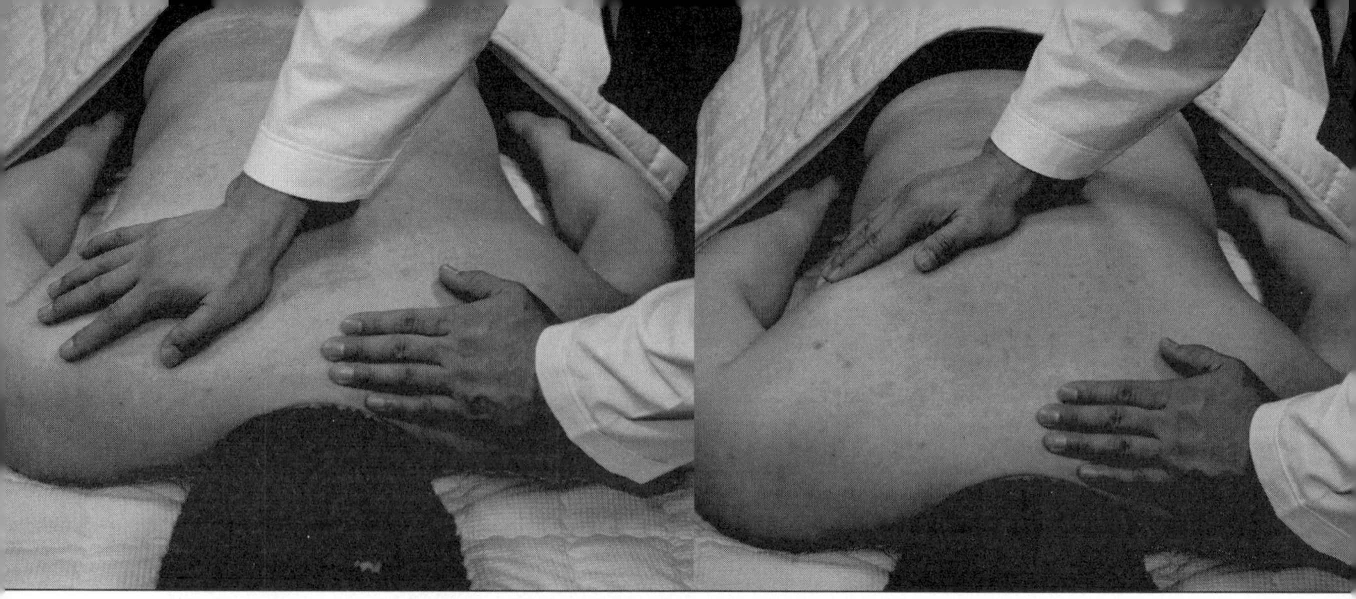

【 그림 8-23. 마유척주 (摩揉脊柱) 】

# 제 7 식 : 마유척주 摩揉脊柱

摩揉脊柱
쓰다듬을/문지를/등뼈/기둥

### 치료사의 위치

立式(입식:선 자세)

### 환자의 자세

伏臥位(복와위:엎드린자세)

### 수법

摩揉法(마유법)

### 실기법

한 손의 수근을 이용해 환자의 등에 있는 화타협척혈의 연결선, 족태양방광경의 제1, 2선을 따라서 돌리면서 문질러 3-7번 수근 마유(摩揉)법을 시행한다.

### 미용

여드름, 체형관리, 비만, 탈모

### 치료

만성 기관지염, 천식, 감기, 어깨 뭉침, 심장병, 가슴 두근거림, 위하수, 위궤양, 십이지장궤양, 설사, 소화불량, 영양결핍, 피로, 허리의 척주 부위 연부 조직손상

### 혈자리

肺俞(폐유), 心俞(심유), 肝俞(간유), 脾俞(비유), 腎俞(신유), 大腸俞(대장유), 魄戸(백호), 膈關(격관), 志室(지실), 腰陽關(요양관)

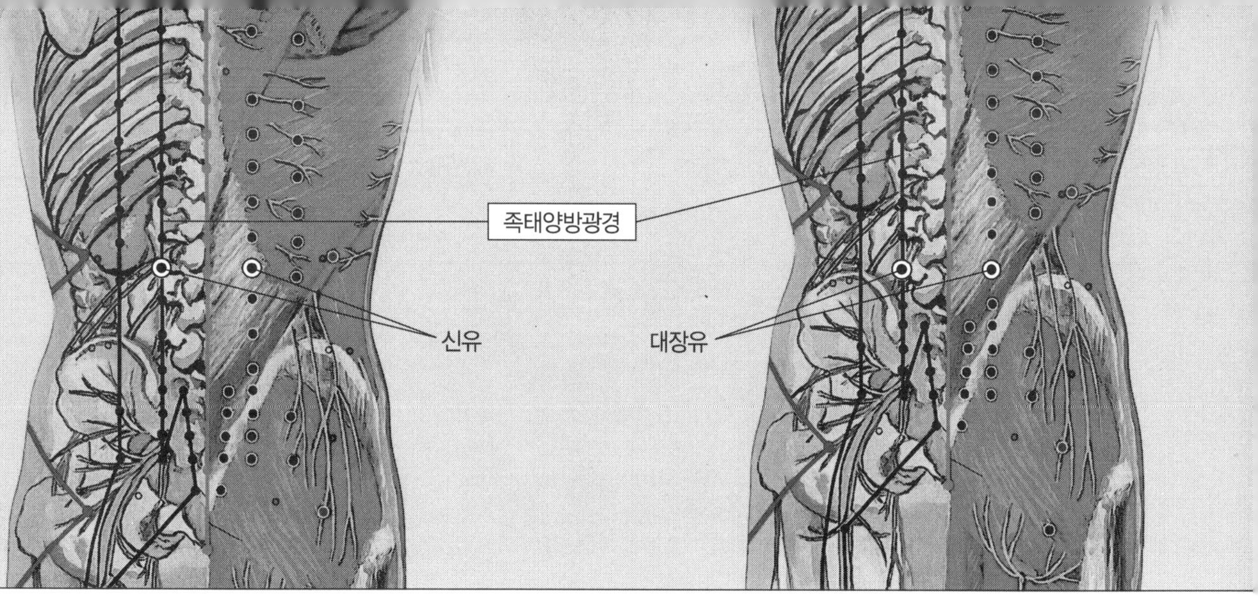


【 그림 8-24. 신유 (腎俞) 】 【 그림 8-25. 대장유 (大腸俞) 】

- **신유** 腎兪 **– 족태양방광경(BL23)**

① **의의** : 신(腎)과 상통(相通)하므로 신유(腎俞)라 이름 하였다.

② **해부학적 위치** : 제2번 요추 극돌기 아래에서 양측으로 1.5촌 부위에 위치한다.

③ **주치** : 신장 질환, 유정, 발기부전, 생리불순, 야뇨증, 불임증, 부종, 소변불리, 요통, 이명

④ **미용** : 몸이 야윈 것, 불면증, 피부 건조, 얼굴 색소침착, 다크써클, 탈모

- **대장유** 大腸兪 **– 족태양방광경(BL25)**

① **의의** : 대장(大腸)과 상통(相通)하므로 대장유(大腸俞)라 이름 하였다.

② **해부학적 위치** : 제4번 요추 극돌기 아래에서 양측으로 1.5촌 부위 좌우 장골릉의 가장 높은 곳을 이은 선을 "야코비선"이라고 하는데, 이 선은 대체적으로 제4번 요추 극돌기의 수평선상에 위치한다.

③ **주치** : 복통, 설사, 변비, 장염, 허리와 다리 통증

④ **미용** : 구취, 구강궤양, 여드름, 비만

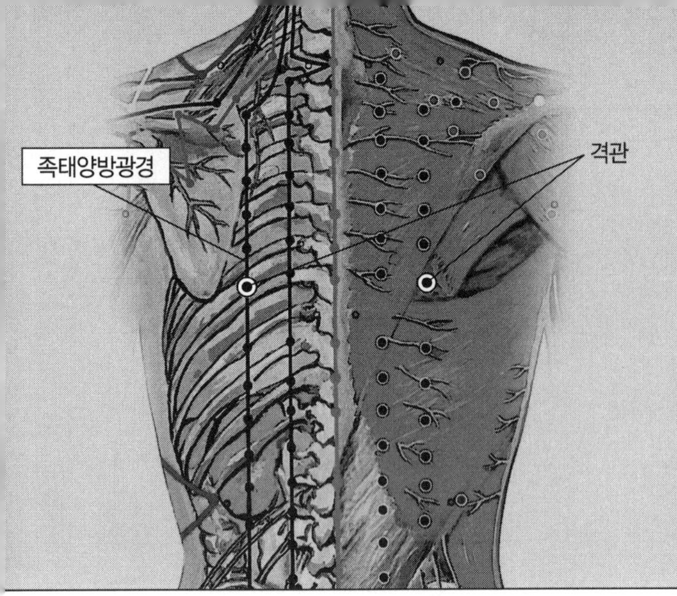


【 그림 8-26. 격관 (膈關) 】

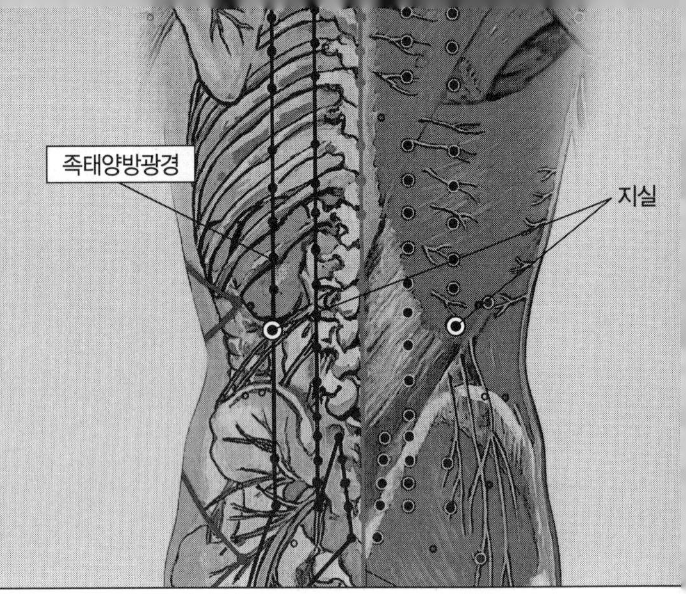


【 그림 8-27. 지실 (志室) 】

- **격관** 膈關 **– 족태양방광경(BL46)**

  ① **의의** : 횡격막(橫膈膜), 의관문(關門)이므로 격관(膈關)이라 이름 하였다.

  ② **해부학적 위치** : 제7번 흉추 극돌기 아래에서 바깥쪽으로 3촌에서 위치한다.

  ③ **주치** : 가슴이 답답함, 구토, 트림, 척추와 등이 심하게 아픈 증상

  ④ **미용** : 여드름, 체형관리, 비만, 탈모, 노화방지

- **지실** 志室 **– 족태양방광경(BL52)**

  ① **의의** : 지(志)는 지향(志向), 의지(意志)이며, 신장(腎臟)이 저장한 정기(精氣)이고, 실(室)은 거처(居處)이다. 신유(腎兪)와 상통(相通)하므로 지실(志室)이라 이름 하였다.

  ② **해부학적 위치** : 제2번 요추 극돌기 아래에서 양쪽으로 3촌에 위치한다.

  ③ **주치** : 유정, 발기부전, 조루, 요통, 붕루(崩漏), 냉증, 불임증

  ④ **미용** : 여드름, 체형관리, 비만, 탈모, 노화방지

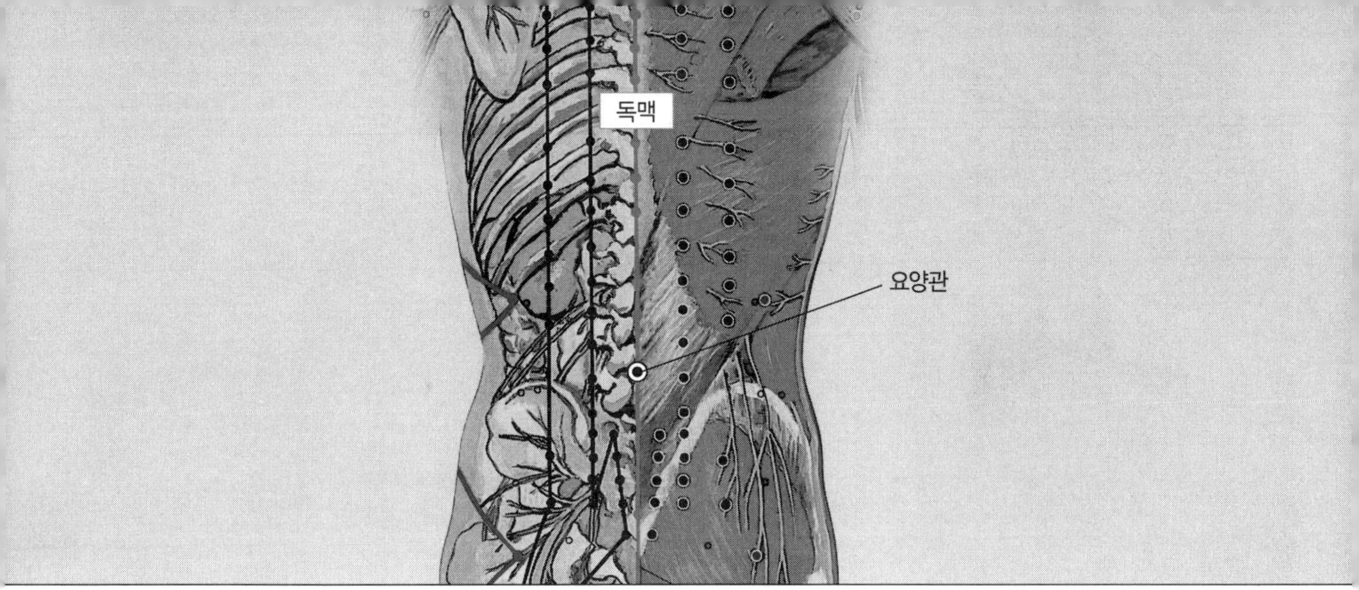


【 그림 8-28. 요양관 (腰陽關) 】

- **요양관** 腰陽關 **– 독맥(GV3)**

  ① **의의** : 양(陽)은 하초(下焦)의 양기(陽氣)를 가리키며, 관(關)은 관문(關門)을 뜻한다. 독맥(督脈)과 족태양경(足太陽經) 간의 교통의 중요한 통로로서 허리에 위치하기 때문에 요양관(腰陽關)이라 이름 하였다.

  ② **해부학적 위치** : 제4번 요추 극돌기 아래의 오목한 곳에 위치한다.

  ③ **주치** : 요통, 하지 운동 및 감각 장애 통증, 생리불순, 발기부전

  ④ **미용** ; 여드름, 체형관리, 비만, 탈모, 노화방지

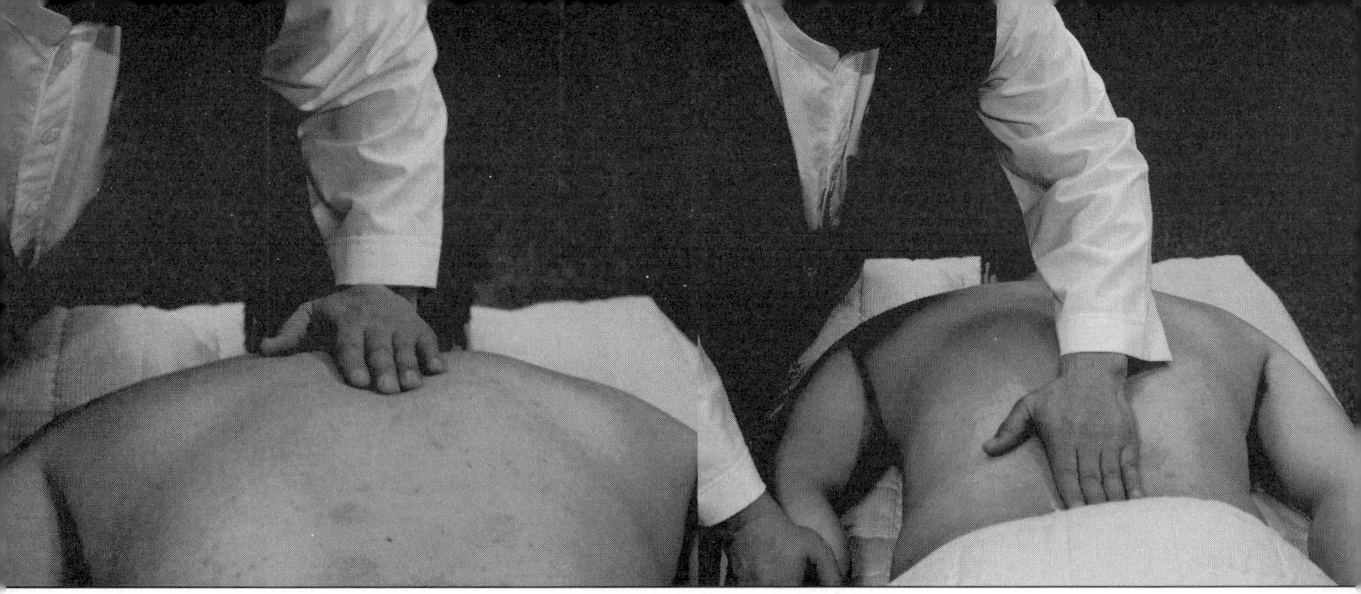

【 그림 8-29. 직추배부 (直推背部) 】

# 제 ❽ 식 : 직추배부 直推背部

直推背部
곧을/밀/등/부위

### 치료사의 위치

立式(입식:선 자세)

### 환자의 자세

伏臥位(복와위:엎드린자세)

### 수법

推抹法(추말법)

### 실기법

한 손의 장근(掌根)을 대저(大杼)혈에 대고 척주 정중선을 따라 아래로 대장유(大腸兪)혈까지 10-15번 추말법(推抹法)을 시행한다.

### 미용

등 부위 비만 및 체형교정, 여드름, 노화방지

### 치료

척주 운동 장애 및 통증, 외감풍한(外感風寒) 표증(表證)

### 혈자리

大杼(대저), 大腸兪(대장유)

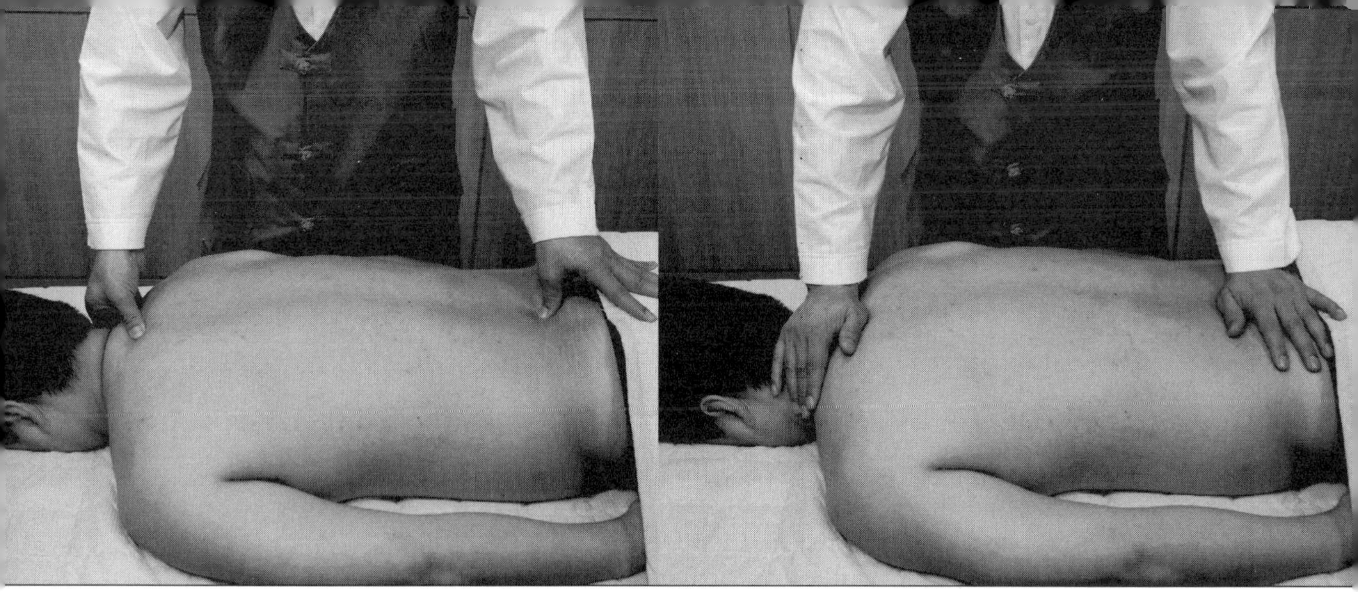

【 그림 8-30. 유대추양관 (揉大椎陽關) 】

揉大椎陽關
문지를/클/등뼈/볕/기관

# 제 9 식 : 유대추양관 揉大椎陽關

## 치료사의 위치

立式(입식:선 자세)

## 환자의 자세

伏臥位(복와위:엎드린자세)

## 수법

揉法(유법), 마법(摩法)

## 실기법

1) 한 손의 엄지 손가락 지복(指腹)으로 대추(大椎)혈 자리에 두고, 다른 손의 손가락 지복(指腹)은 요양관(腰陽關)혈 자리에 두고 두 손을 같이 1~3분 동안 유법(揉法)을 시행한다.
2) 손바닥을 대추(大椎), 요양관(腰陽關)혈 자리에 두고 1~3분 동안 단마(團摩)법을 시행한다.

## 미용

여드름, 기미, 알레르기, 노화방지

## 치료

여성 및 남성 생식기 질환

## 혈자리

大椎(대추), 腰陽關(요양관)

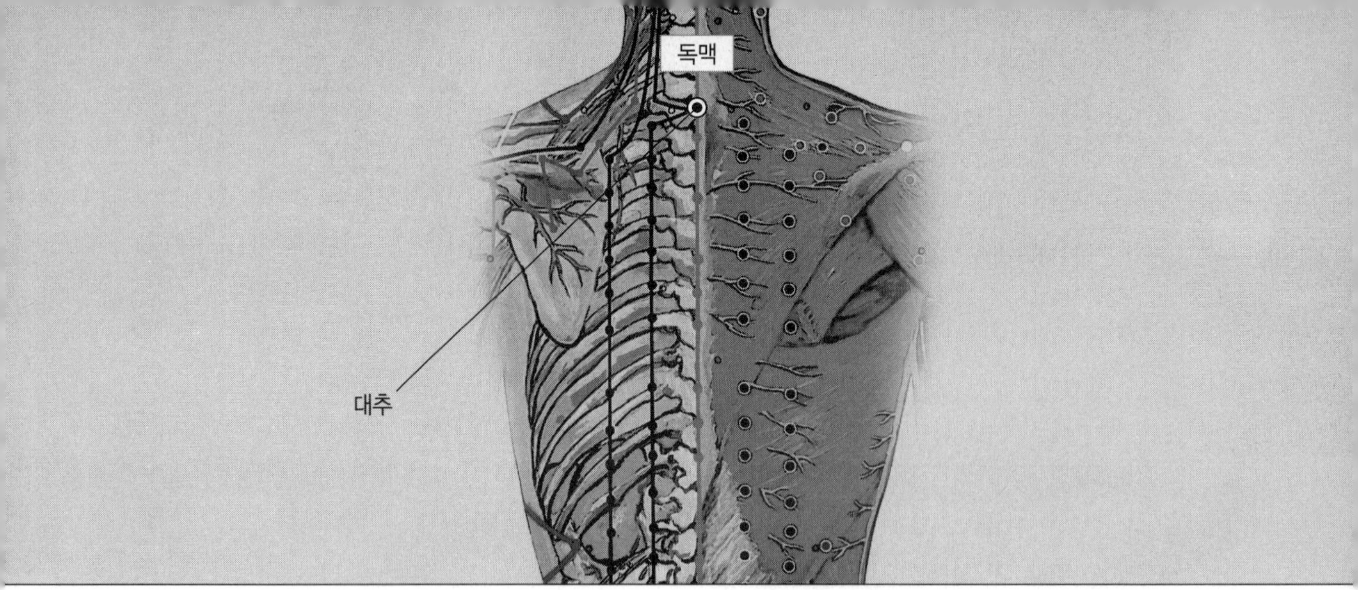


【 그림 8-31. 대추 (大椎) 】

- **대추** 大椎 **– 독맥(GV14)**

① **의의** : 제7번 경추 극돌기의 튀어 나온 모습이 다른 척추뼈에 비하여 높고 큰데, 혈이 그 아래에 있기에 대추(大椎)라 이름 하였다.

② **해부학적 위치** : 제7번 경추 극돌기 아래 오목한 곳에 위치한다.

③ **주치** : 오한발열, 기침, 뒷목이 뻣뻣한 증상(경추 디스크), 어깨 통증, 전광증, 소아경풍

④ **미용** : 여드름, 기미, 탈모, 알레르기

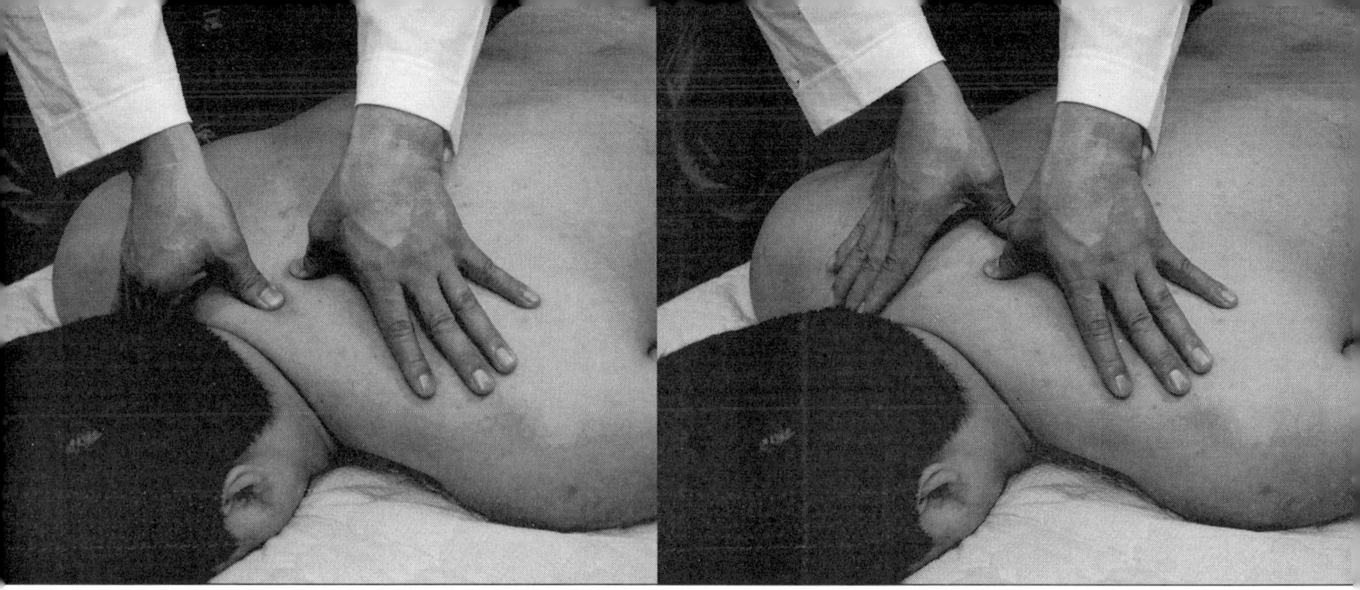

【 그림 8-32. 안척중 (按脊中) 】

按脊中
누를/등뼈/가운데

## 제 ⑩ 식 : 안척중 按脊中

### 치료사의 위치
立式(입식:선 자세)

### 환자의 자세
伏臥位(복와위:엎드린자세)

### 수법
点按法(점안법)

### 실기법
한 손의 엄지 손가락으로 대추(大椎)혈 자리에서 요양관(腰陽關)혈 자리까지의 극돌기 사이마다 누르면서 점안법(点按法)을 시행한다. 이 동작을 3-5번 반복한다.

### 미용
탈모, 체형교정, 비만, 여드름, 기미, 노화방지, 정서불안

### 치료
두통, 척주 운동 장애 및 통증, 외감풍한(外感風寒) 표증(表證)

### 혈자리
대추(大椎), 요양관(腰陽關), 독맥

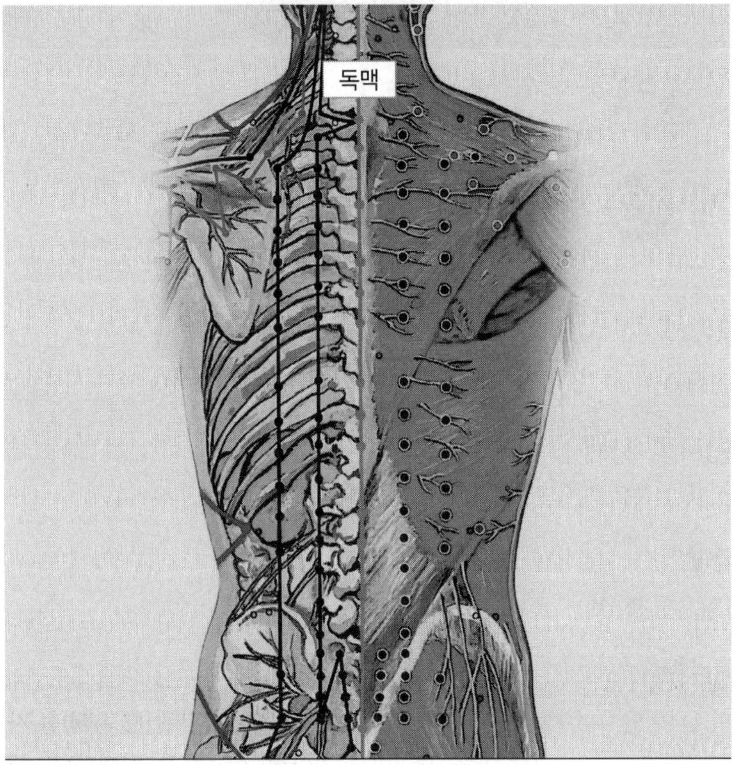


【 그림 8-33. 독맥 】

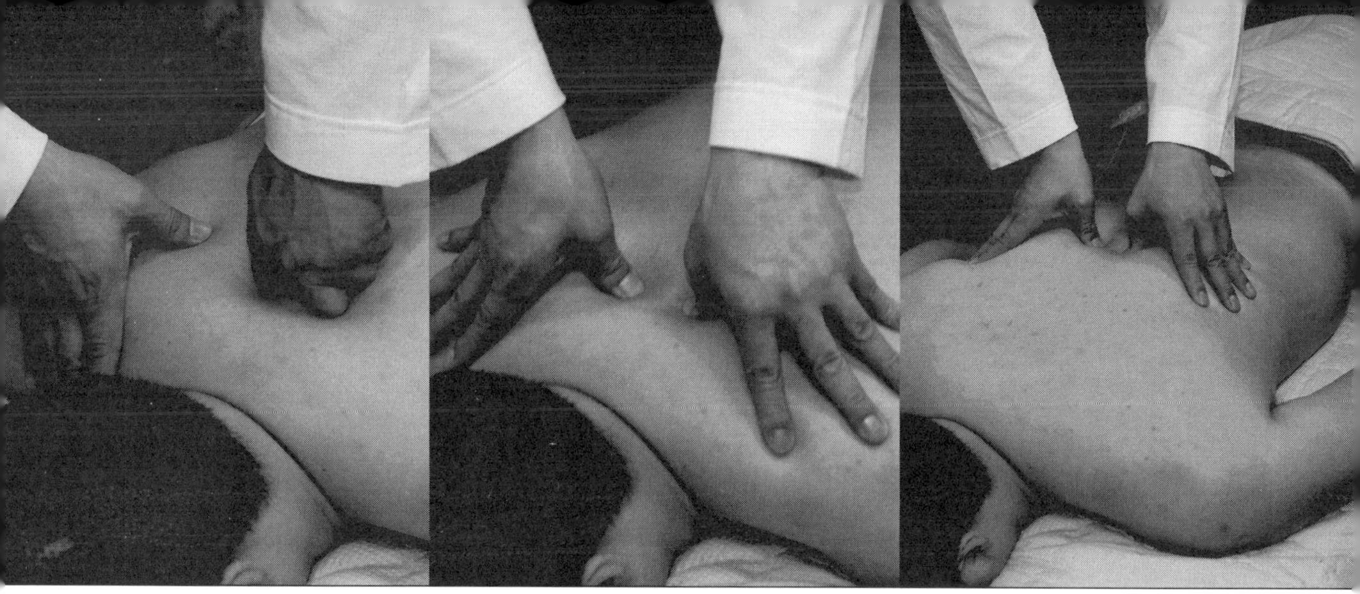

【 그림 8-34. 점협척 (点夾脊) 】

点夾脊
점/낄/등뼈

# 제 11 식 : 점협척 点夾脊

## 치료사의 위치

立式(입식:선 자세)

## 환자의 자세

伏臥位(복와위:엎드린자세)

## 수법

点法(점법)

## 실기법

중지(中指)와 식지(食指)를 굽혀 벌린 후, 척추의 양 옆 협척혈(夾脊穴) 부위를 대추(大椎)혈 옆에서 시작하여 허리 부위까지 눌러주며 3-5번 점법(点法)을 시행한다. 팔꿈치관절을 같이 사용하여 시행한다.

## 미용

목과 등 부위 비만, 체형교정, 여드름, 어둡고 창백한 얼굴, 노화방지

## 치료

척주 운동 장애 및 통증, 외감풍한(外感風寒) 표증(表證)

## 혈자리

화타협척혈, 족태양방광경 제 1, 2선

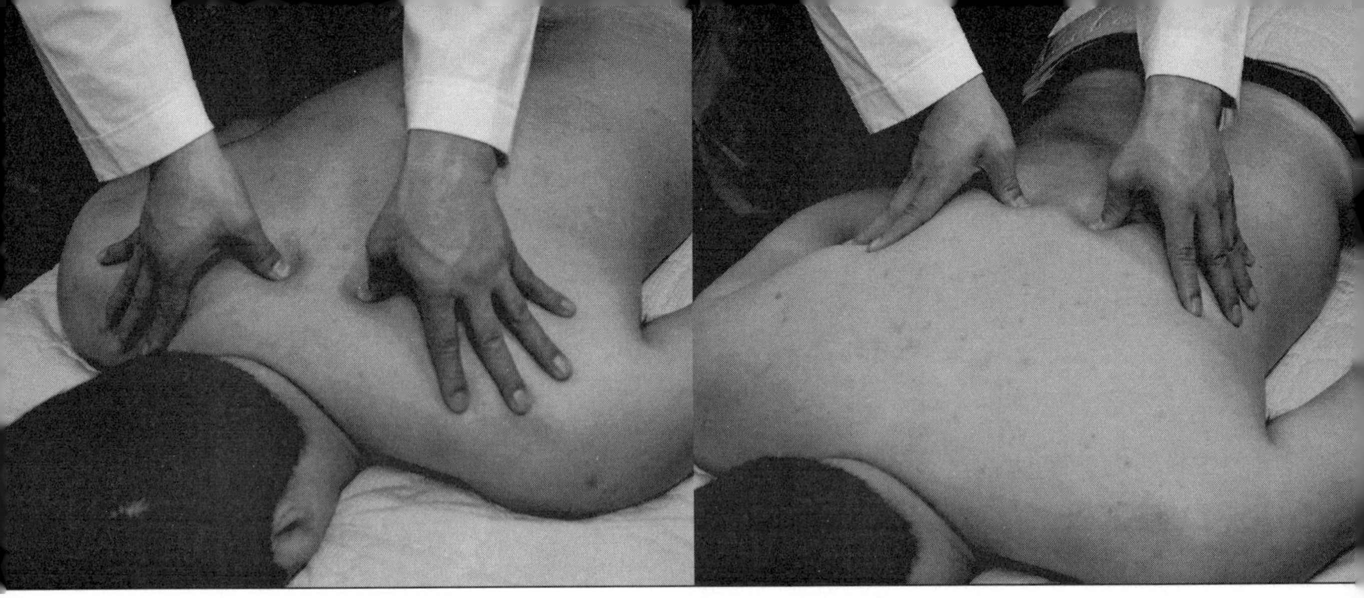

【 그림 8-35. 유방광경 (揉膀胱經) 】

# 제 ⑫ 식 : 유방광경 揉膀胱經

揉膀胱經
문지를/오줌통/오줌통/지나갈

## 치료사의 위치

立式(입식:선 자세)

## 환자의 자세

伏臥位(복와위:엎드린자세)

## 수법

揉法(유법)

## 실기법

족태양방광경 중 특히 배유혈(背俞穴) 부위를 위에서 아래로 모지(母指)를 이용해 문질러주며 3-5번 유법(揉法)을 시행한다.

## 미용

목과 등 부위 비만, 체형교정, 여드름, 어둡고 창백한 얼굴, 노화방지

## 치료

척주 운동 장애 및 통증, 외감풍한(外感風寒) 표증(表證)

## 혈자리

화타협척혈, 족태양방광경의 배유혈(背俞穴)

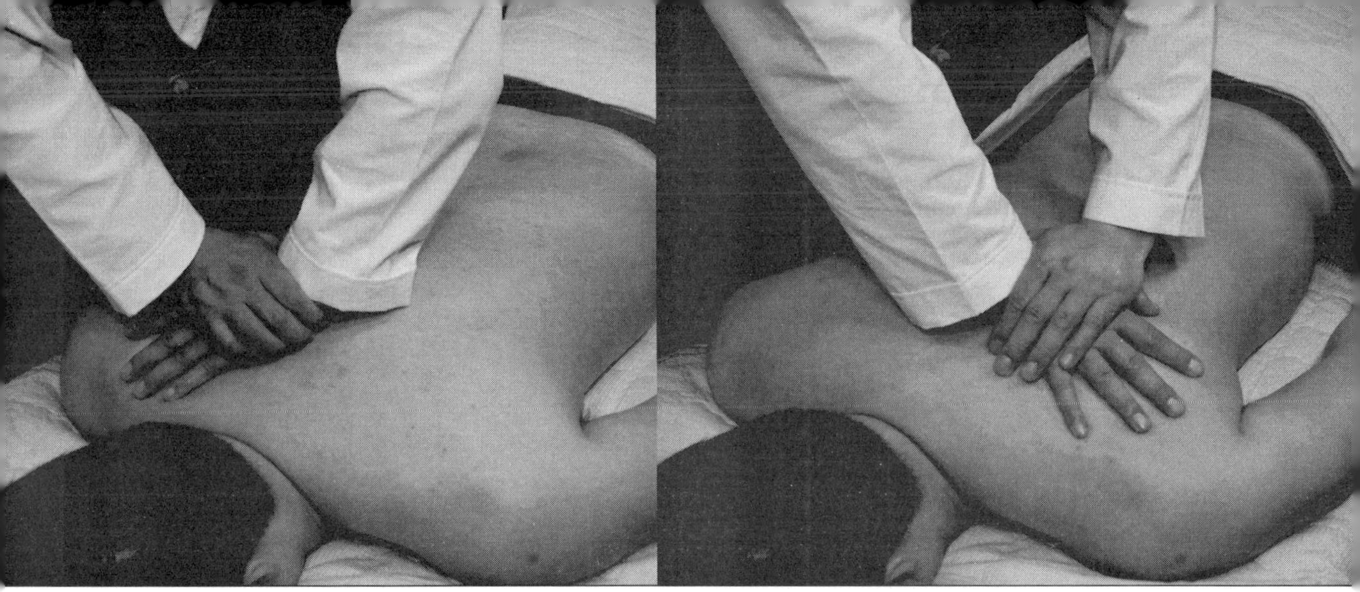

【 그림 8-36. 장안척주 (掌按脊柱) 】

掌按脊柱
손비닥/누를/등뼈/기둥

# 제 ⓭ 식 : 장안척주 掌按脊柱

## 치료사의 위치

立式(입식:선 자세)

## 환자의 자세

伏臥位(복와위:엎드린자세)

## 수법

按法(안법)

## 실기법

한 손 또는 양손을 겹쳐서 수근(手根) 부위로 환자의 등 부위에 있는 독맥, 화타협척혈의 연결선, 족태양방광경의 제 1, 2선, 견갑골 안쪽 테두리선을 따라서 눌러주며 3–5번 수근(手根) 안법(按法)을 시행한다.

## 미용

목과 등 부위 비만, 체형교정, 여드름, 어둡고 창백한 얼굴, 노화방지

## 치료

만성 기관지염, 천식, 감기, 어깨 뭉침, 심장병, 가슴 두근거림, 위하수, 위궤양, 십이지장궤양, 피로, 허리 디스크

## 혈자리

화타협척혈, 족태양방광경 제1, 2선

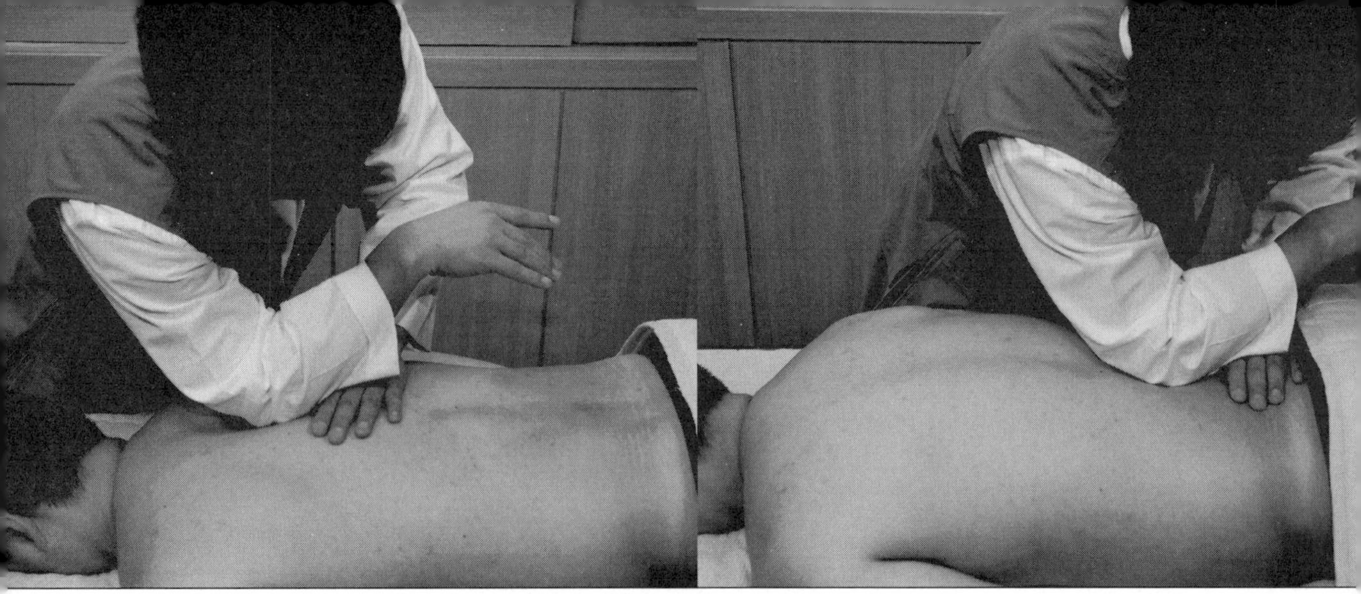

【 그림 8-37. 주압척주 (肘壓脊柱) 】

# 제 ⑭ 식 : 주압척주 肘壓脊柱

肘壓脊柱
팔꿈치/누를/등뼈/기둥

## 치료사의 위치

立式(입식:선 자세)

## 환자의 자세

伏臥位(복와위:엎드린자세)

## 수법

肘壓法(주압법)

## 실기법

한 손의 팔꿈치를 굽힌 후, 그 팔꿈치 끝으로 환자의 족태양방광경의 제 1, 2선을 따라서 눌러 3-5번 주압법(肘壓法)을 시행한다.

## 미용

목과 등 부위 비만, 체형교정, 여드름, 어둡고 창백한 얼굴, 노화방지

## 치료

만성 기관지염, 천식, 감기, 어깨 뭉침, 심장병, 가슴 두근거림, 위하수, 위궤양, 십이지장궤양, 피로, 허리 디스크

## 혈자리

족태양방광경의 제 1, 2선

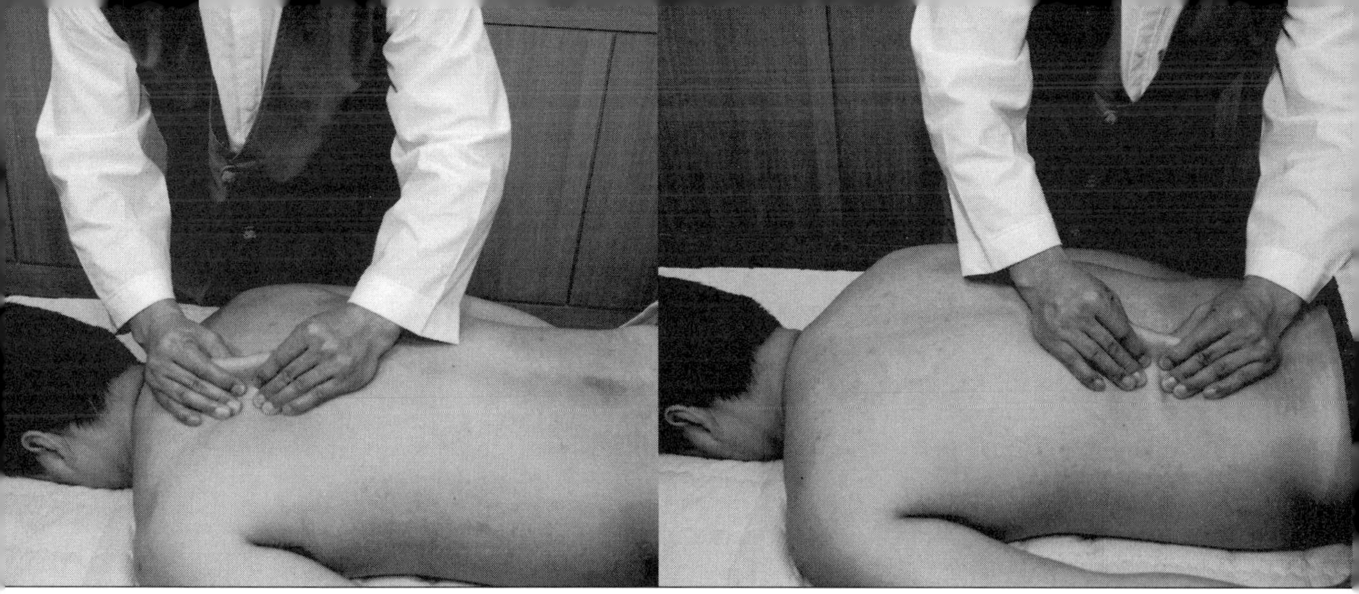

【 그림 8-38. 제나협척 (提拿夾脊) 】

提拿夾脊
들어올릴/당길/낄/등뼈

# 제 ⑮ 식 : 제나협척 提拿夾脊

## 치료사의 위치
立式(입식:선 자세)

## 환자의 자세
伏臥位(복와위:엎드린자세)

## 수법
날법(捏法), 拿法(나법)

## 실기법
한 손 또는 두 손의 엄지 손가락과 나머지 네 손가락으로 척추 양쪽의 근육을 잡아 주무르며 3-5번 위에서 아래로 이동하며 시행한다.

## 미용
목과 등 부위 비만, 체형교정, 여드름, 어둡고 창백한 얼굴, 노화방지

## 치료
척주 운동 장애 및 통증, 외감풍한(外感風寒) 표증(表證)

## 혈자리
족태양방광경

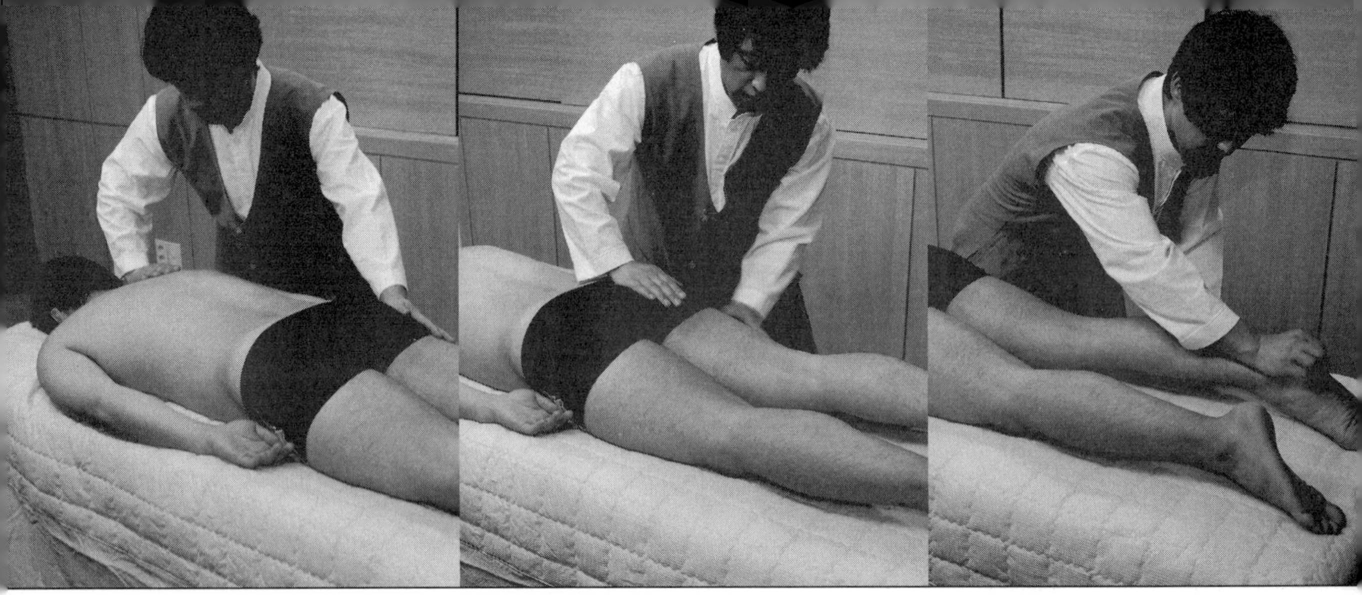

【 그림 8-39. 순등모과 (順藤摸瓜) 】

# 제 16 식 : 순등모과 順藤摸瓜

順藤摸瓜
순리/등나무/더듬다/오이

## 치료사의 위치

立式(입식:선 자세)

## 환자의 자세

伏臥位(복와위:엎드린자세)

## 수법

推法(추법)

## 실기법

한 손을 어깨에 두고 다른 한 손의 장근(掌根)으로 어깨로부터 발 뒤축까지 직추법(直推法)을 한 후, 발 뒷꿈치를 힘껏 잡아준다. 이 동작을 3–7번 반복한다.

## 미용

목과 등 부위 비만, 체형교정, 여드름, 어둡고 창백한 얼굴, 노화방지

## 치료

척주 운동 장애 및 통증, 외감풍한(外感風寒) 표증(表證)

## 혈자리

족태양방광경

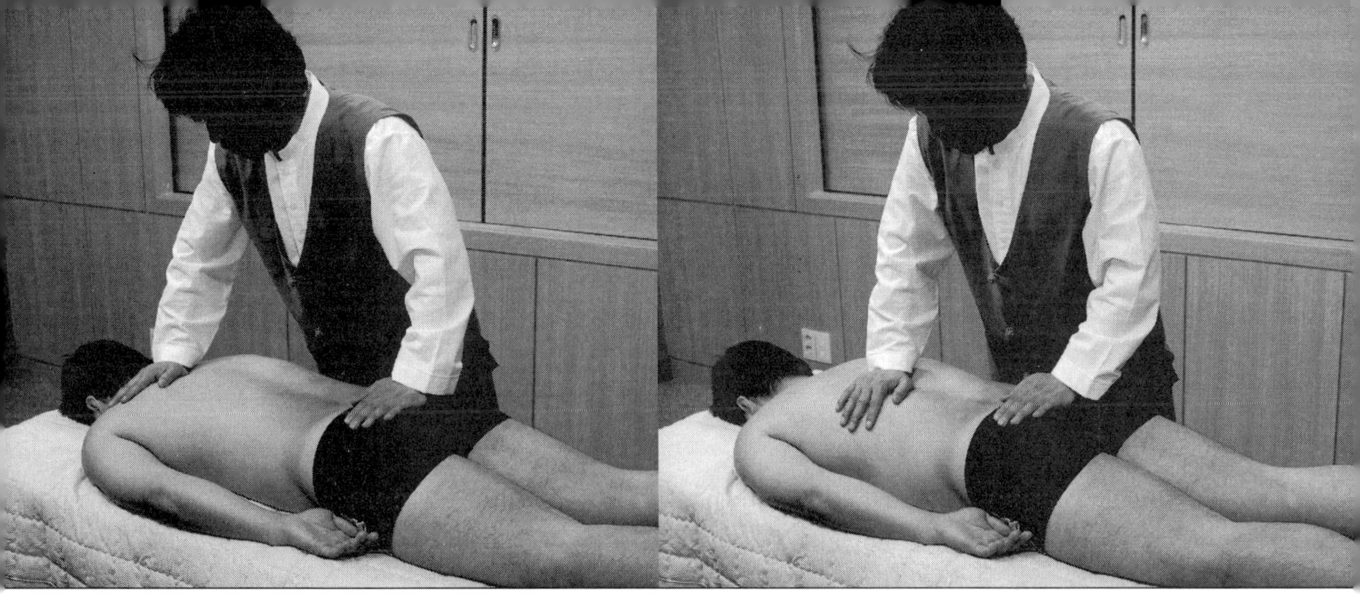

【 그림 8-40. 배부안유 (背部按揉) 】

背部按揉
등/부위/누를/문지를

# 제 17 식 : 배부안유 背部按揉

## 치료사의 위치

立式(입식:선 자세)

## 환자의 자세

伏臥位(복와위:엎드린자세)

## 수법

按揉法(안유법)

## 실기법

오른손 손바닥으로 족태양방광경의 제1선과 제2선을 따라 제12번 흉추 극돌기 아래까지 2-3분 동안 안유법(按揉法)을 시행한다.

## 미용

목과 등 부위 비만, 체형교정, 여드름, 어둡고 창백한 얼굴, 노화방지

## 치료

등 부위 통증, 만성 질환 및 체질 허약으로 인한 체력 저하, 무기력 등

## 혈자리

족태양방광경의 제1, 2선

## 학/습/정/리

- 미용추나 배부 Ⅱ 17식을 시행할 때, 치료사의 위치는 입식(선 자세)을 취한다.
- 미용추나 배부 Ⅱ 17식을 시행할 때, 환자의 자세는 복와위(엎드린 자세)를 취한다.
- 각 수법에 사용되는 혈자리와 경락에 따라서 미용 및 치료 효과에 영향을 준다.
- 미용추나 배부 Ⅱ 17식에서는 화타협척혈, 족태양방광경 제1, 2선, 독맥에 따라 시행한다.
- 미용추나 배부 Ⅱ 17식에서는 揉法(유법), 按法(안법), 点法(점법), 推法(추법)을 위주로 사용한다.

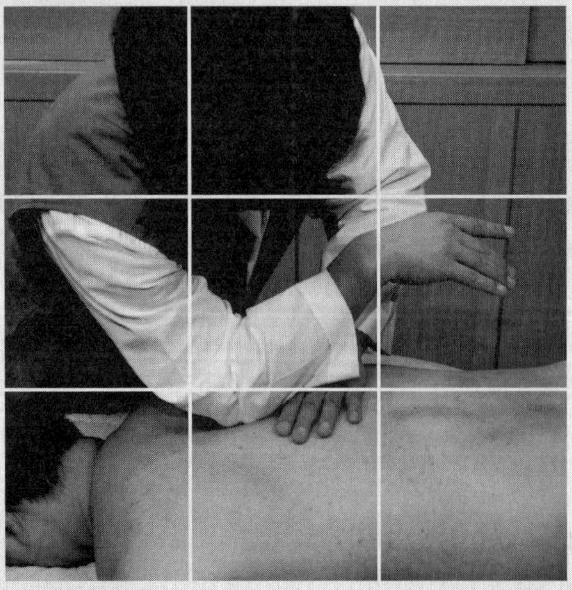

## Q 화타협척혈 華陀夾脊穴 이란?

서기 304년에 편찬된 갈홍(葛洪)의 저서 『주후비급방(肘後備急方)』에 화타(華陀)가 콜레라(호열자)병 환자를 협척혈(夾脊穴)을 사용하여 처음으로 치료하였다고 기록되어 역사적으로 볼 때 협척혈을 처음 사용한 사람을 화타로 보고 있다. 협척(夾脊)은 '척추를 따라서'라는 뜻으로 화타의 공적을 치하하기 위하여 정단안의 저서 『중국침구학(中國鍼灸學)』에 화타협척혈(華陀夾脊穴)이라고 정식으로 처음 명명되었다.

화타협척혈은 척추 극돌기의 중앙점에서 좌우 양쪽 옆으로 0.5촌(半寸)으로 흉추 1번에서 요추 5번까지 한쪽에 17혈씩 양쪽 모두 34혈로 되어 있다. 참고로 중국 상해중의약대학교에서는 경추 1번에서 요추 5번까지 한쪽에 24혈씩 모두 48혈이라고 주장하기도 한다.

화타는 "처협척일촌(處夾脊一寸)"이라 했으니 사료에 보면 "인고제척(因古制尺), 촌소어금(寸小於今) 화타언(華陀言), 처협척일촌(處夾脊一寸), 비오(非誤)."라고 기록되어 있다. 다시 말하면 "옛날의 촌수는 지금의 촌수 보다 작기 때문에 화타가 말한 척추 중앙선에서 옆으로 1촌 떨어진 곳은 틀린 말은 아니다."는 의미로 현대의 협척혈은 0.5촌 옆으로 떨어진 위치로 변화된 것이다.

다른 연구에서는 극돌기의 중앙점에서 옆으로 0.5촌을 잡은 후, 위쪽 횡돌기와 아래쪽 횡돌기의 중앙선과 교차되는 지점이 더욱 효과적이다 라는 연구 논문도 있다. 그 이유는 척수신경을 직접 자극함으로써 효과적인 득기(得氣: 자침(刺鍼)할 때 환자에게 발생하는 산(酸), 마(痲), 중(重), 창(脹), 동통(疼痛) 혹은 감전된 것 같은 반응, 그리고 의사 편에서 침의 아랫부분이 침긴(沈緊)하다고 느끼는 등의 감각)를 얻을 수 있음과 동시에 침의 효과 또한 크기 때문에 그렇다.

깊이에 있어서도 경추는 1촌, 흉추는 1촌~1.5촌, 요추는 2촌~2.5촌 정도를 기준으로 해야 되며 요추 부근은 추골 자체의 크기가 크기 때문에 화타협척혈은 옆으로 1촌~1.2촌에 위치하며 사람에 따라 조금씩 차이가 있기도 한다.

### 부위별로 치료효과가 다른 화타협척혈

1. 경추1번~3번(C1~C3) ········ 머리, 목
2. 경추4번~흉추1번(C4~T1) ········ 목, 상지(上肢:팔)
3. 흉추2번~흉추10번(T2~T10) ········ 폐, 심장, 위, 십이지장, 간, 담, 췌장
4. 흉추11번~요추2번(T11~L2) ········ 비장, 신장, 비뇨기 계통
5. 요추3번~요추5번(L3~L5) ········ 허리, 대장, 하지(下肢:다리)
6. 천추1번~천추4번(S1~S4) ········ 생식기, 방광 췌장 ⇒ 팔료혈(八髎穴)과 일치

# 9장. 요둔부(허리, 엉덩이) 12식

## 腰臀部 12式

### 학습목표

- 미용추나 요둔부 12식 수법 순서에 대하여 구분할 수 있도록 학습한다.
- 각 수법의 개념을 이해하고 실기법에 대하여 학습한다.
- 각 수법의 치료 작용에 대하여 이해하고 설명할 수 있도록 학습한다.
- 각 수법의 미용 효과에 대하여 이해하고 설명할 수 있도록 학습한다.
- 각 수법마다 사용되는 혈자리의 의의, 해부학적 위치, 주치 및 미용에 대하여 학습한다.

### 학습개요

1. 요부횡마 腰部橫摩
2. 추안요배기 推按腰背肌
3. 나유요기법 拿揉腰肌法
4. 첩장안요 疊掌按腰
5. 쌍용점신 雙龍点腎
6. 온신보기 溫腎補氣
7. 차방점강 搓傍点强
8. 요저권유 腰骶拳揉
9. 추둔부법 推臀部法
10. 주압전근 肘壓臀筋
11. 고격요부 叩擊腰部
12. 길경유여 吉慶有余

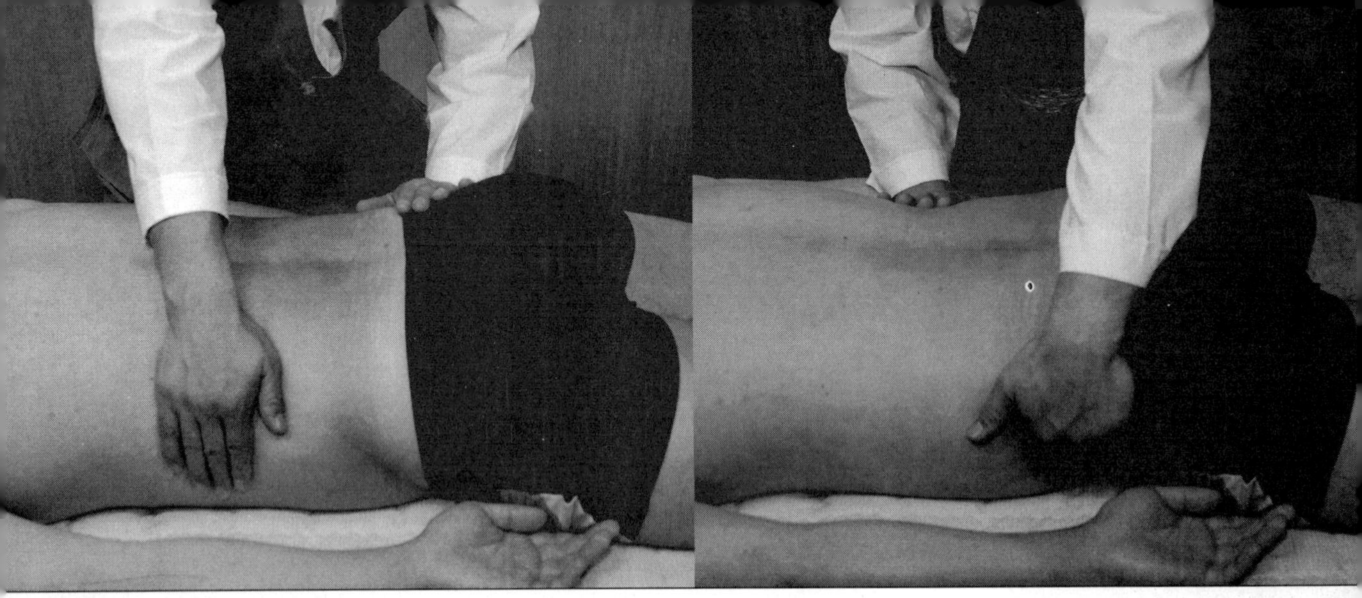

【 그림 9-1. 요부횡마 (上腹横摩) 】

# 제 ❶ 식 : 요부횡마 腰部横摩

腰部横摩
허리/부위/가로/쓰다듬을

## 치료사의 위치

立式(입식:선 자세)

## 환자의 자세

伏臥位(복와위:엎드린 자세)

## 수법

摩法(마법)

## 실기법

한 손의 손바닥을 동측(同側)의 대맥(帶脈)혈 자리에 두고 신유(腎兪), 기해유(氣海兪), 대장유(大腸兪) 혈자리까지 포함하여 반대쪽의 신유(腎兪)혈 자리들을 지나 대맥(帶脈)혈 자리까지 2-3분 횡마(横摩)법을 시행한다.

## 미용

허리 부위 비만, 체형 교정, 여드름, 탈모, 노화방지

## 치료

여성, 남성 생식기 질환

## 혈자리

帶脈(대맥), 腎兪(신유), 氣海兪(기해유), 大腸兪(대장유)

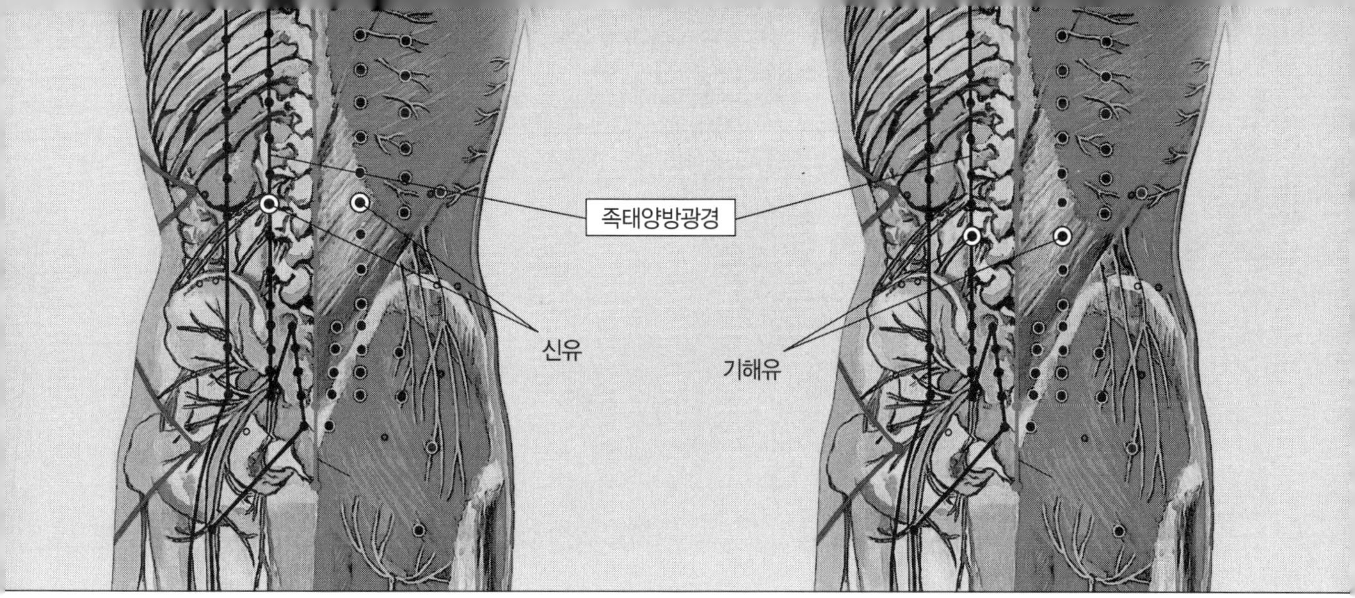


【 그림 9-2. 신유 (腎俞) 】 【 그림 9-3. 기해유 (氣海俞) 】

• 신유 腎俞 – 족태양방광경(BL23)

① **의의** : 신(腎)과 상통(相通)하므로 신유(腎俞)라 이름 하였다.

② **해부학적 위치** : 제2번 요추 극돌기 아래에서 양측으로 1촌 5푼 부위에 위치한다.

③ **주치** : 유정, 발기부전, 생리불순, 야뇨증, 불임증, 부종, 소변불리, 요통, 이명

④ **미용** : 몸이 야윈 것, 불면증, 피부 건조, 얼굴 색소침착, 다크써클, 탈모

• 기해유 氣海俞 – 족태양방광경(BL24)

① **의의** : 배꼽 아래 원기(原氣)와 통하므로 기해유(氣海俞)라 이름 하였다.

② **해부학적 위치** : 제3번 요추 극돌기 아래에서 바깥쪽으로 1촌 5푼에 위치한다.

③ **주치** : 헛배가 부를 때, 설사, 변비, 요통, 생리통, 생리불순

④ **미용** : 체력 저하, 여드름, 기미, 탈모, 부종, 체형교정

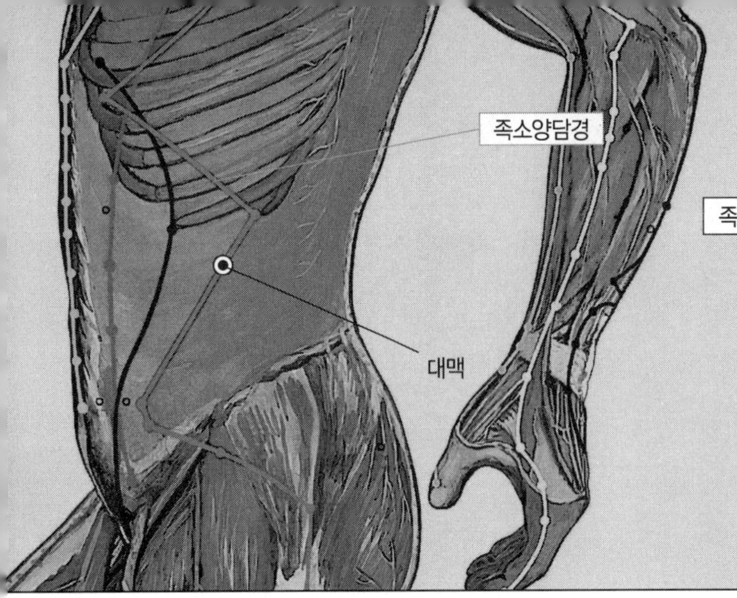


【 그림 9-4. 대맥 (帶脈) 】

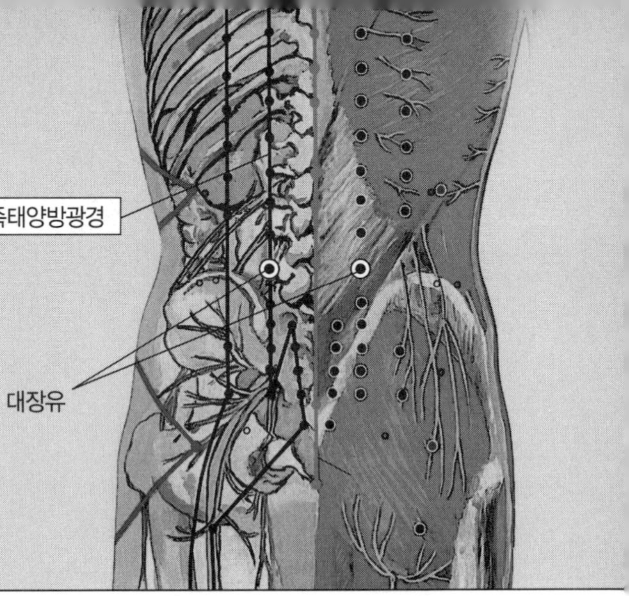


【 그림 9-5. 대장유 (大腸俞) 】

## • 대맥 帶脈 – 족소양담경(GB26)

① **의의** : 마치 속대(束帶)의 모양이라고 하였으며, 모든 경(經)을 관속(管束)하므로 대맥(帶脈)이라 이름 하였다.

② **해부학적 위치** : 제11,12번 늑골 끝의 중간을 지나는 수직과 배꼽을 지나는 수평선과의 교차점에 있다. 또는 장문(章門)혈의 바로 밑에서 배꼽의 중심 높이에 위치한다.

③ **주치** : 복통, 폐경, 월경불순, 대하증, 탈장, 허리와 옆구리 통증

④ **미용** : 체형교정, 비만, 여드름, 정서불안, 기미, 검버섯

## • 대장유 大腸俞 – 족태양방광경(BL25)

① **의의** : 대장(大腸)과 상통(相通)하므로 대장유(大腸俞)라 이름 하였다.

② **해부학적 위치** : 제4번 요추 극돌기 아래에서 양측으로 1.5촌 부위 좌우 장골릉의 가장 높은 곳을 이은 선을 "야코비선"이라고 하는데, 이선은 대체적으로 제4번 요추 극돌기의 수평선상에 위치한다.

③ **주치** : 복통, 설사, 변비, 장염, 허리, 다리의 통증

④ **미용** : 구취, 구강궤양, 여드름, 비만

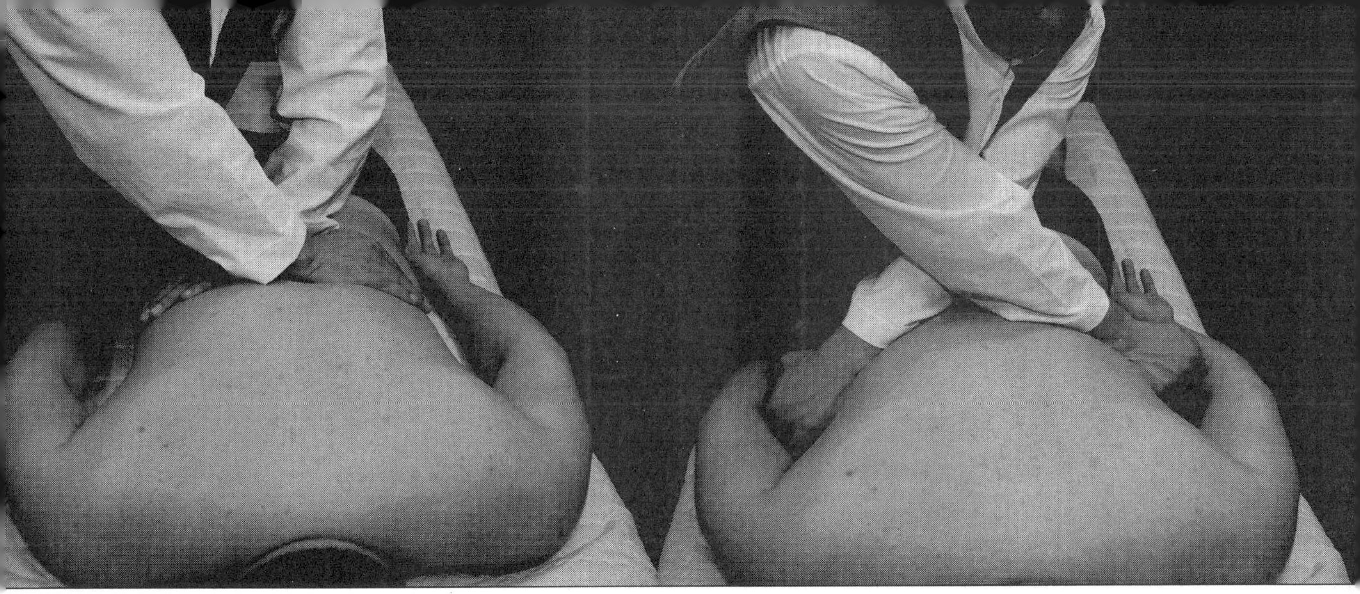

【 그림 9-6. 추안요배기 (推按腰背肌) 】

推按腰背肌
밀/누를/허리/등/근육

## 제 ❷ 식 : 추안요배기 推按腰背肌

### 치료사의 위치

立式(입식:선 자세)

### 환자의 자세

伏臥位(복와위:엎드린 자세)

### 수법

推法(추법), 按法(안법)

### 실기법

양손의 수장(手掌)을 허리에 두어 누르며 바깥쪽으로 반복으로 밀면서 위유(胃俞)혈에서 방광유(膀胱俞)혈까지 5-7번 추법(推法)과 안법(按法)을 시행한다.

### 미용

비만, 여드름, 탈모, 피부 탄력 저하

### 치료

여성 및 남성 생식기 질환

### 혈자리

胃俞(위유), 三焦俞(삼초유), 腎俞(신유), 大腸俞(대장유), 關元俞(관원유), 小腸俞(소장유)

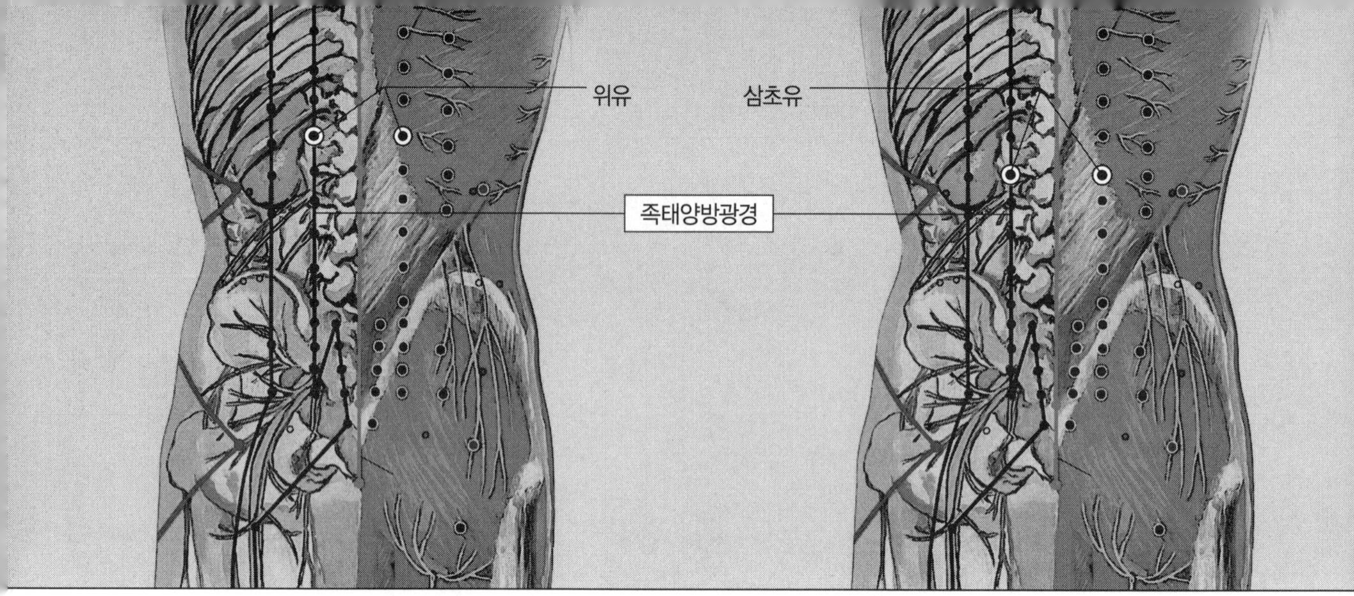


【 그림 9-7. 위유(胃兪) 】 【 그림 9-8. 삼초유 (三焦兪) 】

## • 위유 胃兪 – 족태양방광경(BL21)

① **의의** : 위(胃)와 상통(相通)하므로 위유(胃兪)라 이름 하였다.

② **해부학적 위치** : 제12번 흉추 극돌기 아래에서 바깥쪽으로 1촌 5푼에 위치한다.

③ **주치** : 비위 질환, 위통, 구토, 소화불량, 변비

④ **미용** : 몸이 야윈 경우, 피부 탄력 저하

## • 삼초유 三焦兪 – 족태양방광경(BL22)

① **의의** : 삼초(三焦)와 상통(相通)하므로 삼초유(三焦兪)라 이름 하였다.

② **해부학적 위치** : 제1번 요추 극돌기 아래에서 바깥쪽으로 1촌 5푼에 위치한다.

③ **주치** : 배에서 소리가 날 때, 헛배가 부를 때, 구토, 설사, 이질, 부종, 좌골신경통

④ **미용** : 탈모, 여드름, 노화방지, 주름

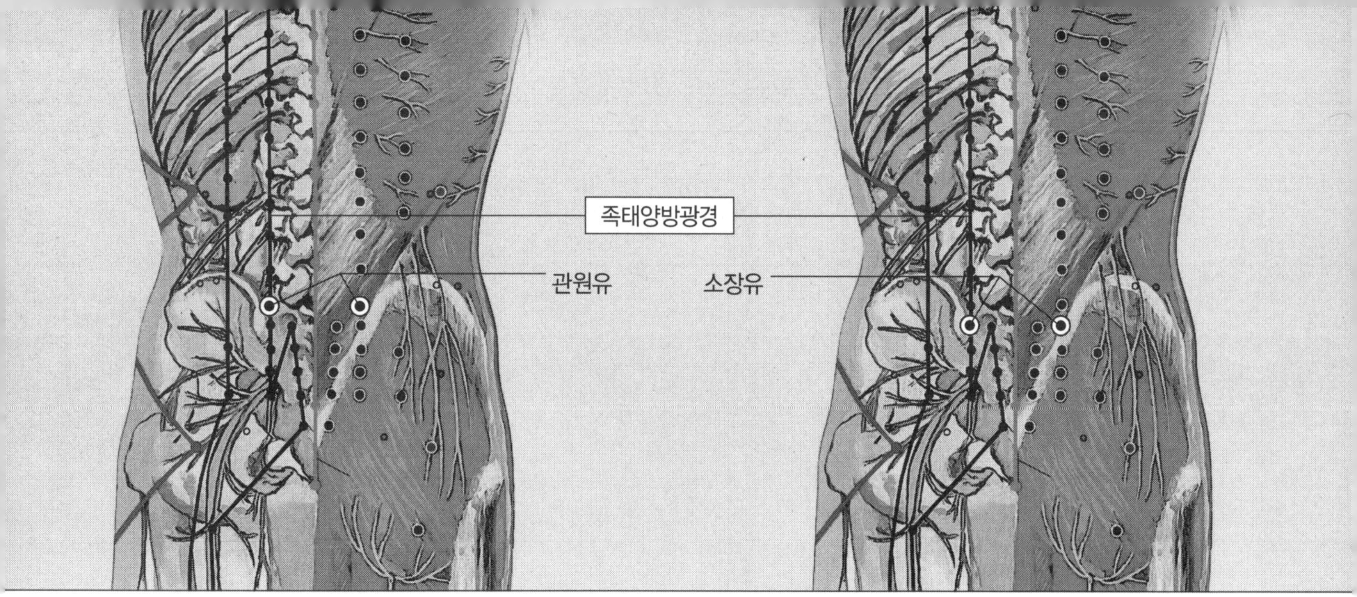


【 그림 9-9. 관원유 (關元兪) 】

【 그림 9-10. 소장유 (小腸兪) 】

- **관원유** 關元兪 **– 족태양방광경(BL26)**

① **의의** : 원(元)은 기(氣)의 시작을 알리고, 임맥(任脈)의 관원(關元)혈과 통하므로 관원유(關元兪)라 이름 하였다.

② **해부학적 위치** : 제5번 요추 극돌기 아래에서 바깥쪽으로 1촌 5푼에 위치한다.

③ **주치** : 헛배가 부를 때, 설사, 소변불리, 야뇨증, 허리 통증

④ **미용** : 탈모, 여드름, 노화방지, 주름

- **소장유** 小腸兪 **– 족태양방광경(BL27)**

① **의의** : 소장(小腸)과 상통하므로 소장유(小腸兪)라 이름 하였다.

② **해부학적 위치** : 제1번 천추 극돌기 아래에서 바깥쪽으로 1촌 5푼에 위치한다.

③ **주치** : 복통, 설사, 이질, 자기도 모르게 정액을 배설, 야뇨증, 치질, 백대, 허리 통증

④ **미용** : 피부 탄력 저하, 노화방지

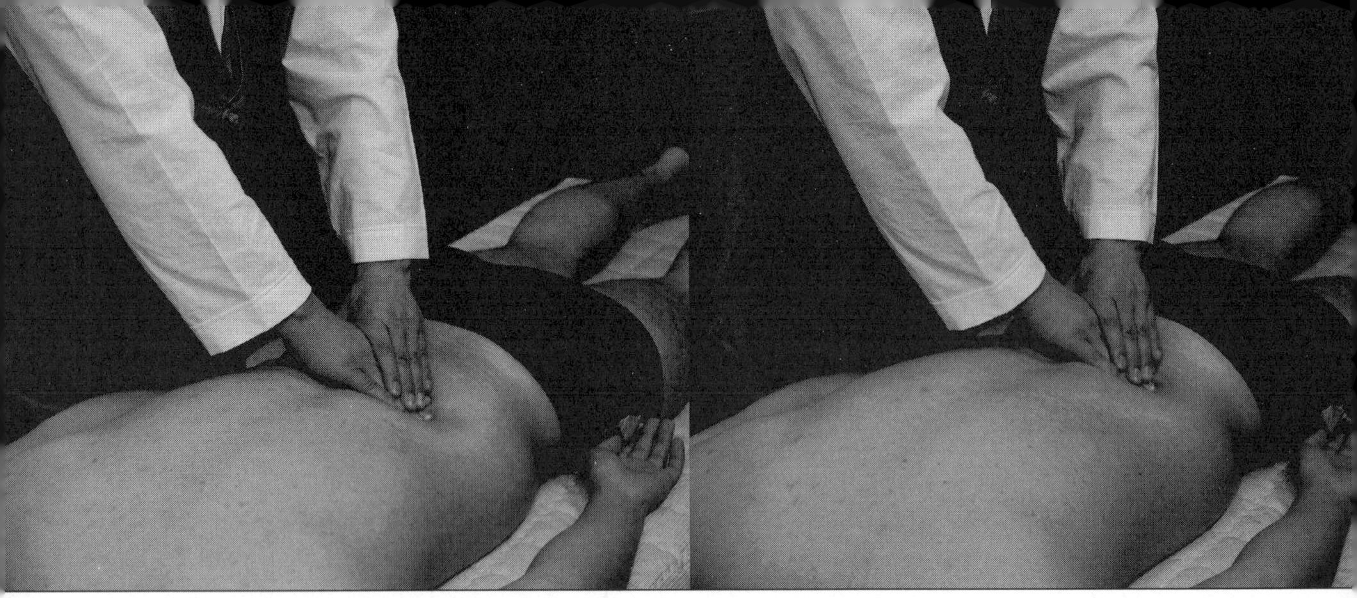

【 그림 9-11. 나유요기법 (拿揉腰肌法) 】

# 제 ③ 식 : 나유요기법 拿揉腰肌法

拿揉腰肌法
당길/문지를/허리/근육/법칙

### 치료사의 위치

立式(입식:선 자세)

### 환자의 자세

伏臥位(복와위:엎드린 자세)

### 수법

拿法(나법), 揉法(유법)

### 실기법

한 손 또는 두 손의 엄지 손가락을 나머지 손가락과 마주하여 허리와 등의 근육에 두고 척주 양쪽의 혈자리들에 대하여 나법(拿法)과 유법(揉法)을 시행한다. 마주 힘을 주어 한 손은 힘을 주고 다른 한 손은 힘을 뺀다. 한 손은 나법(拿法)을 하고 다른 한 손은 유법(揉法)을 하며 두 손을 서로 교체하면서 위에서 아래로 5-7번 시행한다.

### 미용

비만, 체형교정 및 노화방지

### 치료

여성 및 남성 생식기 질환

### 혈자리

족태양방광경 제 1, 2선

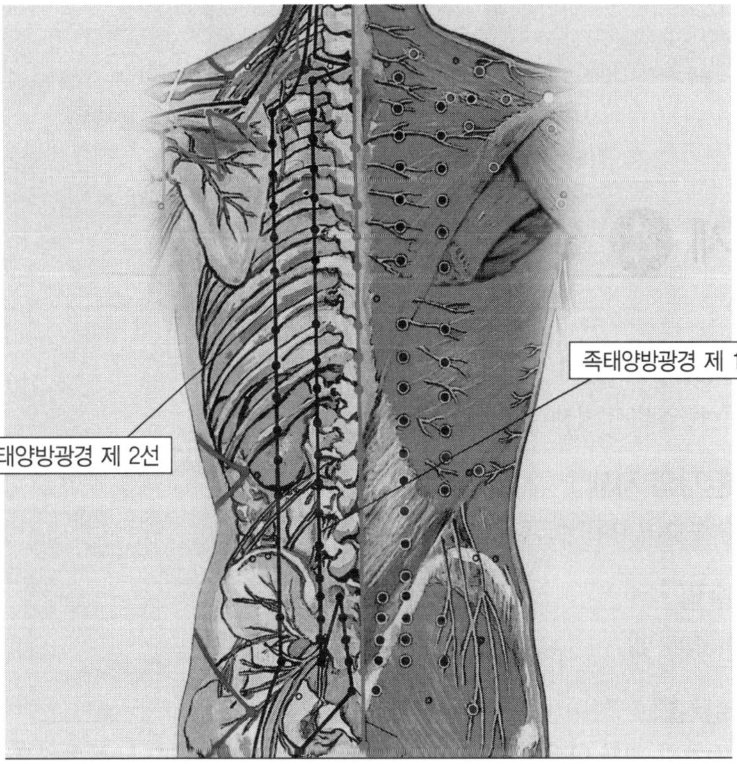


【 그림 9-12. 족태양방광경 】

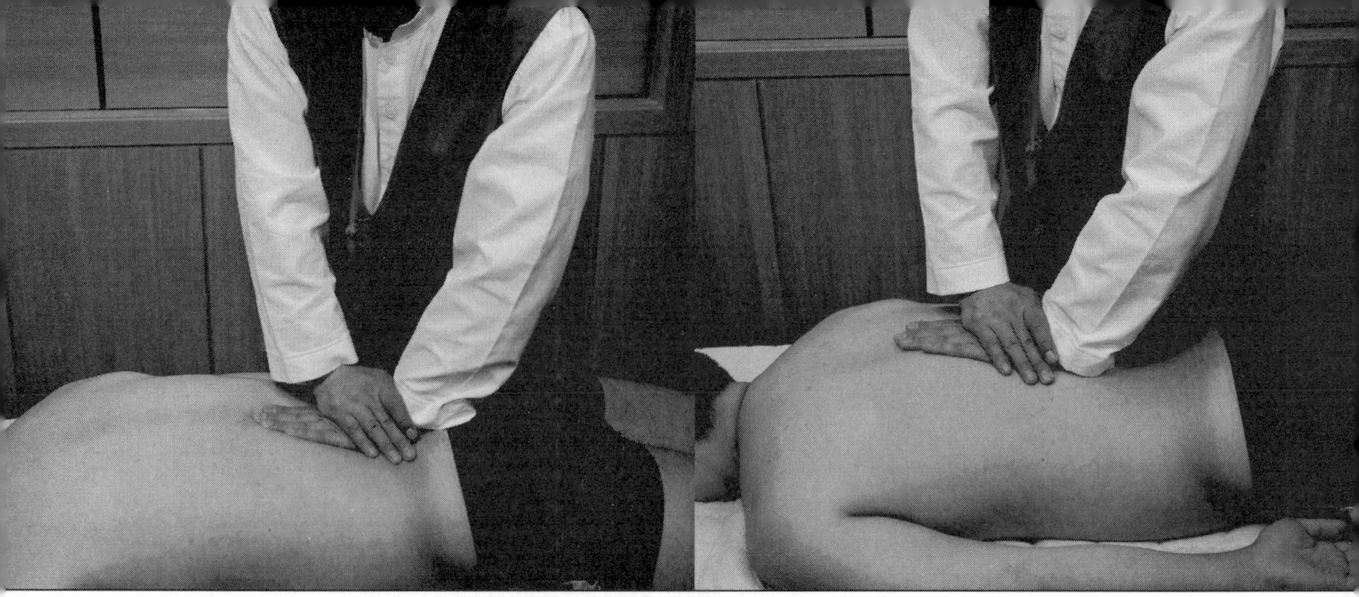

【 그림 9-13. 첩장안요 (疊掌按腰) 】

# 제 ❹ 식 : 첩장안요 疊掌按腰

疊掌按腰
겹쳐질/손바닥/누를/허리

## 치료사의 위치

立式(입식:선 자세)

## 환자의 자세

伏臥位(복와위:엎드린 자세)

## 수법

按法(안법)

## 실기법

두 손을 겹쳐 허리에 두고 정중선의 명문(命門)혈 자리를 중심으로 아래로 눌러 내려가며 3-5분 동안 안법(按法)을 시행한다.

## 미용

비만, 체형교정 및 노화방지

## 치료

여성 및 남성 생식기 질환

## 혈자리

腰陽關(요양관), 命門(명문)

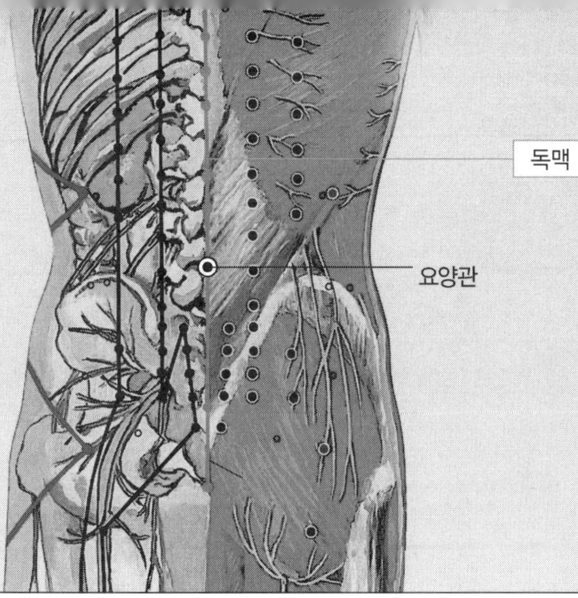


【 그림 9-14. 요양관 (腰陽關) 】

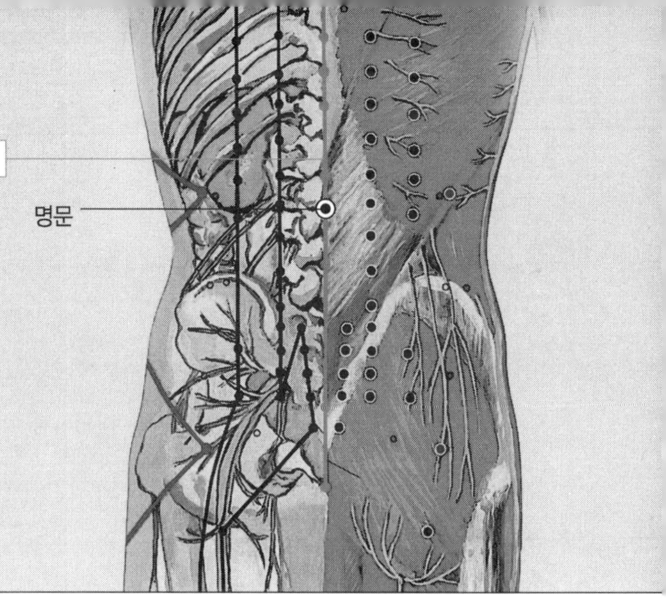


【 그림 9-15. 명문(命門) 】

## • 요양관 腰陽關 – 독맥(GV3)

① **의의** : 양(陽)은 하초(下焦)의 양기(陽氣)를 가리키며, 관(關)은 관문(關門)을 뜻한다. 독맥(督脈)과 족태양경(足太陽經) 간의 교통의 중요 도로가 되고 허리에 위치하고 있기 때문에 요양관(腰陽關)이라 이름 하였다.

② **해부학적 위치** : 제4번 요추 극돌기 아래 오목한 곳에 위치한다.

③ **주치** : 요통, 하지 운동 및 감각 장애 통증, 생리불순, 발기부전

④ **미용** : 여드름, 체형관리, 비만, 탈모, 노화방지

## • 명문 命門 – 독맥(GV4)

① **의의** : 복 혈자리가 양쪽 신유(腎兪)혈 사이에 있고 기(氣)가 출입하고 통과하여 생명을 유지하는 곳이기 때문에 명문(命門)이라 이름 하였다.

② **해부학적 위치** : 제2번 요추 극돌기 아래 오목한 곳에 위치한다.

③ **주치** : 발기부전, 불임증, 냉증, 생리불순, 생리통, 성 냉담증, 야뇨증, 소변불리, 설사, 요통, 하지 운동 및 감각 장애와 통증

④ **미용** : 얼굴이 혈색이 없고 사지가 찬 경우, 모발이 별로 없으며 정신이 맑지 않은 경우, 냉이 많은 경우, 부종

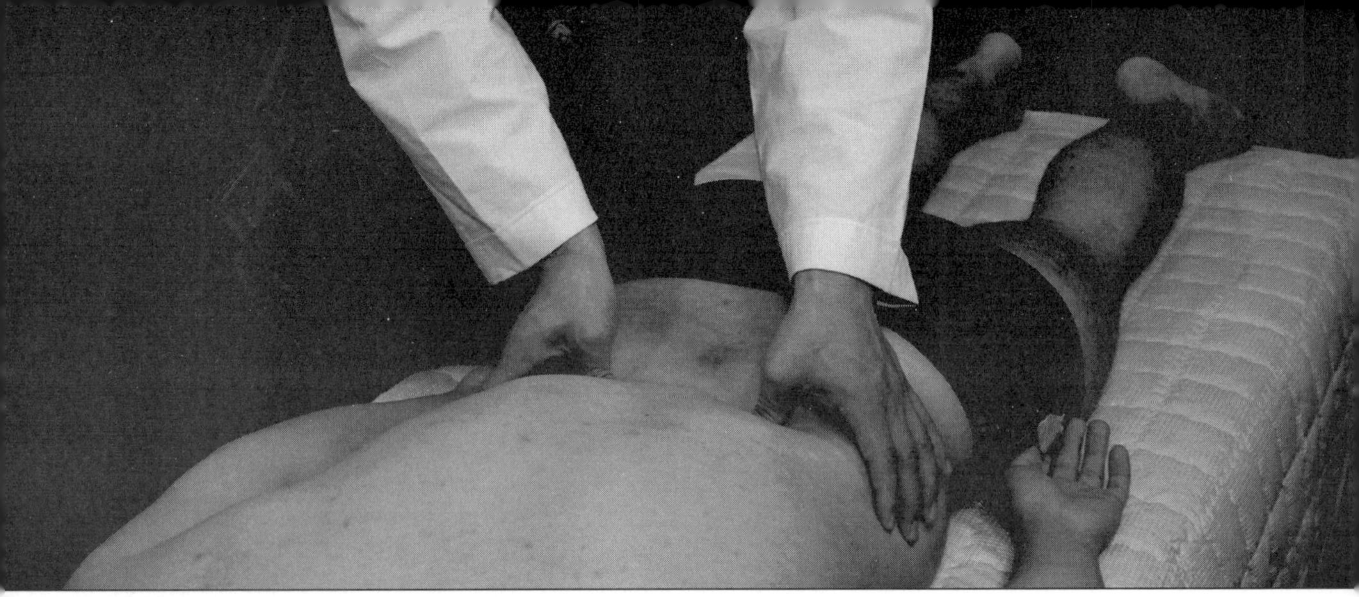

【 그림 9-16. 쌍용점신 (雙龍点腎) 】

## 제 ⑤ 식 : 쌍용점신 雙龍点腎

雙龍点腎
둘/용/누를/콩팥

### 치료사의 위치

立式(입식:선 자세)

### 환자의 자세

伏臥位(복와위:엎드린 자세)

### 수법

按法(안법), 擦法(찰법)

### 실기법

1) 두 손의 엄지를 양쪽의 신유(腎俞)혈에 두고 점차 압을 가하며 안법(按法)을 시행한다.
2) 최고점에 이르렀을 때 압을 1분 동안 지속적으로 유지한다.
3) 점차 힘을 빼면서 원상태로 돌아온다.
4) 두 손을 허리에 두고 두 신유(腎俞)혈과 명문(命門)혈을 지나 1분 동안 찰법(擦法)을 한다.

### 미용

비만, 체형교정 및 노화방지

### 치료

여성 및 남성 생식기 질환

### 혈자리

腎俞(신유), 命門(명문)

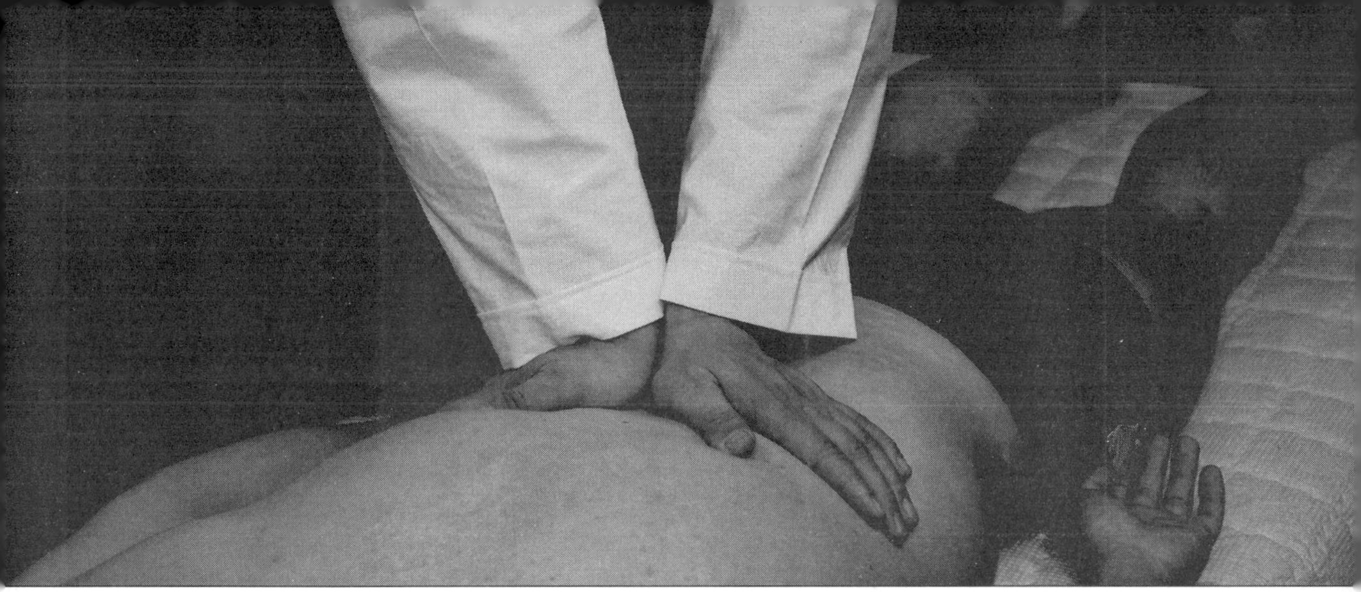

【 그림 9-17. 온신보기 (溫腎補氣) 】

溫腎補氣
따뜻할/콩팥/도울/기운

# 제 6 식 : 온신보기 溫腎補氣

### 치료사의 위치

立式(입식:선 자세)

### 환자의 자세

伏臥位(복와위:엎드린 자세)

### 수법

振法(진법), 擦法(찰법)

### 실기법

두 손을 열이 나게 비빈 후, 신속하게 두 손을 양쪽의 기해유(氣海俞) 혈 자리에 두고 진법(振法)과 찰법(擦法)을 1분 동안 시행한다.

### 미용

체력저하, 여드름, 기미, 탈모, 부종, 체형교정

### 치료

여성 및 남성 생식기 질환

### 혈자리

氣海俞(기해유)

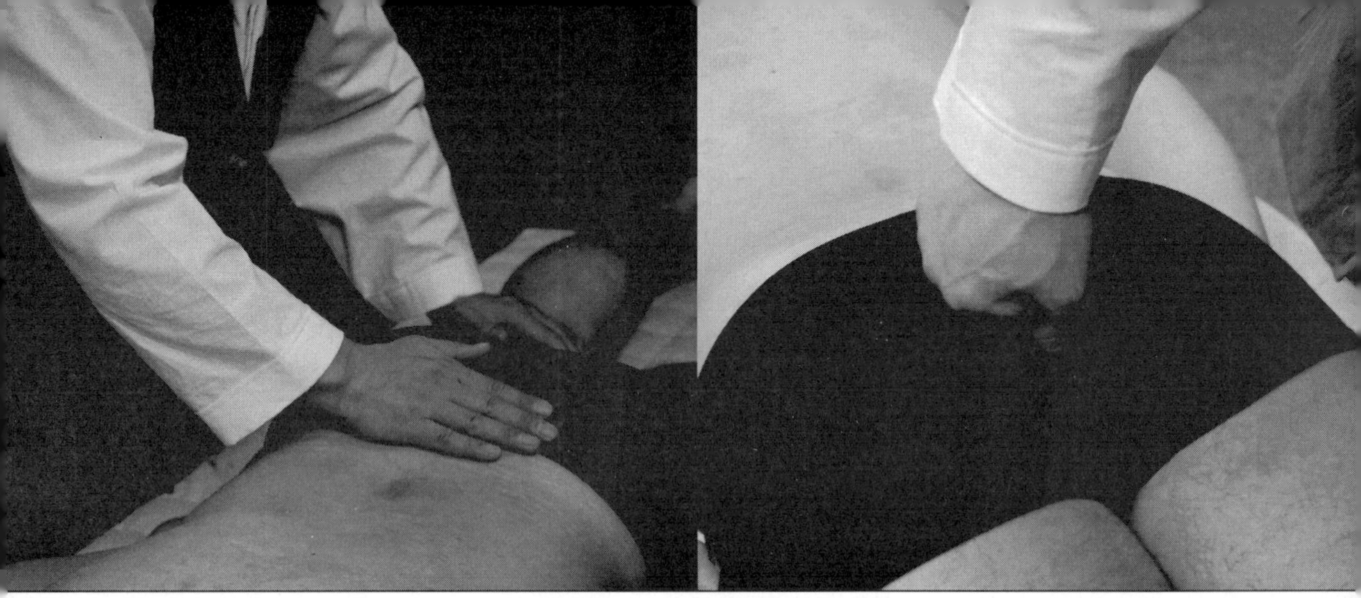

【 그림 9-18. 차방점강 (搓傍点强) 】

## 제 ❼ 식 : 차방점강 搓傍点强

搓傍点强
비빌/곁/누를/굳셀

### 치료사의 위치

立式(입식:선 자세)

### 환자의 자세

伏臥位(복와위:엎드린 자세)

### 수법

点法(점법), 揉法(유법), 擦法(찰법)

### 실기법

**1)** 손바닥을 팔료(八髎)혈 자리에 두고 2-3분 유법(揉法)과 찰법(擦法)을 시행한다.

**2)** 국소 부위에 열을 낸 후, 엄지 손가락 지복으로 장강(長强)혈 자리를 1분간 눌러 점법(点法)을 시행한다.

### 미용

체형교정, 하체 비만, 부종

### 치료

여성 및 남성 생식기 질환

### 혈자리

長强(장강), 八髎(팔료):[上髎(상료), 次髎(차료), 中髎(중료), 下髎(하료)]

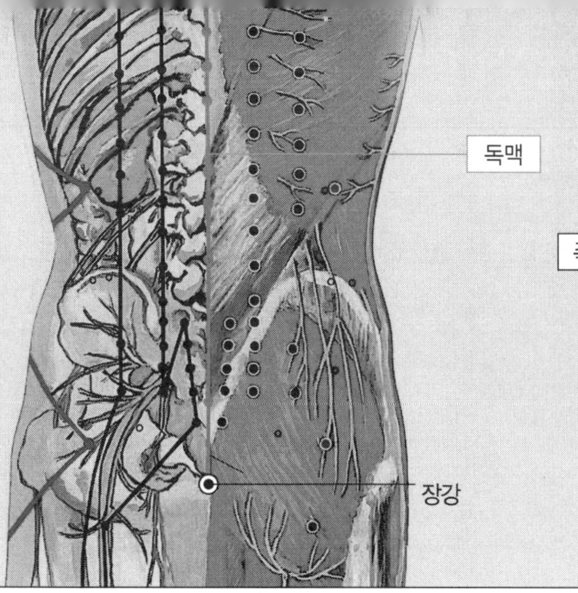


【 그림 9-19. 장강 (長强) 】

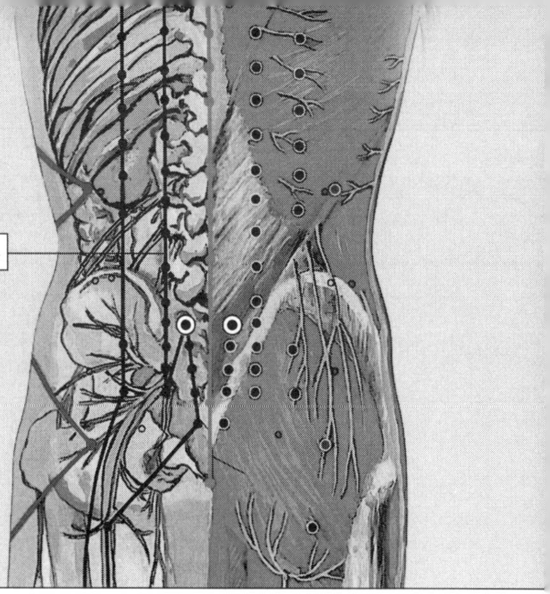


【 그림 9-20. 상료 (上髎) 】

• 장강 長强 – 독맥(GV1)

① **의의** : 장(長) 이란 장대(壯大), 왕성(旺盛)을, 강(强)은 강장(强壯), 충실(充實)을 뜻한다. 순환이 그치지 않으며 다함이 없고 쉼도 없으니 장강(長强)이라 이름 하였다.

② **해부학적 위치** : 미골 끝과 항문을 이은 선의 중간에 위치한다.

③ **주치** : 설사, 혈변, 변비, 치질, 탈항, 정신병

④ **미용** : 정서불안, 하체 비만

• 상료 上髎 – 족태양방광경(BL31)

① **의의** : 요골(橈骨)은 천골(薦骨)을 가리킨다. 제1번 후천골공에 위치하고 상(上)에 있기에 상료(上髎)라 이름 하였다.

② **해부학적 위치** : 엎드려서 제1번 후천골공에서 위치한다.

③ **주치** : 대·소변을 잘 보지 못할 때, 월경불순, 대하증, 자궁이 튀어나올 때, 자기도 모르게 정액을 배설할 때, 허리 통증

④ **미용** : 체형교정, 하체 비만, 부종

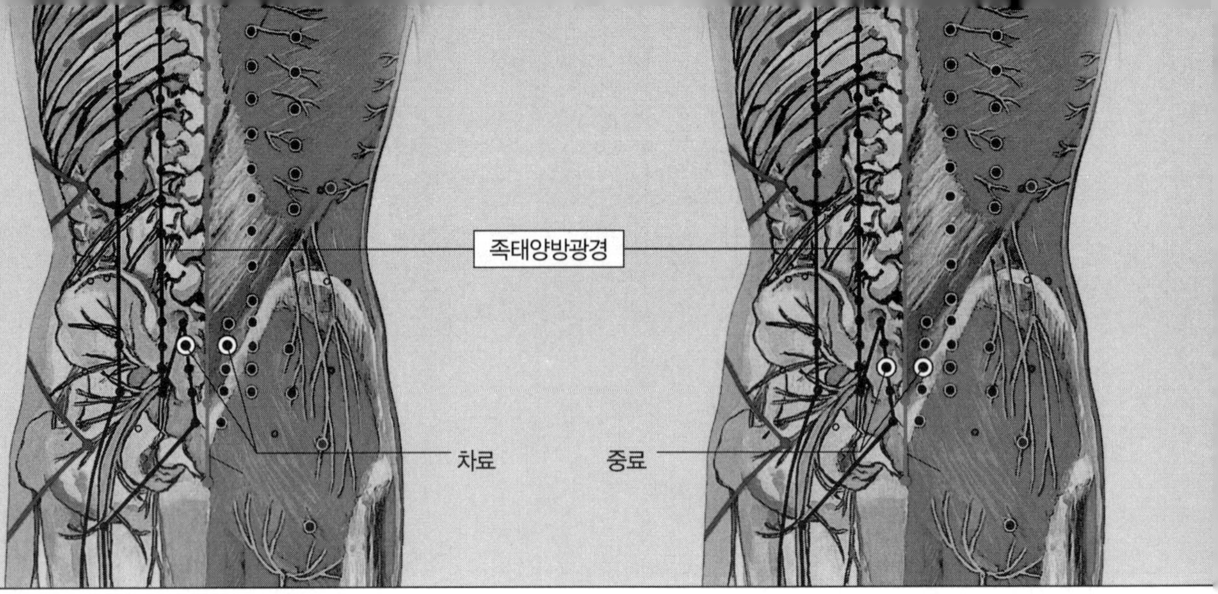


【 그림 9-21. 차료 (次髎) 】 【 그림 9-22. 중료 (中髎) 】

## • 차료 次髎 – 족태양방광경(BL32)

① **의의** : 제2번 후천골공에 있으므로 차료(次髎)라 이름 하였다.

② **해부학적 위치** : 엎드려서 제2번 후천골공에서 위치한다.

③ **주치** : 탈장, 월경불순, 생리통, 대하증, 소변불리, 자기도 모르게 정액을 배설할 때, 허리 통증, 반신불수

④ **미용** : 체형교정, 하체 비만, 부종

## • 중료 中髎 – 족태양방광경(BL33)

① **의의** : 제3번 후천골공에 위치하며, 중간에 있으므로 중료(中髎)라 이름 하였다.

② **해부학적 위치** : 제3번 후천골공에서 위치한다.

③ **주치** : 변비, 설사, 허리 통증, 월경불순, 소변불리

④ **미용** : 체형교정, 하체 비만, 부종

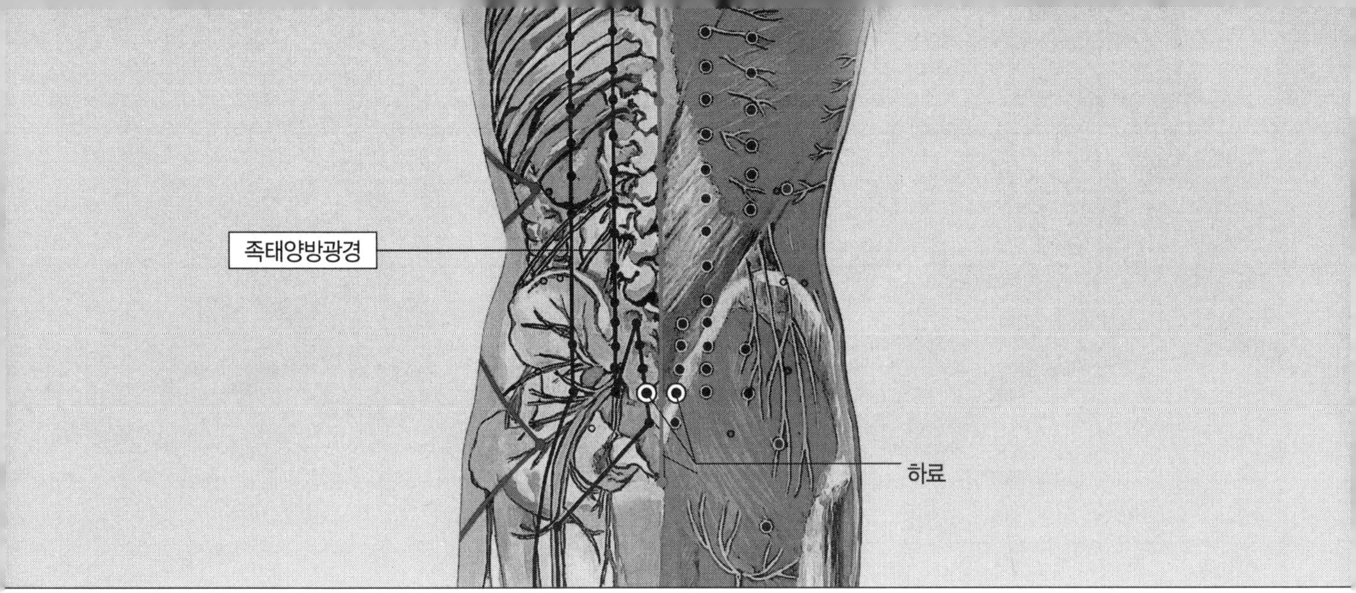


【 그림 9-19. 하료(下髎) 】

**취(取)한다**와
**취혈(取穴)*한다**의
차이

'취(取)한다'는 말은 '채택하다, 가지다'라는 의미이고 '혈(穴)자리를 취(取)한다'는 말은 즉 '혈자리를 가져와서 채택하여 사용한다'는 의미이다.

그러므로 '취한다'는 술어만 있고 '취혈한다'는 술어와 목적어가 같이 있는 것이다.

## • 하료 下髎 – 족태양방광경(BL34)

① **의의** : 제4번 후천골공에 위치하며 아래에 있으므로 하료(下髎)라 이름 하였다.

② **해부학적 위치** : 제4번 후천골공에서 취혈(取穴)*하며 대략 백환유(白環俞)와 독맥(督脈)사이에 위치한다.

③ **주치** : 복통, 변비, 허리 통증, 소변을 시원하게 잘 보지 못할 때, 대하증

④ **미용** : 체형교정, 하체 비만, 부종

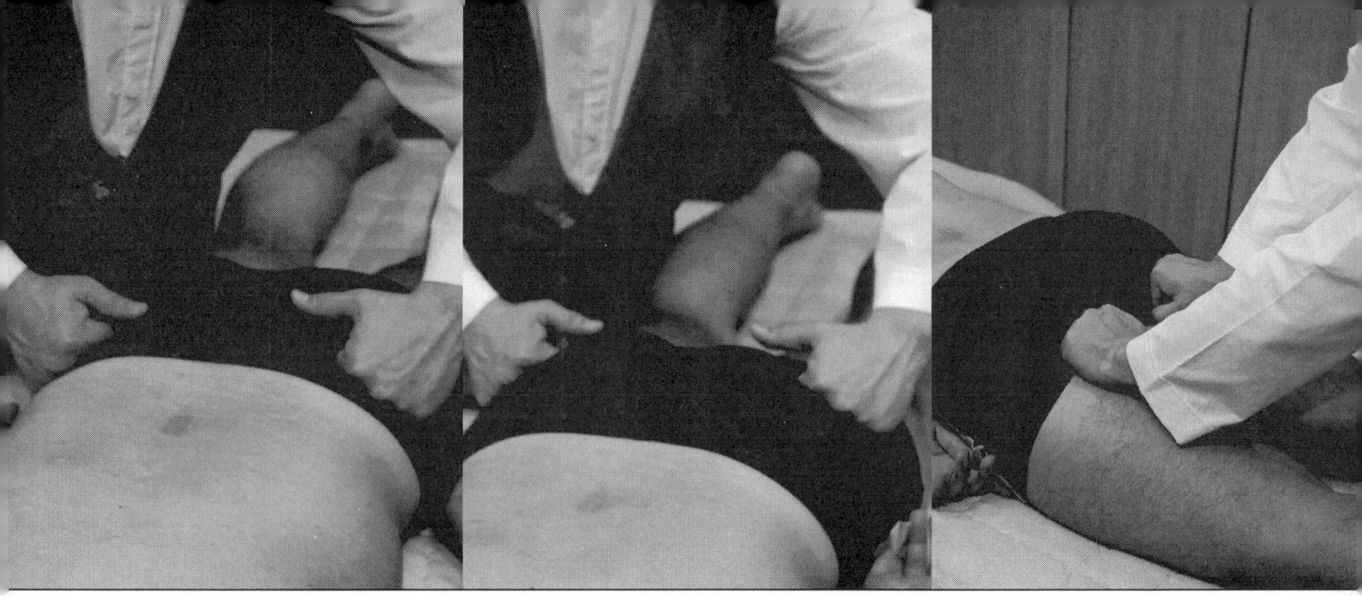

【 그림 9-24. 요저권유 (腰骶拳揉) 】

# 제 ❽ 식 : 요저권유 腰骶拳揉

腰骶拳揉
허리/공무니/주먹/문지를

## 치료사의 위치

立式(입식:선 자세)

## 환자의 자세

伏臥位(복와위:엎드린 자세)

## 수법

按法(안법), 揉法(유법)

## 실기법

1) 주먹을 쥐고 둔부의 질변(秩邊)혈 자리를 중심으로 1~3분 동안 권유(拳揉)법을 시행한다.
2) 천골과 장골의 관절 윗변두리로부터 아래로 둔부를 지나 승부(承扶)혈자리까지 1-3분 권유(拳揉)법을 시행한다.

## 미용

하체 비만, 체형교정

## 치료

요통, 다리 통증

## 혈자리

秩邊(질변), 環跳(환도), 承扶(승부)

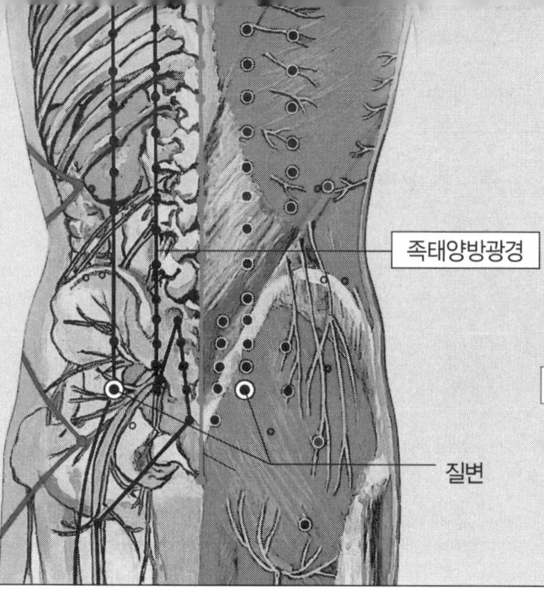


【 그림 9-25. 질변 (秩邊) 】

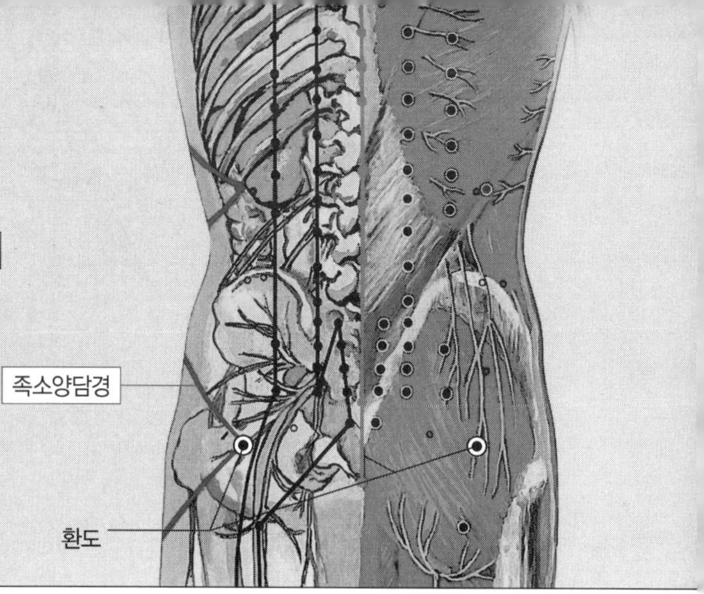


【 그림 9-26. 환도 (環跳) 】

- **질변** 秩邊 – **족태양방광경(BL54)**

① **의의** : 질(秩)은 순서(順序), 배열(配列)을 가리키며, 변(邊)은 변두리 멀다는 뜻이다. 배부(背部)의 모든 혈은 장부 순서로 배열되었고, 본 혈은 제일 아래에 있으므로 질변(秩邊)이라 이름 하였다.

② **해부학적 위치** : 요유(腰俞)혈 외측 3촌에 위치한다.

③ **주치** : 소변불리, 변비, 치질, 허리와 꽁무니뼈 부위 통증, 하지마비

④ **미용** : 하체 비만, 체형교정

- **환도** 環跳 – **족소양담경(GB30)**

① **의의** : 사람이 도약(跳躍)할 때 본 혈자리에 반환형(半環形)의 오목한 곳이 형성되므로 환도(環跳)라 이름 하였다.

② **해부학적 위치** : 옆으로 누워 하퇴부를 똑바로 펴고 대퇴부를 굽혔을 때 대전자 뒤쪽 부위의 오목한 곳으로 대퇴골 대전자의 최고점과 천골관열공을 선으로 이었을 때 외측 1/3과 내측 2/3의 교차점에 위치한다.

③ **주치** : 하지의 운동 또는 감각 기능 장애, 좌골신경통, 요통

④ **미용** : 하체 비만, 체형교정

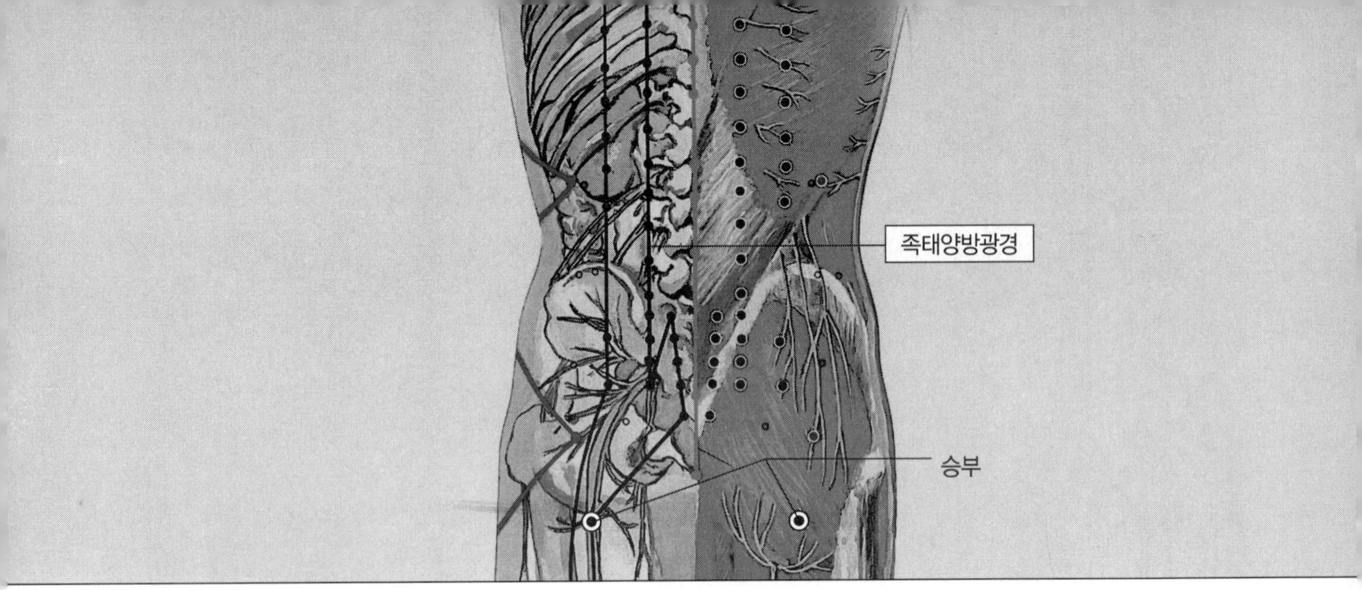


【 그림 9-27. 승부 (承扶) 】

- **승부** 承扶 **– 족태양방광경(BL36)**

① **의의** : 승(承)은 승수(承受), 부(扶)는 부지(扶持), 부조(扶助)를 가리킨다. 대퇴부(大腿部)에 위치하고 인체를 승수(承受), 지지(支持)하기 때문에 승부(承扶)라 이름 하였다.

② **해부학적 위치** : 대퇴후면 중간선상 둔횡문 정중에 위치한다.

③ **주치** : 요통, 둔부 통증, 햄스트링, 치질

④ **미용** : 하체 비만, 체형교정

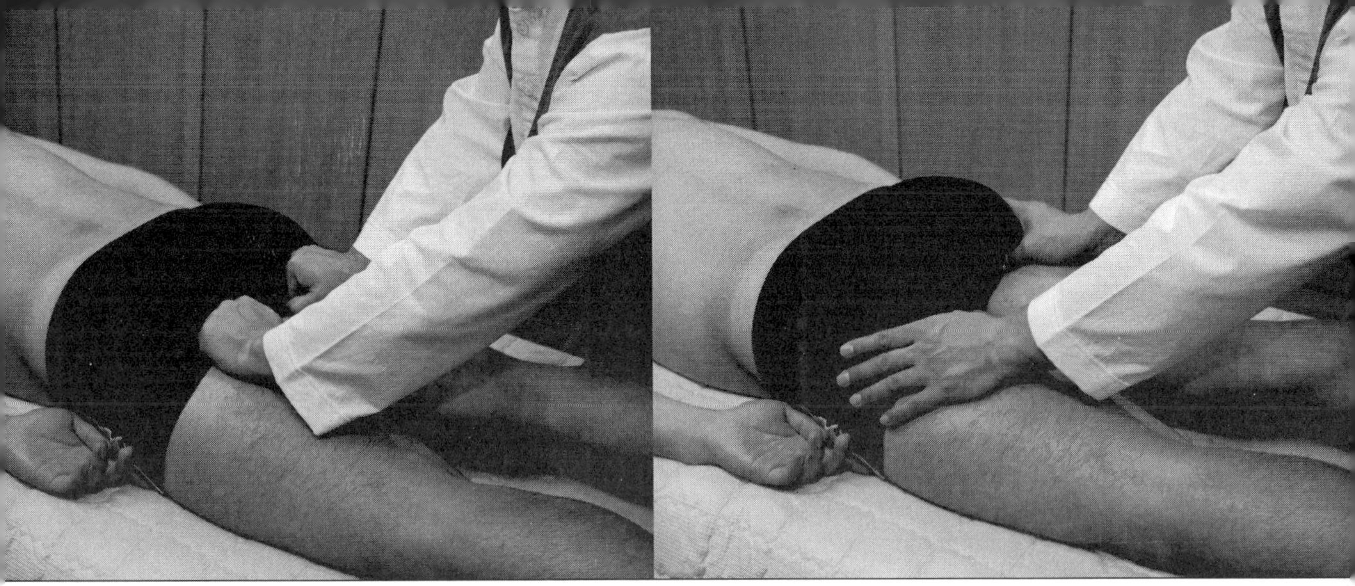

【 그림 9-28. 추둔부법 (推臀部法) 】

推臀部法
밀/엉덩이/부위/법칙

# 제 9 식 : 추둔부법 推臀部法

## 치료사의 위치

立式(입식:선 자세)

## 환자의 자세

伏臥位(복와위:엎드린 자세)

## 수법

推法(추법)

## 실기법

양손을 주먹 쥐고 둔부의 양쪽 질변(秩邊)혈자리를 지과 부위로 1~2분 동안 추법(推法)을 시행한다.

## 미용

하체 비만, 체형교정

## 치료

변비, 치질

## 혈자리

承扶(승부), 秩邊(질변)

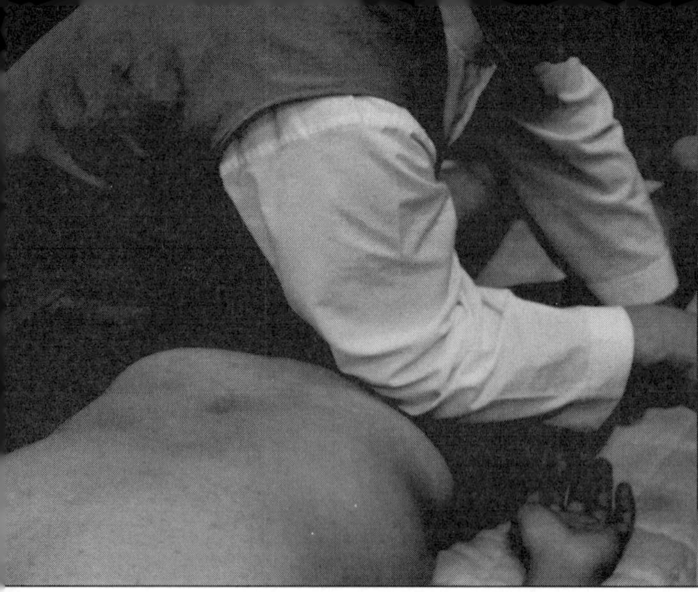
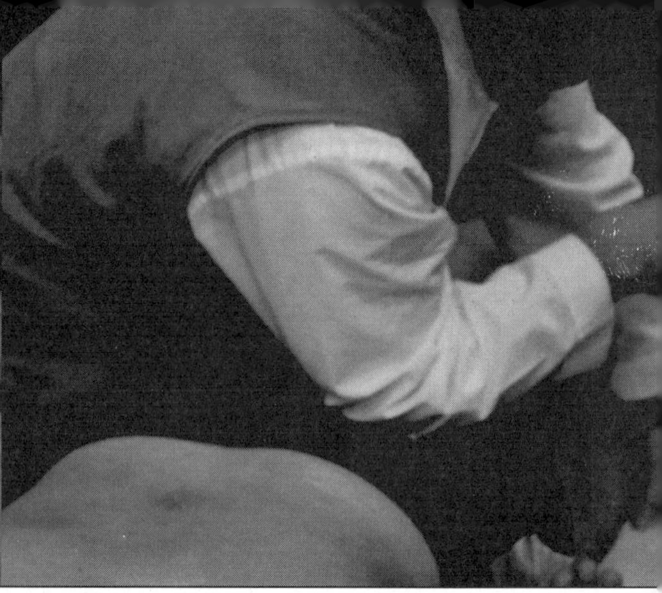

【 그림 9-29. 주압전근 (肘壓殿筋) 】

# 제 ⑩ 식 : 주압전근 肘壓殿筋

肘壓殿筋
팔꿈치/누를/대궐/힘줄

## 치료사의 위치

立式(입식:선 자세)

## 환자의 자세

伏臥位(복와위:엎드린 자세)

## 수법

肘壓法(주압법)

## 실기법

한 손의 팔꿈치를 굽혀 그 팔꿈치 끝을 이용해 환자의 둔부의 혈자리 및 전체를 눌러 주압법(肘壓法)을 시행한다.

## 미용

체형교정, 하체 비만

## 치료

좌골신경통, 이상근 손상 증후군, 유뇨, 불임증, 임포텐츠, 전립선염

## 혈자리

環跳(환도), 秩邊(질변), 胞荒(포황)

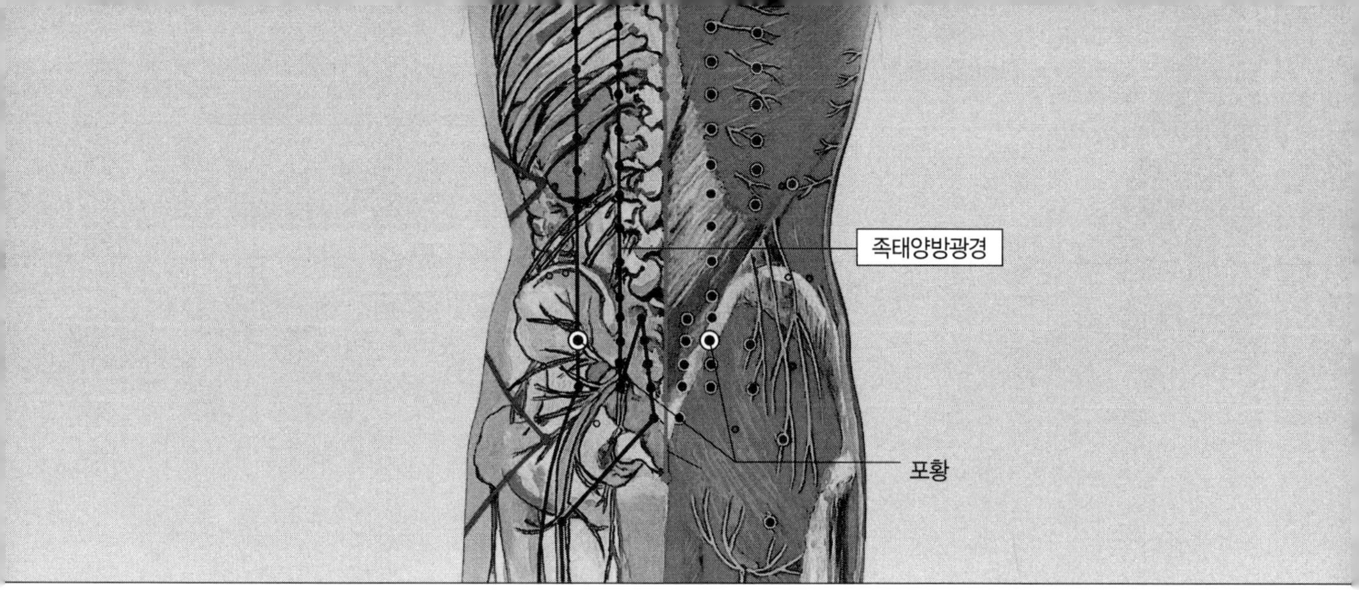


【 그림 9-30. 포황 (胞荒) 】

• 포황 胞荒 – 족태양방광경(BL53)

① **의의** : 포(胞)는 방광(膀胱)이며, 황(肓)은 막(膜)이다. 방광유(膀胱俞) 옆에 있으므로 포황(胞肓)이라 이름 하였다.

② **해부학적 위치** : 제2번 천골 극돌기 아래에서 바깥쪽으로 3촌에 위치한다.

③ **주치** : 변비, 방광 결석증, 좌골신경통 등

④ **미용** : 하체 비만, 체형교정

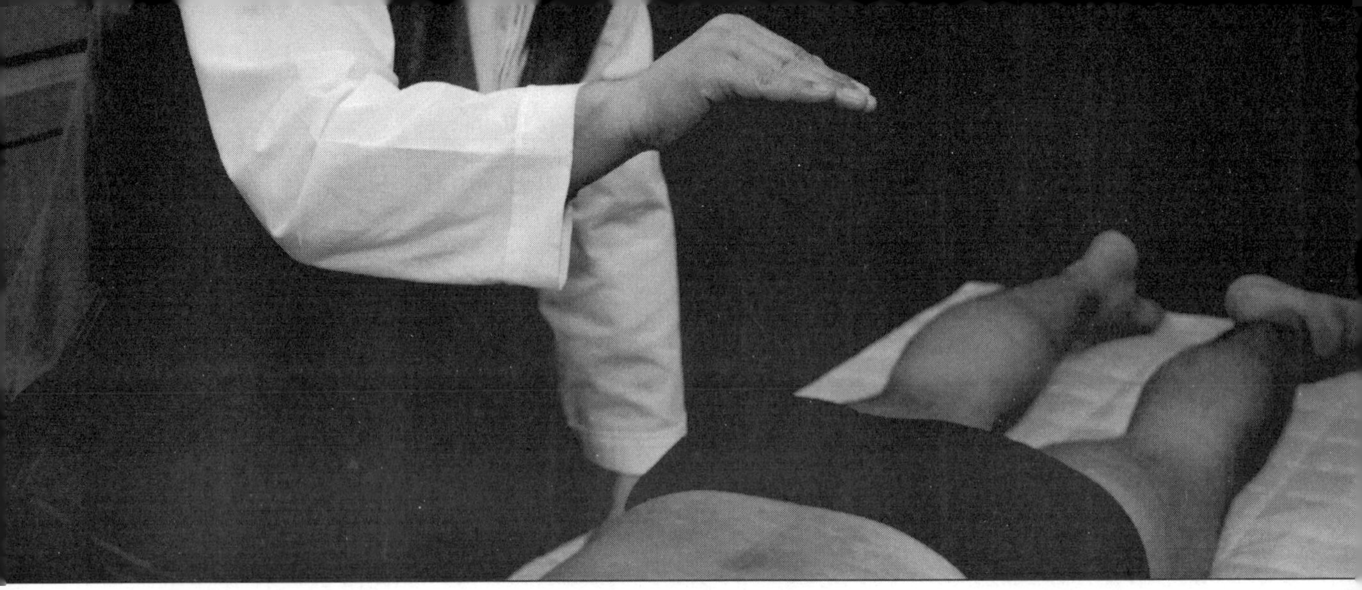

【 그림 9-31. 고격요부 (叩擊腰部) 】

## 제 ⑪ 식 : 고격요부 叩擊腰部

叩擊腰部
두드릴/칠/허리/부위

### 치료사의 위치
立式(입식:선 자세)

### 환자의 자세
伏臥位(복와위:엎드린 자세)

### 수법
叩擊法(고격법)

### 실기법
허장(虛掌)을 만들어 요부와 둔부에 고격법(叩擊法)을 시행한다.

### 미용
생식기와 비뇨기 계통 보건, 비만, 노화방지

### 치료
여성과 남성 생식기 질환

### 혈자리
요둔부 전체 주위 경혈

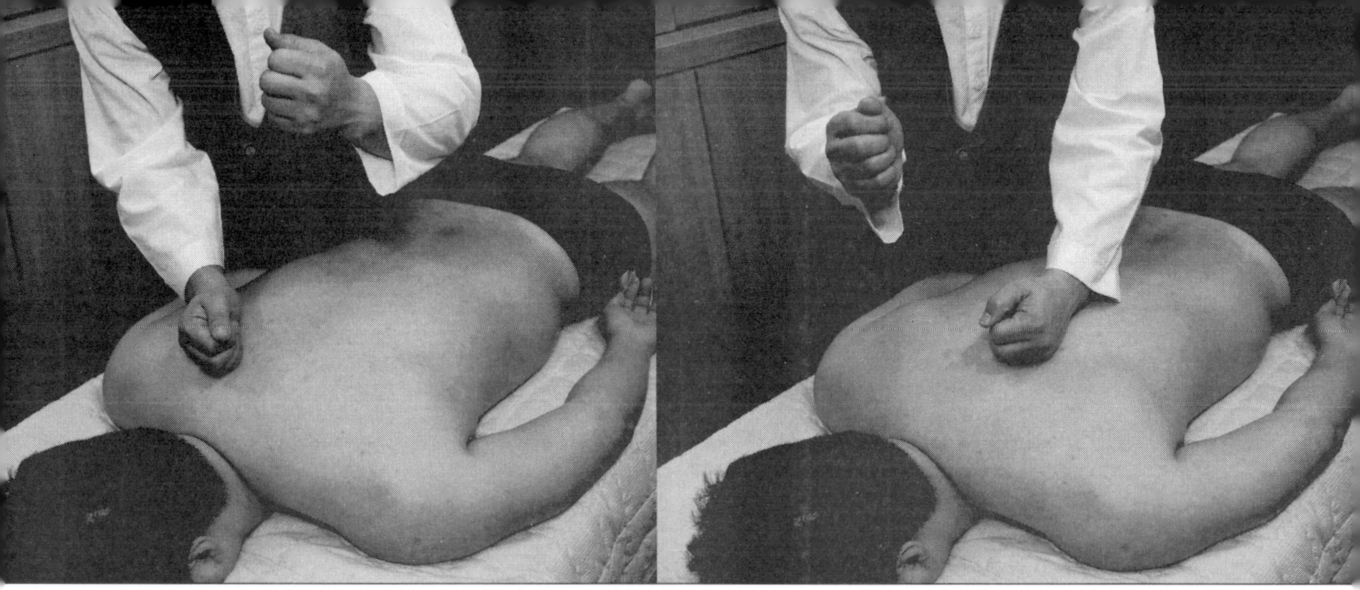

【 그림 9-32. 길경유여 (吉慶有余) 】

吉慶有余
길할/경사/있을/나머지

# 제 ⑫ 식 : 길경유여 吉慶有余

## 치료사의 위치

立式(입식:선 자세)

## 환자의 자세

伏臥位(복와위:엎드린 자세)

## 수법

叩擊法(고격법)

## 실기법

빈 주먹을 쥐고 손목관절의 힘으로 어깨와 척주 양쪽의 근육에 반복적으로 고격법(叩擊法)을 시행한다.

## 미용

생식기와 비뇨기 계통 보건, 비민, 노화방지

## 치료

척수 운동 장애 및 통증, 외감풍한(外感風寒) 표증(表證)

## 혈자리

등 부위 주위 경혈

## 학/습/정/리

- 미용추나 요둔부 12식을 시행할 때, 치료사의 위치는 입식(선 자세)을 취한다.
- 미용추나 요둔부 12식을 시행할 때, 환자의 자세는 복와위(엎드린 자세)를 취한다.
- 각 수법에 사용되는 혈자리와 경락에 따라서 미용 및 치료 효과에 영향을 준다.
- 미용추나 요둔부 12식에서는 허리, 엉덩이 주위 경혈들을 중심으로 시행한다.
- 미용추나 요둔부 12식에서는 擦法(찰법), 点法(점법), 揉法(유법), 按法(안법)을 위주로 사용한다.

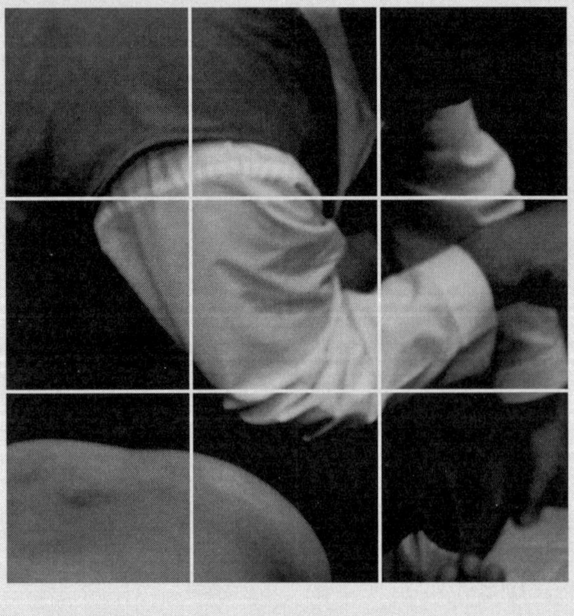

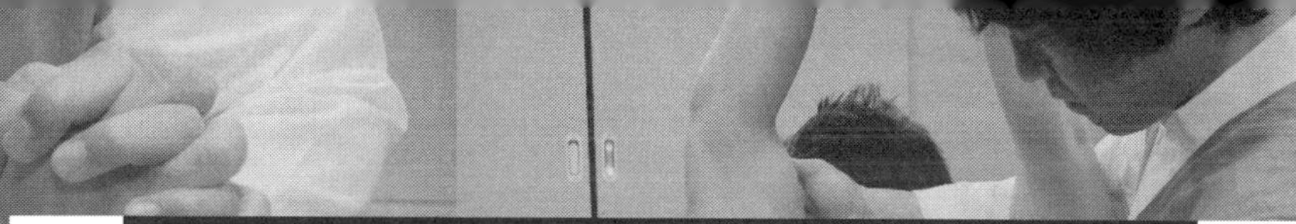

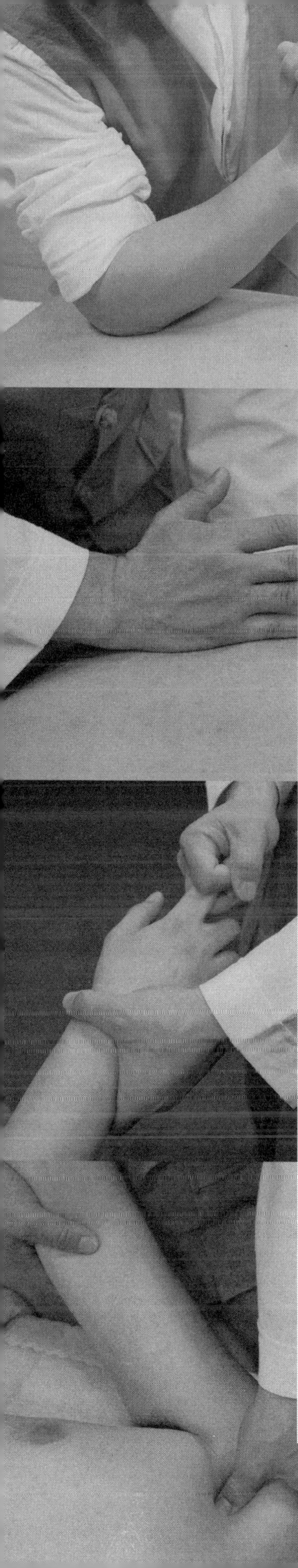

# 10장. 하지전부(다리 앞면) 19식

## 下肢前部 19式

### 학습목표

- 미용추나 하지전부 19식 수법 순서에 대하여 구분할 수 있도록 학습한다.
- 각 수법의 개념을 이해하고 실기법에 대하여 학습한다.
- 각 수법의 치료 작용에 대하여 이해하고 설명할 수 있도록 학습한다.
- 각 수법의 미용 효과에 대하여 이해하고 설명할 수 있도록 학습한다.
- 각 수법마다 사용되는 혈자리의 의의, 해부학적 위치, 주치 및 미용에 대하여 학습한다.

### 학습개요

1. 고내측유날 股內側揉捏
2. 나고내측법 拿股內側法
3. 고내측점법 股內側点法
4. 고전측유법 股前側揉法
5. 고전측곤법 股前側滾法
6. 안고전법 按股前法
7. 추고전측 推股前側
8. 고외측유법 股外側揉法
9. 추고외측 推股外側
10. 권정합유 拳頂合揉
11. 슬관절주위유법 膝關節周圍揉法
12. 차장호슬 搓掌護膝
13. 장안빈골 掌按髕骨
14. 호구추빈골 虎口推髕骨
15. 유족삼리법 揉足三里法
16. 지유족혈 指揉足穴
17. 발신족지 拔伸足指
18. 장마족배 掌摩足背
19. 하지두동법 下肢抖動法

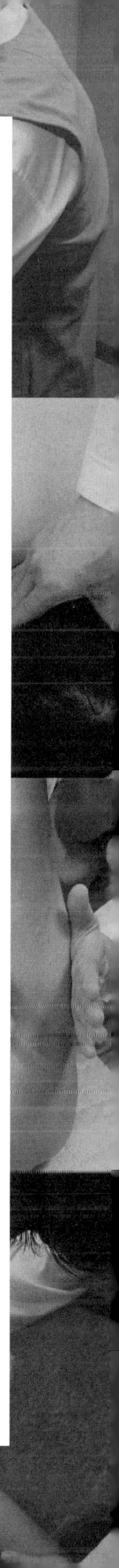

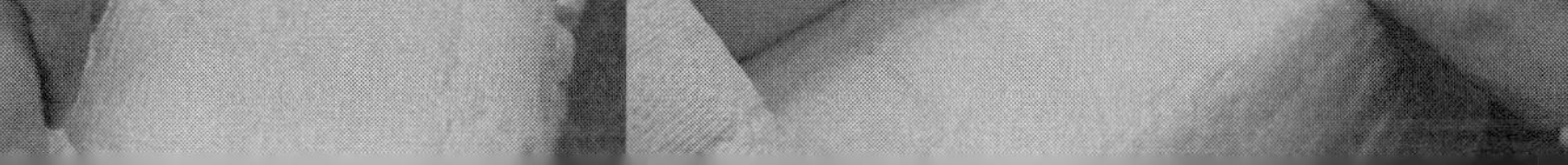

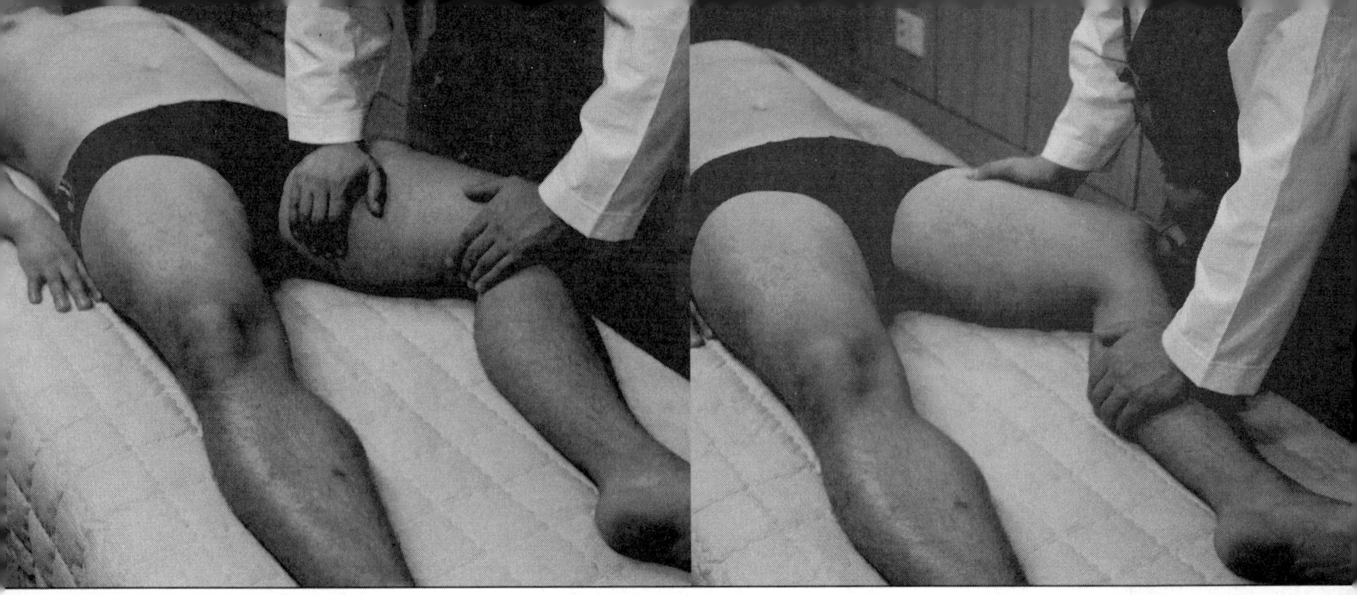

【 그림 10-1. 고내측유날 (股內側揉捏) 】

# 제 ❶ 식 : 고내측유날 股內側揉捏

股內側揉捏
넓적다리/안/곁/문지를/잡을

## 치료사의 위치

立式(입식:선 자세)

## 환자의 자세

仰臥位(앙와위:누운 자세)

## 수법

揉法(유법), 捏法(날법)

## 실기법

두 손의 네 손가락을 대퇴 내측 위의 음렴(陰廉)혈자리와 족오리(足五里)혈자리에 두고 위로부터 아래로 음릉천(陰陵泉)혈자리까지 2-3분간 반복으로 유법(揉法)과 날법(捏法)을 시행한다.

## 미용

피부 가려움증, 탈모, 여드름, 하지 비만, 체형 관리

## 치료

무릎관절염, 생리불순, 자궁출혈, 폐경

## 혈자리

陰廉(음렴), 足五里(족오리), 陰陵泉(음릉천), 血海(혈해), 족삼음경

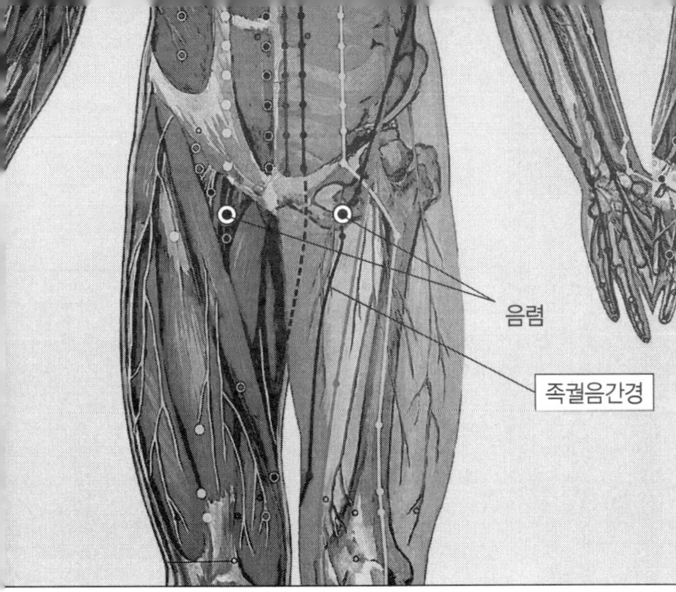


【 그림 10-2. 음렴 (陰廉) 】

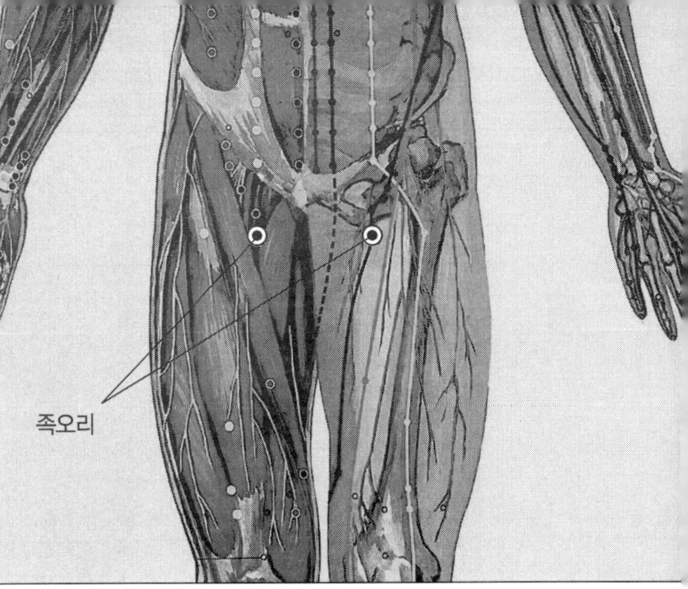


【 그림 10-3. 족오리 (足五里) 】

- **음렴** 陰廉 **– 족궐음간경(LR11)**

① **의의** : 음(陰)은 전음부(前陰部)를, 옆면 모서리를 렴(廉)이라 가리킨다. 본 혈자리는 전음(前陰) 옆면 가까이에 있기 때문에 음렴(陰廉)이라 이름 하였다.

② **해부학적 위치** : 기충(氣衝)혈과 족오리(足五里)혈 사이로 기충(氣衝)혈 아래 2촌에서 위치한다.

③ **주치** : 생리불순, 대하증, 생리통, 갱년기 증후군

④ **미용** : 여드름, 탈모, 얼굴 색소침착, 하지 비만

- **족오리** 足五里 **– 족궐음간경(LR10)**

① **의의** : 오리(五里)는 오장(五臟)의 리(裏)를 가리키고, 하지(下肢)와 오장(五臟)의 리병(裏病)을 치료하기 때문에 족오리(足五里)라 이름 하였다.

② **해부학적 위치** : 기충(氣衝)혈과 곡천(曲泉)혈 사이로 기충(氣衝)혈 아래 3촌 장내전근에 위치한다.

③ **주치** : 생리통, 소변을 잘 보지 못할 때, 고환염, 임파선염

④ **미용** : 여드름, 탈모, 얼굴 색소침착, 하지 비만

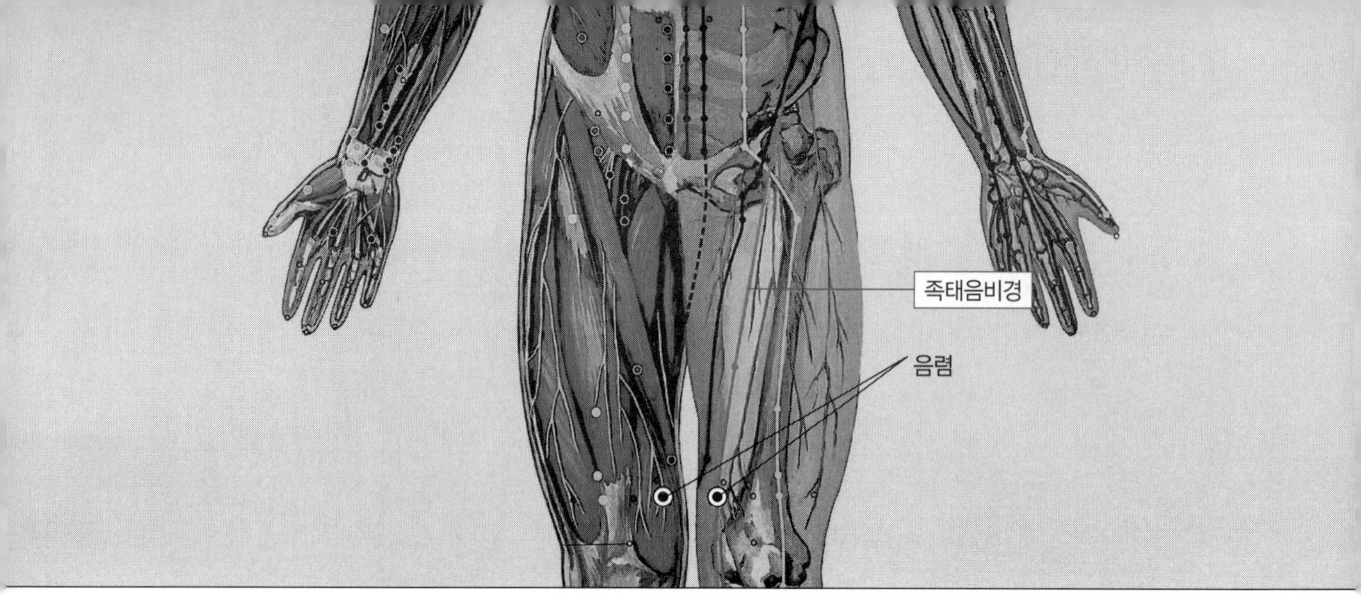


【 그림 10-4. 혈해 (血海) 】

• **혈해** 血海 **– 족태음비경(SP10)**

① **의의** : 본 혈자리는 기혈(氣血)이 마치 모든 물이 흘러 들어가는 바다(海)와 같고, 혈(血)을 주관하기 때문에 혈해(血海)라 이름 하였다.

② **해부학적 위치** : 대퇴내측에 무릎을 구부렸을 때, 슬개골 내측 위로 2촌 부위에 위치한다.

③ **주치** : 월경과다, 생리불순, 생리통, 폐경

④ **미용** : 피부 가려움증, 얼굴 색소침착, 주근깨, 기미, 탈모, 여드름, 습진, 비만

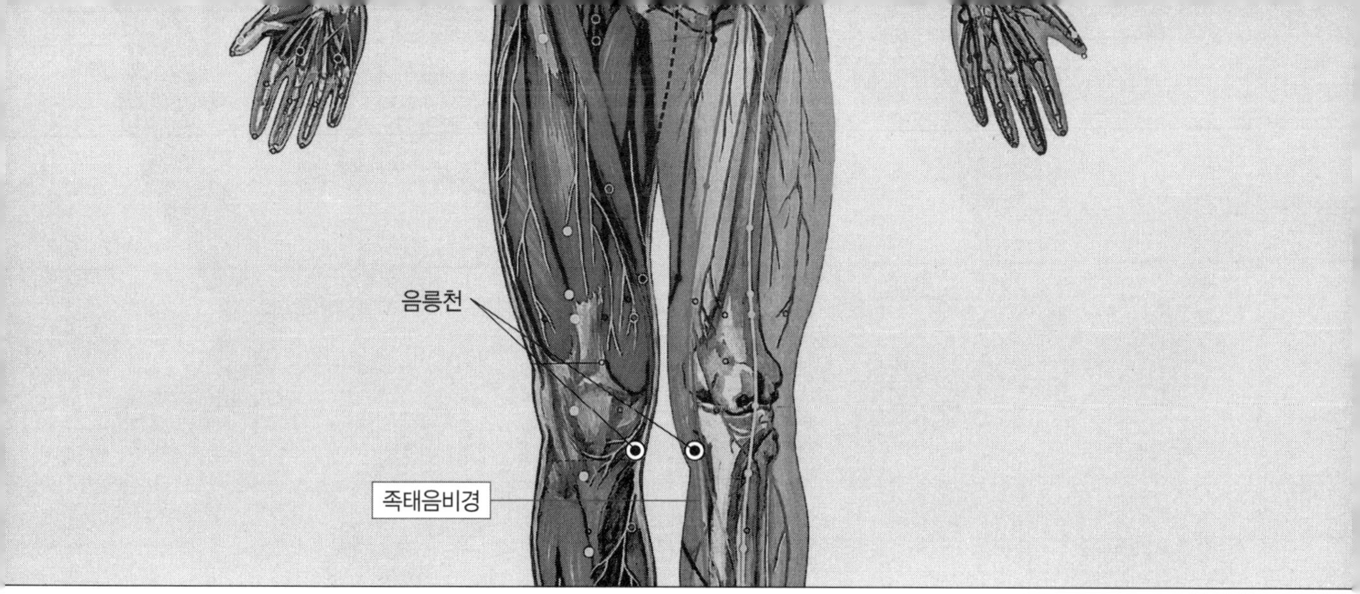


【 그림 10-5. 음릉천 (陰陵泉) 】

## • 음릉천 陰陵泉 – 족태음비경(SP9)

① **의의** : 무릎 내측(內側)은 음(陰)이고, 경골내측(脛骨內側) 높은 곳은 능(陵)이며, 혈을 따라 나오는 것을 천(泉)이라 한다. 무릎 내측의 융기된 곳 아래에서 경기(經氣)가 샘물같이 밖으로 흐르기 때문에 음릉천(陰陵泉)이라 이름 하였다.

② **해부학적 위치** : 경골내측 복사뼈의 아래로 움푹 들어간 곳에 위치한다

③ **주치** : 복통, 식욕부진, 황달, 수종, 배뇨 후 불쾌감, 요실금, 생리불순, 냉증

④ **미용** : 습진, 비만, 얼굴 붓기

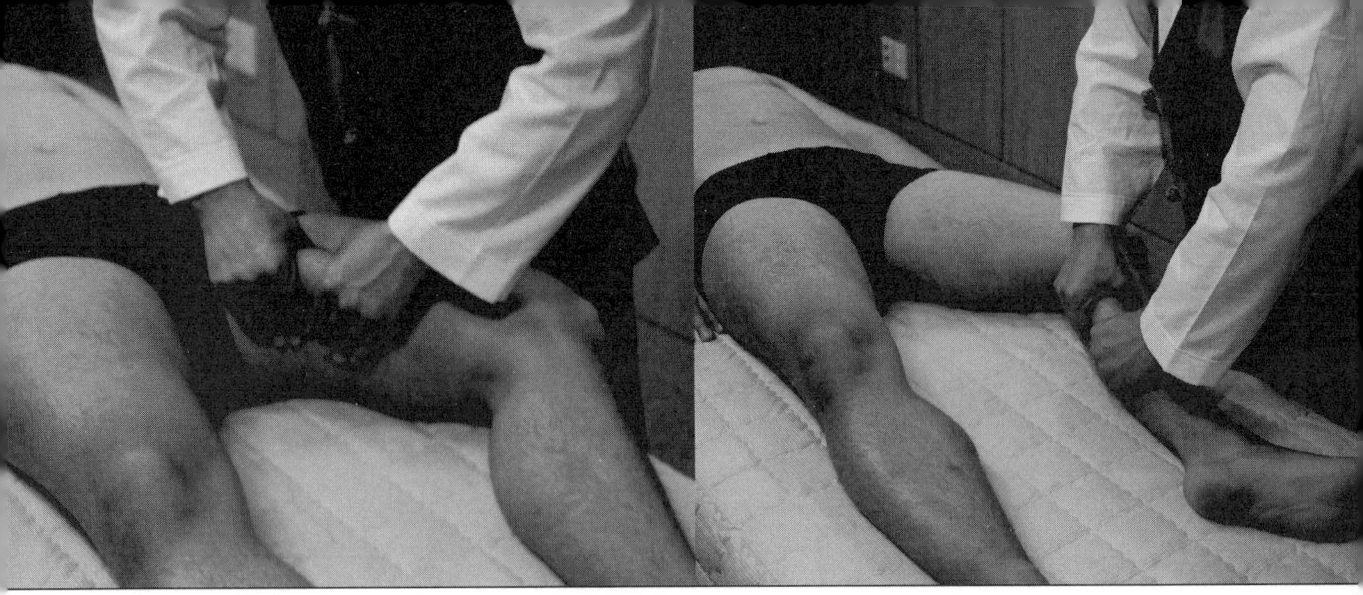

【 그림 10-6. 나고내측법 (拿股內側法) 】

## 제 ❷ 식 : 나고내측법 拿股內側法

拿股內側法
당길/넓적다리/안/곁/법칙

### 치료사의 위치

立式(입식:선 자세)

### 환자의 자세

仰臥位(앙와위: 누운 자세)

### 수법

拿法(나법), 捏法(날법), 按法(안법), 揉法(유법)

### 실기법

한 손 또는 두 손의 엄지와 나머지 손가락을 각각 음렴(陰廉)혈자리와 족오리(足五里)혈자리의 앞, 뒤에 두고 대퇴 내측의 근육을 힘껏 쥐고 위로부터 아래로 전체 대퇴내측에 대해 2-3분간 나법(拿法)과 날법(捏法)을 시행한다.

### 미용

얼굴 색소침착, 여드름, 탈모, 하지 비만

### 치료

생식기 질환, 소화불량

### 혈자리

陰廉(음렴), 足五里 (족오리), 陰陵泉(음릉천), 三陰交(삼음교), 족삼음경

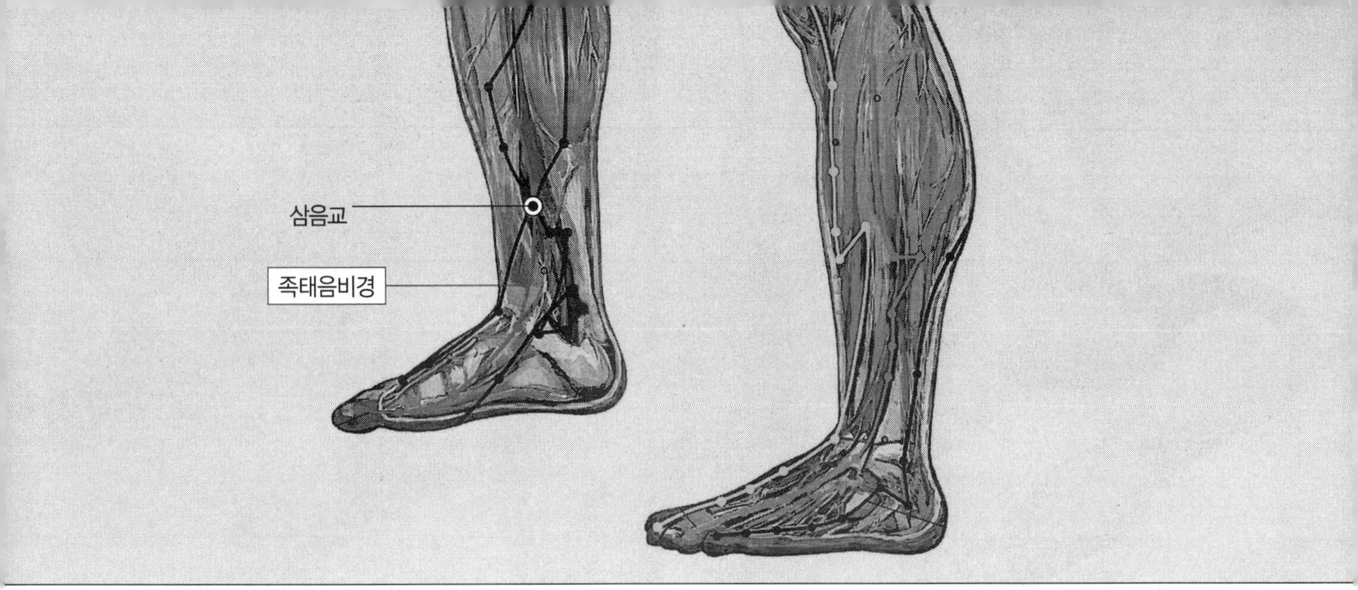


【 그림 10-7. 삼음교 (三陰交) 】

• **삼음교** 三陰交 **– 족태음비경(SP6)**

① **의의** : 족삼음경(足三陰經)이 만나는 장소이므로 삼음교(三陰交)라 이름 하였다.

② **해부학적 위치** : 소퇴 내측의 안쪽 복사뼈 위로 3촌 부위, 경골 내측후방에 위치한다.

③ **주치** : 복통, 설사, 변비, 생리불순, 폐경, 냉, 불임증, 발기부전, 자궁하수, 부종, 배뇨 후 불쾌감, 요실금, 불면증, 현기증, 심계

④ **미용** : 얼굴 색소침착, 눈꺼풀 처짐, 다크 써클, 얼굴 부종, 탈모, 신경성 피부염, 습진, 피부 가려움증, 기미

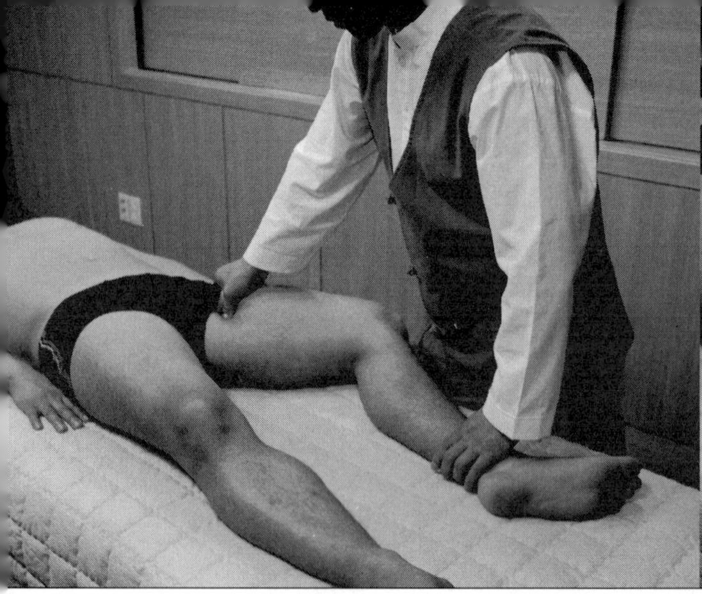
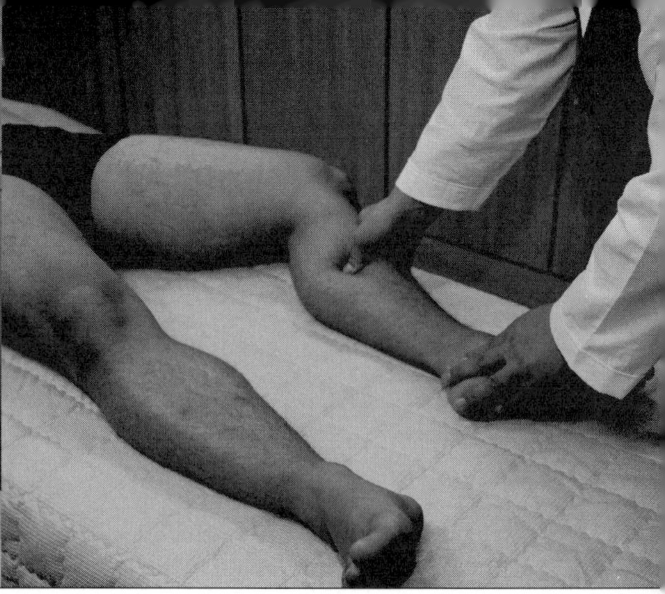

【 그림 10-8. 고내측점법 (股內側点法) 】

## 제 ③ 식 : 고내측점법 股內側点法

股內側点法
넓적다리/안/곁/누를/법칙

### 치료사의 위치
立式(입식:선 자세)

### 환자의 자세
仰臥位(앙와위:누운 자세)

### 수법
点按法(점안법)

### 실기법
환자의 슬관절을 외측으로 굽혀 다리의 내측이 보이도록 한 후, 근육을 따라 위에서 아래로 모지(母指)를 이용하여 족삼음경의 경락을 따라 3-5번 점안법(点按法)을 시행한다.

### 미용
원형성 탈모, 신경성 피부염, 하지 비만, 여드름, 하지 부종

### 치료
생식기 질환

### 혈자리
족삼음경

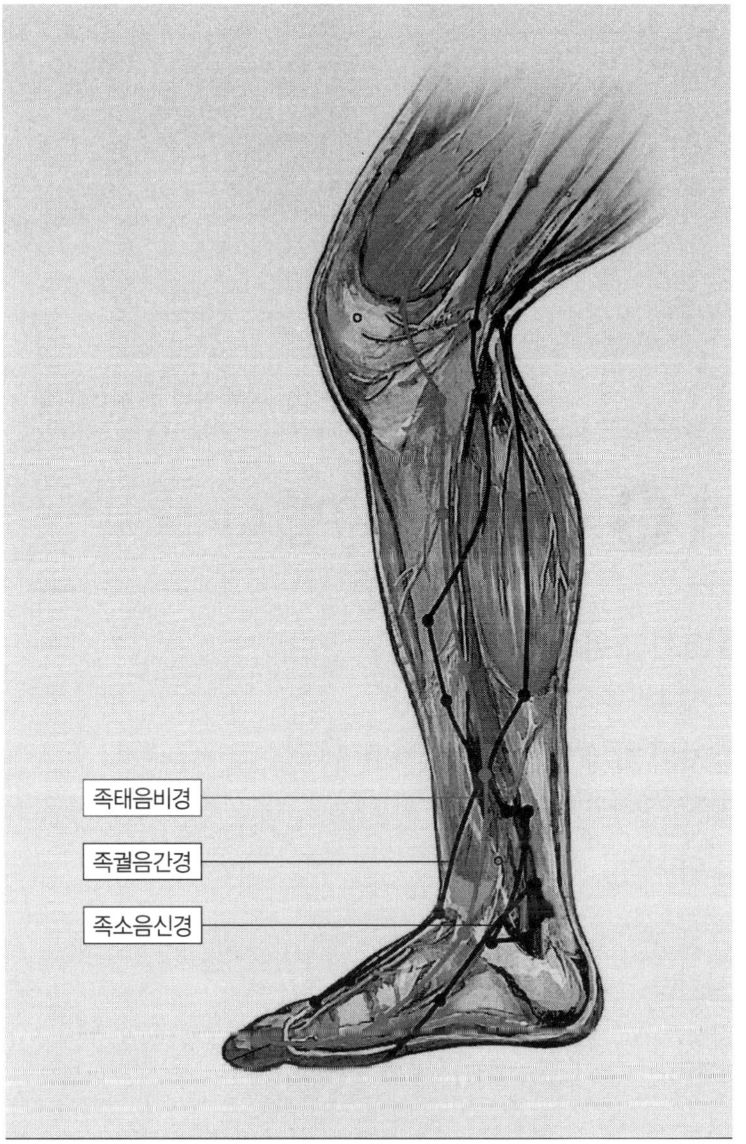


【 그림 10-9. 족삼음경 (足三陰經 】

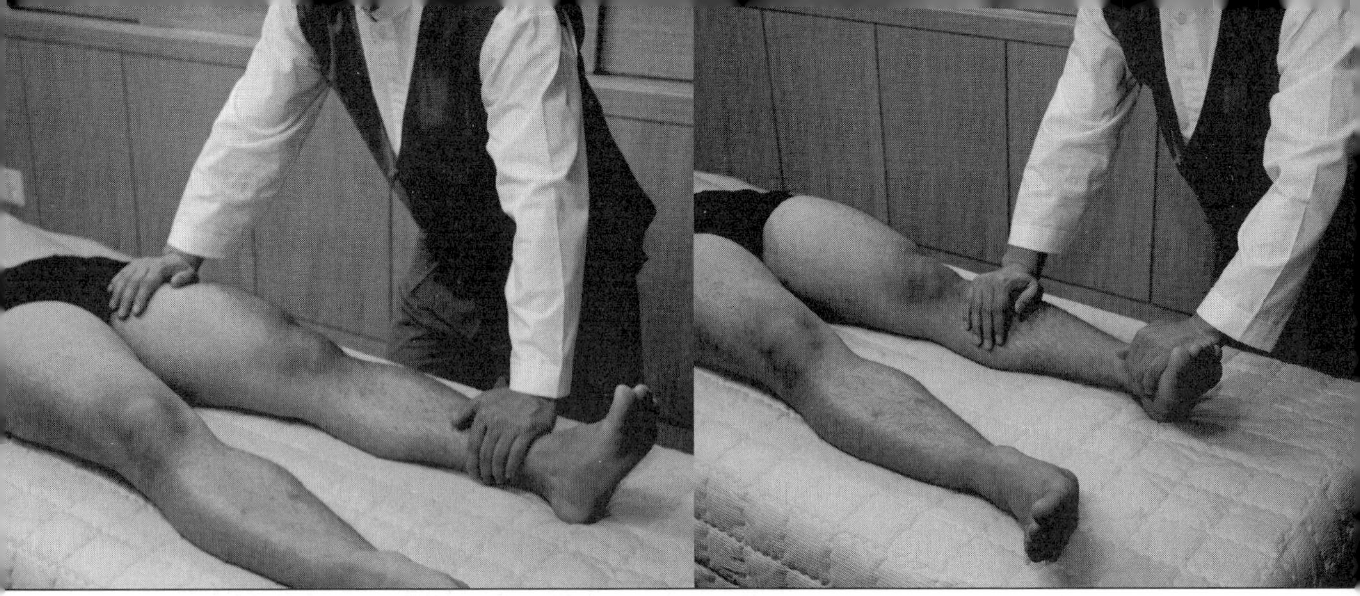

【 그림 10-10. 고전측유법 (股前側揉法) 】

# 제 ④ 식 : 고전측유법 股前側揉法

股前側揉法
넓적다리/앞/곁/문지를/법칙

## 치료사의 위치

立式(입식:선 자세)

## 환자의 자세

仰臥位(앙와위:누운 자세)

## 수법

揉法(유법)

## 실기법

하지를 펴고 다리의 전면의 비관(髀關)혈에서 양구(梁丘)혈까지 수장(手掌)으로 5-7번 유법(揉法)을 시행한다.

## 미용

하지비만, 체형관리, OX형 다리

## 치료

하지 감각, 운동 장애

## 혈자리

髀關(비관), 伏兎(복토), 陰市(음시), 梁丘(양구), 족양명위경

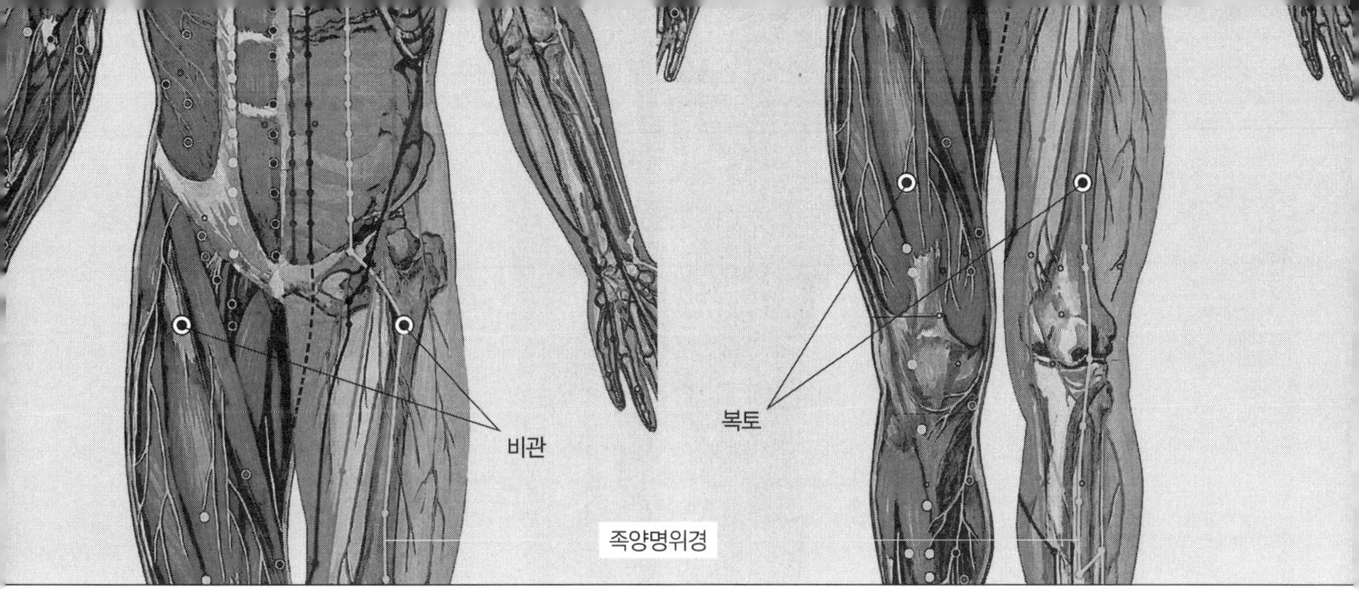


【 그림 10-11. 비관 (髀關) 】 【 그림 10-12. 복토 (伏兎) 】

- **비관** 髀關 **– 족양명위경(ST31)**

① **의의** : 대퇴골(大腿骨)을 비(髀)라 하고, 관문(關門)을 관(關)이라 한다. 혈의 경기(經氣)가 소복(小腹)의 음(陰)에서 대퇴(大腿) 앞 양에 도달하므로 음측과 양측이 서로 통하는 곳이기에 비관(髀關)이라 이름 하였다.

② **해부학적 위치** : 전상장골극과 슬개골의 상연 사이로 대퇴골을 구부려 오목하게 들어간 곳을 위치한다.

③ **주치** : 좌골신경통, 반신불수, 복통

④ **미용** : 체형관리(골반 및 허리교정), 하지 비만

- **복토** 伏兎 **– 족양명위경(ST32)**

① **의의** : 복(伏)은 눕는다는 뜻이며, 토(兎)는 토끼를 가리킨다. 대퇴부(大腿部) 대퇴사두근(大腿四頭筋)의 두툼한 곳이 마치 토끼가 엎드려 있는 것 같기에 복토(伏兎)라 이름 하였다.

② **해부학적 위치** : 상전장골극과 슬개골 외상연 사이로 슬개골 외상연 직상 대퇴전면 외측 6촌 되는 곳을 위치한다.

③ **주치** : 좌골신경통, 반신불수, 복통

④ **미용** : 하지 비만 및 체형관리

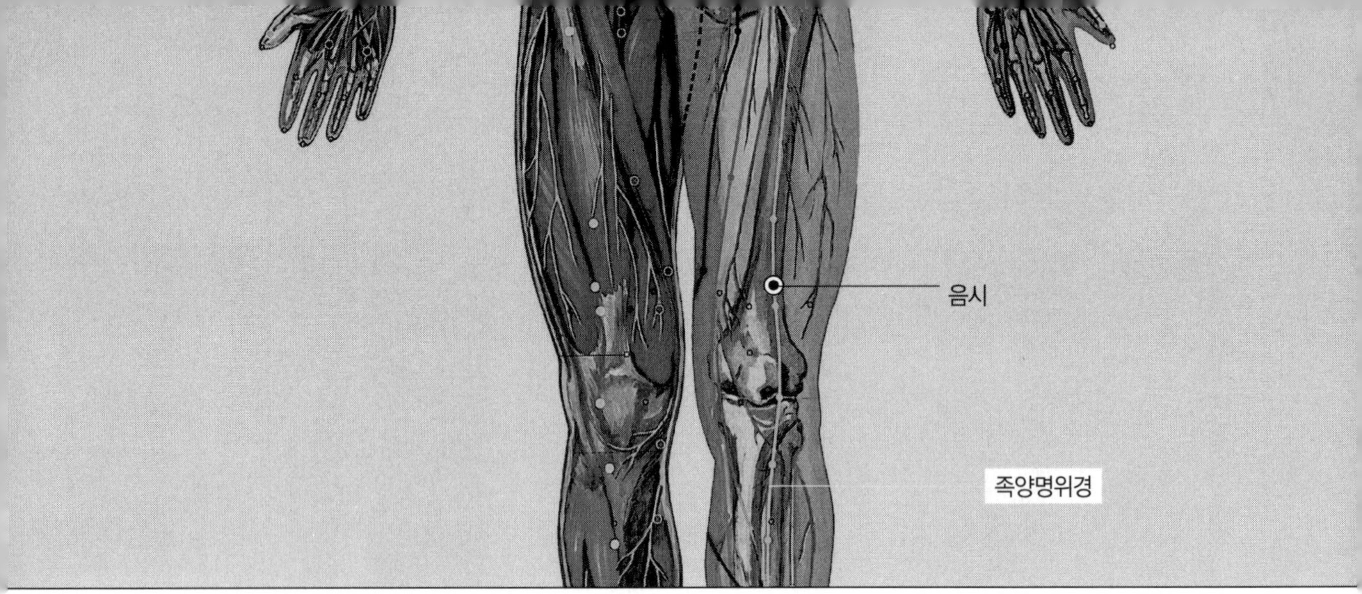


【 그림 10-13. 음시 (陰市) 】

- **음시** 陰市 **– 족양명위경(ST33)**

  ① **의의** : 음(陰)은 음양의 음(陰)을 가리키고, 시(市)는 모였다 헤어진다는 뜻이다. 한사(寒邪)를 헤쳐 없애기 때문에 음시(陰市)라 이름 하였다.

  ② **해부학적 위치** : 상전장골극과 슬개골 외상연 사이이며 대퇴의 전면, 슬개골 외상연에서 직상방 3촌 되는 곳에서 위치한다.

  ③ **주치** : 반신불수, 굽혔다 폈다 할 수 없을 때(굴신불리), 탈장, 헛배가 부르고 통증

  ④ **미용** : 하지 비만, 체형관리

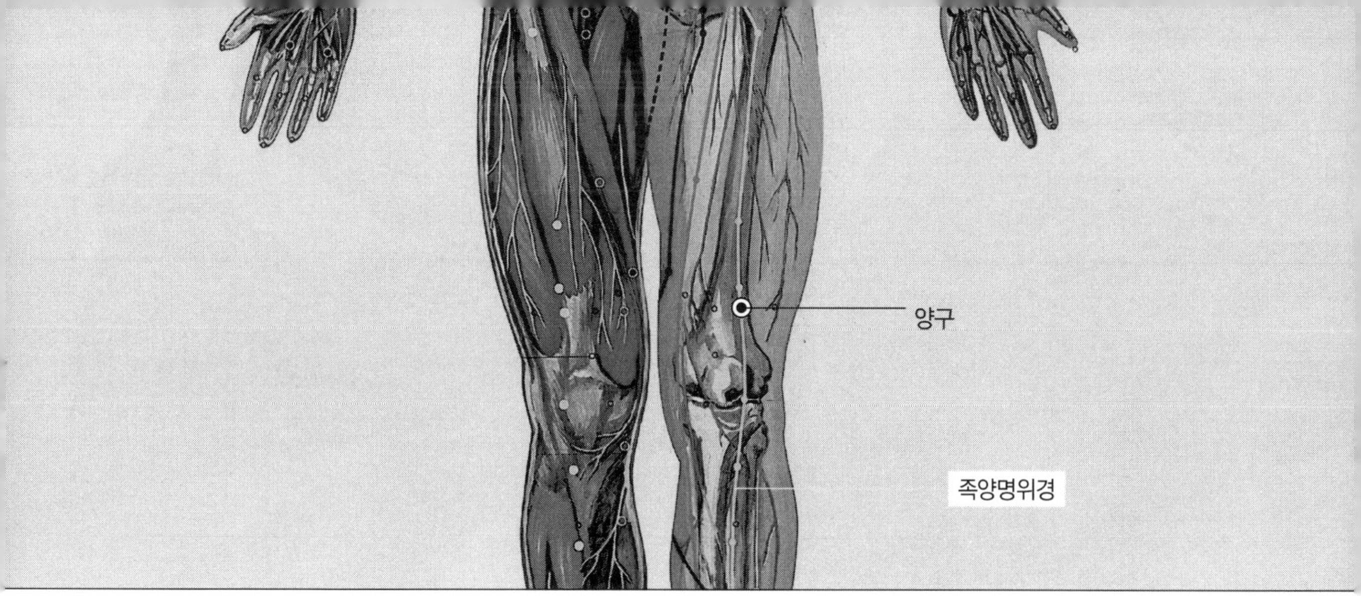


【 그림 10-14. 양구 (梁丘) 】

- **양구** 梁丘 **– 족양명위경(ST34)**

① **의의** : 양(梁)은 양식을 가리킨다. 구(丘)는 언덕을 가리킨다. 양곡(陽穀)이 쌓인 언덕에 비유되므로 양구(梁丘)라 이름 하였다.

② **해부학적 위치** : 슬개골 외측에서 위로 2촌 부위로 대퇴직근과 외측광근의 사이에 위치한다.

③ **주치** : 급성 위통, 설사(양경의 극혈은 통증을 치료), 무릎관절 통증, 굴신불리

④ **미용** : 유선염, 복부 비만, 하지 비만

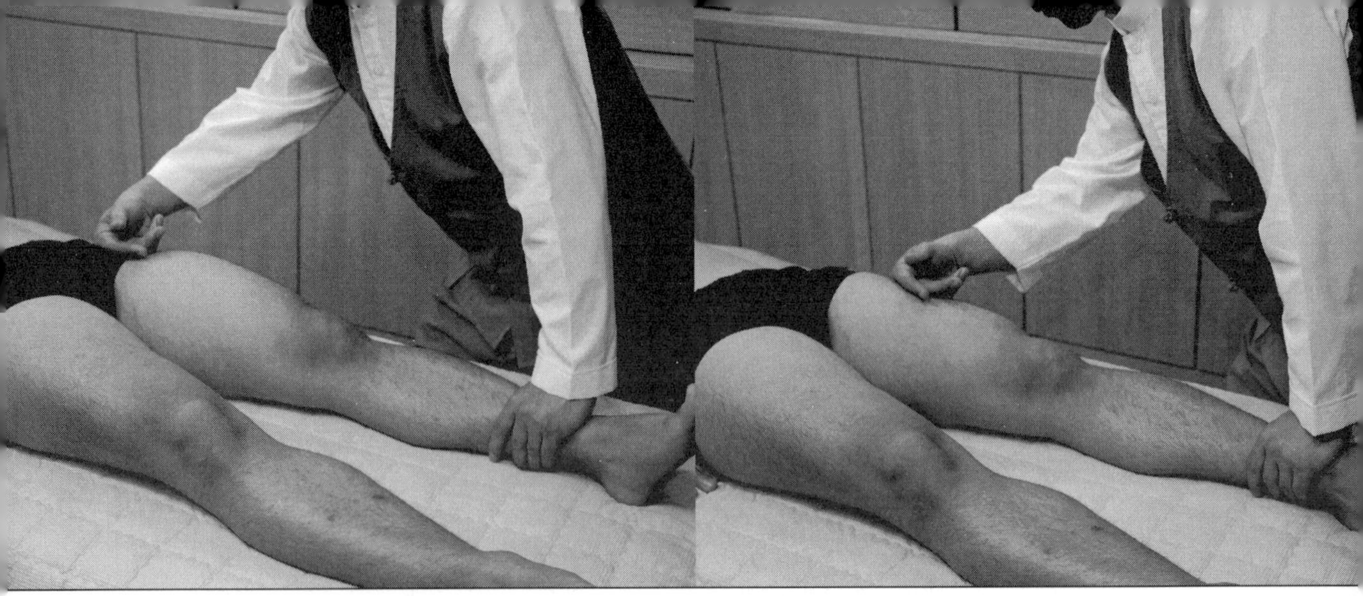

【 그림 10-15. 고전측곤법 (股前側滾法) 】

# 제 ⑤ 식 : 고전측곤법 股前側滾法

股前側滾法
넓적다리/앞/곁/굴릴/법칙

## 치료사의 위치

立式(입식:선 자세)

## 환자의 자세

仰臥位(앙와위:누운 자세)

## 수법

滾法(곤법)

## 실기법

하지를 펴고 다리의 전면의 비관(髀關)혈에서 양구(梁丘)혈까지 빈 주먹으로 5-7번 곤법(滾法)을 시행한다.

## 미용

하지 비만, 체형관리, 위장병으로 인한 얼굴 색소침착, 여드름, 주름

## 치료

좌골신경통, 반신불수, 복통

## 혈자리

髀關(비관), 伏兎(복토), 陰市(음시), 梁丘(양구)

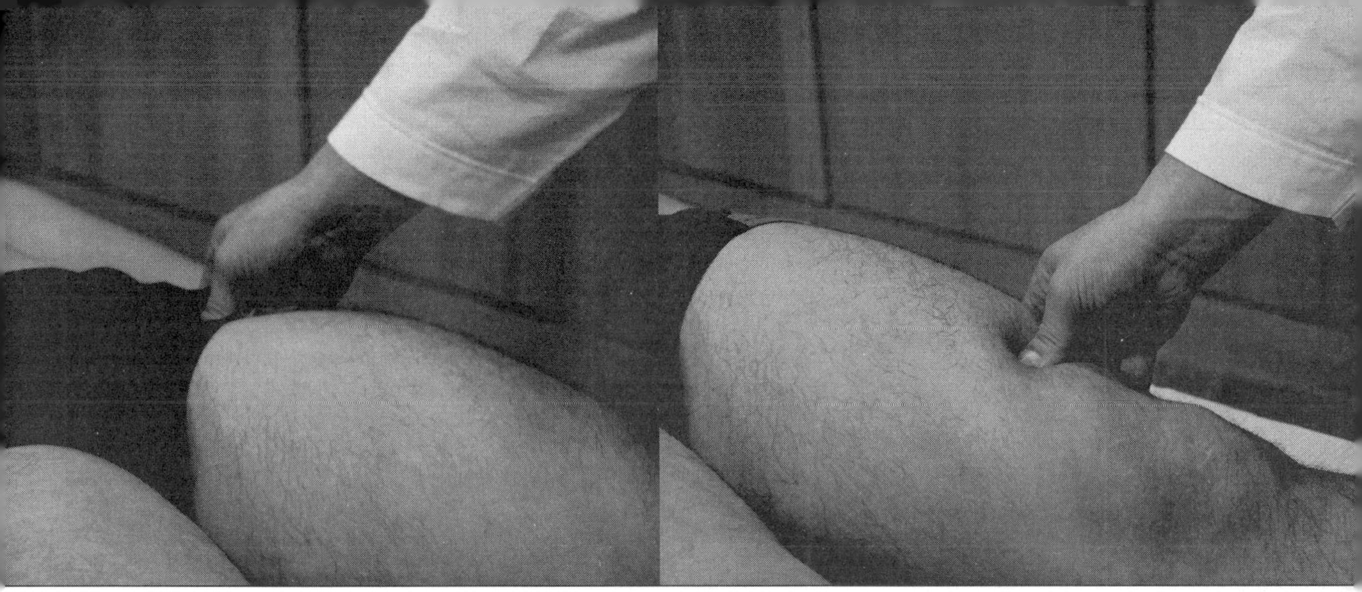

【 그림 10-16. 안고전법 (按股前法) 】

按股前法
누를/넓적다리/앞/법칙

# 제 6 식 : 안고전법 按股前法

## 치료사의 위치

立式(입식:선 자세)

## 환자의 자세

仰臥位(앙와위:누운 자세)

## 수법

按法(안법)

## 실기법

하지를 펴고 다리의 전면의 비관(髀關)혈에서 양구(梁丘)혈까지 양손의 엄지로 5-7번 안법(按法)을 시행한다.

## 미용

하지 비만, 체형관리, 위장병으로 인한 얼굴 색소침착, 여드름, 주름

## 치료

위장병, 좌골신경통, 반신불수

## 혈자리

髀關(비관), 伏兎(복토), 梁丘(양구)

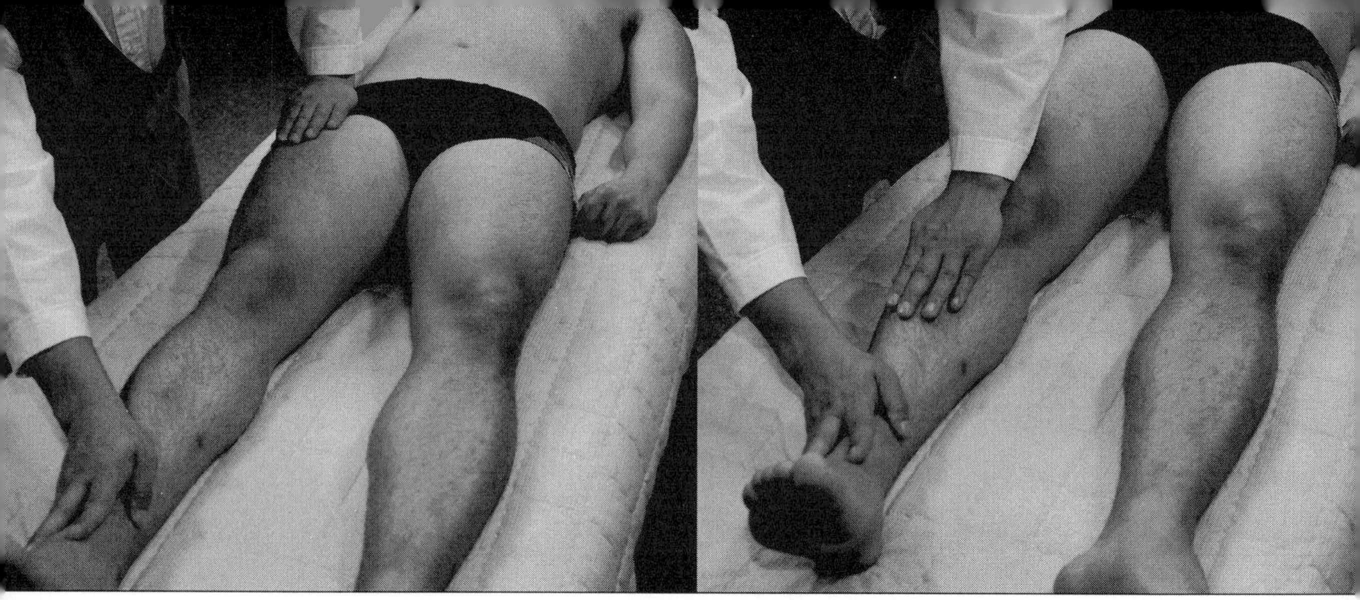

【 그림 10-17. 추고전측 (推股前側) 】

## 제 7 식 : 추고전측 推股前側

推股前側
밀/넓적다리/앞/곁

### 치료사의 위치

立式(입식:선 자세)

### 환자의 자세

仰臥位(앙와위:누운 자세)

### 수법

推法(추법)

### 실기법

손가락을 펴고 한 손은 환자의 발을 잡아 고정하고 다른 손으로 환자의 고관절부터 발목까지 하지 전면의 비관(髀關)혈에서 해계(解谿)혈까지 수장(手掌)을 이용하여 밀면서 5–10번 추법(推法)을 시행한다.

### 미용

저체중, 비만, 건성·지성 피부 개선, 얼굴 색소침착, 황갈반, 주름살, 여드름

### 치료

좌골신경통, 반신불수, 복통, 설사, 무릎관절 통증

### 혈자리

髀關(비관), 梁丘(양구), 足三里(족삼리), 解谿(해계)

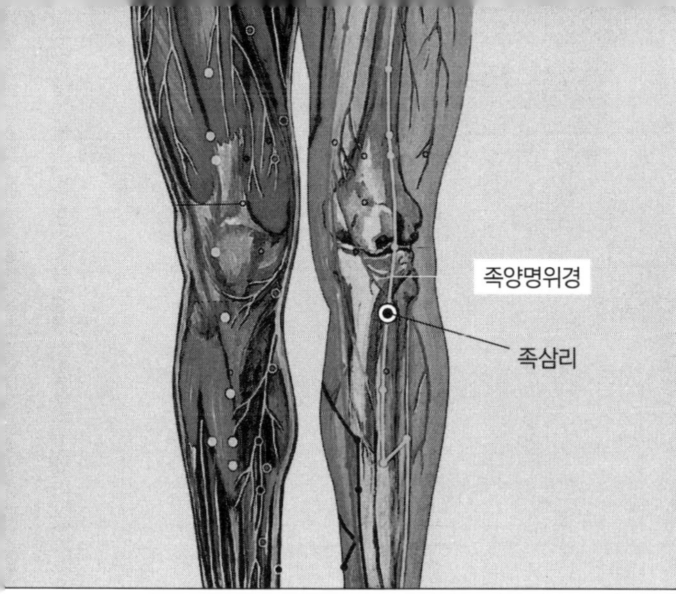


【 그림 10-18. 족삼리 (足三里) 】

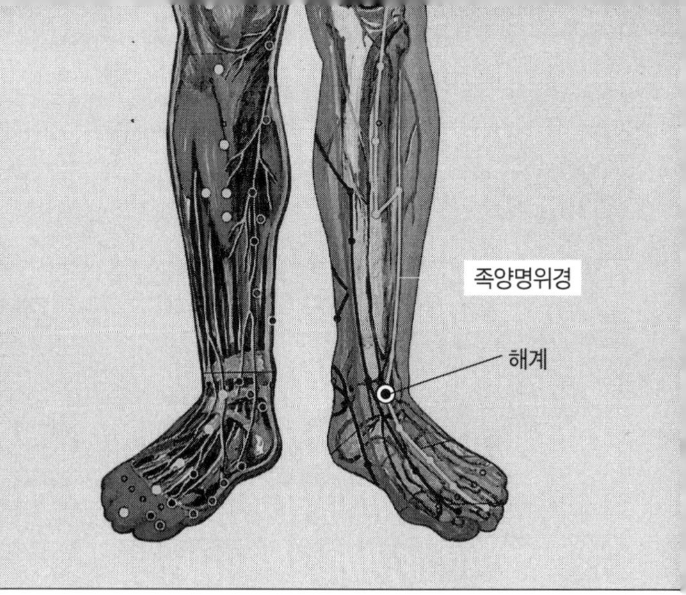


【 그림 10-19. 해계 (解谿) 】

• **족삼리** 足三里 – **족양명위경(ST36)**

① **의의** : 리(里)는 촌(寸)이라는 뜻이다. 삼리(三里)는 즉 무릎아래 3촌(三寸)이며 상, 중, 하 세 부위의 모든 증상을 다스린다 하여 족삼리(足三里)라 이름 하였다.

② **해부학적 위치** : 독비(犢鼻)혈 아래 3촌이며 경골 앞 높은 부위에서 외측으로 1횡지 되는 곳에 위치한다.

③ **주치** : 위통, 구토, 설사, 변비, 소화불량, 장염, 심계(心悸), 심번(心煩), 불면증, 신경쇠약, 생리불순

④ **미용** : 저체중, 비만, 건성·지성 피부 개선, 얼굴 색소침착, 황갈반, 주름살, 여드름, 피부 트러블

• **해계** 解谿 – **족양명위경(ST41)**

① **의의** : 해(解)는 분해하다, 계(谿)는 골짜기를 가리키는데, 인체의 작고 오목하게 들어간 곳을 비유한 것으로 족관절 선년의 중앙 오목한 곳이라 해계(解谿)라 이름 하였다.

② **해부학적 위치** : 족근관절 횡문의 중앙, 장지신근건과 장무지신건 사이에서 위치한다.

③ **주치** : 두통, 어지러울 때, 정신병, 헛배가 부를 때, 변비, 반신불수

④ **미용** : 얼굴 붓기, 여드름, 주름

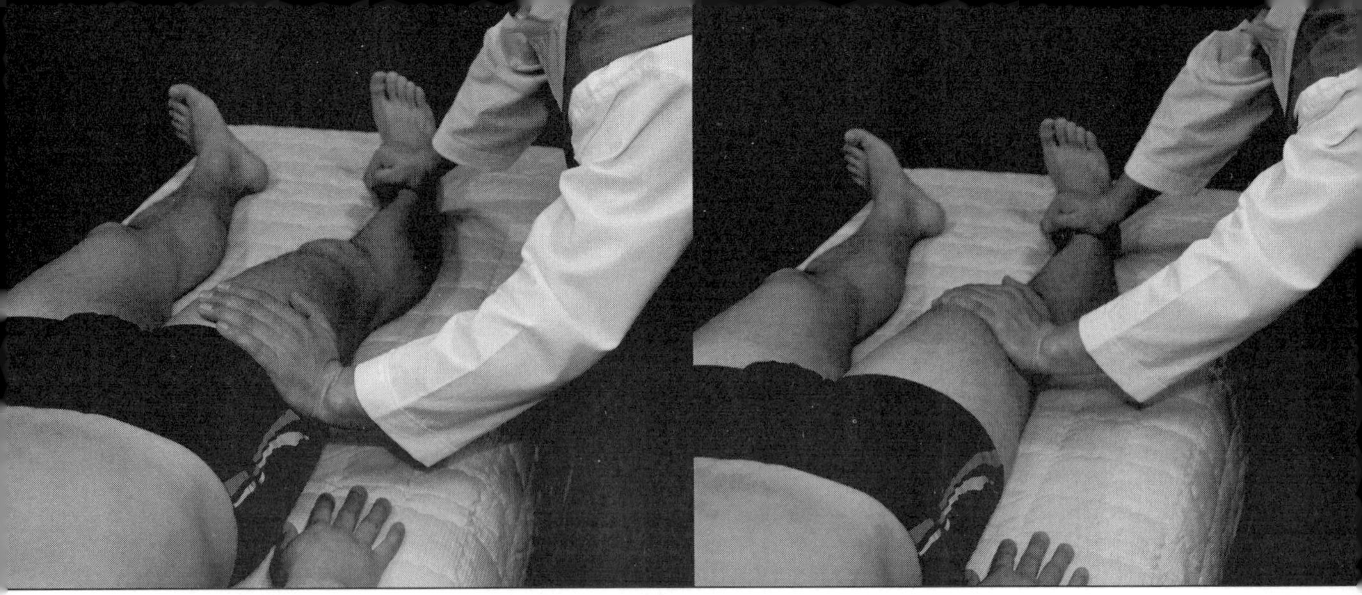

【 그림 10-20. 고외측유법 (股外側揉法) 】

# 제 ⑧ 식 : 고외측유법 股外側揉法

股外側揉法
넓적다리/바깥/곁/문지를/법칙

### 치료사의 위치

立式(입식:선 자세)

### 환자의 자세

仰臥位(앙와위:누운 자세)

### 수법

揉法(유법)

### 실기법

하지를 펴고 다리의 외측면의 풍시(風市)혈에서 슬양관(膝陽關)혈까지 수장(手掌)으로 5-7번 유법(揉法)을 시행한다.

### 미용

하지 비만, 체형관리, 전신 가려움증, 알레르기

### 치료

반신불수, 하지의 운동 감각 장애

### 혈자리

風市(풍시), 中瀆(중독), 膝陽關(슬양관)

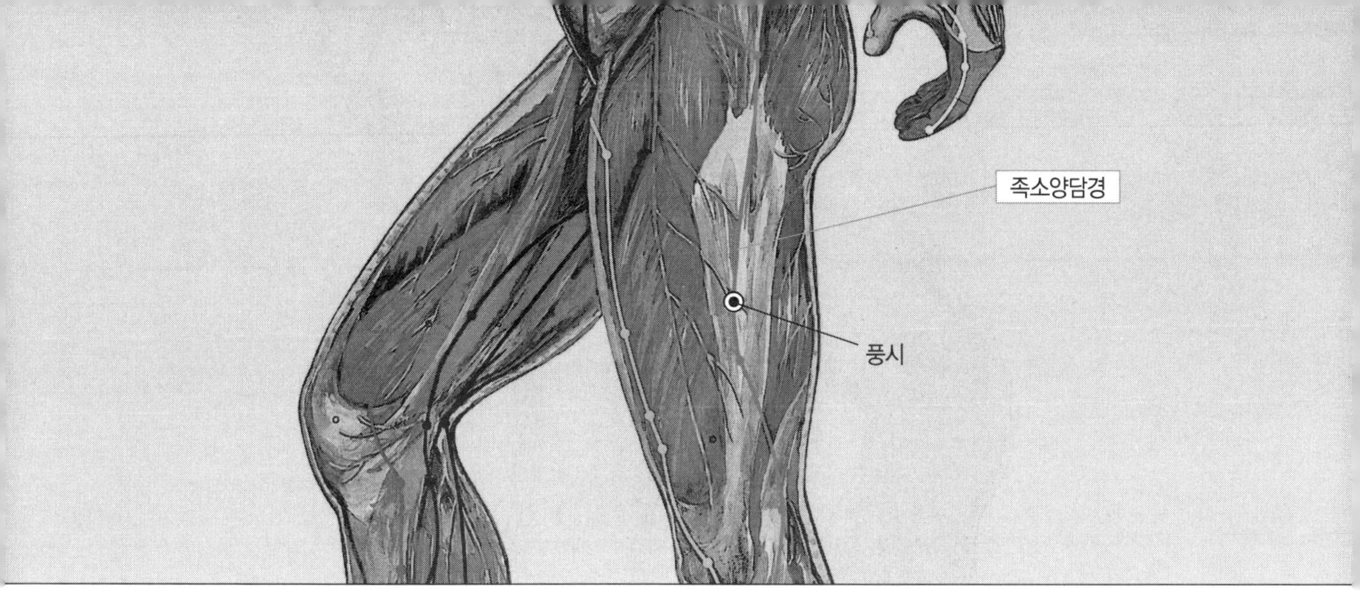


【 그림 10-21. 풍시 (風市) 】

- **풍시** 風市 **– 족소양담경(GB31)**

① **의의** : 시(市)는 집결(集結)을 뜻한다. 본 혈자리는 풍이 집결된 곳으로 모든 풍사(風邪)을 치료하는 혈자리이기 때문에 풍시(風市)라 이름 하였다.

② **해부학적 위치** : 대퇴골 외측 가운데 슬개골 위 7촌인데 똑바로 서서 두 손을 자연히 내리면 가운데 손가락이 닿는 부위를 위치한다.

③ **주치** : 중풍 반신불수, 하지의 운동, 감각 장애

④ **미용** : 전신 가려움증, 알레르기, 체형관리(OX형 다리)

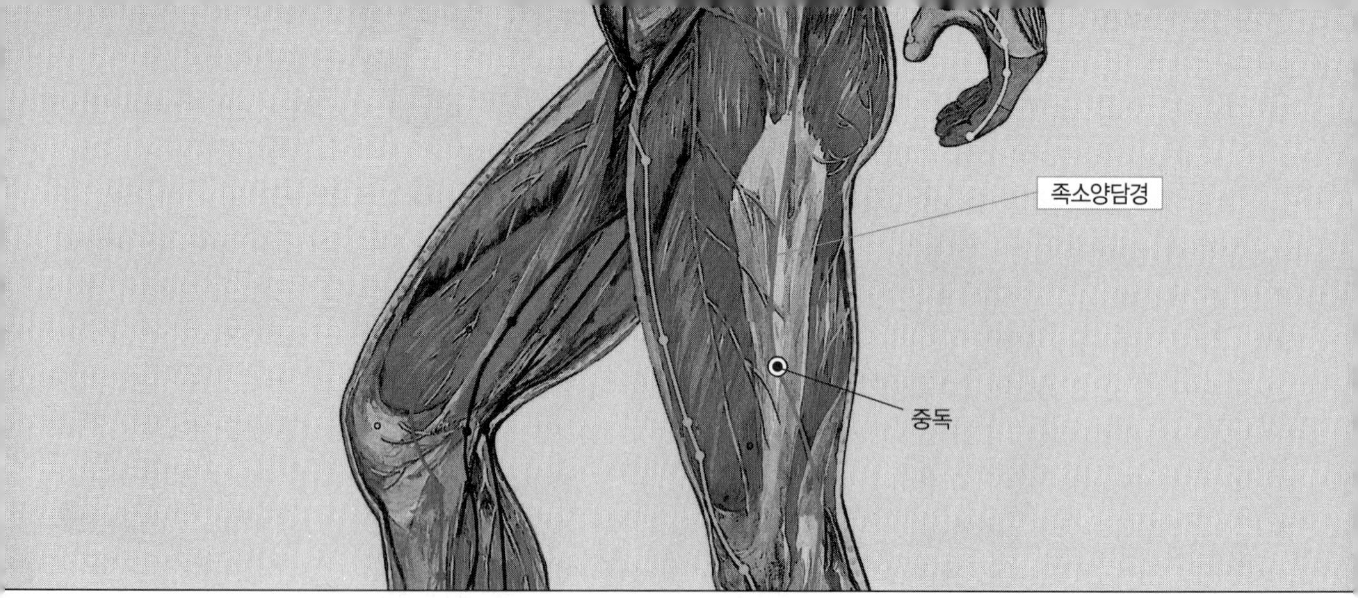


【 그림 10-22. 중독 (中瀆) 】

- **중독** 中瀆 **– 족소양담경(GB32)**

① **의의** : 큰 천(川)을 독(瀆)이라 하고, 혈이 태양(太陽)과 양명(陽明)의 양경(兩經) 사이에 있으므로 중독(中瀆)이라 이름하였다.

② **해부학적 위치** : 풍시(風市)혈 아래 2촌으로 대퇴골 대전자 상연과 대퇴골 외측과 하연 사이에서 위치한다.

③ **주치** : 하지마비, 반신불수, 좌골신경통

④ **미용** : 체형관리(OX형 다리), 하지 비만

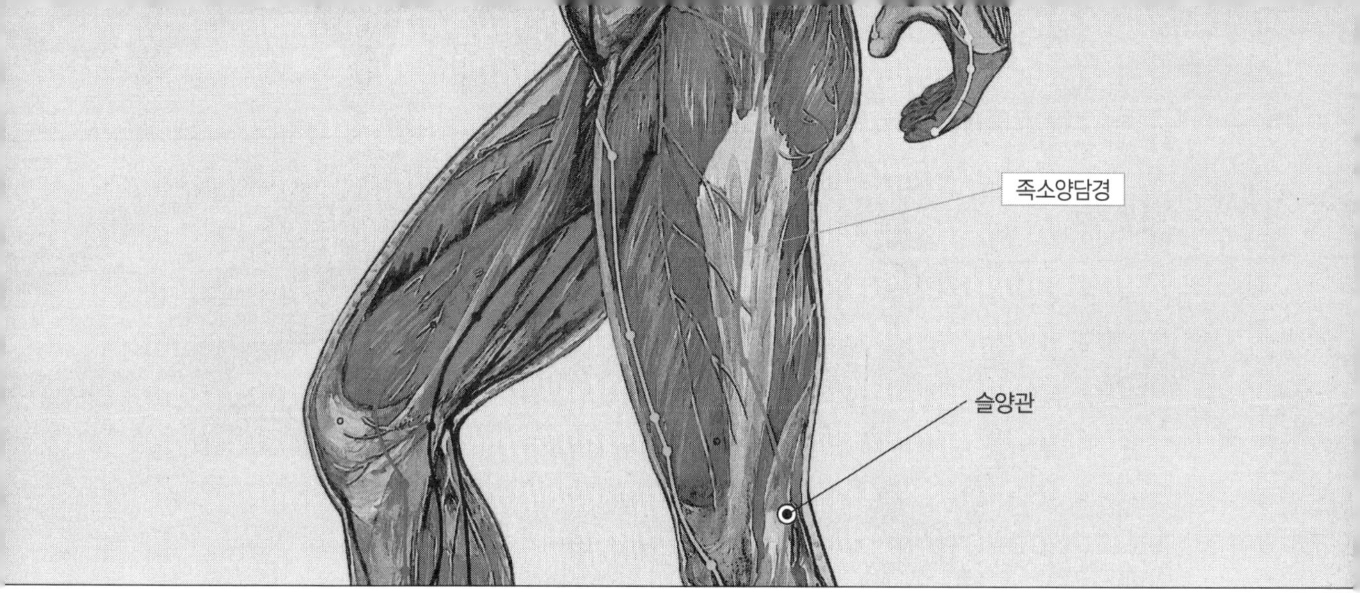


【 그림 10-23. 슬양관 (膝陽關) 】

• 슬양관 膝陽關 – 족소양담경(GB33)

① **의의** : 슬외측(膝外側) 양부(陽部)로 상하굴신(上下屈伸) 양골(兩骨)의 관근(關根)이기 때문에 슬양관(陽關)이라 이름하였다.

② **해부학적 위치** : 양릉천(陽陵泉)혈 위의 3촌, 대퇴골 외측상과 위 오목한 곳으로 장경인대와 대퇴이두근막의 중간에서 위치한다.

③ **주치** : 좌골신경통, 무릎관절 통증, 대퇴외측 통증

④ **비룡** : 체형관리 및 하지 비만

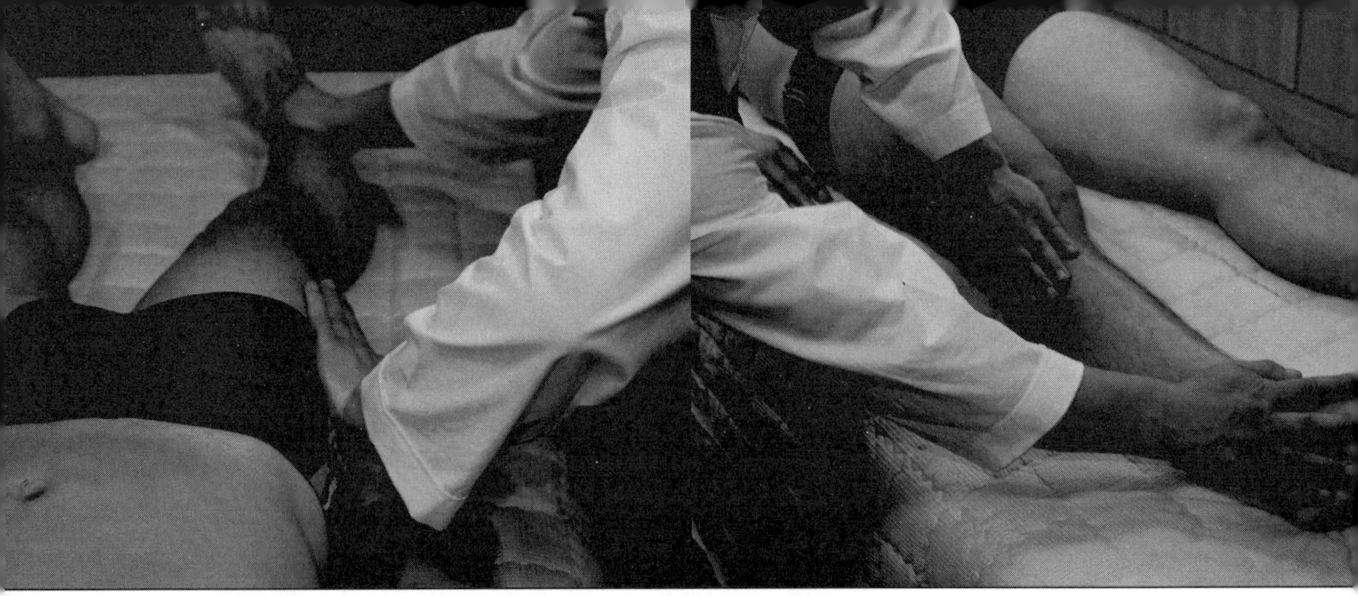

【 그림 10-24. 추고외측 (推股外側) 】

# 제 ⑨ 식 : 추고외측 推股外側

推股外側
밀/넓적다리/바깥/곁

## 치료사의 위치

立式(입식:선 자세)

## 환자의 자세

仰臥位(앙와위:누운 자세)

## 수법

推法(추법)

## 실기법

하지를 펴고 한 손은 환자의 발을 잡아 고정하고 다른 손으로 환자의 고관절부터 발목까지 하지 외측면의 풍시(風市)혈을 지나 현종(懸鍾)혈까지 수장(手掌)을 이용하여 밀면서 5-10번 추법(推法)을 시행한다.

## 미용

전신 가려움증, 알레르기, 하지 비만 및 체형관리

## 치료

반신불수, 하지 운동 및 감각장애

## 혈자리

風市(풍시), 膝陽關(슬양관), 陽陵泉(양릉천), 懸鍾(현종)

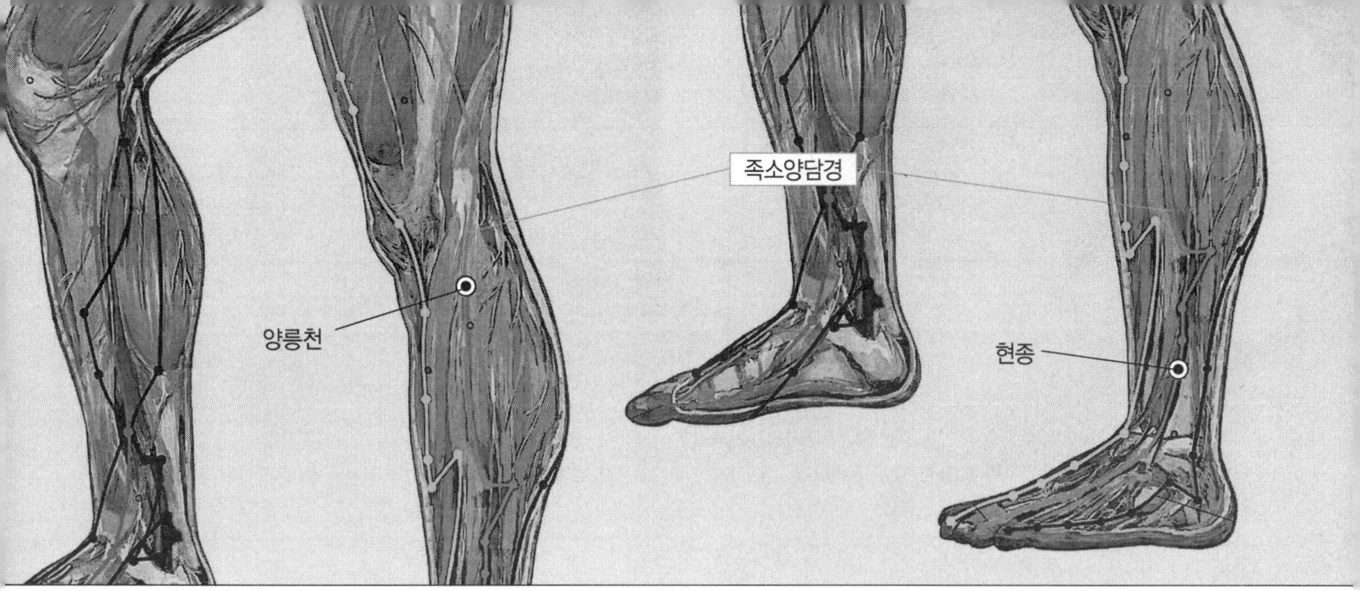


【 그림 10-25. 양릉천 (陽陵泉) 】

【 그림 10-26. 현종 (懸鍾) 】

- 양릉천 陽陵泉 – 족소양담경(GB34)

① **의의** : 양릉(陽陵)은 인체 외측의 융기(隆起)된 곳을 가리키며, 천(泉)은 물이 굴(窟)을 따라 나오는 것, 오목한 곳을 가리키기 때문에 양릉천(陽陵泉)이라 이름 하였다.

② **해부학적 위치** : 무릎 아래 1촌으로 비골두 전하방의 오목한 곳에서 위치한다.

③ **주치** : 두통, 이명, 눈의 통증 흉협통, 유방 종통, 구토, 황달, 고혈압, 늑간 신경통, 무릎관절 통증, 마비, 하지운동, 감각 장애

④ **미용** : 우울증, 습관성 변비, 대상포진, 입이 쓴 경우

- 현종 懸鍾 – 족소양담경(GB39)

① **의의** : 종(鍾)이란 동(動)을 뜻한다. 본경(本經)은 인체의 양측(陽側)을 따라서 아래로 행하는데 본 혈은 족에는 미급하므로 현종(懸鍾)이라 이름 하였다.

② **해부학적 위치** : 외과 위 3촌으로 비골후연과 장·단비골근 사이로 오목한 곳에서 위치한다.

③ **주치** : 목이 뻣뻣한 경우, 사지(四肢)관절 통증, 반신불수, 골다공증, 소아의 성장발육, 현기증, 불면증, 기억력 감퇴, 이명, 빈혈

④ **미용** : 하지 비만 및 체형관리

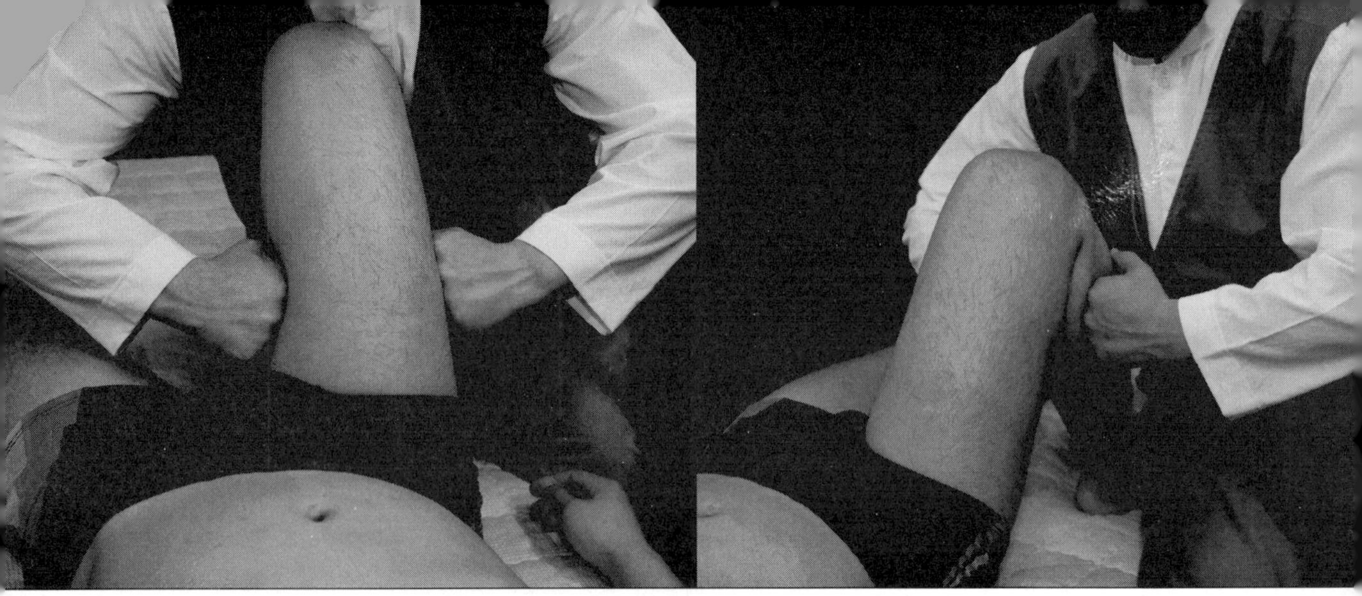

【 그림 10-27. 권정합유 (拳頂合揉) 】

# 제 ⑩ 식 : 권정합유 拳頂合揉

拳頂合揉
주먹/정수리/합할/문지를

### 치료사의 위치

立式(입식:선 자세)

### 환자의 자세

仰臥位(앙와위:누운 자세)

### 수법

揉法(유법)

### 실기법

양손을 주먹 쥐고 두 주먹을 하지근육의 양측에 대고 장골상극, 둔횡문의 높이로부터 슬개골 외연 위 2촌까지, 경골 내측과로부터 외과첨 위 3촌까지 위로부터 아래로 이동하면서 5-7번 유법(揉法)을 시행한다.

### 미용

하지 비만 및 체형관리(OX형다리)

### 치료

하지근육의 통증, 운동 후 피로감

### 혈자리

족삼음경, 족삼양경

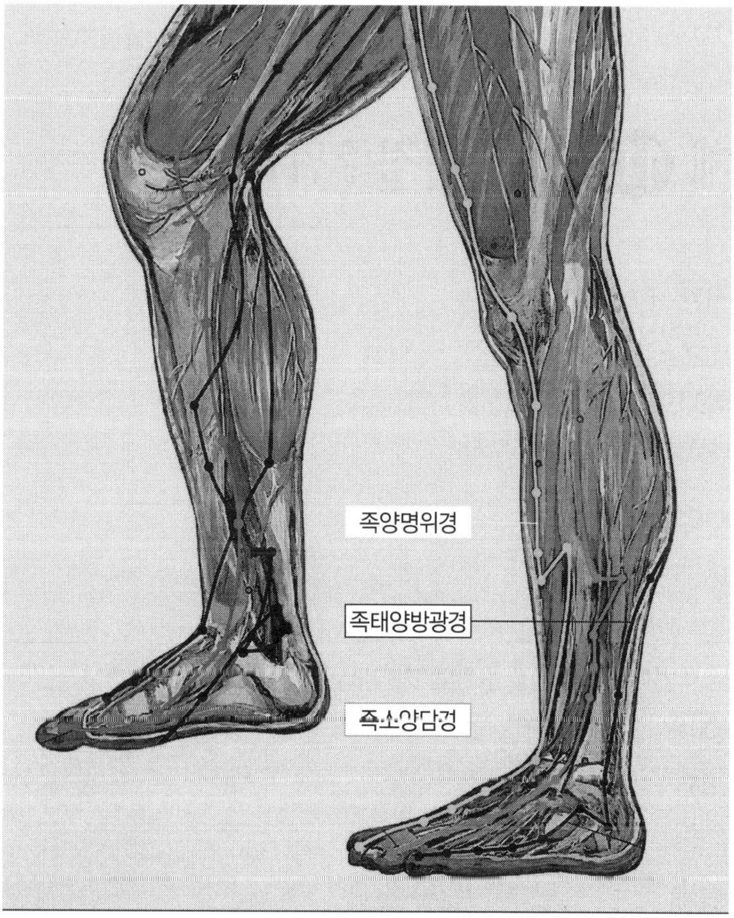


【 그림 10-28. 족삼양경 】

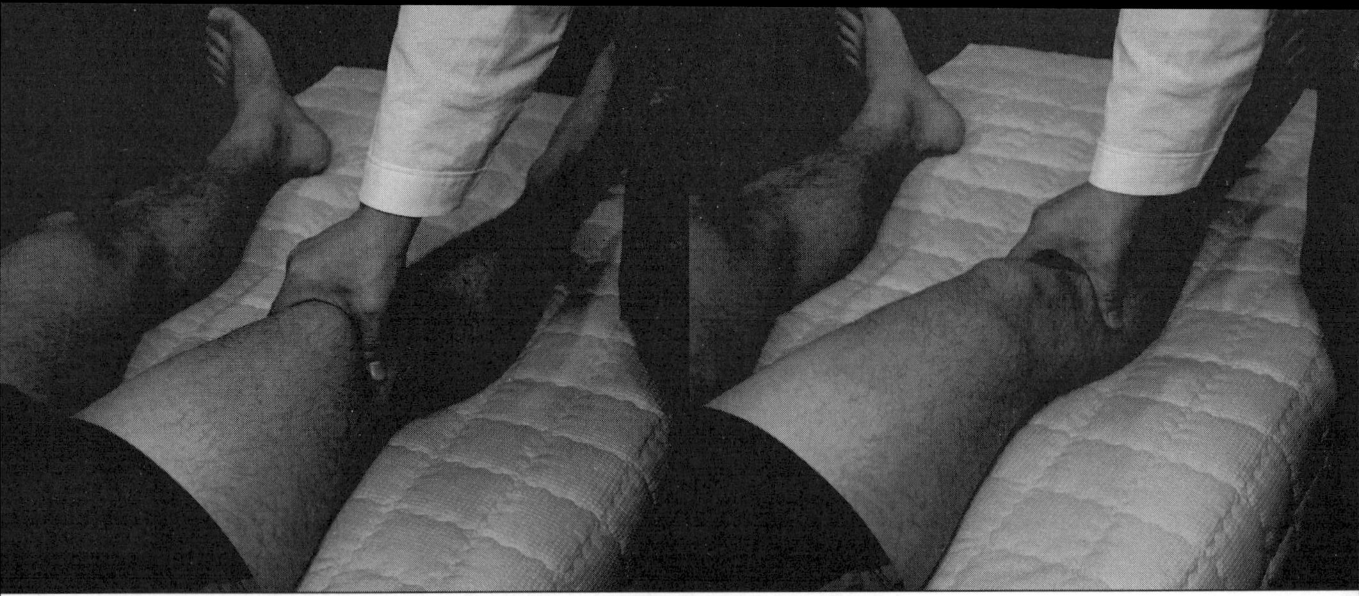

【 그림 10-29. 슬관절주위유법 (膝關節周圍揉) 】

# 제 ⑪ 식 : 슬관절주위유법 膝關節周圍揉

膝關節周圍揉
무릎/기관/마디/주위/둘레/문지를/법칙

## 치료사의 위치

立式(입식:선 자세)

## 환자의 자세

仰臥位(앙와위: 누운 자세)

## 수법

揉法(유법)

## 실기법

엄지 지복으로 슬관절 주위의 혈자리들에 대해 연속적으로 3-5분 유법(揉法)을 시행한다.

## 미용

체형관리(OX형 다리), 비만

## 치료

여성, 남성 생식기관 질병

## 혈자리

血海(혈해), 梁丘(양구), 犢鼻(독비), 陰陵泉(음릉천), 陽陵泉(양릉천)

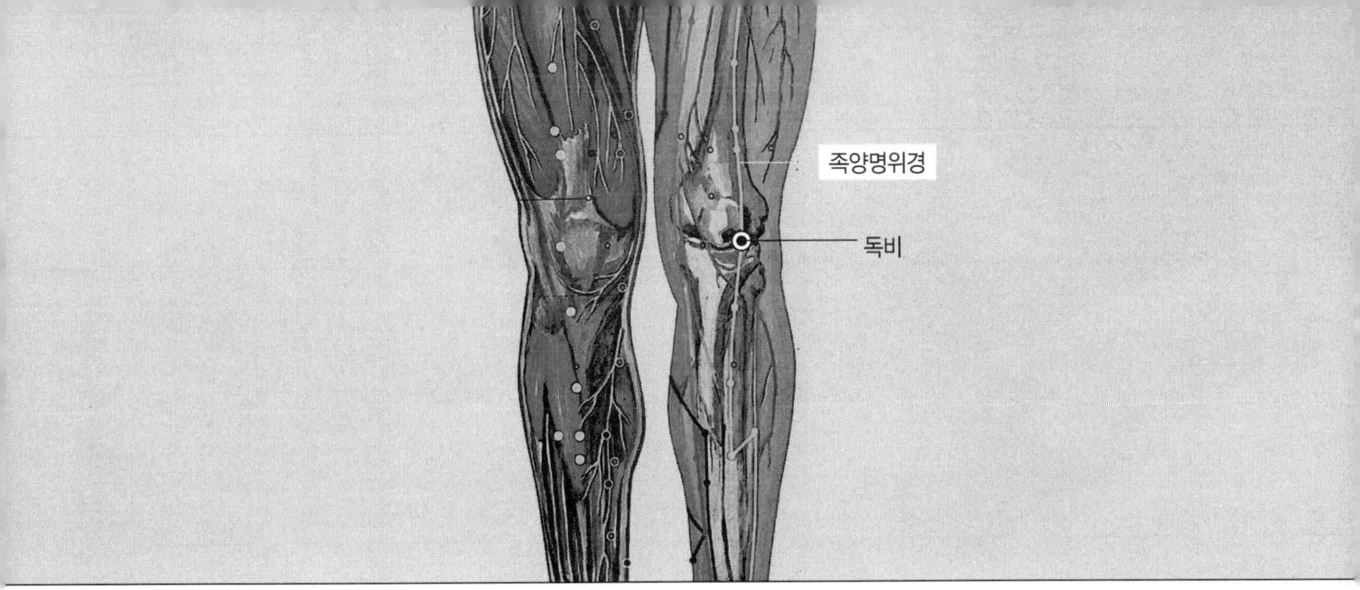


【 그림 10-30. 독비 (犢鼻) 】

- **독비** 犢鼻 **– 족양명위경(ST35)**

① **의의** : 독(犢)은 송아지, 비(鼻)는 코를 가리킨다. 혈의 부위가 마치 송아지 콧구멍 모습이므로 독비(犢鼻)라 이름 하였다.

② **해부학적 위치** : 슬개골 하면의 골첨부 약간 아래이며 슬개인대의 외측으로 슬개골과 경골조면과의 중앙으로 구부릴 때 오목한 곳에서 위치한다.

③ **주치** : 무릎관절의 통증 및 자유롭게 구부리거나 펴지 못하는 증상을 치료하는 무릎관절의 중요한 혈자리이다.

④ **미용** : 여드름, 하지 비만 및 체형관리, 얼굴 붓기

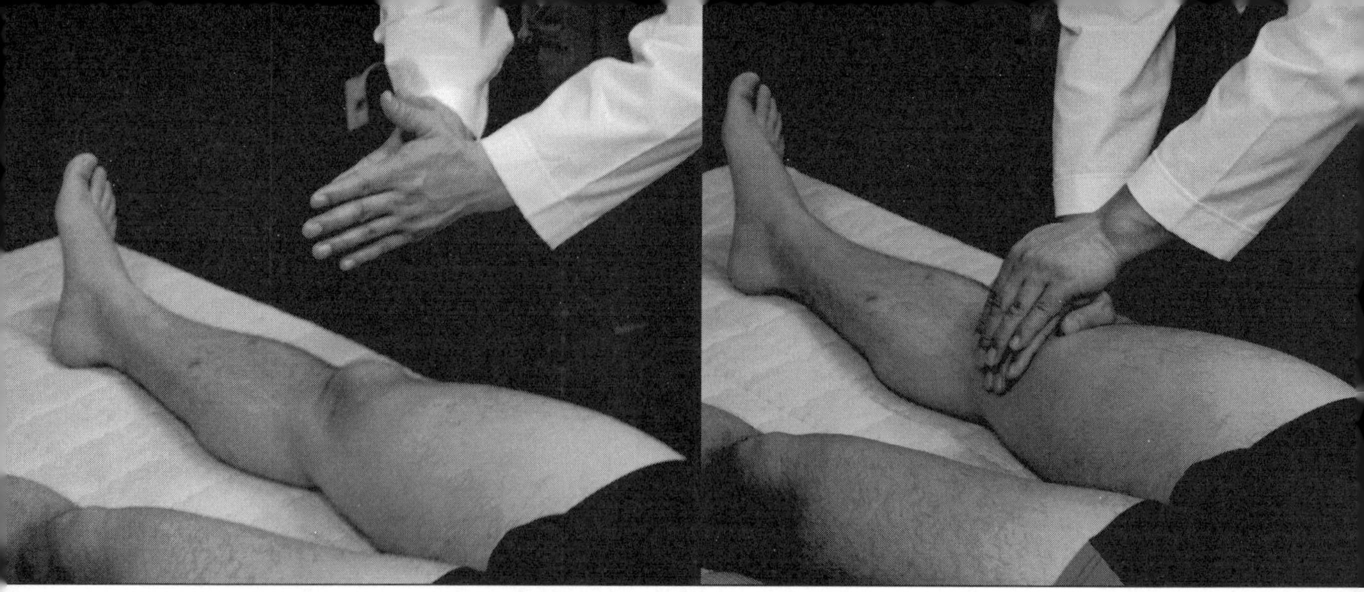

【 그림 10-31. 차장호슬 (搓焰砂膝) 】

# 제 ⑫ 식 : 차장호슬 搓掌護膝

搓掌護膝
비빌/손바닥/보호할/무릎

### 치료사의 위치
立式(입식:선 자세)

### 환자의 자세
仰臥位(앙와위:누운 자세)

### 수법
擦法(찰법)

### 실기법
양손을 마찰해 열을 낸 후, 양손을 겹쳐 환자의 슬관절을 덮어 눌러 준다. 이 동작을 5-7번 반복 시행한다.

### 미용
하지 비만 및 체형관리(OX형다리)

### 치료
무릎관절 통증 및 감각장애

### 혈자리
슬관절 주위 경혈

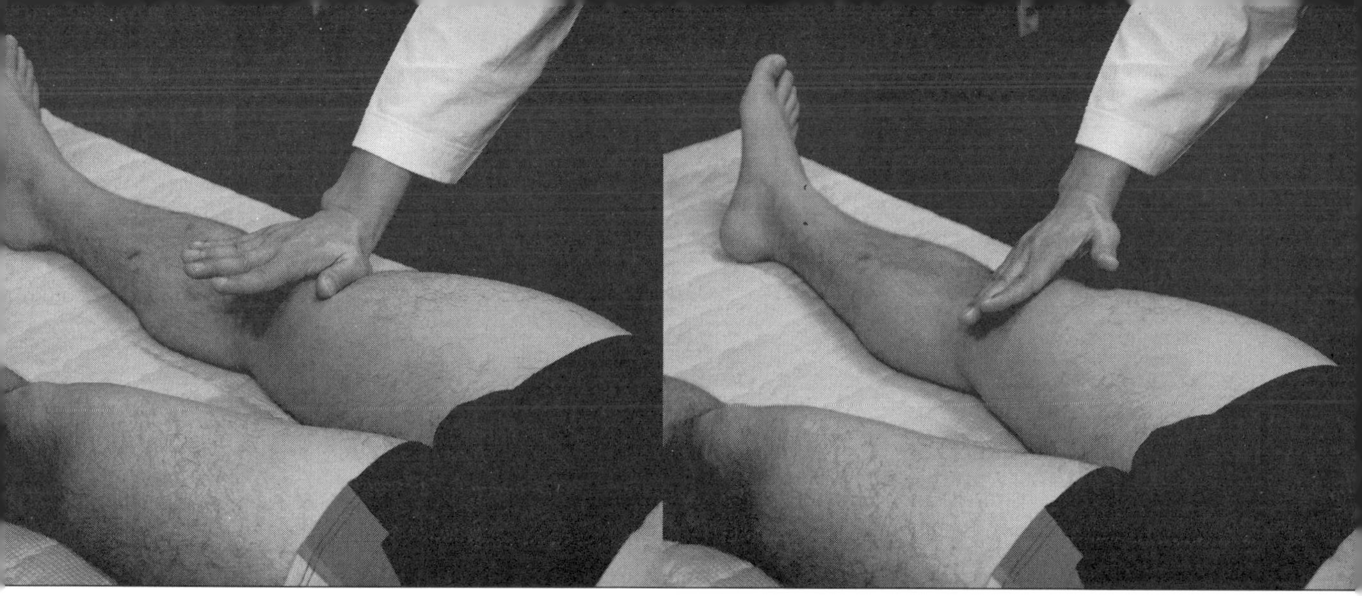

【 그림 10-32. 장안빈골 (掌按髕骨) 】

掌按髕骨
손바닥/누를/종지뼈/뼈

## 제 ⓭ 식 : 장안빈골 掌按髕骨

### 치료사의 위치

立式(입식:선 자세)

### 환자의 자세

仰臥位(앙와위:누운 자세)

### 수법

揉法(유법)

### 실기법

1) 수장(手掌)을 슬개골 위에 댄 후, 수장을 넓게 돌려 슬개골부의 근육을 움직여 슬개골이 부드럽게 움직이게 한다.
2) 시계 반대 방향과 시계 방향으로 10번씩 번갈아 회전하면서 돌려준다. 이 동작을 3번 반복한다.

### 미용

하지 비만 및 체형관리(OX형다리)

### 치료

무릎관절 통증 및 감각장애

### 혈자리

슬관절 주위 경혈

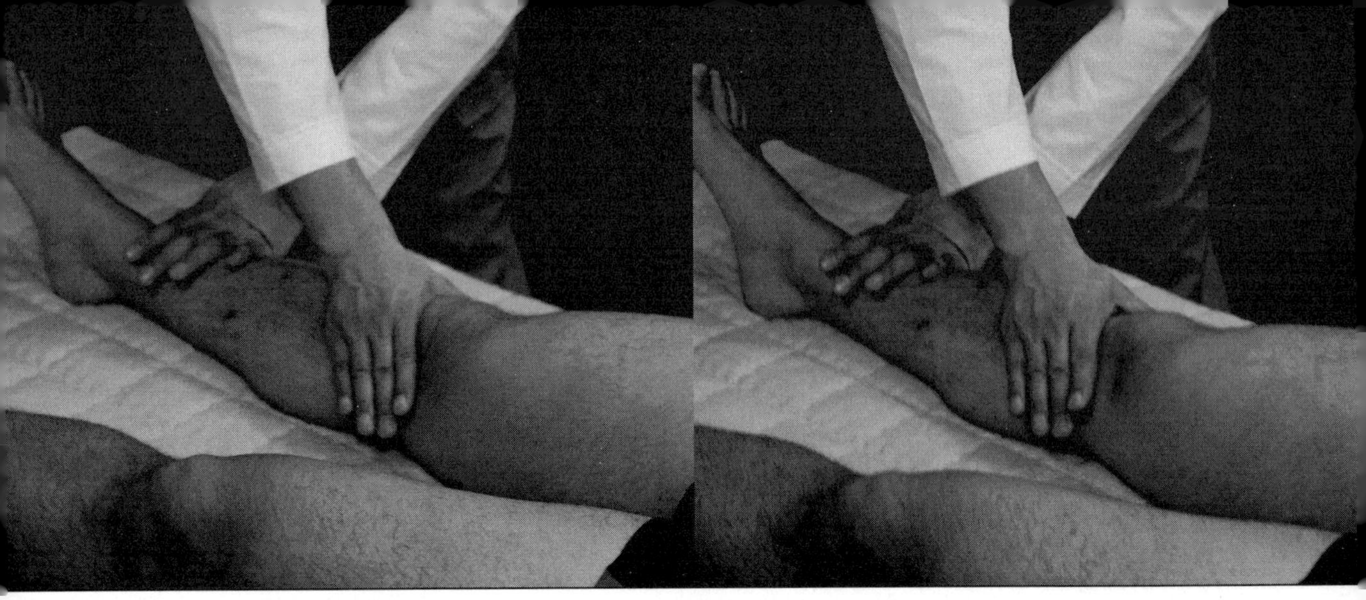

【 그림 10-33. 호구추빈골 (虎口推髕骨) 】

# 제 ⑭ 식 : 호구추빈골 虎口推髕骨

虎口推髕骨
범/입구/밀/종지뼈/뼈

### 치료사의 위치

立式(입식:선 자세)

### 환자의 자세

仰臥位(앙와위:누운 자세)

### 수법

推法(추법)

### 실기법

손의 호구 부위를 슬개골과 대퇴골 사이 부위에 대고 10-20번 위로 추법(推法)을 시행한다.

### 미용

하지 비만 및 체형관리(OX형 다리)

### 치료

무릎관절 통증 및 감각장애

### 혈자리

犢鼻(독비), 슬안(膝眼)

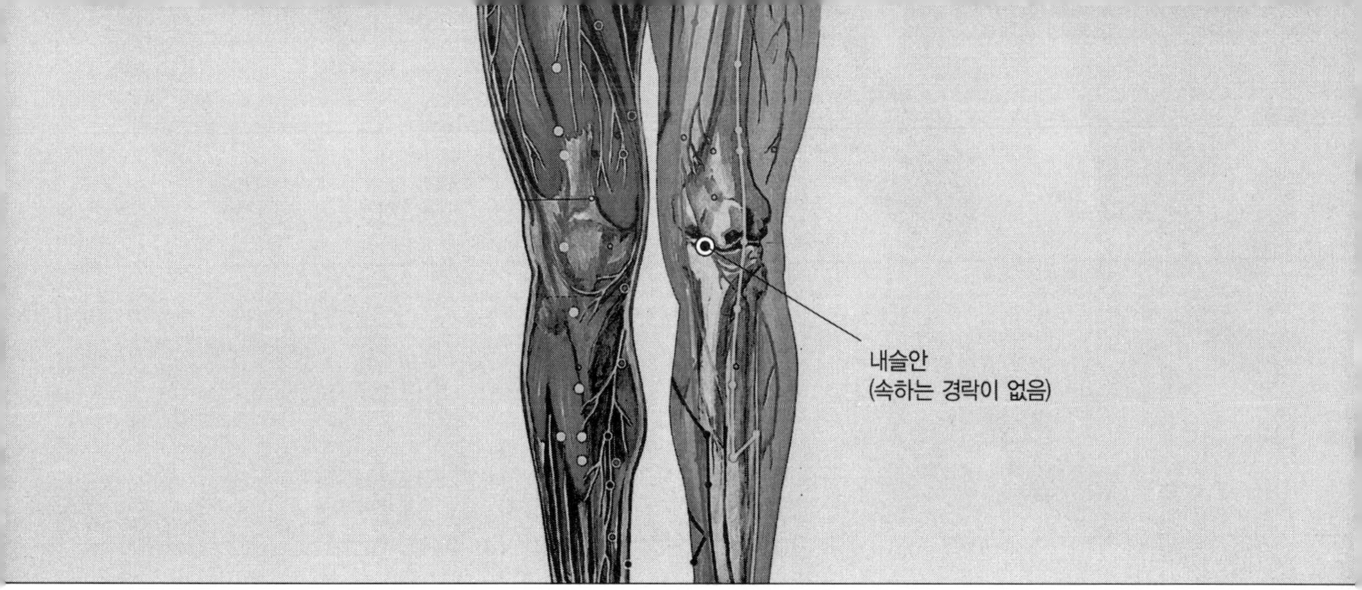


【 그림 10-34. 슬안 (膝眼) 】

- **슬안** 膝眼 **– 경외기혈(EX-LE4)**

① **의의** : 무릎관절의 앞면에서 슬개인대의 양쪽에 오목한 곳을 눈(眼)처럼 생겼다 하여 슬안(膝眼)이라 이름 하였다.

② **해부학적 위치** : 무릎관절의 앞면에 슬개인대의 양쪽에 오목한 곳의 외측인 혈을 외슬안(外膝眼), 내측인 혈은 내슬안(內膝眼)이라고 한다. 좌우에 모두 4개의 혈이 위치한다.

③ **주치** : 사지(四肢)관절 통증, 반신불수, 골다공증

④ **미용** : 하지 비만 및 체형관리

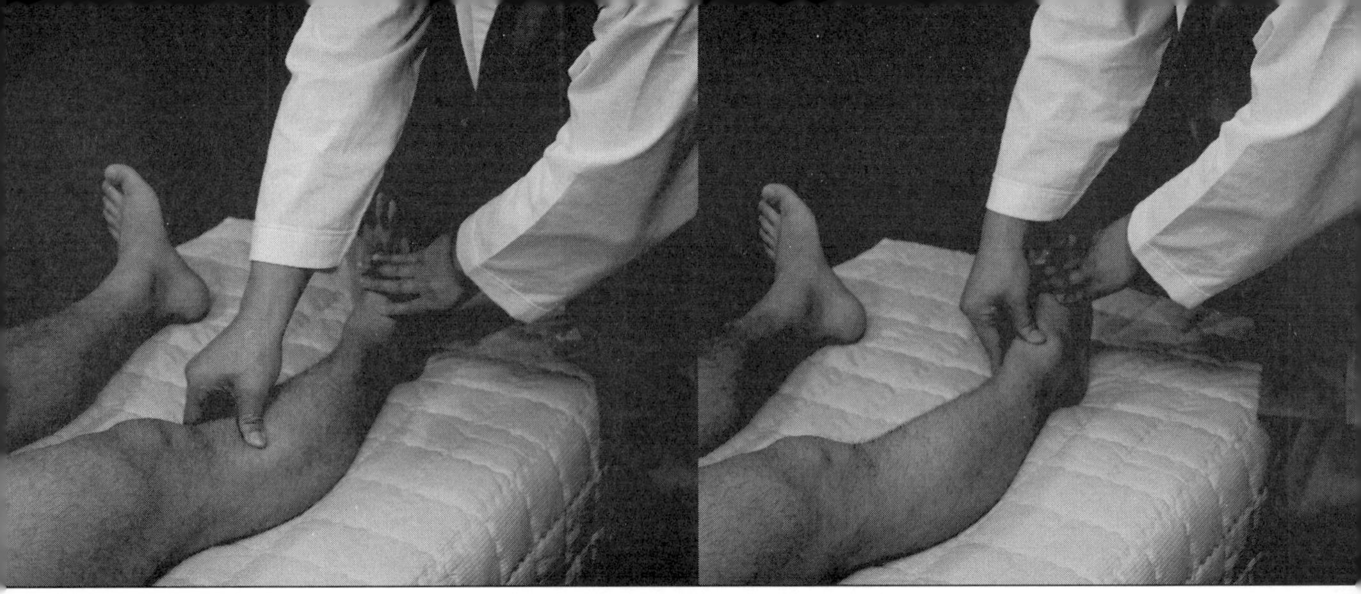

【 그림 10-35. 유족삼리법 (揉足三里法) 】

## 제 ⓯ 식 : 유족삼리법 揉足三里法

揉足三里法
문지를/발/셋/마을/법칙

### 치료사의 위치

立式(입식:선 자세)

### 환자의 자세

仰臥位(앙와위:누운 자세)

### 수법

按法(안법), 揉法(유법), 摩法(마법)

### 실기법

1) 네 손가락은 하퇴내측 경골 부위에 고정하고 모지복으로 족삼리(足三里)혈에 2~3분 동안 안법(按法)과 유법(揉法)을 시행한다. 족삼리(足三里)혈에서 해계(解谿)혈까지 5-7번 안법(按法)과 유법(揉法)을 시행한다.
2) 네 손가락은 하퇴내측 경골 부위에 고정하고 모지복으로 양릉천(陽陵泉)혈부터 현종(懸鐘)혈까지 마법(摩法)과 유법(揉法), 안법(按法)을 시행한다.

### 미용

저체중, 비만, 얼굴 색소침착, 황갈반, 주름살, 여드름, 피부 트러블

### 치료

좌골신경통

### 혈자리

足三里(족삼리), 條口(조구), 豐隆(풍륭), 解谿(해계), 陽陵泉(양릉천), 光明(광명), 懸鐘(현종)

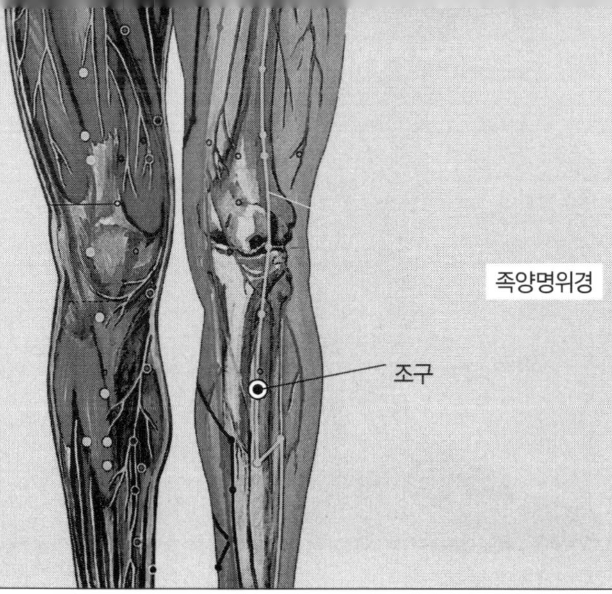


【 그림 10-36. 조구 (條口) 】

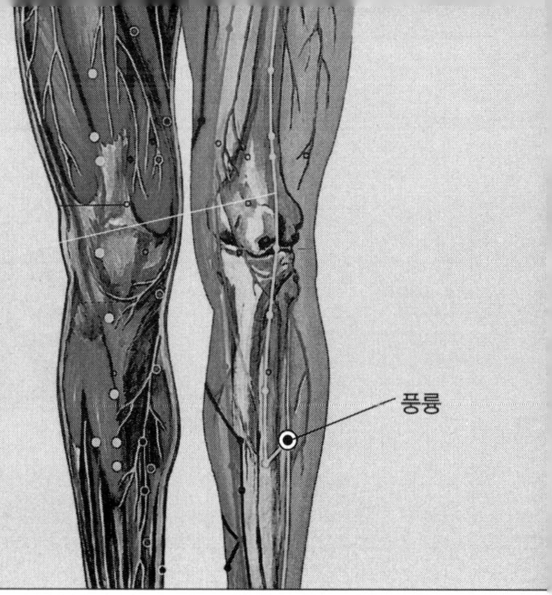


【 그림 10-37. 풍륭 (豊隆) 】

## • 조구 條口 – 족양명위경(ST38)

① **의의** : 조(條)는 협장(狹長), 구(口)는 구멍이라는 뜻이다. 경골과 비골 사이에 생긴 큰 공간 에서 취혈하여 조구(條口)라 이름 하였다.

② **해부학적 위치** : 하퇴외측 중간 부위로 상거허(上巨虛)혈 아래 2촌 되는 곳에서 위치한다.

③ **주치** : 어깨와 팔이 아플 때, 배가 아플 때, 반신불수, 근육경련, 발등 부종

④ **미용** : 하지 비만 및 체형관리, 주름살, 여드름, 피부 트러블

## • 풍륭 豊隆 – 족양명위경(ST40)

① **의의** : 풍륭(豊隆)은 풍성하다는 뜻이다. 하지 외측(外側)의 근육이 풍만하여 융기하는 곳에 있으므로 풍륭(豊隆)이라 이름 하였다.

② **해부학적 위치** : 외과 위로 8촌 되는 곳이며 조구(條口)혈 후방 1촌에서 위치한다.

③ **주치** : 두통, 어지러울 때, 가래가 많은 기침, 구토, 변비, 부종, 정신병, 반신불수

④ **미용** : 하지 비만 및 체형관리, 주름살, 여드름, 피부 트러블

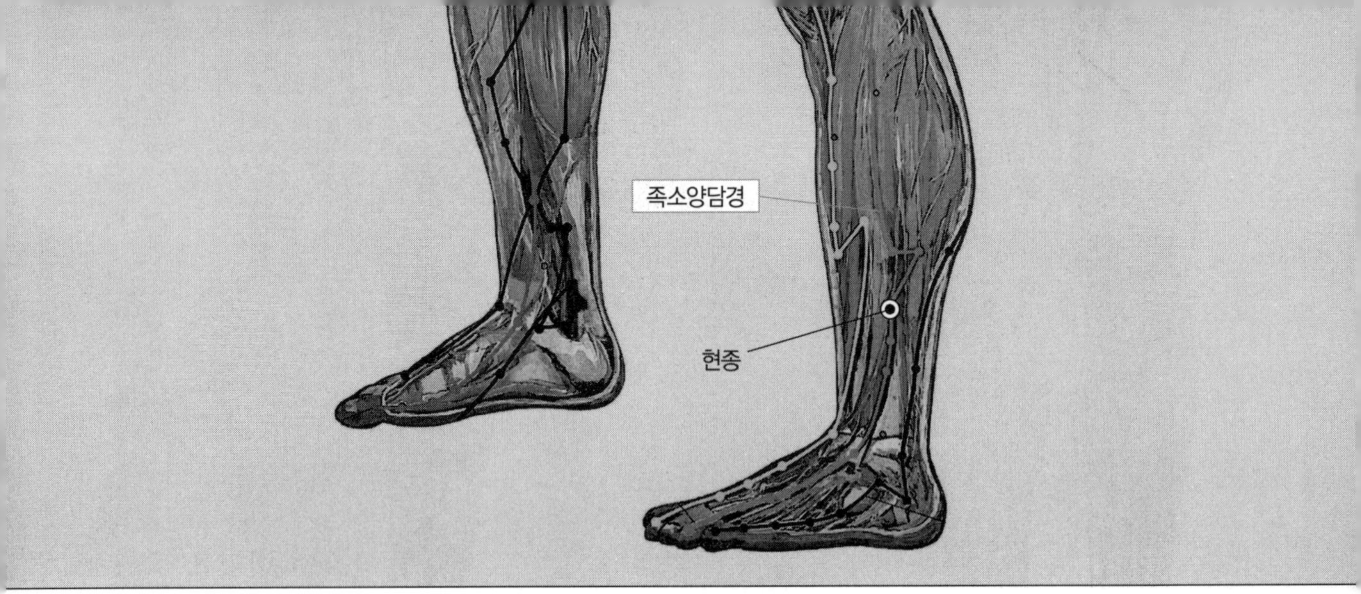


【 그림 10-38. 광명 (光明) 】

- **광명** 光明 **– 족소양담경(GB37)**

① **의의** : 족소양(足少陽)은 위로 눈에 통하며 목통(目痛), 야맹증(夜盲症) 등 안과 질환에 효능이 있으므로 광명(光明)이라 이름 하였다.

② **해부학적 위치** : 외과 위 5촌으로 비골 전연에 있으며 비골두 상연과 외과 정점 사이에서 위치한다.

③ **주치** : 눈의 통증, 현기증

④ **미용** : 습진, 알레르기

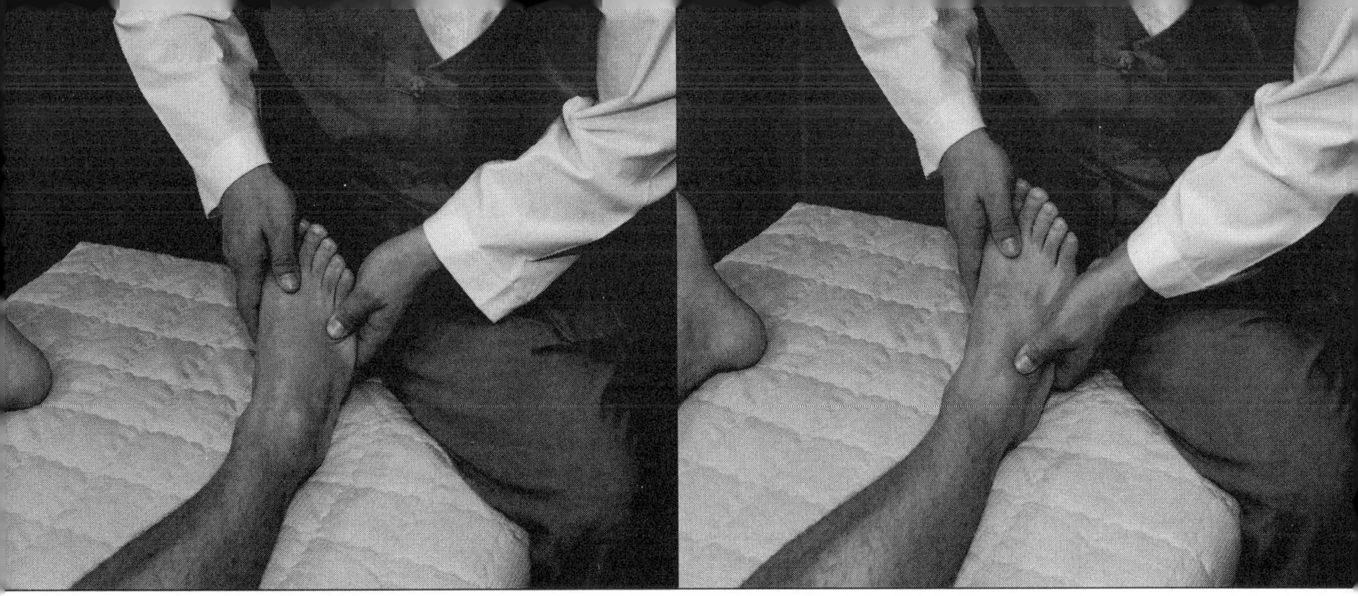

【 그림 10-39. 지유족혈 (指揉足穴) 】

指揉足穴
손가락/문지름/발/구멍

# 제 16 식 : 지유족혈 指揉足穴

## 치료사의 위치

立式(입식:선 자세)

## 환자의 자세

仰臥位(앙와위:누운 자세)

## 수법

按揉法(안유법)

## 실기법

한 손으로 발을 고정하고 다른 한 손의 모지복으로 발의 새끼 발가락에서 엄지 발가락으로 발가락 끝에서 발관절을 향해 각 혈 위를 문지르면서 눌러 2-3분 무지(拇指) 안유법(按揉法)을 시행한다.

## 미용

하지 비민, 부종, 불면증

## 치료

족관절염좌, 고혈압, 피로, 급·만성 요통

## 혈자리

太衝(태충), 行間(행간), 丘墟(구허), 足臨泣(족임읍), 地五會(지오회), 申脈(신맥), 京骨(경골), 束骨(속골), 解谿(해계), 陷谷(함곡), 內庭(내정)

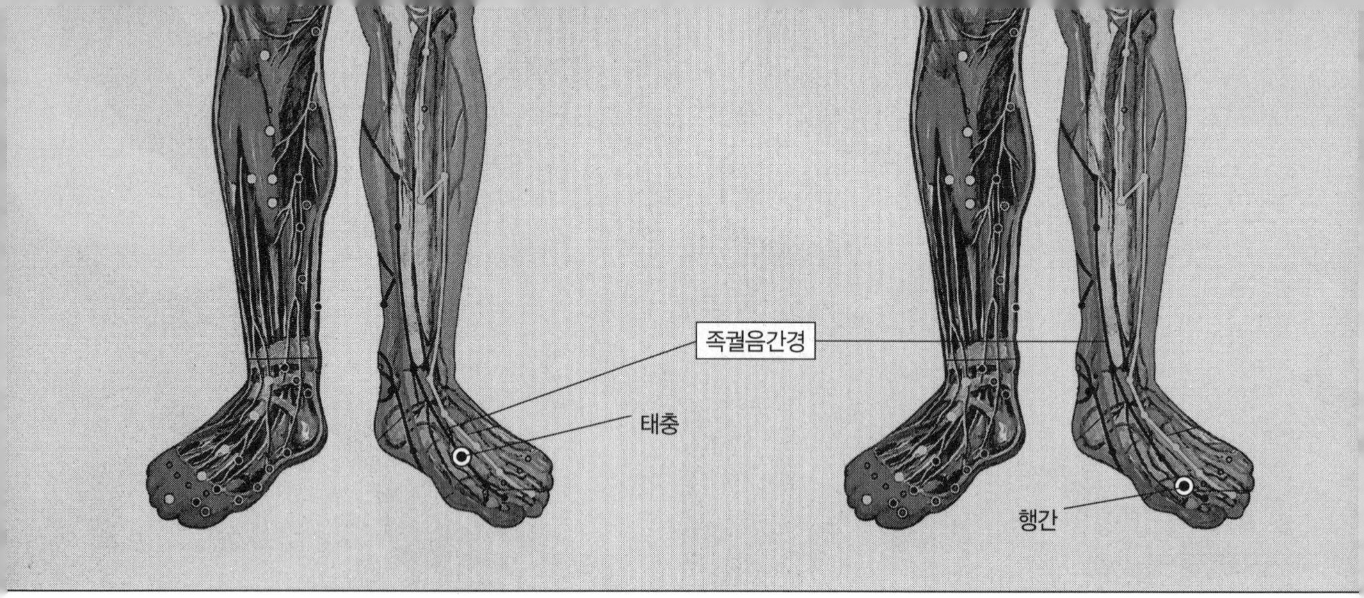


【 그림 10-40. 태충 (太衝) 】 【 그림 10-41. 행간 (行間) 】

- **태충** 太衝 **– 족궐음간경(LR3)**

  ① **의의** : 태(太)는 큰 것이고 충(衝)은 요충(要衝), 통도(通道)로 태충(太衝)이라 이름 하였다.

  ② **해부학적 위치** : 발등 제1, 2번 중족골저 관절 부위 앞 오목한 곳으로 행간(行間) 후방 2촌에서 위치한다.

  ③ **주치** : 생리불순, 생리통, 폐경, 월경과다출혈, 중풍, 전광증, 구안와사, 늑간 신경통, 위통, 딸꾹질, 소화불량, 야뇨증, 발기부전

  ④ **미용** : 황갈반, 두통, 현기증, 불면증, 입이 쓰고 냄새 나는 것, 피부 습진, 히스테리

- **행간** 行間 **– 족궐음간경(LR2)**

  ① **의의** : 행(行)은 경과(經過), 도로(道路)이며 발의 기능이다. 간(間)은 간극(間隙)이다. 혈의 위치가 제1,2번 발가락 사이에 있기에 행간(行間)이라 이름 하였다.

  ② **해부학적 위치** : 발등 제1,2지 사이 횡문 끝 제1번 기절골저 전외연에서 위치한다.

  ③ **주치** : 두통, 현기증, 눈의 통증, 충혈, 이명, 구안와사, 중풍, 각혈, 토혈, 코피, 생리통, 월경과다출혈

  ④ **미용** : 얼굴색이 어둡고 검은 경우, 황갈반, 불면증, 정서불안

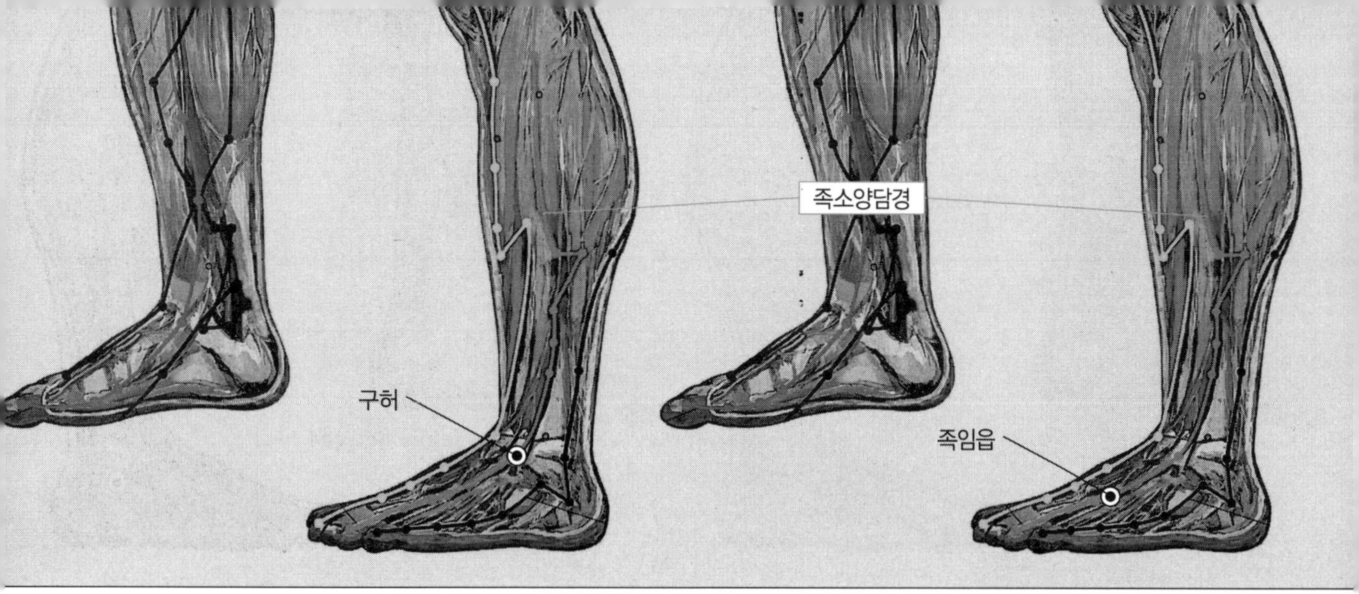


【 그림 10-42. 구허 (丘墟) 】 【 그림 10-43. 족임읍 (足臨泣) 】

- **구허** 丘墟 **– 족소양담경(GB40)**

① **의의** : 높은 곳을 구(丘), 사방은 높으나 가운데의 낮은 지점을 허(墟)라 부른다. 복사뼈가 돌출함이 구(丘)와 같고, 복사뼈 앞의 움푹 들어간 모양이 허(墟)와 같아서 구허(丘墟)라 이름 하였다.

② **해부학적 위치** : 외과 전하방이며 족임읍(足臨泣)혈 위 3촌으로 장지신근건 외측 오목한 곳에서 위치한다.

③ **주치** : 편두통, 늑간 신경통, 하지 마비, 학질

④ **미용** : 습진, 알레르기

- **족임읍** 足臨泣 **– 족소양담경(GB41)**

① **의의** : 읍(泣)은 색(濇)과 통한다. 두임읍(頭臨泣)혈과 위, 아래로 서로 대응하기에 족임읍(足臨泣)이라 이름 하였다.

② **해부학적 위치** : 제4,5번 척중족골저관절 부위의 전방 오목한 곳에서 위치한다.

③ **주치** : 눈병, 늑간 신경통, 월경불순, 유신염, 임파신염, 학질, 발등 통증

④ **미용** : 대상포진, 습진, 피부 트러블, 발냄새

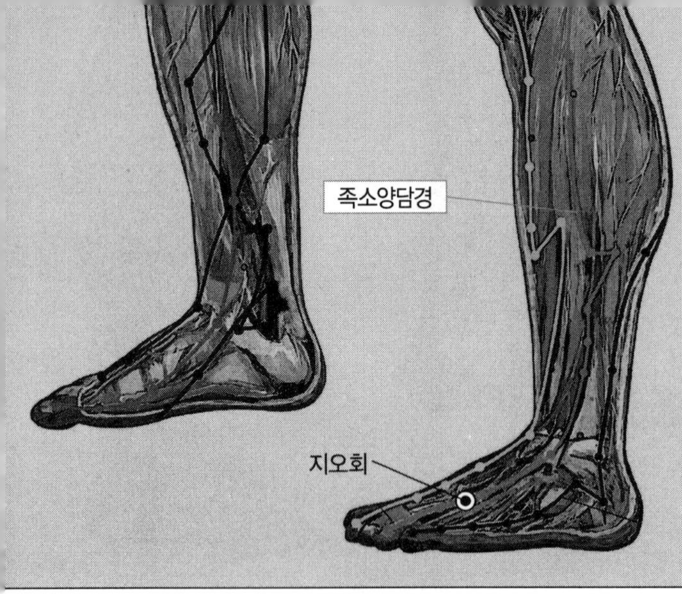


【 그림 10-44. 지오회 (地五會) 】

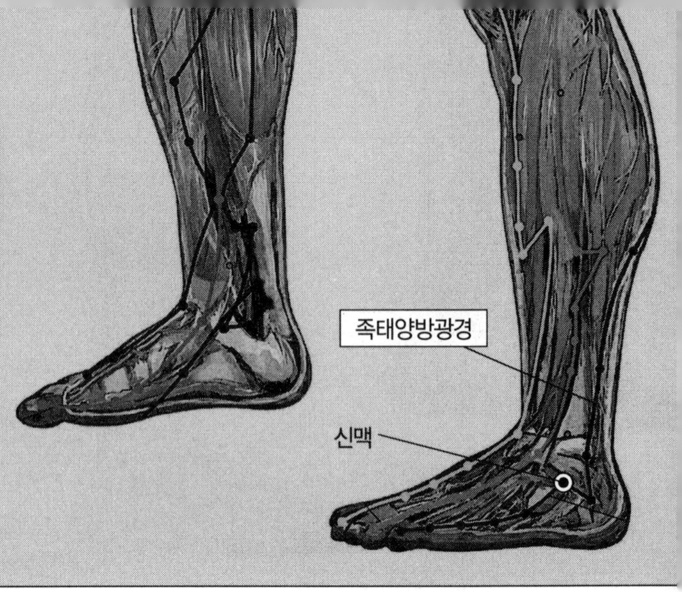


【 그림 10-45. 신맥 (申脈) 】

- **지오회** 地五會 **– 족소양담경(GB42)**

① **의의** : 본 혈자리는 오경(五經)의 기(氣)가 만나는 곳이며, 또 족방상지(足方象地)이므로 지오회(地五會)라 이름 하였다.

② **해부학적 위치** : 제4,5번 중족골두 사이 족임읍(足臨泣)혈 전방 5푼에서 위치한다.

③ **주치** : 두통, 눈병, 이명(耳鳴), 흉협통(胸脇痛), 각혈, 요통, 발등 통증

④ **미용** : 습진, 알레르기, 발 냄새

- **신맥** 申脈 **– 족태양방광경(BL62)**

① **의의** : 신(申)은 신(伸)과 같으며 외과(外踝) 아래에 있어 발을 펴면 혈이 열리는데, 관절(關節)이 굴신(屈伸)하는 곳이므로 신맥(申脈)이라 이름 하였다.

② **해부학적 위치** : 외과 하연 오목한 곳에서 위치한다.

③ **주치** : 불면증, 정신병, 두통, 어지러움, 구안와사, 요통, 하지통증, 족근통

④ **미용** : 여드름, 습진, 발 냄새

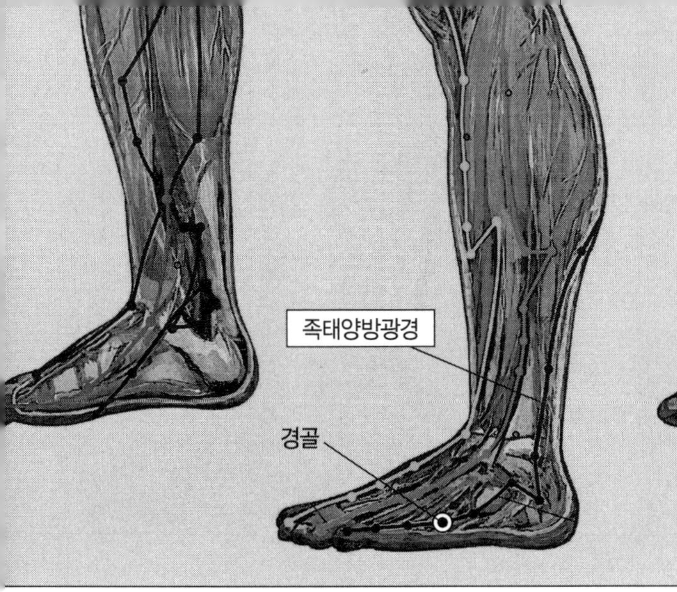


【 그림 10-46. 경골 (京骨) 】

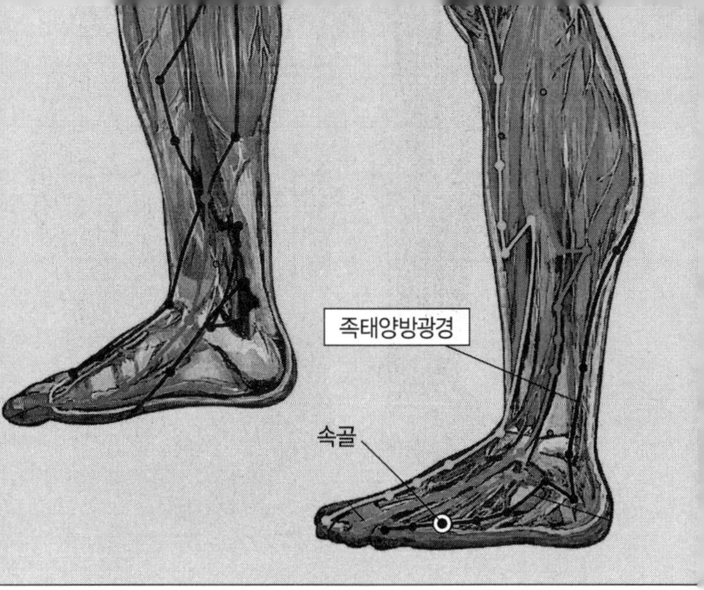


【 그림 10-47. 속골 (束骨) 】

## • 경골 京骨 – 족태양방광경(BL64)

① **의의** : 소지(小趾) 뒤 제5번 중족골을 경골(京骨)이라 하며, 이 곳에 혈(穴)이 있으므로 경골(京骨)이라 이름 하였다.

② **해부학적 위치** : 족부 외측에 제5번 중족골 높은 곳 전하방의 오목한 곳인 적백육제에서 위치한다.

③ **주치** : 두통, 뒷목이 뻣뻣할 때, 녹내장, 간질병, 요통

④ **미용** : 여드름, 습진, 발냄새

## • 속골 束骨 – 족태양방광경(BL65)

① **의의** : 속(束)은 취(聚), 속박(束縛), 수속(收束)이며, 골(骨)은 지골(趾骨)을 가리킨다. 지골의 외측에 위치하기 때문에 속골(束骨)이라 이름 하였다.

② **해부학적 위치** : 족부 외측에 제5번 중족골두 외하방 적백육제에서 위치한다.

③ **주치** : 두통, 뒷목이 뻣뻣할 때, 눈이 어지러움, 정신병, 좌골 신경통

④ **미용** : 여드름, 습진, 발냄새

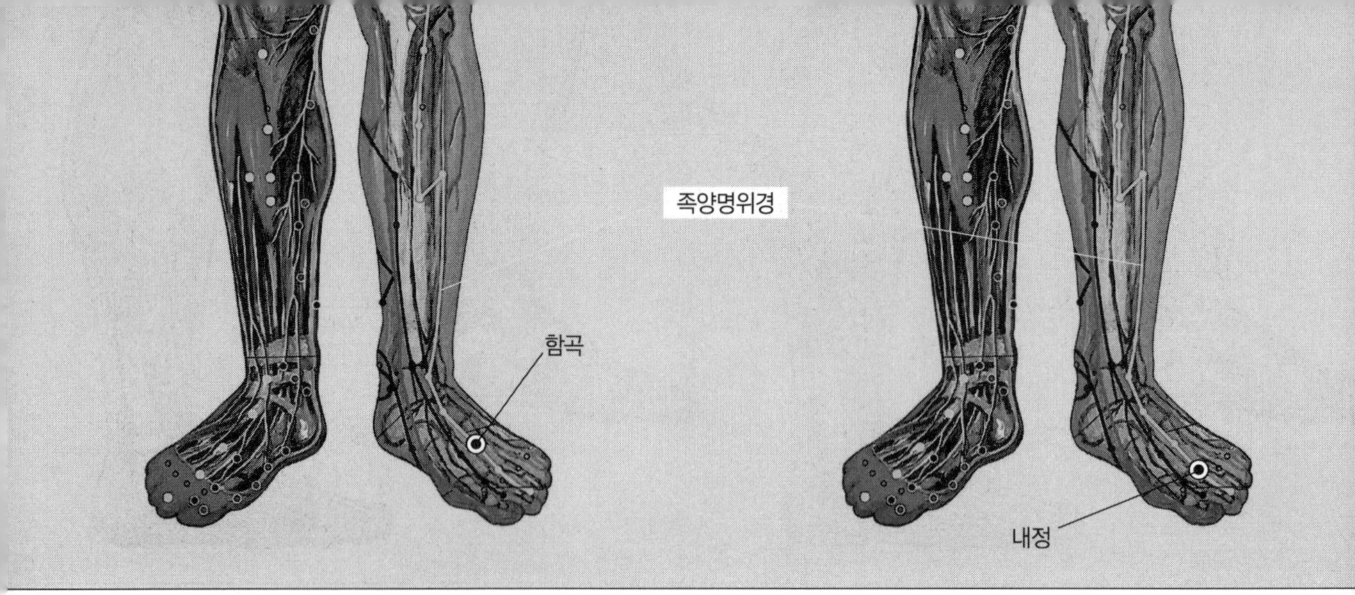


【 그림 10-48. 함곡 (陷谷) 】 【 그림 10-49. 내정 (內庭) 】

- **함곡** 陷谷 **– 족양명위경(ST43)**

  ① **의의** : 함(陷)은 오목하다는 뜻이며, 마치 깊은 계곡 같으므로 함곡(陷谷)이라 이름 하였다.

  ② **해부학적 위치** : 족배 제2,3번 중족골이 결합된 저부 앞의 오목한 곳에서 위치한다.

  ③ **주치** : 얼굴부종, 눈병, 배에서 소리가 나면서 아플 때, 열병, 발등 통증

  ④ **미용** : 여드름, 알레르기, 구취

- **내정** 內庭 **– 족양명위경(ST44)**

  ① **의의** : 내(內)는 납입(納入)의 뜻이며, 정(庭)은 집 앞의 뜰이다. 혈이 발가락 사이 끝에 있는데, 발가락 사이는 마치 문 같고, 혈이 위치한 곳은 평탄하여 뜰과 같으므로 내정(內庭)이라 이름 하였다.

  ② **해부학적 위치** : 제2,3번 기절골(絕骨) 저부 사이 오목한 부위에서 위치한다.

  ③ **주치** : 복통, 변비, 설사, 치통, 삼차 신경통, 인후통, 코피, 구안와사, 입 냄새, 발등 통증, 발가락관절 통증

  ④ **미용** : 여드름, 구취

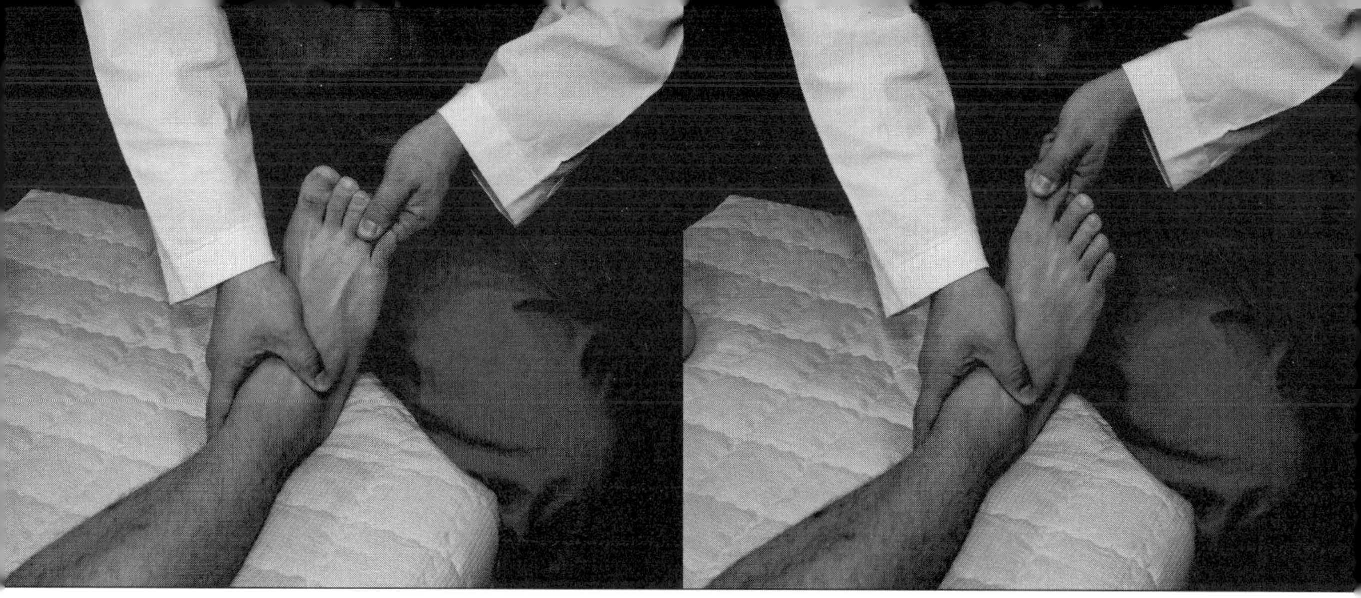

【 그림 10-50. 발신족지 (拔伸足指) 】

拔伸足指
뽑을/펼/발/발가락

# 제 17 식 : 발신족지 拔伸足指

## 치료사의 위치

立式(입식:선 자세)

## 환자의 자세

仰臥位(앙와위:누운 자세)

## 수법

拔伸法(발신법)

## 실기법

한 손으로 환자의 한쪽 발목을 잡으면서 반대 손의 검지, 중지의 손가락 끝에 있는 근골을 구부리면서 그 사이에 발가락을 끼워 새끼 발가락에서부터 엄지 발가락을 하나씩 잡아당겨 발신법(拔伸法)을 시행한다.

## 미용

비만, 체형관리

## 치료

족관절 염좌, 고혈압, 피로, 급·만성 요통

## 혈자리

발가락 전체

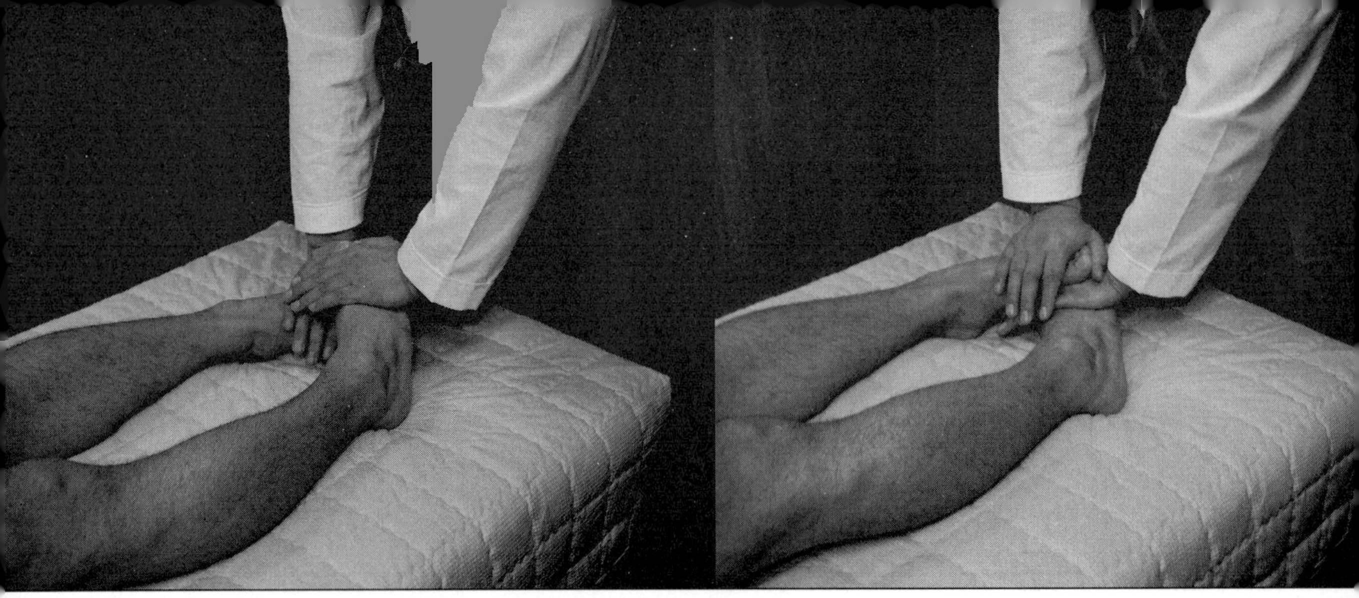

【 그림 10-51. 장안족배 (掌按足背) 】

# 제 ⑱ 식 : 장안족배 掌按足背

掌按足背
손바닥/누를/발/등

## 치료사의 위치

立式(입식:선 자세)

## 환자의 자세

仰臥位(앙와위:누운 자세)

## 수법

按法(안법)

## 실기법

양 손바닥으로 환자의 양쪽 다리의 발등을 누르고 장안법(掌按法)을 시행한다.

## 미용

비만, 체형관리

## 치료

족관절 염좌, 다리 마비, 대퇴사두근이 꺾이고 눌리는 것 같은 통증

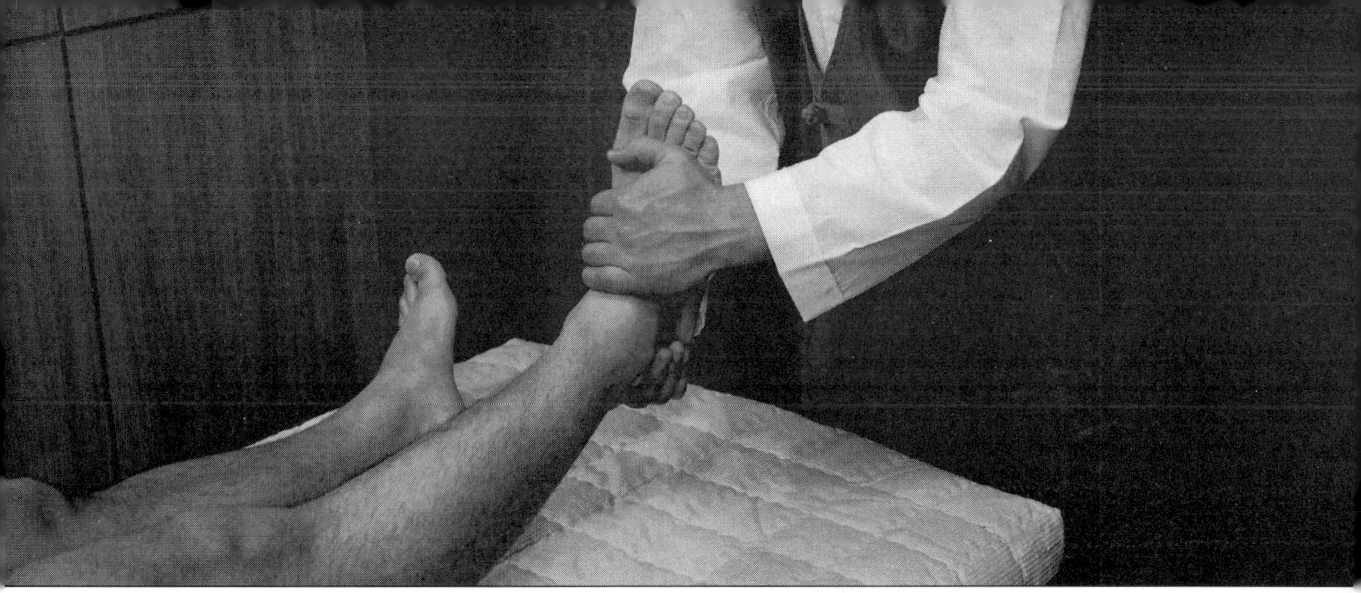

【 그림 10-52. 하지두동법 (下肢抖動法) 】

下肢抖動法
아래/사지/흔들/움직일/법칙

# 제 19 식 : 하지두동법 下肢抖動法

## 치료사의 위치

立式(입식: 선 자세)

## 환자의 자세

仰臥位(앙와위: 누운 자세)

## 수법

抖動法(두동법)

## 실기법

양손으로 환자의 발목과 발등을 잡고 시술자 쪽으로 당기며 1분에 200회 정도 흔들며 1 2분 동안 두동법(抖動法)을 시행한다.

## 미용

비만, 체형관리

## 치료

하지부의 통증, 활동 제한, 반신불수

## 학/습/정/리

- 미용추나 하지전부 19식을 시행할 때, 치료사의 위치는 입식(선 자세)을 취한다.
- 미용추나 하지전부 19식을 시행할 때, 환자의 자세는 앙와위(누운 자세)를 취한다.
- 각 수법에 사용되는 혈자리와 경락에 따라서 미용 및 치료 효과에 영향을 준다.
- 미용추나 하지전부 19식에서는 다리 앞 부위 주위 경혈들을 중심으로 시행한다.
- 미용추나 하지전부 19식에서는 揉法(유법), 按法(안법), 推法(추법)을 위주로 사용한다.

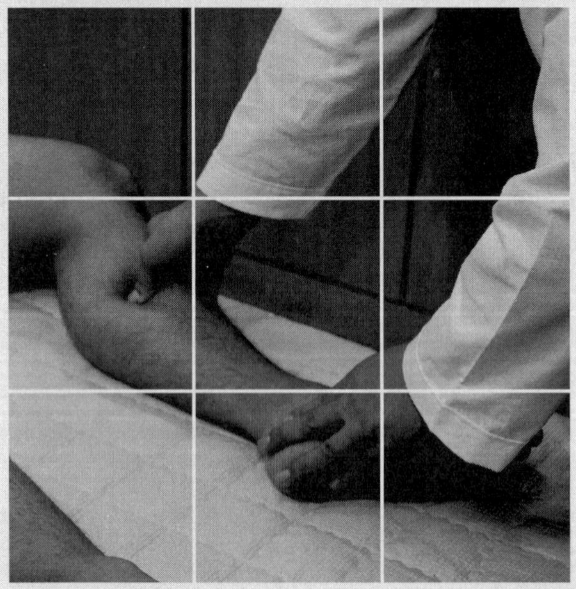

# 11장. 하지후부(다리 뒷면) 8식

## 下肢後部 8式

### 학습목표

- ☑ 미용추나 하지후부 8식 수법 순서에 대하여 구분할 수 있도록 학습한다.
- ☑ 각 수법의 개념을 이해하고 실기법에 대하여 학습한다.
- ☑ 각 수법의 치료 작용에 대하여 이해하고 설명할 수 있도록 학습한다.
- ☑ 각 수법의 미용 효과에 대하여 이해하고 설명할 수 있도록 학습한다.
- ☑ 각 수법마다 사용되는 혈자리의 의의, 해부학적 위치, 주치 및 미용에 대하여 학습한다.

### 학습개요

1. 안유퇴후측 按揉腿後側
2. 제나퇴후측 指拿腿後側
3. 곤퇴후측 滾腿後側
4. 박운퇴후측 膊運腿後側
5. 점안하지 点按下肢
6. 인유족지 扻揉足底
7. 차유족종 搓揉足踵
8. 추고족저 捶叩足底

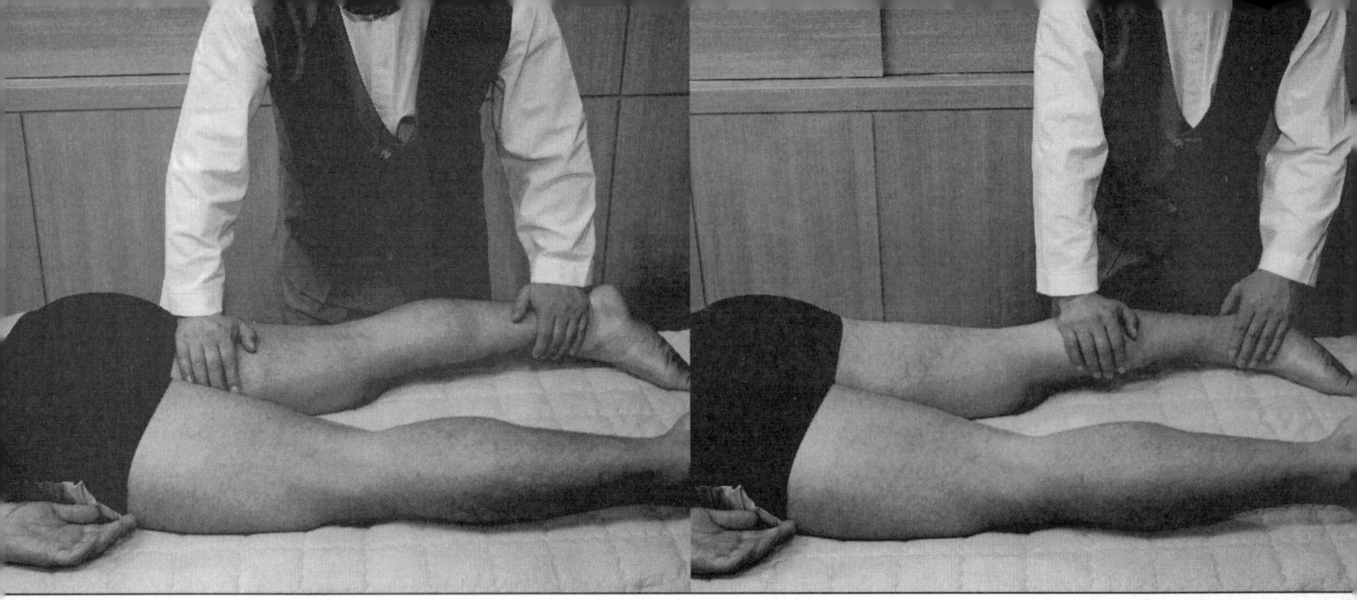

【 그림 11-1. 안유퇴후측 (按揉腿後側) 】

# 제 ❶ 식 : 안유퇴후측 按揉腿後側

按揉腿後側
누를/문지를/넓적다리/뒤/곁

## 치료사의 위치

立式(입식:선 자세)

## 환자의 자세

伏臥位(복와위:엎드린 자세)

## 수법

按揉法(안유법)

## 실기법

1) 한 손의 손바닥으로 대퇴후측의 족태양방광경 부위를 누르면서 문질러 2-3분 안유법(按揉法)을 시행한다.
2) 양손의 엄지 손가락을 아래, 위로 겹쳐서 환자의 다리 뒤쪽의 족태양방광경을 누르면서 문질러 2-3분 무지(拇指) 안유법(按揉法)을 시행한다.

## 미용

다리 교정, 여드름, 하체 비만

## 치료

급·만성 요통, 좌골신경통, 다리 부위의 연부 조직손상

## 혈자리

承扶(승부), 殷門(은문), 委中(위중), 合陽(합양), 承筋(승근), 承山(승산), 崑崙(곤륜)

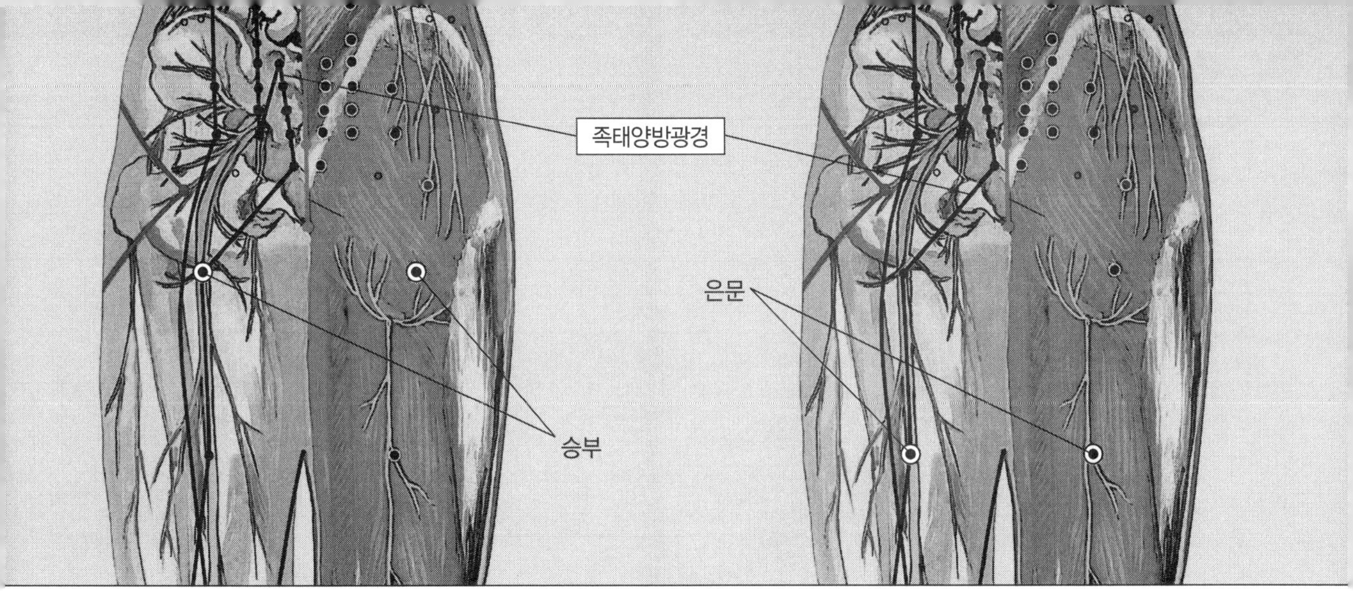


【 그림 11-2. 승부 (承扶) 】　　【 그림 11-3. 은문 (殷門) 】

• 승부 承扶 – 족태양방광경(BL36)

① **의의** : 승(承)은 승수(承受), 부(扶)는 부지(扶持), 부조(扶助)를 가리킨다. 대퇴부(大腿部)에 위치하고 인체를 승수(承受), 지지(支持)하므로 승부(承扶)라 이름 하였다.

② **해부학적 위치** : 대퇴후면 중간선상 둔횡문 정중에서 위치한다.

③ **주치** : 허리와 엉덩이와 허벅지가 아플 때, 치질, 하지의 운동
※ 감각기능 장애의 중요한 혈이다.

④ **미용** : 처진 엉덩이를 올려줌, 하체 비만

• 은문 殷門 – 족태양방광경(BL37)

① **의의** : 은(殷)은 대(大), 홍(紅), 중(中), 후(厚)의 뜻이다. 대퇴근육(大腿筋肉)이 풍만한 곳의 정중앙(正中)에 위치하기 때문에 은문(殷門)이라 이름 하였다.

② **해부학적 위치** : 승부(承扶)혈과 위중(委中)혈을 잇는 선상 정중앙에 위치하며 승부(承扶)혈 아래 6촌에서 위치한다.

③ **주치** : 요통, 반신불수, 허리와 하지의 통증

④ **미용** : 하체 비만, 다리 교정

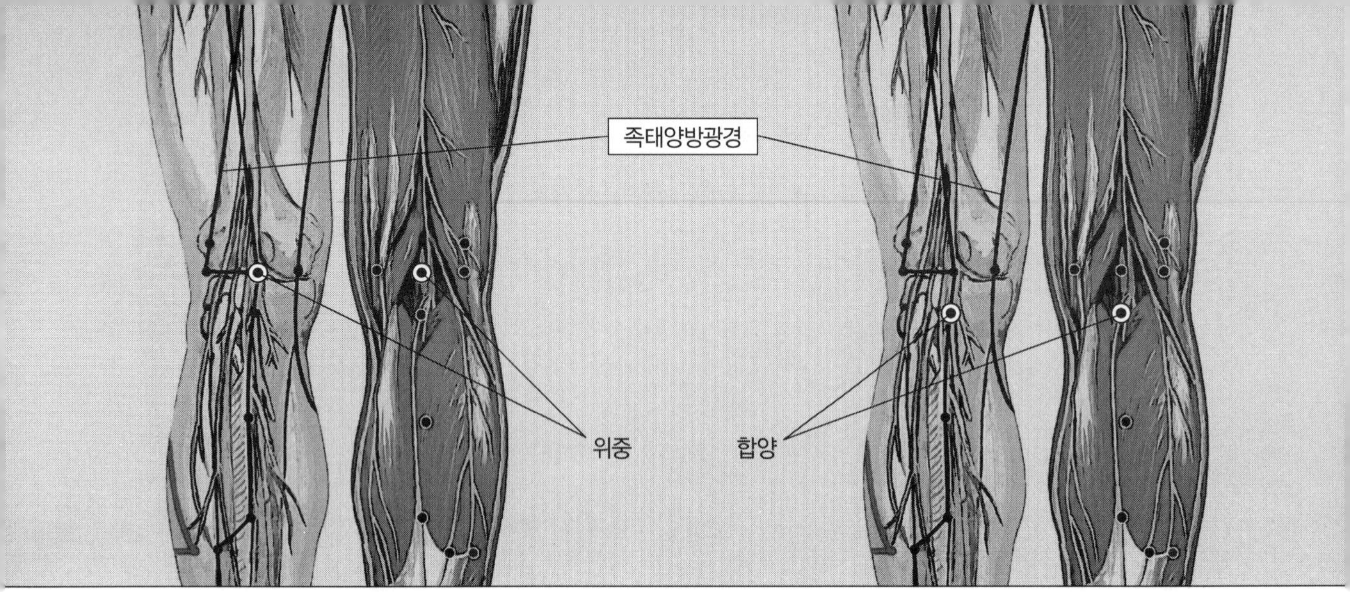


【 그림 11-4. 위중 (委中) 】 【 그림 11-5. 합양 (合陽) 】

- **위중** 委中 **– 족태양방광경(BL40)**

  ① **의의** : 위(委)는 만곡(彎曲)을 가리키며, 무릎을 굽히고, 슬관절 중간(膝關節中間)에 위치하므로 위중(委中)이라 이름 하였다.

  ② **해부학적 위치** : 슬와횡문 중앙으로 대퇴 이두근과 반건양근 사이에서 위치한다.

  ③ **주치** : 요통, 반신불수, 하지 무기력증과 통증

  ④ **미용** : 피부의 열독(熱毒)으로 인한 대상포진, 단독(丹毒), 여드름, 다리 교정

- **합양** 合陽 **– 족태양방광경(BL55)**

  ① **의의** : 합(合)은 만나 합쳐지는 것이며, 양(陽)은 족태양경(足太陽經)을 가리킨다. 족태양경(足太陽經)은 대퇴 뒤와 외측에서 두 갈래로 나뉘어 위중(委中)혈 부위에 와서 회합(會合)하는 곳이므로 합양(合陽)이라 이름 하였다.

  ② **해부학적 위치** : 위중(委中)에서 바로 아래 2촌이며 비복근 이두 사이에서 위치한다.

  ③ **주치** : 좌골신경통, 다리가 저리면서 마비될 때, 탈장, 자궁출혈

  ④ **미용** : 다리 교정, 종아리 수축

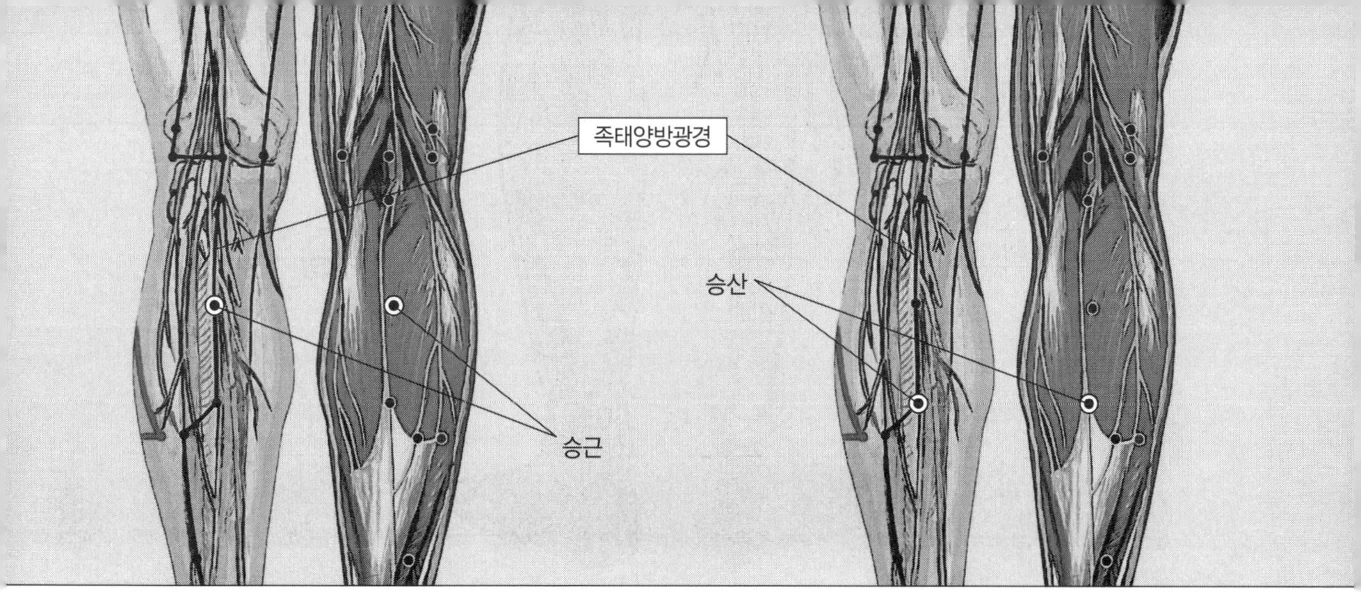


【 그림 11-6. 승근 (承筋) 】 【 그림 11-7. 승산 (承山) 】

- **승근** 承筋 **– 족태양방광경(BL56)**

① **의의** : 승(承)은 맞이한다는 뜻이며, 근(筋)은 비복근(腓腹筋)을 가리킨다. 족태양(足太陽)의 경근(經筋)이 되기 때문에 승근(承筋)이라 이름 하였다.

② **해부학적 위치** : 합양(合陽)혈과 승산(承山)혈을 이은 선의 중간 지점이며 비복근의 중앙에서 위치한다.

③ **주치** : 치질, 좌골신경통

④ **미용** : 하체 비만, 다리 교정, 종아리 수축

- **승산** 承山 **– 족태양방광경(BL57)**

① **의의** : 승(承)은 승부(承扶)를 가리키며, 산(山)은 신체(身體)의 높은 곳을 가리킨다. 다리의 높은 부위에 있으며, 천장(腨腸)의 분육(分肉) 사이에 있어 족이 승수(承受)하므로 승산(承山)이라 이름 하였다.

② **해부학적 위치** : 위중(委中)혈과 족근의 중간이므로 비복근복 아래 정중 오목한 곳의 윗면에서 위치한다.

③ **주치** : 다리가 저리면서 아프거나 경련이 있을 때, 치질, 탈항

④ **미용** : 구취, 하체 비만, 변비

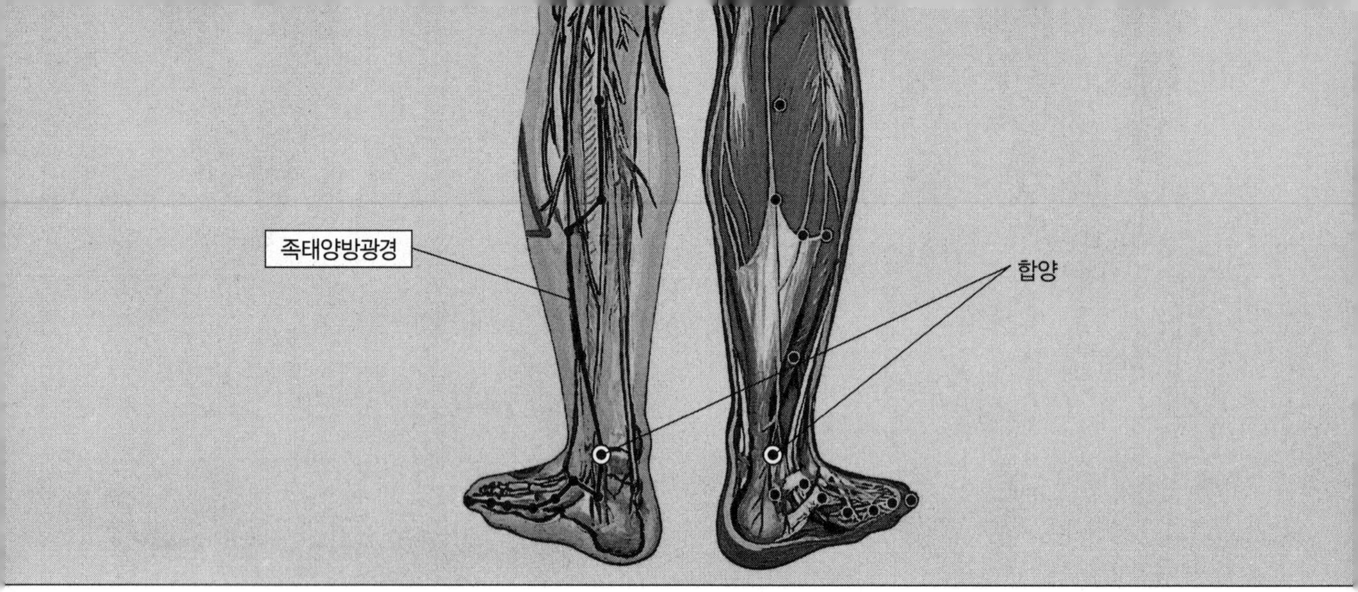


【 그림 11-8. 곤륜 (崑崙) 】

- **곤륜** 崑崙 **– 족태양방광경(BL60)**

① **의의** : 곤륜(崑崙)은 높은산, 높은 언덕을 가리킨다. 혈(穴)이 외과(外踝) 후방(後方)에 있어 곤륜(崑崙)이라 이름 하였다.

② **해부학적 위치** : 외과와 아킬레스건 사이의 중앙 오목한 곳에서 위치한다.

③ **주치** : 두통, 현기증, 눈의 통증, 코피(上病下取) 목이 뻣뻣한 경우, 요통, 하지 마비와 통증 동반, 족근통

④ **미용** : 여드름, 황갈반, 발에 땀이 나고 냄새 나는 증상

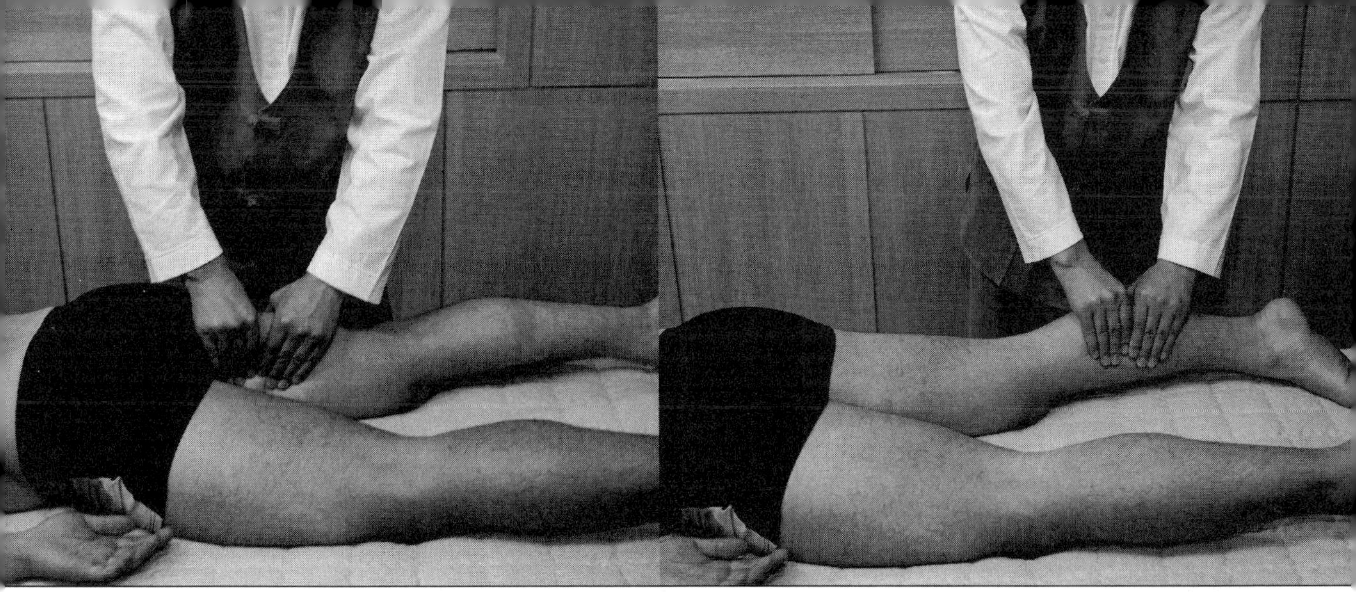

【 그림 11-9. 제나퇴후측 (提拿腿后側) 】

提拿腿后側
들어올릴/당길/넓적다리/뒤/곁

# 제 ❷ 식 : 제나퇴후측 提拿腿后側

### 치료사의 위치

立式(입식:선 자세)

### 환자의 자세

伏臥位(복와위:엎드린 자세)

### 수법

揉捏法(유날법), 捏拿法(날나법)

### 실기법

양손의 엄지와 네 손가락으로 대퇴후측의 족삼음경, 족삼양경 부위에 대해 3~5분 유날법(揉捏法)과 날나법(捏拿法)을 시행한다.

### 미용

다리 교정, 하체 비만

### 치료

좌골신경통

### 혈자리

족삼음경, 족삼양경, 承扶(승부), 殷門(은문), 委中(위중), 合陽(합양), 承筋(승근), 承山(승산), 崑崙(곤륜)

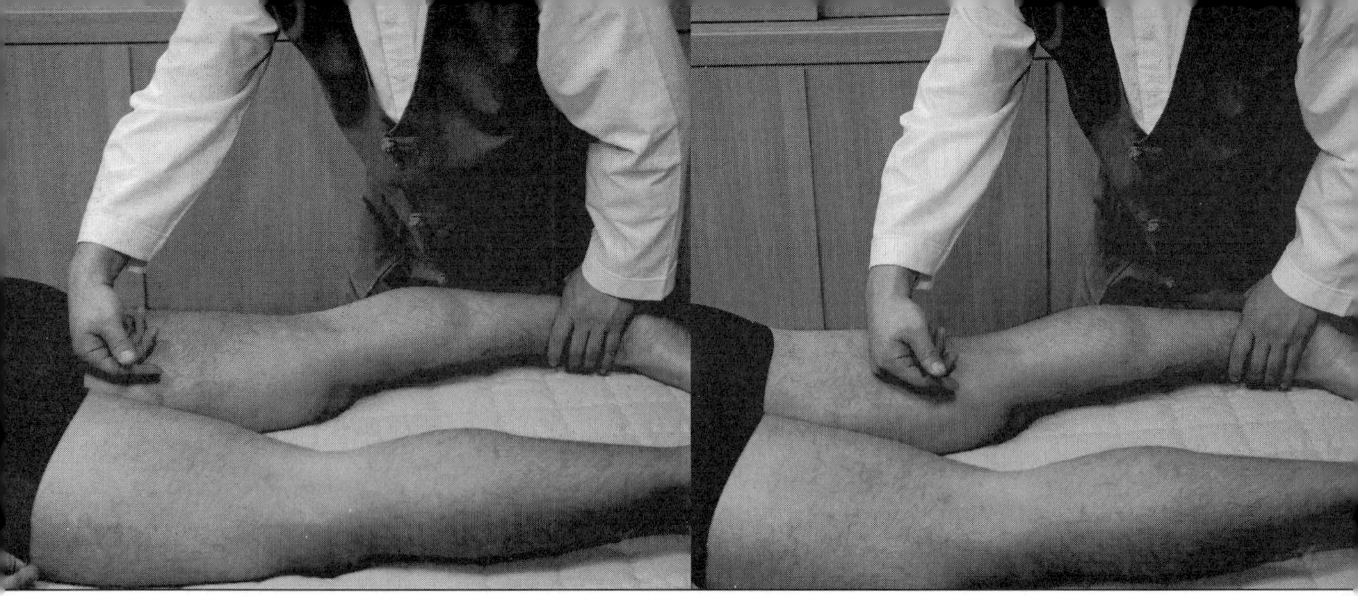

【 그림 11-10. 곤퇴후측 (滾腿後側) 】

## 제 ❸ 식 : 곤퇴후측 滾腿後側

滾腿後側
굴릴/넓적다리/뒤/곁

### 치료사의 위치

立式(입식:선 자세)

### 환자의 자세

伏臥位(복와위:엎드린 자세)

### 수법

곤법(滾法)

### 실기법

어깨를 내리고 팔을 굽히며 손목을 들고 빈 주먹(空拳)을 쥐며 소어제(小魚際)와 손등을 환자의 뒤허벅지에 대고 힘을 주고 팔을 굽혔다 펴면서 손목으로 주먹을 돌리며 손등을 착력점으로 하고 환자의 대퇴후측의 족태양방광경 따라서 2-3분 곤법(滾法)을 시행한다.

### 미용

다리 교정, 여드름, 하체 비만

### 치료

급·만성 요통, 좌골신경통, 다리 부위의 연부 조직손상

### 혈자리

承扶(승부), 殷門(은문), 委中(위중), 合陽(합양), 承筋(승근), 承山(승산), 崑崙(곤륜)

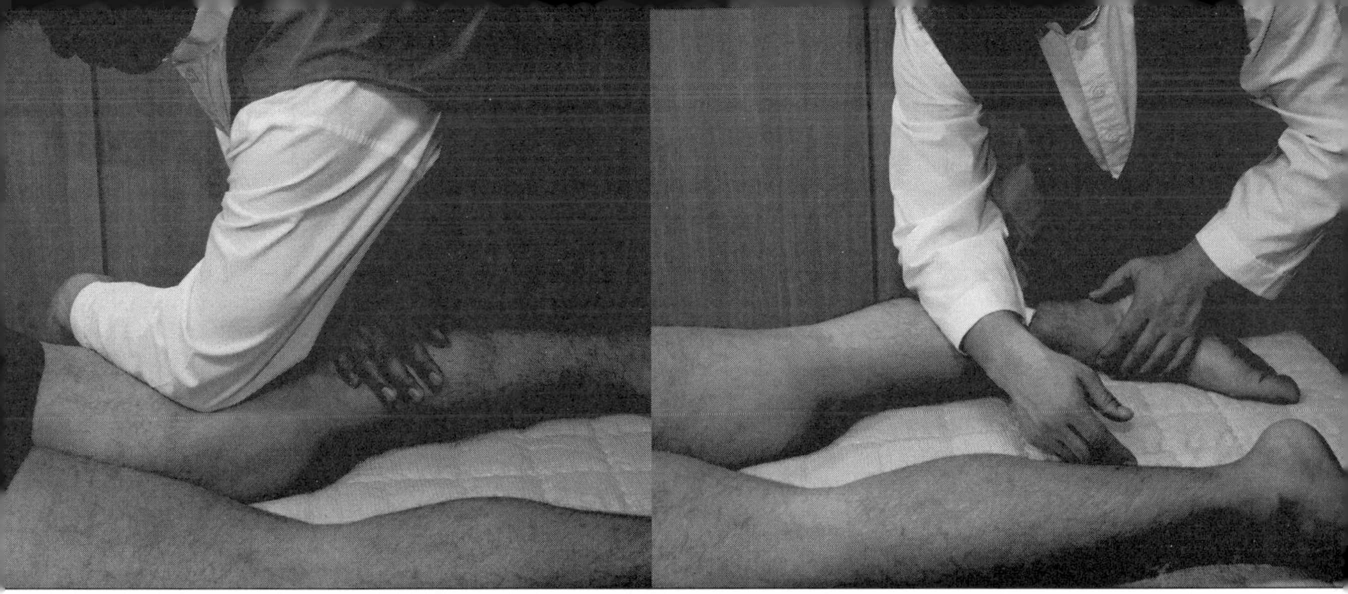

【 그림 11-11. 박운퇴후측 (膊運腿後側) 】

膊運腿後側
포/운전할/넓적다리/뒤/곁

# 제 4 식 : 박운퇴후측 膊運腿後側

## 치료사의 위치

立式(입식:선 자세)

## 환자의 자세

伏臥位(복와위:엎드린 자세)

## 수법

膊運法(박운법)

## 실기법

치료사는 한 손이 전완 부위로 이용해 환자의 대퇴후측의 족태양방광경을 따라 눌러 돌리면서 2-3분 박운법(膊運法)을 시행한다.

## 미용

여드름, 다리 교정, 하체 비만

## 치료

급·만성 요통, 좌골신경통, 다리 부위의 연부 조직손상

## 혈자리

承扶(승부), 殷門(은문), 委中(위중), 合陽(합양), 承筋(승근), 承山(승산), 崑崙(곤륜)

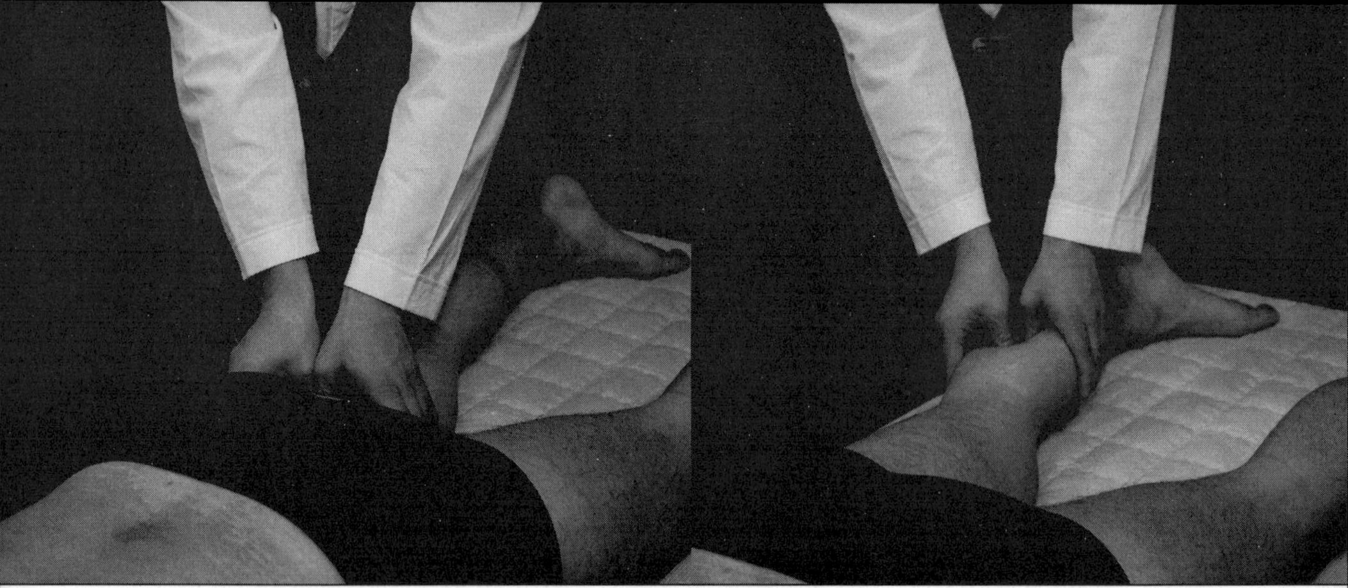

【 그림 11-12. 점안하지 (点按下肢) 】

# 제 5 식 : 점안하지 点按下肢

点按下肢
점/누를/아래/사지

### 치료사의 위치

立式(입식:선 자세)

### 환자의 자세

伏臥位(복와위:엎드린 자세)

### 수법

点按法(점안법)

### 실기법

엄지 지복으로 승부(承扶), 위중(委中), 승산(承山), 곤륜(崑崙) 등 혈자리들에 대해 점법(点法)과 안법(按法)을 시행한다.

### 미용

하체 비만, 다리 교정, 여드름

### 치료

좌골신경통

### 혈자리

承扶(승부), 殷門(은문), 委中(위중), 合陽(합양), 承筋(승근), 承山(승산), 崑崙(곤륜)

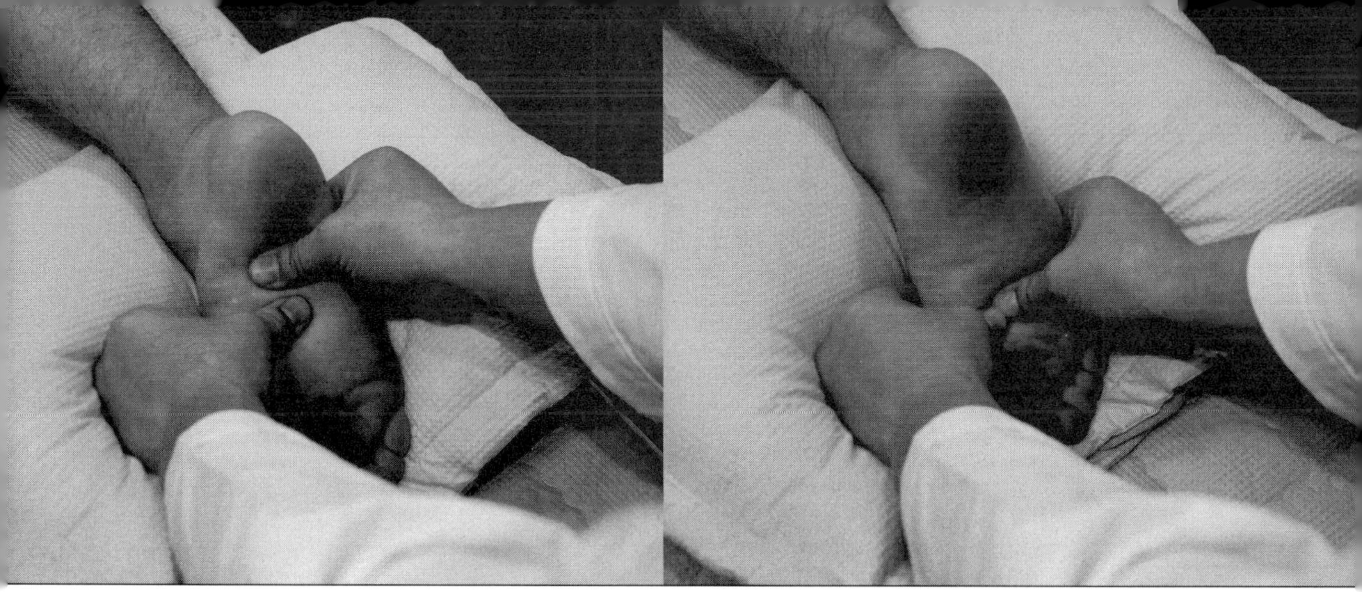

【 그림 11-13. 안유족저 (按揉足底) 】

按揉足底
누를/문지를/발/바닥

## 제 6 식 : 안유족저 按揉足底

### 치료사의 위치
立式(입식:선 자세)

### 환자의 자세
伏臥位(복와위:엎드린 자세)

### 수법
按揉法(안유법)

### 실기법
시술자의 무릎 위에 환자의 다리를 올려놓고 양손의 모지복으로 족지부위와 용천(涌泉)혈을 눌러 2-3분간 안유법(按揉法)을 시행한다.

### 미용
불면증, 구강염증, 얼굴이 누르스름하거나 어두운 증상

### 치료
고혈압, 발열, 냉증, 생리통, 피로, 어깨 뭉침, 자율신경 부조화

### 혈자리
涌泉(용천)

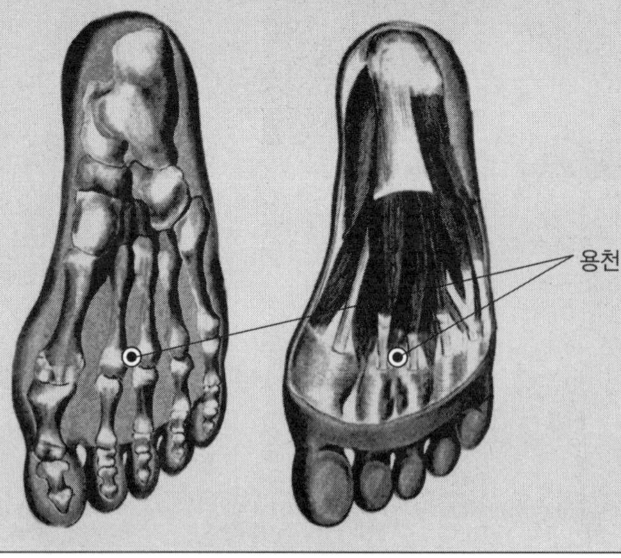


【 그림 11-14. 용천 (湧泉) 】

• **용천** 湧泉 **– 족소음신경(KI1)**

① **의의** : 지하에서 물이 나오는 것을 가리켜 용(湧)이라 하고, 천(泉)은 샘을 뜻하기 때문에 용천(湧泉)이라 이름 하였다.

② **해부학적 위치** : 발가락을 오무렸을 때 발가락 중심에서 가장 오목한 곳으로 엄지 발가락 끝과 발꿈치 끝을 세 등분하였을 때 엄지 발가락 끝 1/3 되는 곳과 제 2,3번 중족골 사이의 부위에 위치한다.

③ **주치** : 전광증, 중풍, 혼미 두통, 현기증, 고혈압, 인후통

④ **미용** : 얼굴이 어두운 경우, 불면증, 구취, 구강궤양, 목이 잠기거나 말을 할 때 소리가 쉼

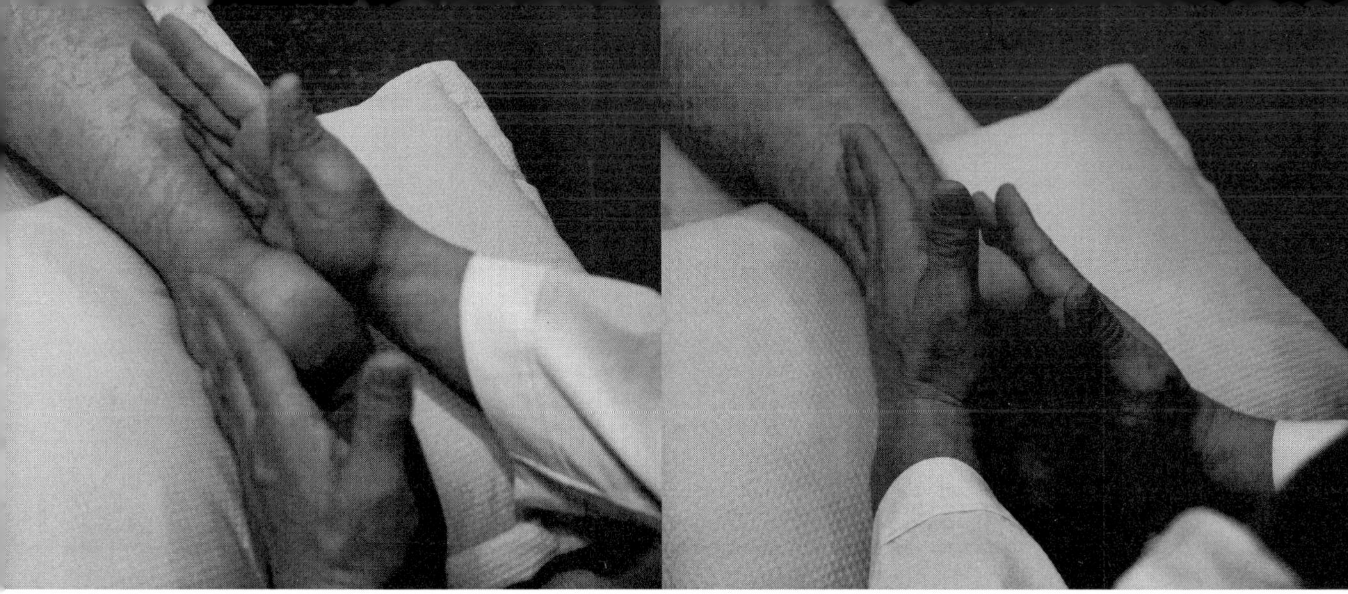

【 그림 11-15. 차유족종 (搓揉足踵) 】

搓揉足踵
비빌/문지를/발/발뒤꿈치

# 제 7 식 : 차유족종 搓揉足踵

## 치료사의 위치

立式(입식:선 자세)

## 환자의 자세

伏臥位(복와위:엎드린 자세)

## 수법

搓法(차법), 揉法(유법)

## 실기법

양손의 손바닥을 환자의 발뒤꿈치에 마주 대고 비벼 문질러 1~2분 차유법(搓揉法)을 시행한다.

## 미용

여드름, 얼굴이 누렇거나 어두울 때, 눈의 통증과 출혈

## 치료

족근통, 하지의 근육통, 생리통, 불면증, 변비

## 혈자리

申脈(신맥), 僕參(복삼), 照海(조해)

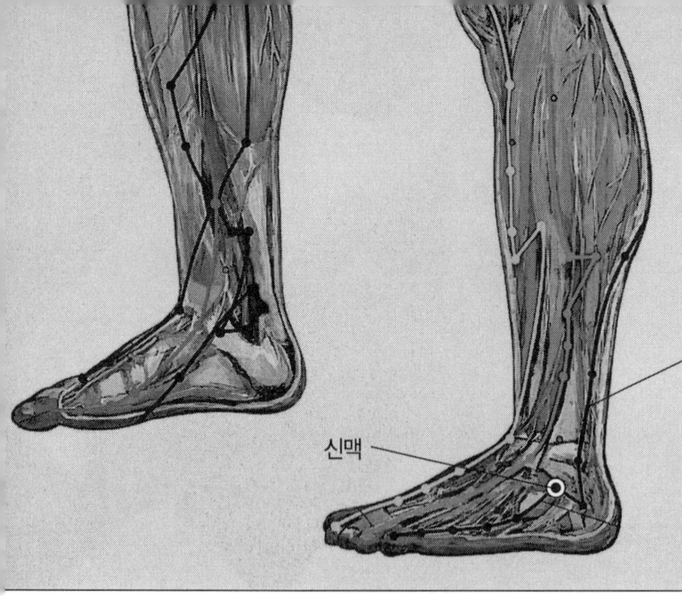


【 그림 11-16. 신맥 (申脈) 】

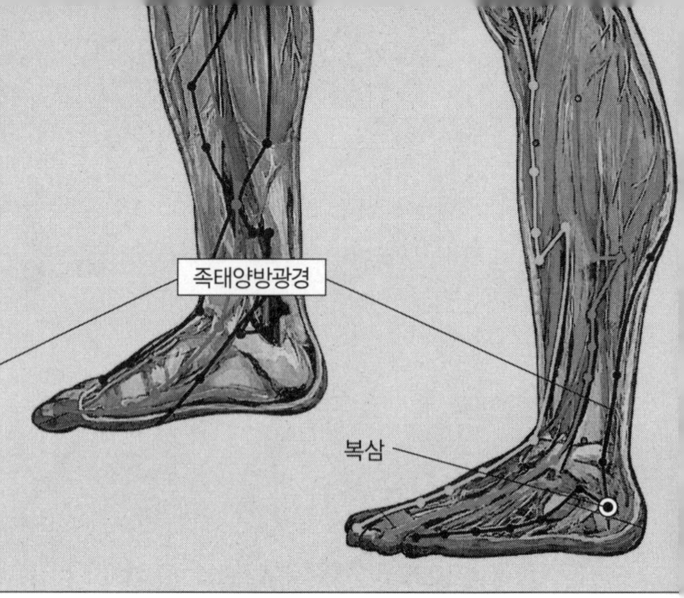


【 그림 11-17. 복삼 (僕參) 】

## • 신맥 申脈 – 족태양방광경(BL62)

① **의의** : 신(申)은 신(伸)과 같으며 외과(外踝) 아래에 있어 발을 펴면 혈이 열리는데, 관절(關節)이 굴신(屈伸)하는 곳이므로 신맥(申脈)이라 이름 하였다.

② **해부학적 위치** : 외과 하연 오목한 곳에서 위치한다.

③ **주치** : 불면증, 정신병, 두통, 어지러움, 구안와사, 요통, 하지통증, 족근통

④ **미용** : 여드름, 습진, 발냄새

## • 복삼 僕參 – 족태양방광경(BL61)

① **의의** : 복(僕)은 종(從), 급사(給事)란 뜻으로 낮은 지칭이다. 삼(參)은 삼(三), 배(拜)와 같기 때문에 복삼(僕參)이라 이름 하였다.

② **해부학적 위치** : 외과 후하방 곤륜(崑崙)혈 바로 1촌 5푼 아래이며 종골 오목한 곳 적백육제에서 위치한다.

③ **주치** : 반신불수, 발꿈치 아픔, 간질병

④ **미용** : 하지 부종, 여드름, 습진, 발냄새

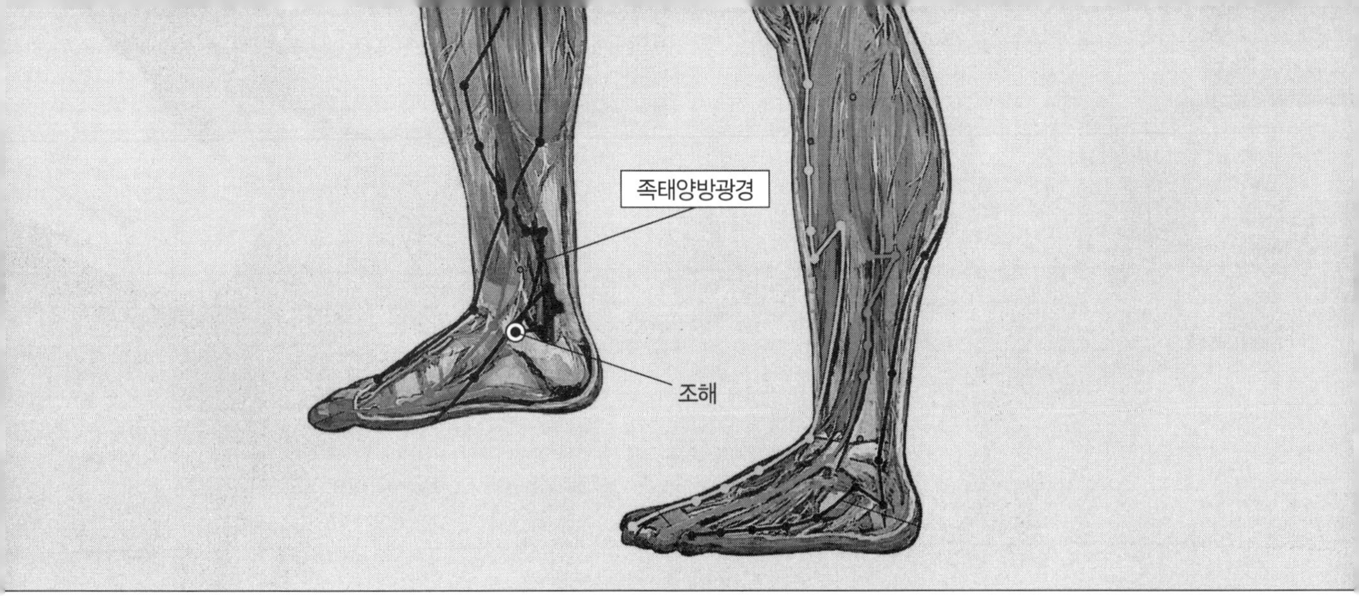


【 그림 11-18. 조해 (照海) 】

• **조해** 照海 **– 족소음신경(KI6)**

① **의의** : 조(照)는 밝은 것이고, 해(海)는 바다, 몸 전체를 가리키기 때문에 조해(照海)라 이름 하였다.

② **해부학적 위치** : 내과 바로 아래 오목한 곳에서 위치한다.

③ **주치** : 생리불순, 생리통, 갱년기 증후군, 얼굴 부종, 눈의 통증과 충혈, 인후통, 인후 건조, 매핵기, 이명, 편도선염, 불면증, 신경쇠약

④ **미용** : 몸이 야윈 것, 피부 건조, 탈모, 노화방지, 목소리 쉼

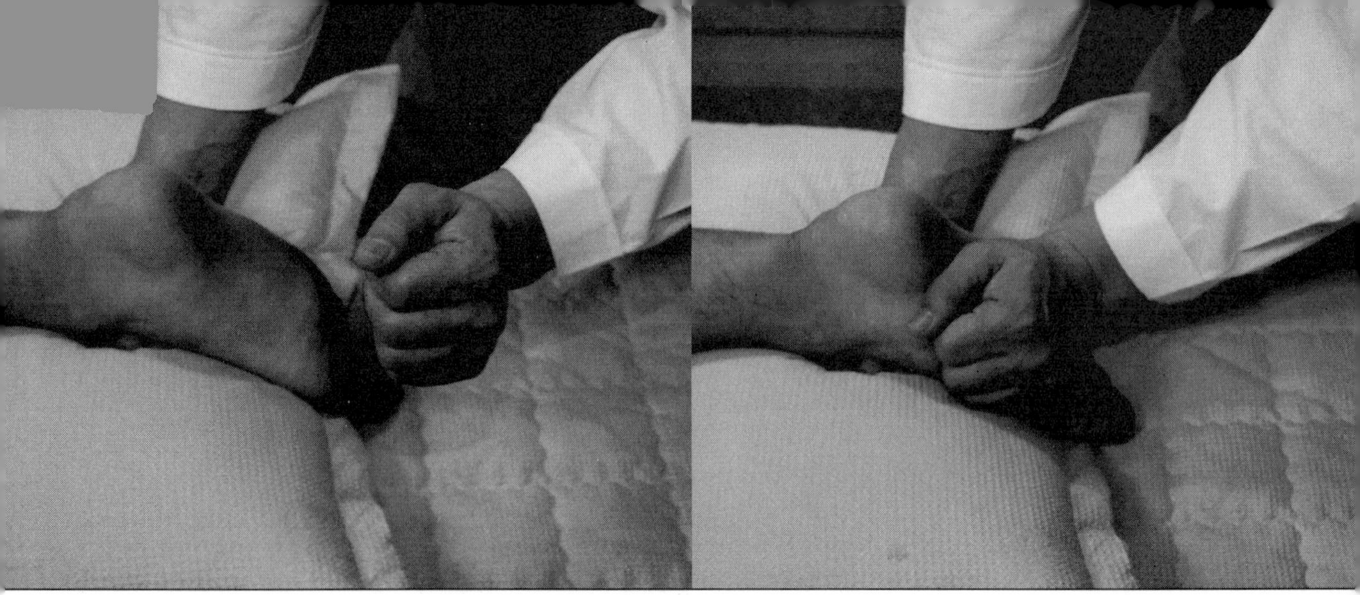

【 그림 11-19. 추고족저 (捶叩足底) 】

# 제 ⑧ 식 : 추고족저 捶叩足底

捶叩足底
종아리칠/두드릴/발/밑

## 치료사의 위치

立式(입식:선 자세)

## 환자의 자세

伏臥位(복와위:엎드린 자세)

## 수법

捶叩法(추고법)

## 실기법

시술자의 무릎위에 환자의 다리를 올려놓고 시술자는 가벼운 빈주먹을 쥐고 소지구부(小指球部) 또는 첫째·둘째·셋째·새끼 손가락의 맨 끝의 손가락 근골 부분을 이용해 두드려 7-10번 추고법(捶叩法)을 시행한다.

## 미용

다리 교정, 하체 비만, 불면증

## 치료

고혈압, 발열, 생리통, 피로, 자율신경 부조화

## 혈자리

涌泉(용천)

## 학/습/정/리

- 미용추나 하지후부 8식을 시행할 때, 치료사의 위치는 입식(선 자세)을 취한다.
- 미용추나 하지후부 8식을 시행할 때, 환자의 자세는 복와위(엎드린 자세)를 취한다.
- 각 수법에 사용되는 혈자리와 경락에 따라서 미용 및 치료 효과에 영향을 준다.
- 미용추나 하지후부 8식에서는 다리 뒷면 주위 경혈들을 중심으로 시행한다.
- 미용추나 하지후부 8식에서는 揉法(유법), 按法(안법)을 위주로 사용한다.

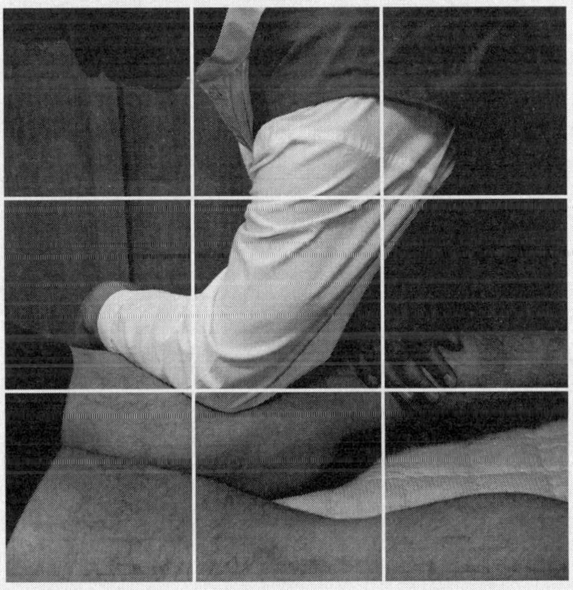

# 12장. 14경락 · 경혈도

## 十四經絡 · 經穴圖

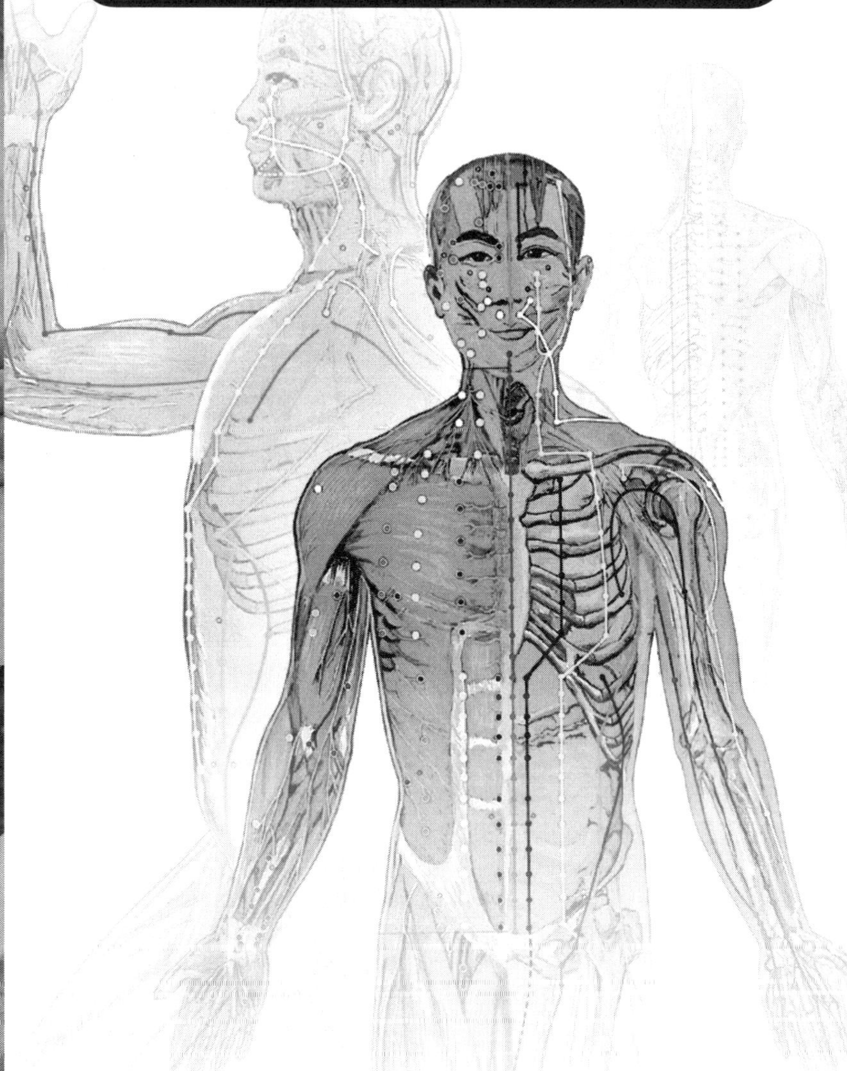

## 학습개요

1. 수태음폐경 手太陰肺經
2. 수양명대장경 手陽明大腸經
3. 족양명위경 足陽明胃經
4. 족태음비경 足太陰脾經
5. 수소음심경 手少陰心經
6. 수태양소장경 手太陽少腸經
7. 족태양방광경 足太陽膀胱經
8. 족소음신경 足少陰腎經
9. 수궐음심포경 手厥陰心包經
10. 수소양삼초경 手少陽三焦經
11. 족소양담경 足少陽膽經
12. 족궐음간경 足厥陰肝經
13. 독맥 督脈
14. 임맥 任脈

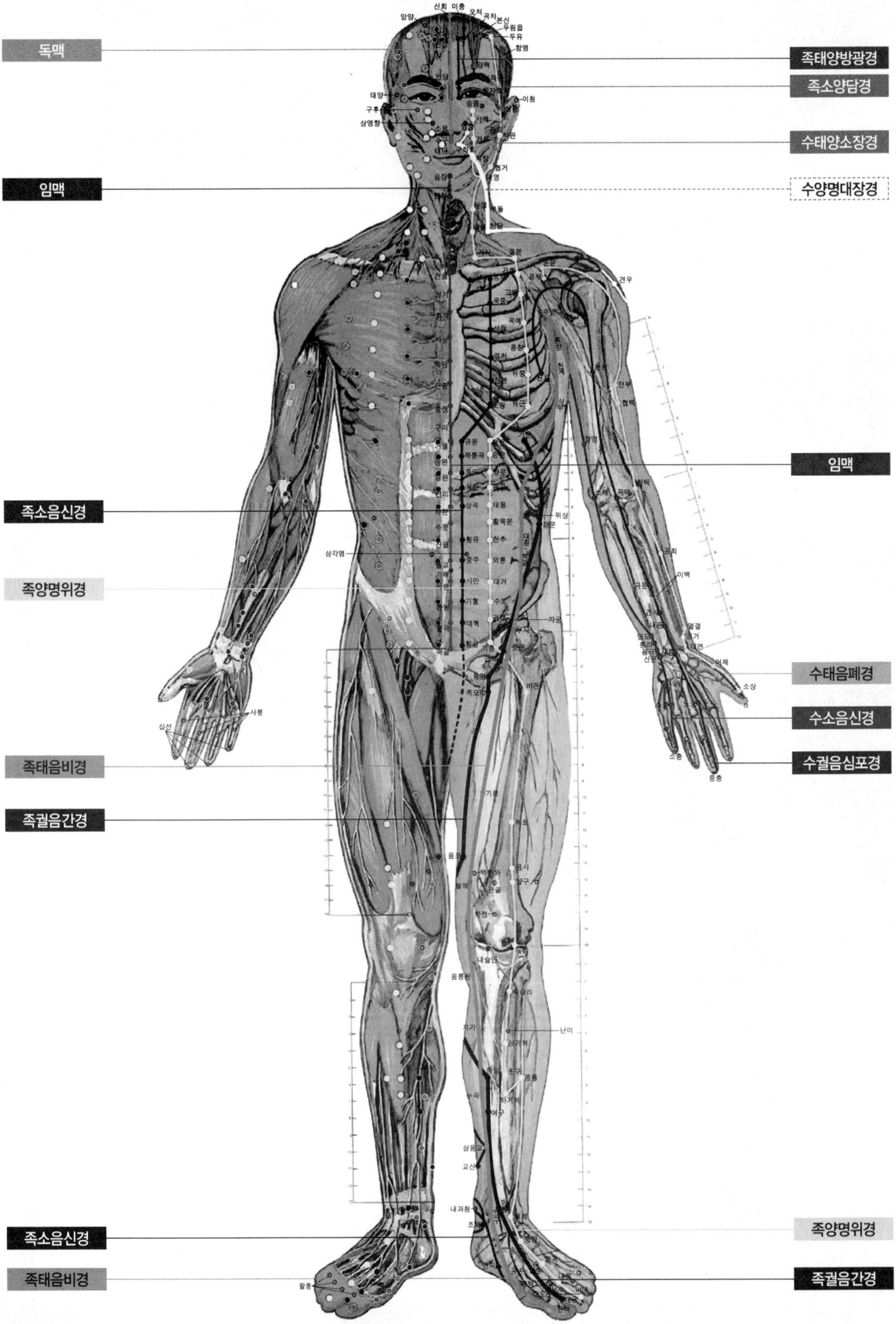
독맥
족태양방광경
족소양담경
수태양소장경
임맥
수양명대장경
임맥
족소음신경
족양명위경
수태음폐경
수소음신경
수궐음심포경
족태음비경
족궐음간경
족소음신경
족양명위경
족태음비경
족궐음간경

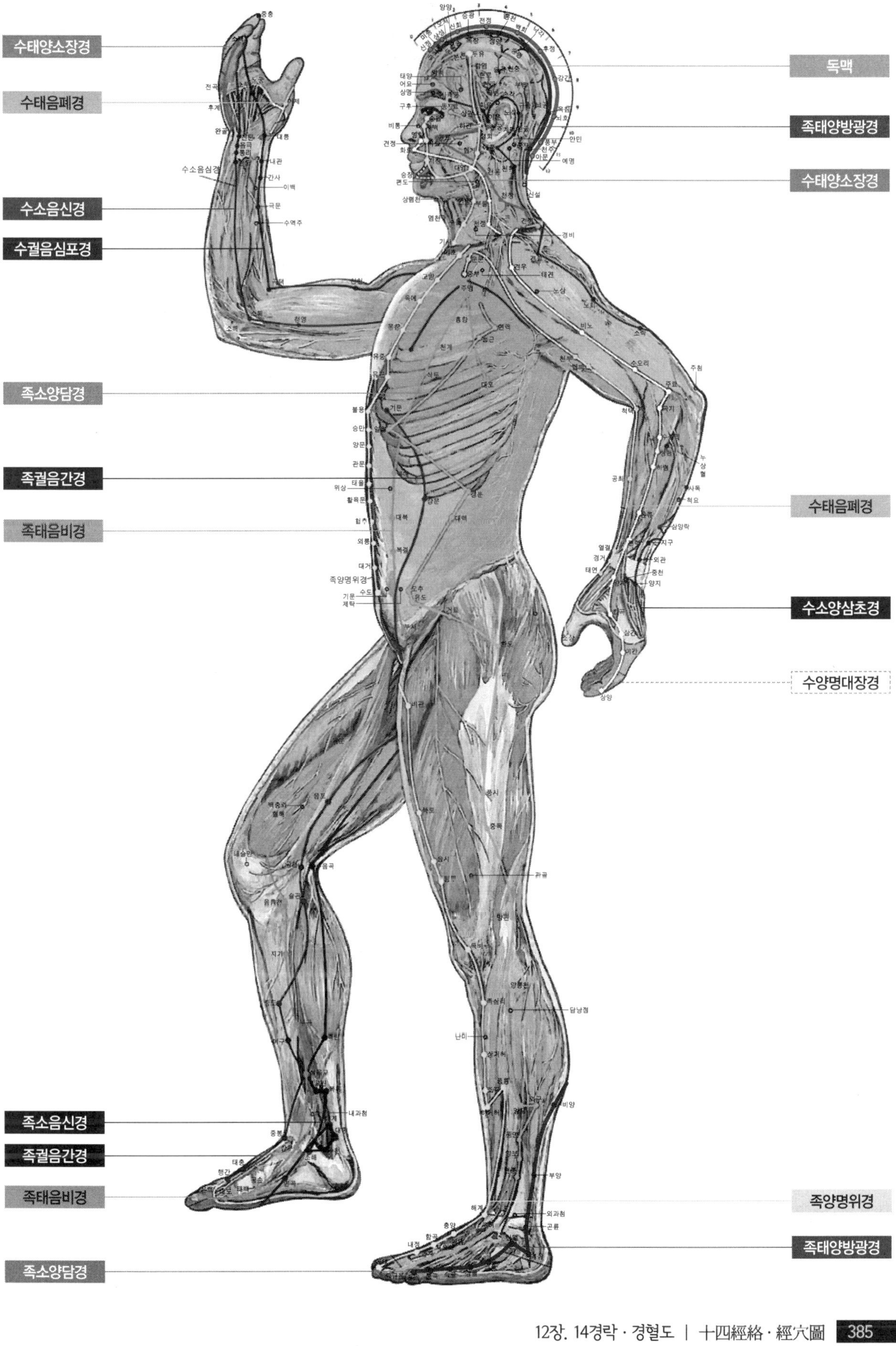

수태양소장경
수태음폐경
수소음신경
수궐음심포경
족소양담경
족궐음간경
족태음비경
독맥
족태양방광경
수태양소장경
수태음폐경
수소양삼초경
수양명대장경
족소음신경
족궐음간경
족태음비경
족양명위경
족태양방광경
족소양담경

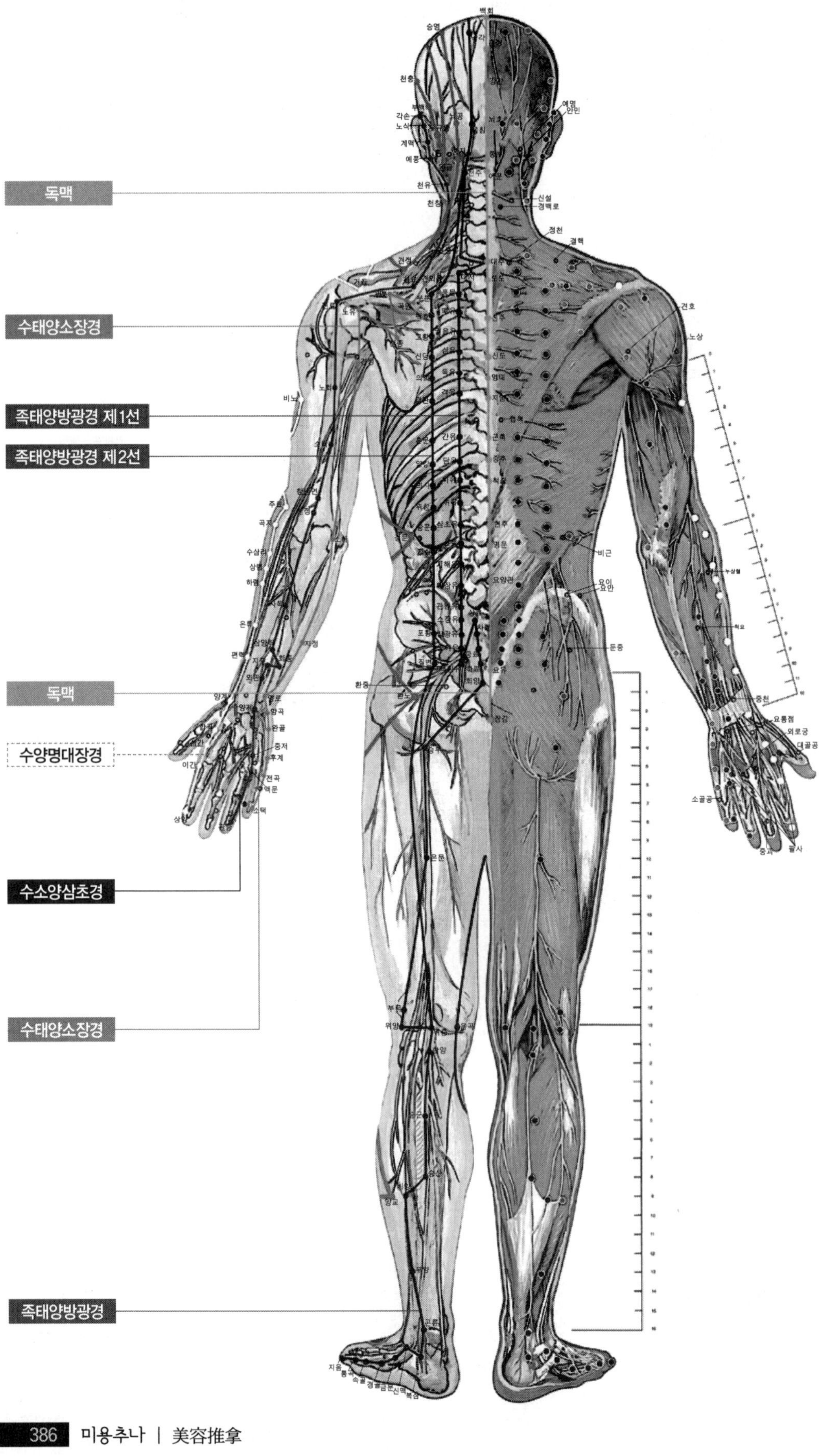
독맥
수태양소장경
족태양방광경 제1선
족태양방광경 제2선
독맥
수양명대장경
수소양삼초경
수태양소장경
족태양방광경

## 참고서적


1. 张湖德 主编. 实用美容大全. 人民军医出版社. 1997年10月, 第一版
2. 邹大进 主编 实用临床肥胖学. 中国医药科技出版社. 1997年7月, 第一版
3. 张湖德 主编 中医美容秘诀. 中国纺织出版社. 1995年11月, 第一版
4. 黄霏莉 主编 美容中医学. 科学出版社. 1999年8月, 第一版. 北京
5. 李莉莉, 孙国杰 主编. 实用美容美体针灸术. 辽宁科技出版社. 2002年2月, 第一版
6. 黄霏莉 主编. 中医美容学. 人民卫生出版社. 1997年9月, 第一版
7. 张丽芳 主编. 实用美容大全. 星球地图出版社. 1995年, 第一版
8. 王海棠 主编. 中医美容. 中医中药出版社. 1998年10月, 第一版
9. 李媛媛 主编. 现代医学美容. 金盾出版社. 1997年, 第一版
10. 李俊华, 王进虎 主编. 现代中医美容学. 陕西科学技术出版社. 2003年5月, 第一版
11. 陈贵庭, 柴文举 主编. 中医美容大全. 中医医药科技出版社. 1989年, 第一版
12. 宋业强, 陈会苓 编著. 实用中医美容全方. 中医古籍出版社. 2008年4月, 第一版
13. 郭长春, 胡波主编. 实用针灸减肥. 学苑出版社. 2007年4月, 第一版
14. 丁宇, 李焱, 段冬梅 编著. 经络美容. 人民军医出版社. 2010年7月, 第一版
15. 魏睦新 主编. 中医美容秘验绝技. 人民军医出版社. 2008年4月, 第一版
16. 姜再增, 吴景东, 董宝强 主编. 按摩美容美体. 化学工业出版社. 2010年8月, 第一版
17. 柴文举. 主编. 美容按摩术. 海洋出版社. 1994年, 第一版
18. 骆竟洪. 主编. 实用中医推拿学. 重庆出版社. 1982年, 第一版
19. 张奇文. 主编. 实用中医保健学. 人民卫生出版社. 1988年
20. 俞大方. 主编. 推拿学. 上海科学技术出版社. 1985年, 第一版
21. 于天源. 主编. 按摩推拿学. 中国协和医科大学出版社. 2005年, 第2版
22. 沈雪勇. 主编. 经络腧穴学. 中国中医药出版社. 2003年
23. 刘岚庆, 晓江, 柯贵宝. 编著. 一百天学推拿. 上海科学技术出版社. 2006年5月, 第一版
24. 张义柯, 张梅, 陈朝晖 编著. 新编推拿图说. 安徽科学技术出版社. 2004年1月, 第一版
25. 裴海成, 刘志民, 邱明才 等 编著. 实用肥胖病学. 人民军医出版社. 2006年
26. Sharron Dalton 著, 范志红译. 减肥与体重控制. 中国轻工业出版社. 2005年
27. 杨孟君, 丁志平 主编. 实用肥胖学. 中国科学技术出版社. 2003年
28. 郭长青, 刘乃刚 主编. 耳穴诊疗法. 化学工业出版社. 2007年
29. 罗才贵 主编. 实用中医推拿学. 四川科技出版社. 2004年
30. 孙平国 等 主编. 中医按摩学. 河北科技出版社. 2006年
31. 郭长青 等 主编. 实用腧穴学. 人民卫生出版社. 2004年
32. 刘桂华 等 主编. 健康养护实用通络按摩. 北京体育大学出版社. 2008年
33. 严振国 主编, 张碧英 等 译. 全身经穴应用解剖图谱. 上海中医药大学出版社. 2006年
34. 刘长江 编著. 头部足部技法按摩. 中原农民出版社. 2009年
35. 刘从明 等 编著. 点穴疗法. 中原农民出版社发行部. 2007年
36. 李义凯, 叶淦湖 主编. 中国脊柱推拿手法全书. 军事医科出版社. 2005年
37. 林仙凤, 许克强 编著. 对症用穴图解. 广东科技出版社. 2008年
38. 骆仲遥 主编. 手法与治法全书(中国推拿按摩丛书). 中国科学技术出版社. 2008年
39. 邵水金 主编. 图解推拿手法与治病捷径. 上海科学技术文献出版社. 2005年
40. 程爵棠, 程功文 编著. 按摩疗法治百病. 人民军医出版社. 2007年, 第二版
41. 葛湄菲 编著, 叶晓 翻译. 汉英对照三字经流派小儿推拿. 上海科学技术出版社. 2011年
42. 郭义 主编. 经络腧穴认记. 中国中医药出版社. 2011年
43. 全国高等中医药教材建设研究会组织 编写. 针灸推拿学专业教学大纲. 中国中医药出版社. 2003年
44. 王金柱 编著. 实用保健推拿图谱. 中医古籍出版社. 2003年
45. 严金林 编著. 推拿临证指南. 中医古籍出版社. 2003年
46. 王金贵 主编. 常见内科疾病推拿治疗图解. 天津科技翻译出版公司. 2005年
47. 钟仲义 主编. 足部反射区诊疗保健按摩学习手册. 军事医科出版社. 2005年
48. 刘宝林 主编. 针灸治疗学. 人民卫生出版社. 2005年
49. 周春才 编著. 周春才画说中医经穴. 中国中医药出版社. 2007年
50. 王英华 编著. 脏腑机能调整按摩法. 中医古籍出版社.

2009年
51. 刘青, 周泉 主编. 超简单穴位使用手册. 军事医学科学出版社. 2010年
52. 郭长青 等 总主编. 妇科男科疾病按摩治疗图解. 人民卫生出版社. 2009年
53. 周力 主编. 推拿治疗. 人民卫生出版社. 2010年
54. 星虎男 著, 高进 译. 穴位按摩完全图解. 福建科技出版社. 2005年
55. 郭长青 等 总主编. 头面五官科疾病按摩治疗图解. 人民卫生出版社. 2009年
56. 邵水金 主编. 实用躯体解剖学. 上海科学技术文献出版社. 2006年
57. 郭长青, 陶晓雁 主编. 特效穴位疗疾手册(彩图版). 福建科技出版社. 2010年
58. 吕明 主编. 推拿功法学. 人民卫生出版社. 2009年
59. 严振国 主编. 足部保健与解剖挂图. 上海第二军医大学出版社. 2009年
60. 靳士英, 魏辉, 靳朴 主编. 中医足部外治法. 人民军医出版社. 2006年
61. 周华龙 主编. 周华龙推拿集锦. 东南大学出版社. 2008年
62. 王华兰 主编. 推拿学. 人民军医出版社. 2004年
63. 王金贵 主编. 老年常见病推拿治疗图解. 天津科技翻译出版公司. 2005年
64. 窦思东, 刘家瑞 编著. 妙手养生全图解——指压. 福建科技出版社. 2008年
65. 邵湘宁 主编. 针灸推拿学. 中国中医药出版社. 2004年
66. 曲生健 等 主编. 推拿治病中医临床推拿丛书. 人民卫生出版社. 2009年
67. 臧俊岐 等 主编. 头部独特针灸点穴按摩技法. 中国中医药出版社. 2006年
68. 王维祥 编著. 实用推拿按摩. 金盾出版社. 2009年
69. 王民集 主编. 鲁氏腹部推拿疗法. 河南科学技术出版社. 2010年
70. 王国顺 等 编著. 中医经络SPA按摩基本技能. 工人出版社. 2009年
71. 张思云, 张兴田 编著. 图解常见病经穴按摩疗法. 天津科技翻译出版公司. 2010年
72. (美)韦伯 编著, 刘立新 等 译. 按摩药理学. 天津科技翻译出版公司. 2008年
73. 骆仲遥 主编. 中国推拿百科全书. 人民卫生出版社. 2009年
74. 伦新 主编. 实用针灸推拿治疗. 人民卫生出版社. 2007年
75. 伦新 主编. 单穴防病治病妙用. 人民卫生出版社. 2006年
76. 陈夷, 陈小雨, 宋宝林 著. 点压手穴治病绝招. 中医古籍出版社. 1992年
77. 李申清, 王国顺 主编. 按摩穴位学习入门. 科学出版社. 2007年
78. 郭长青 等 主编. 按摩(卷五) 妇科男科常见病卷(图说中医). 西安交通大学出版社. 2010年
79. 杨理存, 王彦玲 著. 杨氏推拿按摩疗法. 中国医药科技出版社. 2009年
80. 赖在文 著. 胸背部与上肢损伤(赖氏疗伤手法系列书). 广东高等教育出版社. 2007年
81. 张大勇 等 主编. 世界手法医学与传统疗法系列丛书. 人民卫生出版社. 2011年
82. 王颖, 樊旭 主编. 取穴彩色图解. 辽宁科学技术出版社. 2011年
83. 史强 等 主编. 常见病穴位按摩全图解. 人民军医出版社. 2011年
84. (比)里克特, (德)亨琴 主编. 赵学军, 傅志俭, 宋文阁 主译. 肌肉链与扳机点. 山东科学技 术出版社. 2011年
85. 王云凯 主编. 中华推拿大成. 河北科技出版社. 1995年
86. 周新, 万迎晖, 唐卫东 主编. 实用百穴图解. 中国医药科技出版社. 2011年
87. 周建党, 易磊 编著. 图解经穴按摩速查手册. 中国轻工业出版社. 2011年
88. 杨树文 著. 中医点穴按摩八大绝技全图解. 人民军医出版社. 2011年
89. 王志林 主编. 推拿学基础. 人民军医出版社. 2011年
90. 那继文 主编. 推拿手法. 人民卫生出版社. 2010年
91. 刘建桥, 路力 主编. 腧穴分部定位图解. 人民军医出版社. 2011年
92. 宋一同 等 主编. 中国推拿治疗学. 人民卫生出版社. 2011年, 第二版
93. 李珊 主编. 简明实用针灸推拿词典. 贵州科技出版社. 2004年
94. 夏清山, 解俊平, 徐三文 主编. 常见病推拿治疗法. 科技文献出版社. 2010年
95. 刘智斌 主编. 临床推拿治疗学. 人民军医出版社. 2008年
96. 石学敏 主编. 针灸推拿学. 中国中医药出版社. 2003年
97. 庄礼兴 等 编著. 中医按摩入门. 广东旅游出版社. 2002年
98. 李茂林 编著. 实用按摩推拿大全. 中医古籍出版社. 1999年
99. 赵辑庵 著. 针灸要诀与按摩十法. 中医古籍出版社. 1997年
100. 李爱民 主编. 软组织伤病按摩治疗图解. 金盾出版社. 2003年

개정2판

# 미용추나 이론과 실제


| | |
|---|---|
| 발 행 | 2012년 10월 10일(1판) |
| | 2023년 9월 1일(2판) |
| 저 자 | 김효철 외 7인 |
| 발 행 인 | 김정찬 |
| 발 행 처 | 도서출판 정담 |
| 주 소 | 서울특별시 송파구 송이로17길 50-27 2층 |
| 전 화 | 02-443-2791 |
| 팩 스 | 02-430-7370 |
| 홈페이지 | www.jdb.co.kr |
| 등 록 | 제 22-135호 |
| 정 가 | 38,000원 |
| ISBN | 978-89-8085-874-3 93510 |